超カラー図解

看護自己学習
解剖生理学

関西福祉科学大学　関西福祉科学大学　　　　　　　　　　イラストレーター・
保健医療学部教授　保健医療学部教授　　　　　　　　　　作業療法士
著 渡辺正仁　森　禎章　　イラスト 目崎聖子

金芳堂

序文

　本書は，自己学習によって，解剖生理学の知識を身につけようとする看護師をめざす学生のために書かれたものです．この本は，金芳堂刊行の旧刊，「看護学生のための自己学習シリーズ」の解剖生理学を全面的に改訂し，新しい本としたものです．旧刊は1994年に初版を出版した後，著者自身いくつかの看護師の養成校で教壇に立つ中で，学生の疑問に応えられるように改良を重ね，2007年の第4版まで改定されました．このように長い間，多くの学生諸君のために役立てたことは著者らの非常な喜びでありました．

　新刊である本書は，理学療法士・作業療法士・言語聴覚士・柔道整復師などのリハビリテーションに関連する学生のために書かれた，『PT・OT自己学習　解剖学』の姉妹編です．幸いにもこの本が出版当初ではありますが，好評であったため，思い切って看護学生のための自己学習も新しい本にする決意をしました．看護もリハビリテーションも同じ医療系ですが，やはり重要な項目が異なります．また，看護では解剖学と生理学をまとめて学ぶことが多いため，従来通り解剖生理学としました．

　医療系の学生が解剖学を学ぶとき，解剖学＝暗記　と思っているようです．これはある意味正しいかもしれませんが，本当の意味で役に立つ解剖学を身に付けるためには，まず，理解することが重要です．理解すれば暗記する項目はぐっと少なくなりますし，応用もききます．また，生理学は，本質を理解しなくては全く分からないのですが，これも教科書を読んだだけではなかなか難しいのが現実です．本書は学習する学生がどこでつまずくのかを考えて書かれています．旧刊に比べて，本自体が大きくなりましたが，最大の改良点は，図がはるかに豊富となり，カラーとなって理解を助けていることです．また，しっかりとした解説がなされているので，本書だけで疑問を解決できると思います．教科書や授業で分からなかったことを，異なった解説を参考にすることで理解がしやすくなります．

　解剖生理学はすべての臨床医学の基礎となりますから，解剖生理学をしっかりと学べば，臨床医学がぐっと理解しやすくなります．実際に見て戴くと，本書の内容は決して少なくはありません．国家試験対応だけではなく，臨床の現場に出られても実際に役立つ解剖生理学の知識を看護学生としての初年度に身

に付けておくことの重要性は言うまでもないと思います．

　本書の使いかたに関しては，解剖学に関する頁はタイトル部分がブルー系に，生理学に関する頁はグリーン系になっていますので，この色を目安にして下さい．出来るだけ解剖学と生理学を一体のものとして学習するために，内容の関連が付きやすいように配置してあります．また，図に出てくる用語には，読み方の間違いを無くすため，出来る限り多く，ルビを振っていますので参考にして下さい．

　本書は，授業で学んだ項目を復習するために使って戴くのが第一です．まず，答だけを探すのではなく，じっくり前後の問題も見ながら，また，参考図も見ながら考えて下さい．答がどうしてもわからなければ，解説を読みましょう．直接，解答とは関係のない重要事項も解説に含まれていますので，答が合っているからといって，解説を飛ばさないようにしましょう．最後に，解答欄に正解が入ったら，問題文を最初から読むようにしてください．この完成した問題文がすなわち解剖生理学を理解する上での重要項目となっているのです．もう一つの使いかたは，授業の予習としての使い方です．答を見ないで，問題をざっと通読して，こんなことを学習するのだなという感じを持って下さい．答は見ない方が良いと思います．復習に取っておきましょう．最後の使い方は，索引を用いた解剖生理学の辞書としての使用です．索引には多くの解剖生理学に関する重要語句が選ばれています．調べたいことを，索引を利用して本文から探し出しましょう．近くには理解を助けるための参考図もあります．本書を有効に利用されることによって，皆さんが，人体構造とその役割を学習する「解剖生理学」をしっかりと習得して下さることを願っています．

　本書をここまでの形に出来たのは，世界各国の素晴らしい解剖学書や図譜，さらには論文を参考にさせて戴いたからであり，ここに感謝申し上げたいと思います．最後に旧版から新刊の発行にいたるまで，本書の出版に理解を示され，多大なご協力とご配慮を戴いた，金芳堂のスタッフの皆様および本書の制作を担当していただいた見聞社に御礼申し上げます．

　　　2013年4月

　　　　　　　　　　　　　　　　　　　　　　　　　　　　　　渡辺正仁

序文　i

解剖学用語

- 1　方向用語 …… 2
- 2　身体の部位 …… 4
- 3　体腔 …… 6

細胞と組織

- 4　細胞 …… 8
- 5　組織の種類，上皮組織 …… 10
- 6　組織の分類，腺 …… 12
- 7　結合組織，軟骨組織 …… 14
- 8　骨組織 …… 16
- 9　血液とリンパ …… 18
- 10　血液の生理と赤血球 …… 20
- 11　白血球 …… 21
- 12　生体の防御機構 1 …… 22
- 13　生体の防御機構 2 …… 24
- 14　血小板止血と血液凝固 …… 25
- 15　神経組織 …… 26
- 16　神経生理 …… 28
- 17　筋組織 …… 30

循環器系

- 18　肺循環と体循環 …… 32
- 19　心臓 1：心膜と心房・心室 …… 34
- 20　心臓 2：心臓の弁 …… 36
- 21　心臓 3：心臓の血管と神経 …… 38
- 22　大動脈 …… 40
- 23　脳の動脈 1 …… 42
- 24　脳の動脈 2 …… 44
- 25　脳の静脈 …… 46
- 26　顔面と頸部に分布する動脈 …… 48
- 27　上肢帯と自由上肢に分布する動脈 …… 50

iii

28	胸大動脈	52
29	胸部の静脈	54
30	腹大動脈	56
31	肝門脈	58
32	骨盤内臓と殿部に分布する動脈	60
33	下肢に分布する動脈	62
34	上肢と下肢の静脈	64
35	胎児循環	66
36	リンパ系	68
37	心臓の生理　1：刺激伝導系	70
38	心臓の生理　2：心電図	71
39	心臓の生理　3：圧受容反射	72

呼吸器系

40	鼻腔，咽頭	74
41	喉頭	76
42	気管，気管支	78
43	肺	80
44	胸膜，縦隔	82
45	呼吸の生理　1	84
46	呼吸の生理　2	86

消化器系

47	消化器系の構成	88
48	口腔	90
49	舌，唾液腺	92
50	消化管の構造，食道，胃	94
51	小腸	96
52	大腸	98
53	肝臓，胆嚢	100
54	膵臓	102
55	腹膜	104
56	消化管の運動	106
57	肝臓の生理	108
58	膵液の分泌	109
59	消化腺　1	110

60	消化腺 2	111
61	糖質の消化	112
62	タンパク質とその消化	114
63	脂質とその消化	116
64	ビタミン	118

内分泌系

65	内分泌腺と内分泌器官の分布	120
66	視床下部と下垂体	122
67	甲状腺，上皮小体	124
68	副腎，膵臓	126
69	卵巣，精巣	128
70	内分泌の生理 1：総論・視床下部	130
71	内分泌の生理 2：下垂体	132
72	内分泌の生理 3：甲状腺・上皮小体	133
73	内分泌の生理 4：膵臓・副腎	134
74	内分泌の生理 5：性腺	135
75	内分泌の生理 6：その他	136

泌尿器系

76	泌尿器系の構成	138
77	腎臓	140
78	尿管・膀胱・尿道	142
79	尿の生成：糸球体と尿細管	144
80	腎機能の調節	145
81	排尿の生理	146

生殖器系

82	男性生殖器 1	148
83	男性生殖器 2	150
84	女性生殖器 1	152
85	女性生殖器 2	154
86	ヒトの発生	156

神経系

| 87 | 神経系の区分 | 158 |

88	髄膜	160
89	脳室と脳脊髄液	162
90	灰白質，白質，核，神経節	164
91	脊髄	166
92	脳	168
93	大脳 1	170
94	大脳 2	172
95	間脳と脳幹	174
96	脳幹と小脳	176
97	運動系の生理 1	178
98	運動系の生理 2	179
99	脊髄神経 1	180
100	脊髄神経 2	182
101	脊髄神経後枝・頸神経叢	184
102	腕神経叢	186
103	腰神経叢	188
104	仙骨神経叢	190
105	自律神経 1	192
106	自律神経 2	194
107	自律神経の生理	196
108	脳神経：嗅神経	198
109	脳神経：視神経	200
110	脳神経：動眼・滑車・外転神経	202
111	脳神経：三叉神経 1	204
112	脳神経：三叉神経 2	206
113	脳神経：顔面神経	208
114	脳神経：内耳神経	210
115	脳神経：舌咽神経・舌下神経	212
116	脳神経：迷走神経	214
117	脳神経：副神経	216
118	運動系の生理 3	218
119	運動系の生理 4	219
120	伝導路 1	220
121	伝導路 2	222
122	伝導路 3	224
123	伝導路 4	226

感覚器系

- 124 外皮・固有感覚 …………………………… 228
- 125 視覚器 ……………………………………… 230
- 126 平衡・聴覚器 ……………………………… 232
- 127 感覚の生理 1 ……………………………… 234
- 128 感覚の生理 2 ……………………………… 235

骨格系

- 129 骨学総論 1 ………………………………… 236
- 130 骨学総論 2 ………………………………… 238
- 131 骨の生理 …………………………………… 240
- 132 脊柱 1 ……………………………………… 242
- 133 脊柱 2 ……………………………………… 244
- 134 上肢の骨 1 ………………………………… 246
- 135 上肢の骨 2 ………………………………… 248
- 136 下肢の骨 1 ………………………………… 250
- 137 下肢の骨 2 ………………………………… 252
- 138 胸郭と骨盤 ………………………………… 254
- 139 頭蓋骨 1 …………………………………… 256
- 140 頭蓋骨 2 …………………………………… 258
- 141 頭蓋骨 3 …………………………………… 260

関節・靱帯

- 142 骨の連結様式 ……………………………… 262
- 143 関節の分類・関節の構造 ………………… 264
- 144 頭頸部・脊柱・骨盤の関節 ……………… 266
- 145 上肢帯と上肢の関節 ……………………… 268
- 146 手関節・手の関節 ………………………… 270
- 147 股関節と膝関節 …………………………… 272
- 148 脛腓関節・足の関節 ……………………… 274

筋系

- 149 総論 ………………………………………… 276
- 150 頭部の筋：表情筋と咀嚼筋 ……………… 278
- 151 筋収縮 1 …………………………………… 280

152	筋収縮 2	281
153	頸部の筋	282
154	背部の筋	284
155	横隔膜	286
156	胸部の筋	288
157	腹部と骨盤の筋	290
158	ローテータカフと大円筋，三角筋	292
159	上腕の筋：上腕二頭筋，烏口腕筋，上腕筋，上腕三頭筋	294
160	前腕の筋	296
161	手の筋	298
162	殿部および股関節の筋	300
163	大腿と下腿の筋	302
164	下腿の筋と足の筋	304

図版一覧表　307

索引　310

超カラー図解 看護自己学習
解剖生理学

1 解剖学用語 方向用語

1 方向を示す用語は解剖学的姿勢を基準とする．

1. 解剖学的姿勢とは，（①　　　）を前に向け，直立した姿勢をいう．
2. ヒトの身体を左右に真半分に分ける線を，（②　　　）線という．
3. 正中線でヒトの体を左右に分けた面を（③　　　）面という．
4. ヒトの身体のより正中面に近い部位（場所）を（④　　　）側という．
5. ヒトの身体の正中面からより離れた部位（場所）を（⑤　　　）側という．
6. 手の母指は小指より（⑥　　　）側に位置する．
7. 鼻は口の（⑦　　　）方に位置する．
8. 口は鼻の（⑧　　　）方に位置する．
9. ヒトの身体の前方を前というが，お腹が前にあるので（⑨　　　）側ともいう．
10. ヒトの身体の後方を後というが，背中が後ろにあるので（⑩　　　）側ともいう．

2 上肢や下肢では近位，遠位という用語が用いられる．

11. 上肢や下肢では，より胴体に近い方を（⑪　　　）位という．
12. 上肢や下肢では，胴体からより離れた方を（⑫　　　）位という．
13. 肘は手首より（⑬　　　）位にある．
14. 膝関節は股関節より（⑭　　　）位にある．

解説

1. 手掌（しゅしょう）を前に向けることで，手の母指と小指の位置関係が決まる．
2. 正中線は1本しかない．
3. 正中線に沿って身体を左右に切り分けてできた面を正中面という．これも1つしかないが，これに平行な面は無数にある．これを矢状面という．矢状とは，正面から矢の飛んでくる方向から由来した用語である．
   正中線に沿って身体を真二つに切ることを，正中断するという．
4，5，6．2つの部位（場所）を比較する場合，より正中面（正中線）に近い方を内側，遠い方を外側という．手の指については解剖学的姿勢で手掌を正面（前方）に向けているため，親指は小指より外側（がいそく）に位置する．
7，8．解剖学的姿勢では直立しているため，頭に近い方は上，足に近い方は下となる．上方は

答　①手掌　②正中　③正中　④内　⑤外　⑥外　⑦上　⑧下　⑨腹(ふく)　⑩背(はい)
　　　⑪近　⑫遠　⑬近　⑭遠

頭方，下は尾方と言い換えてもよい．

11〜14. 近位や遠位という用語は，上肢と下肢だけで使われる用語である．

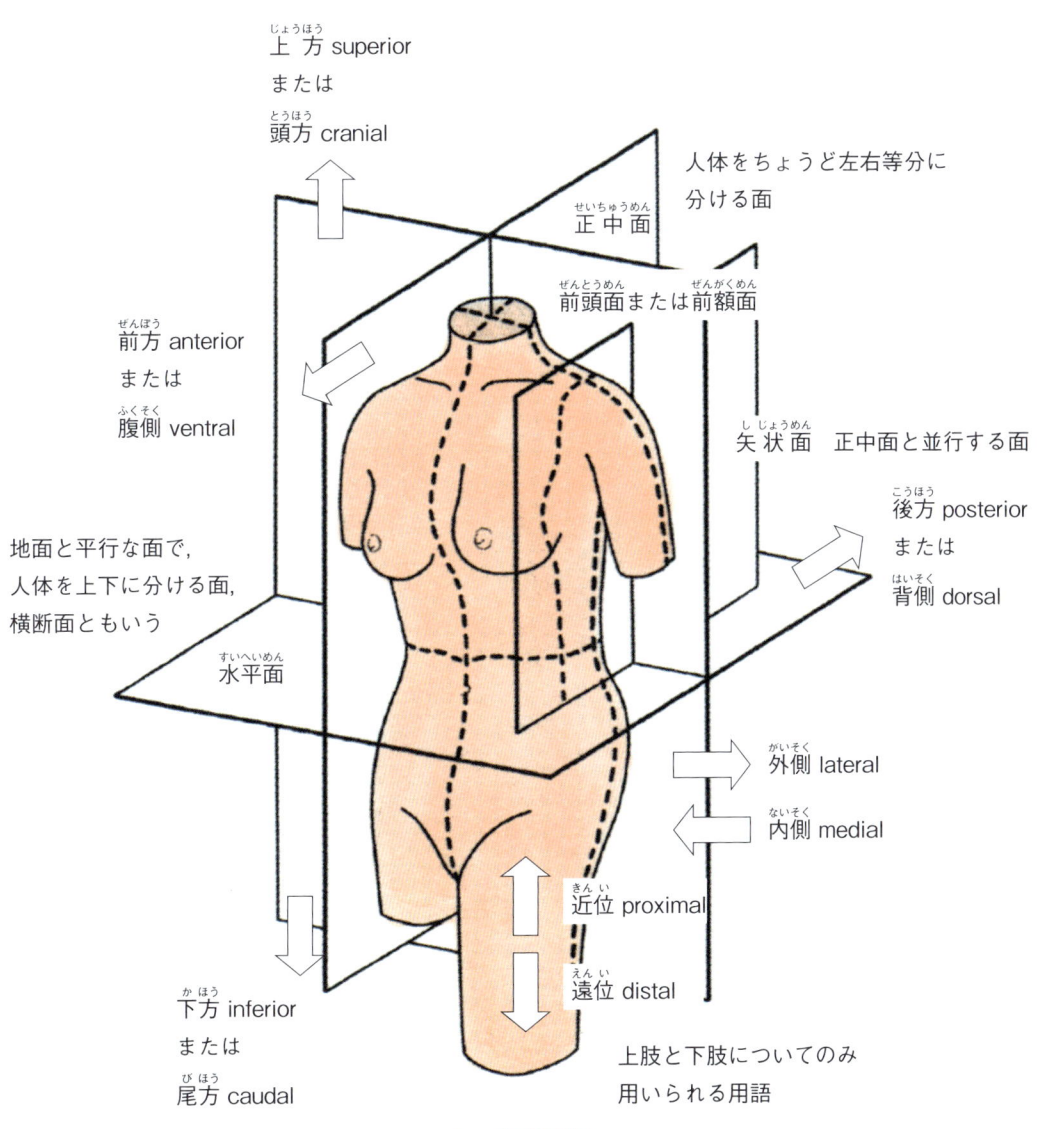

1　方向用語

2 解剖学用語 身体の部位

1 医学では手首より先を手，足首より先を足という．

1．肩から肘までを，（①　　　）という．
2．肘から手首までを，（②　　　）という．
3．肩から手までを含めて（③　　　）という．
4．下肢は，大腿，（④　　　），足からなる．
5．膝の後部の凹みを（⑤　　　）という．
6．肘の前部の凹みを（⑥　　　）という．
7．腋の下の凹みを（⑦　　　）という．
8．手の平のことを（⑧　　　）という．

2 頭・顔面・頸部の部位の名称を確認しよう．

9．図の⑨は？
10．図の⑩は？
11．図の⑪は？
12．図の⑫は？

解説

1，2，3．一般には医学でいう上肢を手と呼んでいるが，医学用語で手という場合，手関節より先だけを指す．
　　胴体と上肢の境目は，上肢帯あるいは肩甲帯といわれるが，はっきりと定義できるものではない．
4．上肢と同様に，一般には医学でいう下肢を足と呼んでいるが，医学用語で足という場合，足関節より先だけを指す．胴体と下肢の境目は，下肢帯といわれるが，これもはっきりと定義できるものではない．
5，6，7．窩とは凹んだ部分に付けられる名称である．
8．手のひらは，手掌と呼ばれ，手の後面は手背という．足の場合，足の上面は足背，底面は足底という．
9．頭部は前頭部，頭頂部，後頭部，側頭部の4部に分けられる．
10．この部の皮下には，唾液を分泌する耳下腺や物を噛みしめるときに働く咬筋がある．

答　①上腕　②前腕　③上肢　④下腿　⑤膝窩　⑥肘窩　⑦腋窩　⑧手掌
　　　⑨前頭部　⑩耳下腺咬筋部　⑪オトガイ部　⑫小鎖骨上窩

11. いわゆる「顎(あご)」の部分.
12. 胸鎖乳突筋の鎖骨と胸骨に付着する部分の間.

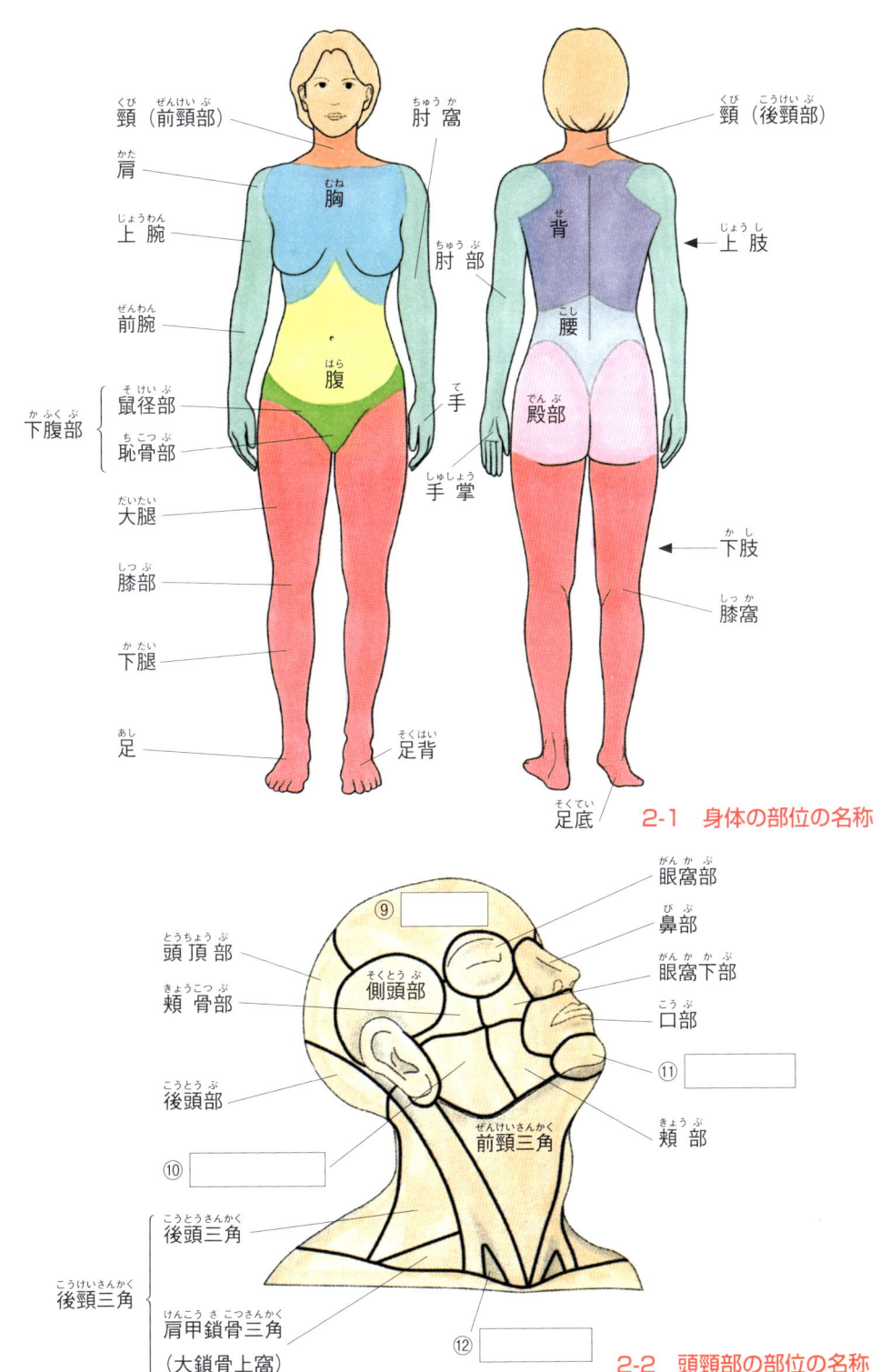

2-1 身体の部位の名称

2-2 頭頸部の部位の名称

3 体腔

解剖学用語

1 人体には外部から大切な臓器を守るため，体腔がある．

1. 脳は頭蓋骨で守られた（①　　　）腔の中に収められている．
2. 脊髄は，椎骨が重なって作られた（②　　　）管の中に収められている．
3. 肺や心臓は肋骨などで囲まれた（③　　　）腔の中に収められている．
4. 肝臓や腎臓，膵臓や小腸などは（④　　　）腔の中に収められている．
5. 膀胱や子宮，卵巣，直腸などは（⑤　　　）腔の中に収められている．

2 体腔以外にも，臓器を保護するための構造がある．

6. 眼球や涙腺などは（⑥　　　）窩の中に収められている．
7. 内耳や中耳は（⑦　　　）骨の中に収められている．
8. 鼓膜の奥には耳小骨を収める（⑧　　　）室がある．

解説

　カニやエビなど甲殻類は体の外に硬い骨格を持ち，内部の臓器を守っている．これを外骨格という．ヒトでは軟らかい皮膚や筋肉などが外にあり，内部に骨があるため内骨格といわれる．上肢や下肢などは，内部に骨がある．しかしながら，頭部や胸部，骨盤などは中に大切な臓器を入れて保護しているため，外骨格的な性格を持っている．これらはいわゆる体腔を作っており，体腔には頭蓋腔，脊柱管，胸腔，腹腔，骨盤腔がある．

1. 頭蓋骨は大切な脳を入れて守るため，頭蓋腔を作っている．体腔には含まれないが，鼻腔や口腔，眼窩などが頭蓋に付属しており，重要な臓器を保護している．
2. 脊柱管は脊柱を作っている多くの椎骨が重なり合って作られた細長い管で，脊髄を入れて保護している．
3. 胸腔は胸骨，肋骨，脊柱で囲まれた胸の空所で心臓や肺などの臓器を入れて保護している．胸腔と腹腔は横隔膜で仕切られている．
4. 腹腔の上部は肋骨で守られており，下部は腹壁の筋で囲まれている．その空所に胃や小腸，大腸をはじめ，肝臓，膵臓，腎臓，脾臓などが収められている．
5. 骨盤で囲まれた空所である骨盤腔には膀胱や生殖器，大腸に属する直腸などが収められている．
6. 眼窩と呼ばれる頭蓋骨前面にある大きなくぼみは，眼球や眼球を動かす眼筋，涙を分泌する

答　①頭蓋　②脊柱　③胸　④腹　⑤骨盤
　　　⑥眼　⑦側頭　⑧鼓

涙腺など，視覚の受容器を入れて保護している．
7. 平衡覚や聴覚の受容器は，側頭骨に見られる大きな骨の塊（側頭骨の錐体）の中に収められている．
8. 鼓膜の振動を内耳に向かって伝えるツチ骨，キヌタ骨，アブミ骨は側頭骨の錐体の中に作られた空洞である鼓室に収められている．

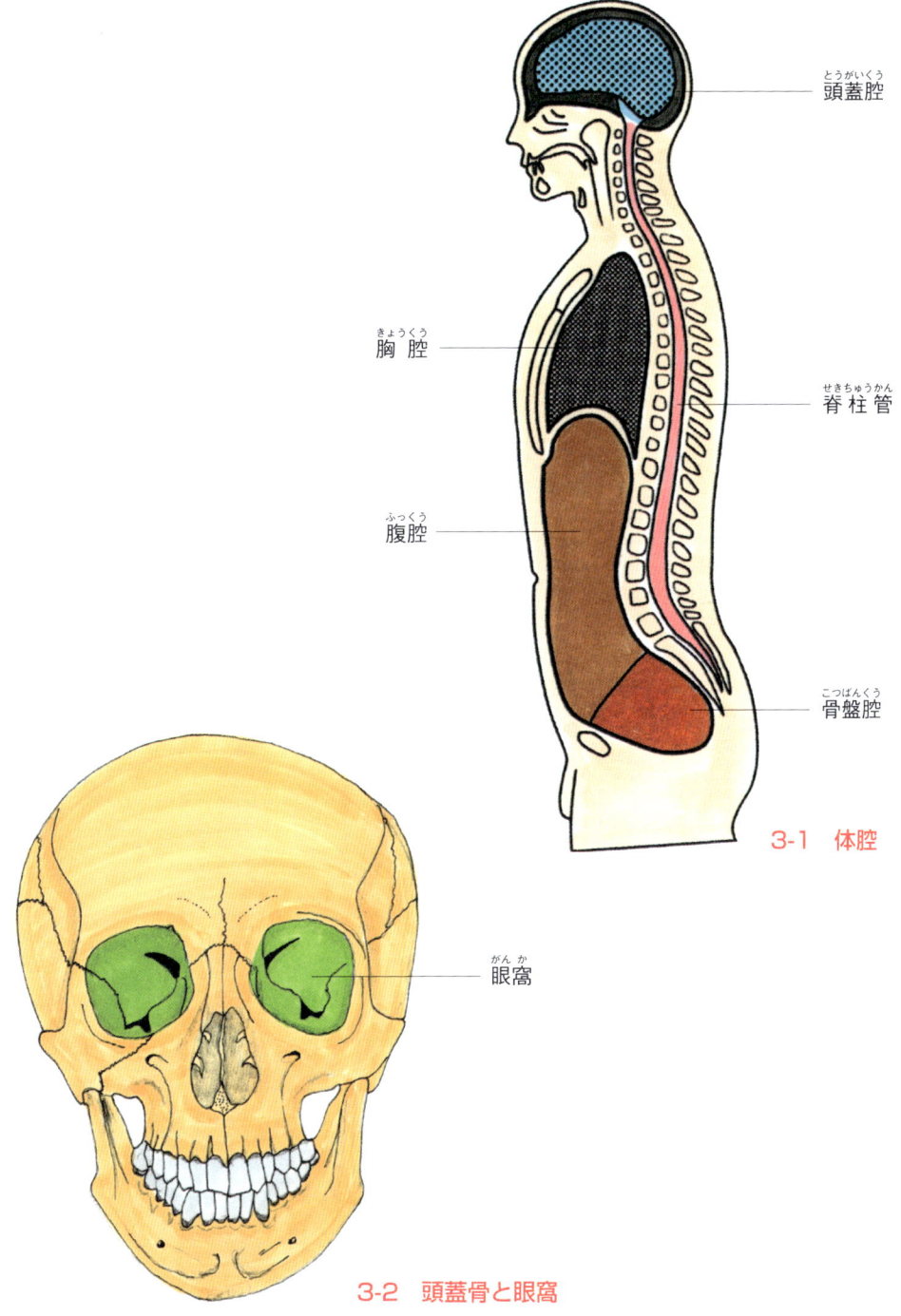

3-1 体腔

3-2 頭蓋骨と眼窩

4 細胞

細胞と組織

1 ヒトの体は機能的な最小単位としての細胞の集合体である．

1. 人体を構成する最小単位は（①　　　）である．
2. 細胞は周囲を（②　　　）膜に囲まれている．
3. 細胞内には（③　　　）と，コロイド状の細胞質がある．
4. 遺伝情報を持つDNAは核の（④　　　）質にある．
5. 細胞質には特別な役割をもつ構造物である（⑤　　　）器官がある．
6. エネルギー産生にかかわるのは（⑥　　　）である．
7. タンパク質の合成に関与するのは（⑦　　　）である．
8. 脂質の合成に関与するのは（⑧　　　）小胞体である．

2 細胞 → 組織 → 器官．

9. 同種の細胞が集まったものを（⑨　　　）という．
10. いくつかの組織が集まって（⑩　　　）が作られる．
11. 内部が空洞の臓器を（⑪　　　）臓器という．
12. 内部が組織で満たされている臓器を（⑫　　　）臓器という．

解説

1. 人体を構成する機能的な最小単位は細胞である．
2. 細胞膜は脂質で作られており，膜には細胞の内外を連絡するさまざまな受容体やチャネルなどが存在する．
3. 核は通常の細胞では1個であるが，骨格筋細胞などは多くの核を持つ多核細胞であり，成熟した赤血球は核を持たない．
4. 核に含まれるDNA（デオキシリボ核酸）には，遺伝情報（遺伝子）が含まれており，人体を構成するタンパク質の設計図としての働きを持つ．染色質はDNAとヒストンというタンパク質が結合したもので，細胞分裂の際には凝集して染色体となる．
5～8. 細胞質には，独自の働きを持つ細胞内小器官と呼ばれる構造物がある．設問のほかには，タンパク質に糖を結合させ，分泌物を形成するゴルジ装置や，細胞外からとりこんだもの，あるいは細胞内の不要物を分解する水解小体（ライソゾーム）などがある．
10. 器官とは一つの働きを持つもので，例えば舌，食道，胃，肝臓，腎臓，一つ一つの骨や筋な

答 ①細胞 ②細胞 ③核 ④染色 ⑤細胞内小 ⑥ミトコンドリア ⑦リボゾーム ⑧滑面 ⑨組織 ⑩器官 ⑪中空 ⑫実質

どが器官である．これらの多くは一般に臓器とも呼ばれる．
11, 12. 血管や腸などは中空臓器であり，肝臓や腎臓などは実質臓器である．

細胞と組織

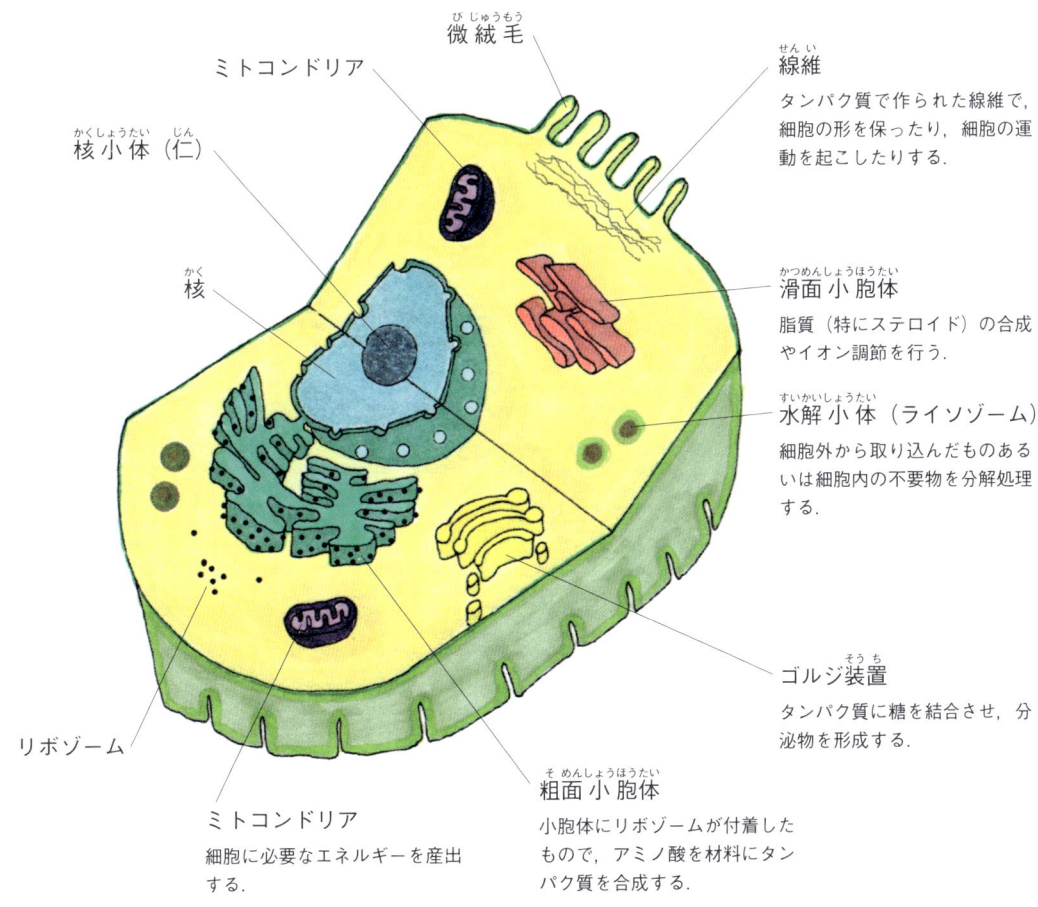

4　細胞

5 組織の種類，上皮組織

細胞と組織

1 組織は上皮組織，支持組織，筋組織，神経組織の4種類に分類される．

1．身体や臓器の外表面および内表面を覆う組織を（①　　）組織という．
2．細胞と細胞の間，器官と器官の間にある組織を（②　　）組織という．
3．筋組織には横紋筋と（③　　）筋がある．
4．神経組織を構成するものとしては神経細胞や（④　　）細胞がある．

2 上皮組織は身体や臓器の外表面および内表面を覆う組織である．

5．身体の表面を覆う皮膚の表皮は（⑤　　）組織である．
6．肺や肝臓の外表面を覆う上皮組織を（⑥　　）という．
7．胃や腸の内面にある粘膜の表面も（⑦　　）組織で覆われている．
8．血管の内面を覆う上皮組織を（⑧　　）という．
9．上皮由来の悪性腫瘍を（⑨　　）と呼ぶ．

解説

2．支持組織はさらに結合組織，軟骨組織，骨組織，血液とリンパに分けられる．
3．筋組織を顕微鏡でみた場合，縞模様が見られるかどうかで，横紋筋と平滑筋に分類される．
　横紋筋には骨格筋と，心臓を作っている心筋がある．平滑筋は多くの内臓を構成している．胃や小腸などの消化管の壁，動脈や静脈などの血管壁，膀胱や子宮などの壁も平滑筋で作られている．
4．神経組織は神経細胞（ニューロン）と神経細胞を助ける働きを持つ神経膠細胞（グリア細胞）からなる．
5．身体の表面を覆うのは皮膚であるが，皮膚の表面は表皮という上皮組織で覆われている．
6．肺の表面を覆う胸膜や心臓の表面を覆う心膜，肝臓や胃などの腹部内臓を覆う腹膜などは上皮組織に分類されるが，これらは特に中皮と呼ばれる．胸膜，心膜，腹膜はいずれも袋状の構造で，それぞれ胸膜腔，心膜腔，腹膜腔を作っている．
7．体の外表面は口や肛門から消化管の内表面へと連続している．消化管の内表面を覆うのは粘膜で，粘膜の表面は上皮組織で覆われている．
8．血管やリンパ管の内面を覆っている上皮を，特に内皮という．
9．病理学では上皮由来の悪性腫瘍を癌と呼び，非上皮由来の悪性腫瘍を肉腫と呼ぶ．

答　①上皮　②支持　③平滑　④神経膠（グリア）
　　⑤上皮　⑥中皮　⑦上皮　⑧内皮　⑨癌

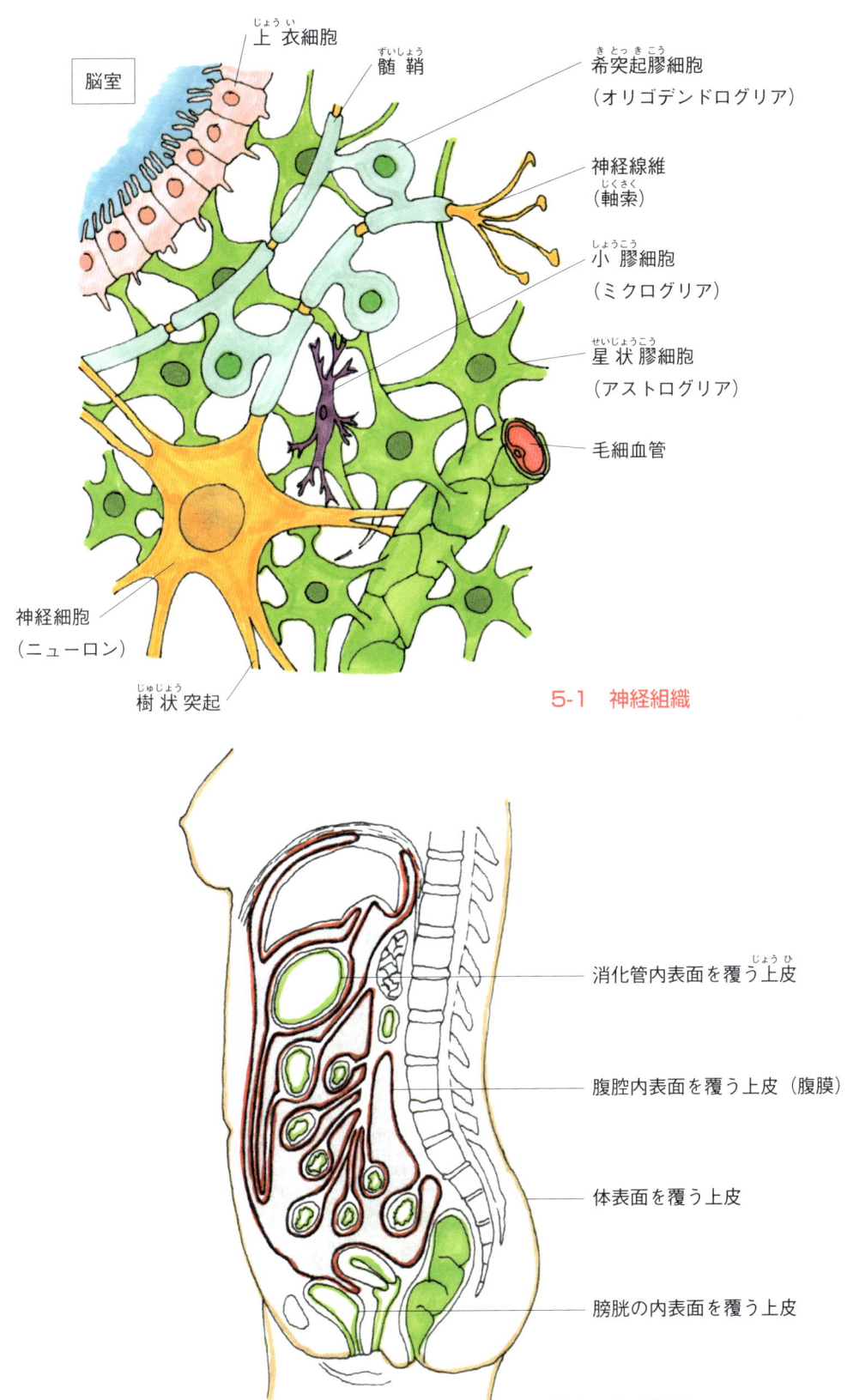

5-1 神経組織

5-2 上皮組織

6 組織の分類，腺

細胞と組織

1 上皮組織は構成する細胞の形から分類される．

1. 胸膜や腹膜などに見られる上皮は（① 　　　）上皮である．
2. 胃や腸の粘膜表面などに見られる上皮は（② 　　　）上皮である．
3. 鼻腔や気管の粘膜表面などに見られる上皮は（③ 　　　）上皮である．
4. 尿管や膀胱などに見られる上皮は（④ 　　　）上皮である．
5. 皮膚の表皮や食道などに見られる上皮は（⑤ 　　　）上皮である．

2 腺は発生的に上皮に由来するため上皮組織に分類される．

6. 分泌する能力を持つ細胞，あるいはそれらが集まったものを（⑥ 　　　）という．
7. 腺には外分泌腺と（⑦ 　　　）腺がある．
8. ホルモンを分泌するのは（⑧ 　　　）腺である．
9. 唾液腺や汗腺などは（⑨ 　　　）腺に属する．
10. 外分泌腺は分泌物を運ぶ（⑩ 　　　）管を持つ．

解説

1. 単層扁平上皮は平たい細胞が1層で繋がって，膜状の構造を示す．血管内皮も単層扁平上皮である．
2. 単層円柱上皮は円柱状の細胞からなる．円柱状の細胞の先端に線毛を持ったものは，卵管や気管支などに見られる．線毛はその動きによって，上に乗った物質を移動させる働きがある．
3. 多列線毛（円柱）上皮は線毛を持った，高さが異なる円柱上皮細胞が並んだ上皮．
4. 尿が充満すると，伸展できるような構造となっている．
5. 機械的な刺激に強い上皮である．
   その他，腎臓の遠位尿細管などに見られる単層立方上皮がある．
6〜10. 分泌する能力を持つ細胞，あるいはそれらが集まったものを腺という．分泌物が導管を通って一定の場所に分泌されるものを外分泌腺という．内分泌腺は導管を持たず，分泌物は毛細血管に取り込まれ，血液によって分泌物が運ばれる．
9. 唾液腺は分泌される唾液の性質から，さらっとした唾液を分泌する細胞からなる漿液腺（耳下腺），ねばねばした粘液を分泌する粘液腺（舌下腺），漿液細胞と粘液細胞が混在する混合腺（顎下腺）がある．汗腺には分泌される汗の種類からアポクリン汗腺とエクリン汗腺に分けられるが，通常の汗を出すのはエクリン汗腺である．

答 ①単層扁平 ②単層円柱 ③多列線毛（円柱） ④移行 ⑤重層扁平
⑥腺 ⑦内分泌 ⑧内分泌 ⑨外分泌 ⑩導

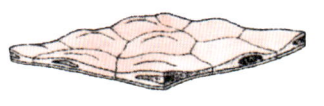
単層扁平上皮

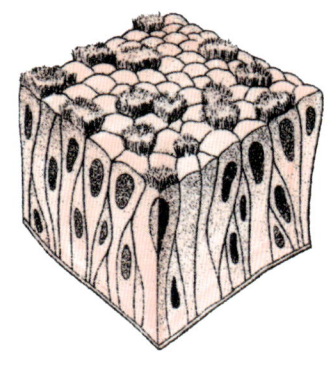
多裂円柱上皮

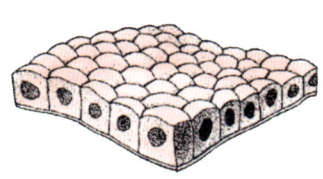
単層立方上皮

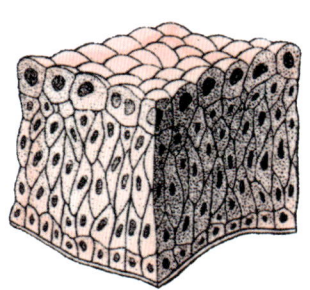
移行上皮

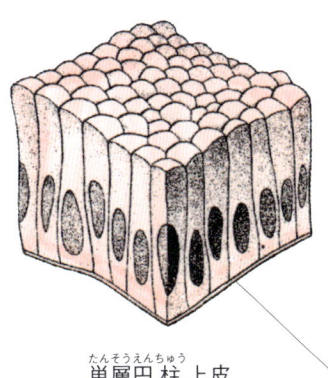
単層円柱上皮

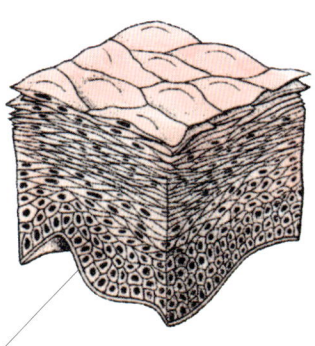
重層扁平上皮

基底膜

6 上皮組織

細胞と組織

7 結合組織，軟骨組織

細胞と組織

1 支持組織は結合組織，軟骨組織，骨組織，血液とリンパに分類される．

1. 結合組織は数種の細胞と（①　　　）間質からなる．
2. 結合組織の細胞間質は種々の線維と（②　　　）からなる．
3. 結合組織を作る線維には（③　　　）線維と弾性線維がある．
4. 線維を多く含む結合組織を（④　　　）結合組織という．
5. 腱や靱帯は（⑤　　　）結合組織である．

2 軟骨組織や骨組織は，他の支持組織に比べて細胞間質が硬い．

6. 軟骨組織は，軟骨細胞と軟骨（⑥　　　）からなる．
7. 軟骨には硝子軟骨，（⑦　　　）軟骨および弾性軟骨がある．
8. 肋軟骨は硝子軟骨，椎間板は（⑧　　　）軟骨で作られている．

解説

1. 結合組織は大食細胞（マクロファージ），リンパ球，形質細胞，肥満細胞，線維を作る線維芽細胞などの細胞と，細胞間質からなる．
2, 3. 細胞間質は水やゼリーに似た均質無構造の基質と，膠原線維（コラーゲン線維）やゴムのような性質を持つ弾性線維が混じった構造を持つ．
4, 5. 膠原線維を多く含む結合組織を線維性結合組織と呼ぶ．線維の量が多いのを密性結合組織といい，線維が少なく「わた」のような状態のものを疎性結合組織という．
5. 腱や靱帯は膠原線維がロープのように密に束ねられた密性結合組織である．一方，皮膚とその下の深筋膜の間にあって，両者を結合する働きを持つ皮下組織は，まばらな線維の隙間の中に小さな空所を作り，その中に脂肪細胞などを容れている疎性結合組織である．
6. 軟骨基質は軟骨細胞が分泌したものである．硬いゼリーのような構造で，プロテオグリカン（中心となるタンパク質にグリコサミノグリカンという糖類が多く結合したもの．このグリコサミノグリカンの一つがコンドロイチン硫酸である）が主成分である．
7. 軟骨基質の中に含まれる線維の種類と量によって，軟骨は硝子軟骨（少量の膠原線維を含む），線維軟骨（多量の膠原線維を含む）および弾性軟骨（弾性線維を含む）に分類される．
8. 関節面を覆う軟骨の大部分は硝子軟骨．椎間板や関節円板などは強度を必要とするため，線維軟骨で作られている．

答 ①細胞　②基質（マトリックス）　③膠原　④線維性　⑤密性　⑥基質（マトリックス）　⑦線維　⑧線維

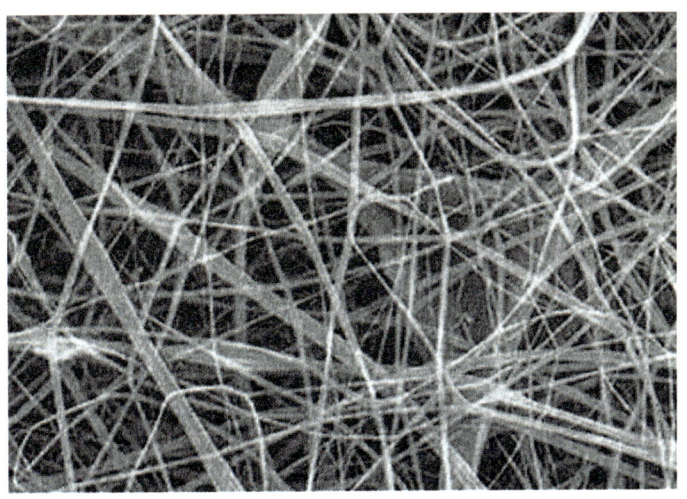

7-1 疎性結合組織（コラーゲン線維の配列）

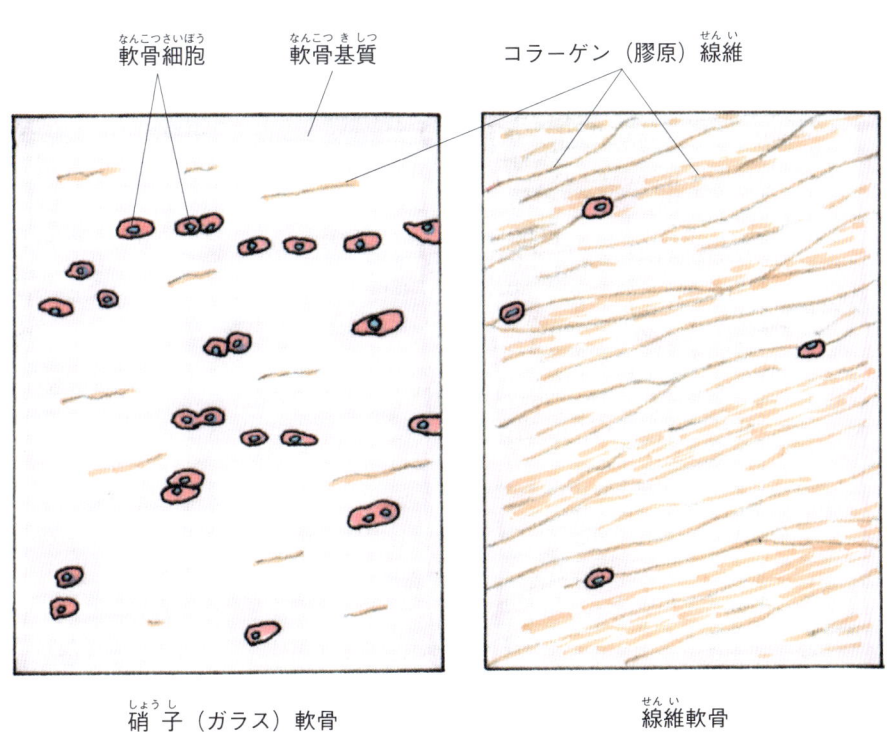

7-2 軟骨組織

8 骨組織

細胞と組織

1 骨にはタンパク質も多く含まれ，わずかな弾力性もある．

1. 骨組織は，骨細胞と骨（①　　　）からなる．
2. 骨の乾燥重量の4分の3は無機成分で，残りの4分の1が（②　　　）成分である．
3. 骨の表面を覆う骨膜からは（③　　　）線維が出て骨としっかり結合している．
4. 骨の内表面は（④　　　）膜で覆われている．
5. 骨膜の中には骨芽細胞が，骨内膜の骨側には（⑤　　　）細胞がある．

2 骨は緻密骨と海綿骨とに分けられる．

6. 骨の表面は（⑥　　　）骨からなる．
7. 緻密骨に見られるハバース管の中には（⑦　　　）管が走っている．
8. 骨表面とハバース管を結ぶ管を（⑧　　　）管という．
9. 骨の中に見られる骨小腔内には（⑨　　　）細胞がある．

解説

1. 骨基質は骨細胞が作り出したもので，カルシウム塩を多量に含むため非常に硬い．石灰化の進んでいない発生初期の骨を類骨という．
2. 無機成分では特にカルシウム，リンが多くある．有機成分のほとんどはタンパク質であるコラーゲン線維である．
3. 骨は軟骨で覆われている関節面を除いて表面を骨膜で覆われている．骨膜からはシャピー線維と呼ばれる太いコラーゲン線維が出て，骨の深部に入り込んでおり，骨膜をしっかりと骨につなぎ止めている．
5. 骨膜の中には骨芽細胞 osteoblast が，骨内膜の骨側には破骨細胞 osteoclast があり，骨の発生，成長，再生に働いている．
6. 緻密骨は骨の表在部を構成し，海綿骨は内部を構成している．緻密骨は象牙のような骨で長骨の骨幹でよく発達しているが，骨端では薄い．海綿骨は長骨の骨端の内部を占めるほか，短骨や扁平骨では中心部に見られる．
7. 緻密骨の横断切片では多数の縦走する小管が見られる．これはハバース管と呼ばれ，この中に血管が通っている．ハバース管の周囲には樹木の年輪状に取り巻く骨層板が配列しており，このハバース管を中心とした一つの単位をハバース系またはオステオンと呼ぶ．海綿骨には血

答 ①基質（マトリックス）②有機 ③シャピー ④骨内 ⑤破骨 ⑥緻密 ⑦（毛細）血 ⑧フォルクマン ⑨骨

管を通すハバース管がなく，海綿骨の中の骨細胞は骨細管を通して栄養を受けている．
8．ハバース管同士，あるいはハバース管と髄腔，ハバース管と骨表面はフォルクマン管と呼ばれる多数の小管で結ばれている．
9．骨の中には多くの小さな腔所，すなわち骨小腔が見られる．これらの小腔は細い骨細管によって互いに連絡され，緻密骨ではハバース管ともつながっている．この骨小腔内には骨細胞が存在する．

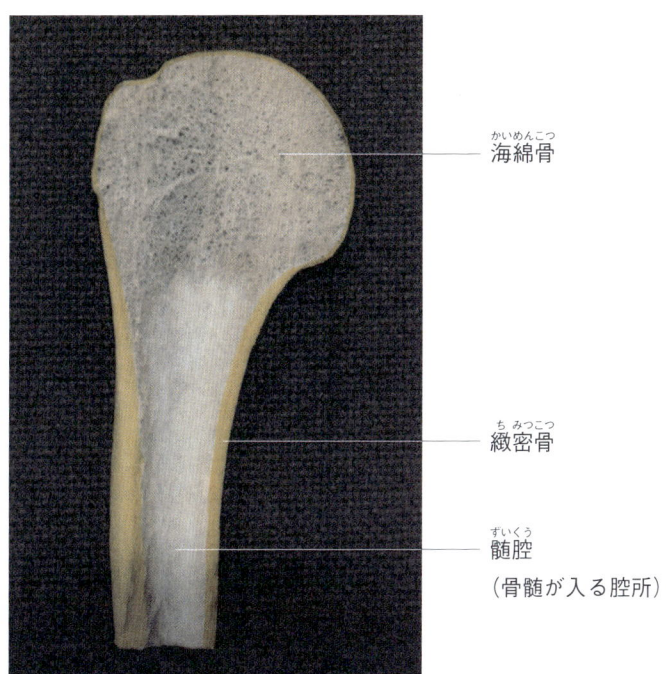

8-1　海綿骨と緻密骨

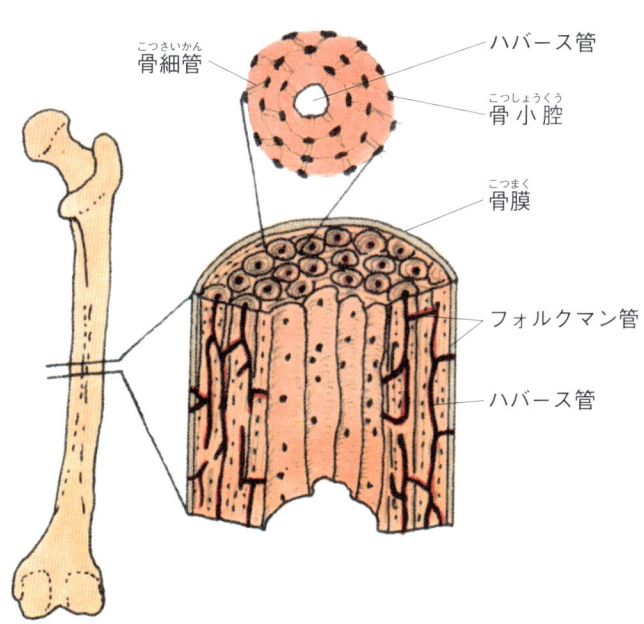

8-2　骨の構造

9 細胞と組織 — 血液とリンパ

1 血管の中にある血液を末梢血という．

1. 血液は血漿の中に（①　　　）が浮遊したものである．
2. 血漿からフィブリノーゲンを除いたものを（②　　　）という．
3. 赤血球は中央が凹んだ円板状で，直径は約（③　　　）μm（ミクロン）である．
4. 赤血球は酸素と結び付く（④　　　）を持っている．
5. 白血球は顆粒白血球とリンパ球，（⑤　　　）球に分類される．
6. 顆粒白血球は好中球，好酸球，（⑥　　　）球に分けられる．
7. 血液凝固と関連のある（⑦　　　）は骨髄にある巨核球の細胞質がちぎれたものである．

2 リンパは組織液がリンパ管に吸収されたもので，リンパ漿とリンパ球からなる．

8. リンパ球は機能的にTリンパ球と（⑧　　　）リンパ球に区別される．
9. Tリンパ球は（⑨　　　）免疫に関与する．

解説

1. 血液はいろいろなものが溶け込んでいる淡黄色の液体の中に血球が浮遊したものである．この液体を血漿という．血球細胞には赤血球と白血球がある．
2. 血漿には凝固しうる性質を持ったフィブリノーゲンというタンパク質が含まれているが，血漿からこのフィブリノーゲンを除いたものを血清という．
3. 血管中の血液（末梢血）に見られる赤血球は中央が凹んだ円板状で，直径は約7～8μm（ミクロン）である．
4. 赤血球には核がなく，ほとんどが水とヘモグロビンである．ヘモグロビンは酸素と結びつく性質を持っており，肺で受け取った酸素を全身に運ぶ役割を持つ．
5. 白血球は核を持った細胞で，顆粒白血球とリンパ球，単球に分類される．単球は運動性を持ち，血管の外に出ることができ，組織内でマクロファージになる．
6. 顆粒白血球は運動性を持ち，血管の外に出ることができる．単球，好中球は組織に炎症が生じるとその部位に集合して細菌の毒素や組織片を貪食して処理する．好酸球は喘息などのアレルギー疾患や寄生虫感染で増加する．好塩基球はヒスタミンを放出し，アレルギー反応を悪化させる．
7. 血小板は直径約1～2μmで，核はない．破れた血管壁に集合して出血を止める働きや，そ

答 ①血球 ②血清 ③7～8 ④ヘモグロビン ⑤単 ⑥好塩基 ⑦血小板
⑧B ⑨細胞性

の中に含まれる血小板第3因子と呼ばれる物質を放出して血液を凝固させる働きを持つ.

8, 9. リンパ球は機能的にBリンパ球とTリンパ球に区別されるが,これらは免疫に関与する.Bリンパ球は抗体(免疫グロブリン)を産生し,身体に侵入した抗原(身体にとって異物となるタンパク質)を処理する(液性免疫).Tリンパ球は感染細胞,癌細胞などを直接攻撃して破壊する(細胞性免疫).

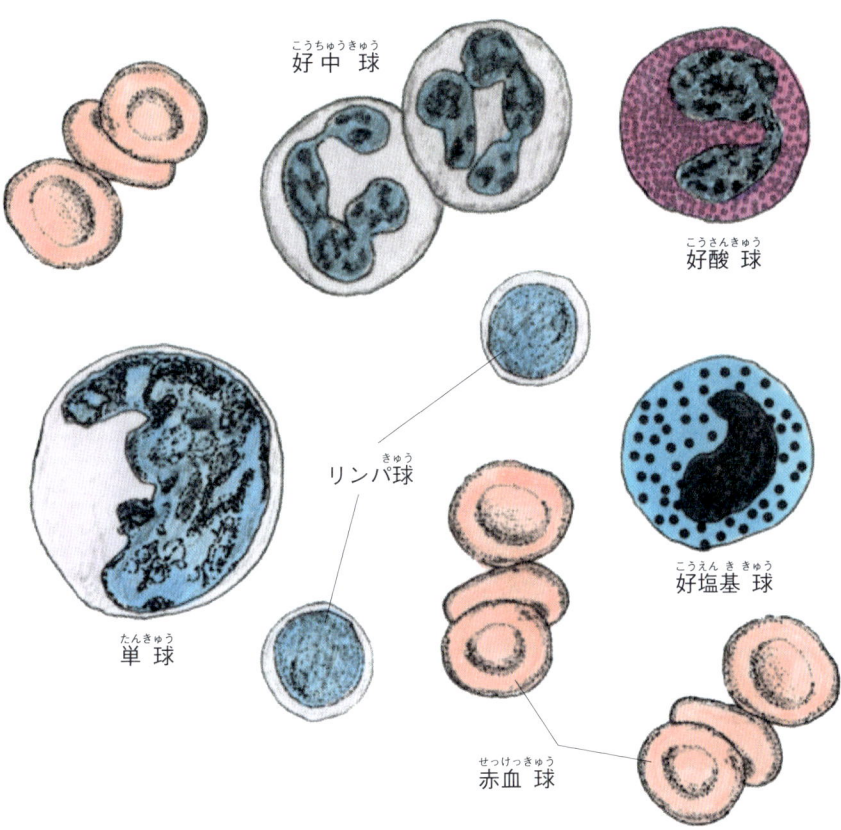

9　血球(赤血球以外は白血球に属す)

10 血液の生理と赤血球

細胞と組織

1 血液のpHは弱アルカリ性に維持されている．

1．正常な血液のpHは約（①　　）である．
2．血液のpHが正常より0.05以上低くなった状態を（②　　），0.05以上高くなった状態をアルカローシスという．
3．血液のpHの異常には，腎臓や消化器の障害時に見られる（③　　）性のものと，肺呼吸の異常によって起こる呼吸性のものがある．
4．体液の酸塩基平衡を保つために重要な臓器は，肺と（④　　）である．

2 赤血球は酸素を運搬する．

5．赤血球の数は血液1mm^{3}当たり，正常成人男性で約（⑤　　）万個である．
6．血液中で赤血球が占める割合を（⑥　　）値という．
7．赤血球中には酸素を運搬するタンパク質である（⑦　　）が存在する．
8．⑦には金属である（⑧　　）が含まれており，これに酸素が結合する．
9．ヘモグロビンの量は，正常男子の血液100ml中で約（⑨　　）gである．

解説

1，2．血液のpHが7.35以下になった状態をアシドーシス，7.45以上になった状態をアルカローシスという．pHが6.8以下，あるいは7.8以上になると死を招く．

3，4．酸塩基平衡は，酸（H^+）とアルカリ（HCO_3^-）の割合による．腎不全の場合には，H^+，リン酸，硫酸などの排泄が低下するため，血中のH^+が増加したりHCO_3^-が低下し，代謝性アシドーシスとなる．また，嘔吐によって胃からH^+が失われると，代謝性アルカローシスとなる．呼吸性アシドーシスは，換気不足によって酸であるCO_2が増加するために生じる．逆に，過換気によってCO_2が減少すると呼吸性アルカローシスを招く．

5．赤血球数の正常値は，男性約500万個/mm^3，女性約450万個/mm^{3}である．

6．ヘマトクリット値（Ht）の正常値は男性約45%，女性約40%である．

7，8．ヘモロビンは血色素ともいわれ，鉄を含んだヘムという色素と，グロビンというタンパク質とからなる．酸素と結びついたヘモグロビン（HbO$_2$）は，還元ヘモグロビン（Hb）に比べ鮮やかな赤色を呈する．

9．Hb濃度の正常値は，男性約16g/dl，女性約14g/dlである．

答 ①7.4 ②アシドーシス ③代謝 ④腎臓 ⑤500 ⑥ヘマトクリット ⑦ヘモグロビン ⑧鉄 ⑨16

11 白血球

細胞と組織

1 白血球は顆粒球と単核球に分けられる.

1. 白血球は顆粒球と単核球に分けられ，顆粒球は（①　　）球，好酸球，好塩基球に分けられる.
2. 好中球の役割は（②　　）作用であり，細菌などから生体を防御する.
3. 単核球はリンパ球と（③　　）球に分けられる.
4. 単球は流血中から組織に移動すると，肥大化して（④　　）となる.
5. リンパ球は，免疫の調節と細胞性免疫を担う（⑤　　）細胞と，液性免疫を担うB細胞に分けられる.

2 抗体は活性化したB細胞が産生する.

6. 免疫応答が起こるとB細胞が活性化して（⑥　　）細胞となり，抗体を産生する.
7. 抗体には5種類が存在し，（⑦　　），IgAの他，IgM，IgD，IgEに分けられている.
8. 抗原に抗体が結合すると（⑧　　）反応が生じ，凝集や融解が生じる.

解説

1，2．顆粒球の中で最も多いのは好中球であり，白血球全体の40〜60%をしめる．好酸球は4〜8%，好塩基球は1%程度である．好中球の役割は食作用であり，好酸球は食作用，寄生虫排除，アレルギーに，好塩基球はアレルギーに関与する．

3，4．単球は流血中から組織に移動すると肥大化してマクロファージとなる．マクロファージの貪食能は好中球に比べて高く，その消化能力も高い．

5．T細胞には，免疫の調節を行うヘルパーT細胞と，細胞性免疫として感染細胞を破壊するサイトトキシック（キラー）T細胞が存在する．また，B細胞は液性免疫に関与する．

6．B細胞は免疫応答がおこると，ヘルパーT細胞から出るペプチド（サイトカイン）により活性化して形質細胞となり，抗体産生を行う．

7．抗体はイムノグロブリン(Ig)とも呼ばれ，抗原に結合する．そのうち，IgGは全体の75%を占め，抗原抗体反応の主体をなす．また，IgAは涙，唾液などに含まれ，局所保護を行っている．

8．抗原抗体反応では，抗体が対象となるタンパク質（抗原）に結合した結果，凝集および融解が生じる．抗原抗体反応が生じると，血液中のタンパクの一群である補体の活性化が生じ，補体によるタンパク分解作用も生じる．

答 ①好中 ②食 ③単 ④マクロファージ ⑤T ⑥形質 ⑦IgG ⑧抗原抗体

12 生体の防御機構 1

細胞と組織

1 生体防御機構には非特異的なものと特異的なものがある．

1. 防御機構は大きく特異的防御機構と，（①　　　）的防御機構に分けられる．
2. 免疫は，（②　　　）的防御機構に含まれる．
3. 皮膚や鼻毛など，外敵の侵入を防ぐ機構は（③　　　）的防御機構である．
4. 胃液の中の酸や，涙の中のリゾチームなどが外敵の侵入を防ぐ機構は，非特異的防御機構のなかでも（④　　　）的防御機構に属している．
5. 好中球やマクロファージなどによる食作用での防御機構は，（⑤　　　）的防御機構と呼ばれる．

2 免疫は細胞性免疫と液性免疫に分けられ，細胞性免疫にはT細胞が関与する．

6. 免疫は細胞性免疫と，（⑥　　　）性免疫に分けられる．
7. 侵入してくる細菌などの非自己のことを，（⑦　　　）という．
8. 細胞性免疫では，抗原提示細胞である（⑧　　　）から刺激を受けてヘルパーT細胞が活性化する．
9. 細胞性免疫では，ヘルパーT細胞が活性化すると（⑨　　　）T細胞が活性化され，これが感染した細胞を攻撃する．

解説

1. 防御機構は「バリアー」ともいわれる．非特異的防御機構は原始的な防御機構で，物理的，化学的，生物学的防御機構に分けられる．
2. 特異的防御機構は，自分でないもの（非自己）を認識して，2度目以降の非自己侵入に対する防御機構であり，一般に免疫と呼ばれる．
3. 非特異的防御機構のうち物理的防御機構に属す．粘液や皮脂なども物理的な防御機構である．
4. リゾチームは細菌の細胞壁をこわす作用がある．
5. マクロファージは食作用が好中球よりも強力であるほか，抗原提示細胞としての役割を持つ．
6. 細胞性免疫ではサイトトキシック（キラー）T細胞が免疫反応に関わり，液性免疫ではB細胞が産生する抗体が免疫反応に関わる．
7. 免疫反応を引き起こすものを抗原という．毒物なども抗原となりうる．

答　①非特異　②特異　③非特異（物理）　④化学　⑤生物学　⑥液
　　　⑦抗原　⑧マクロファージ　⑨サイトトキシック（キラー）

8. マクロファージは，取り込んだ抗原の情報をT細胞に伝えるとともに，サイトカインであるインターロイキン-1（IL-1）を放出してヘルパーT細胞を活性化する．
9. 活性化したヘルパーT細胞よりサイトカイン（IL-2）が放出され，サイトトキシック（キラー）T細胞が活性化する．サイトトキシックT細胞は感染細胞に結合し，感染細胞を直接攻撃する．

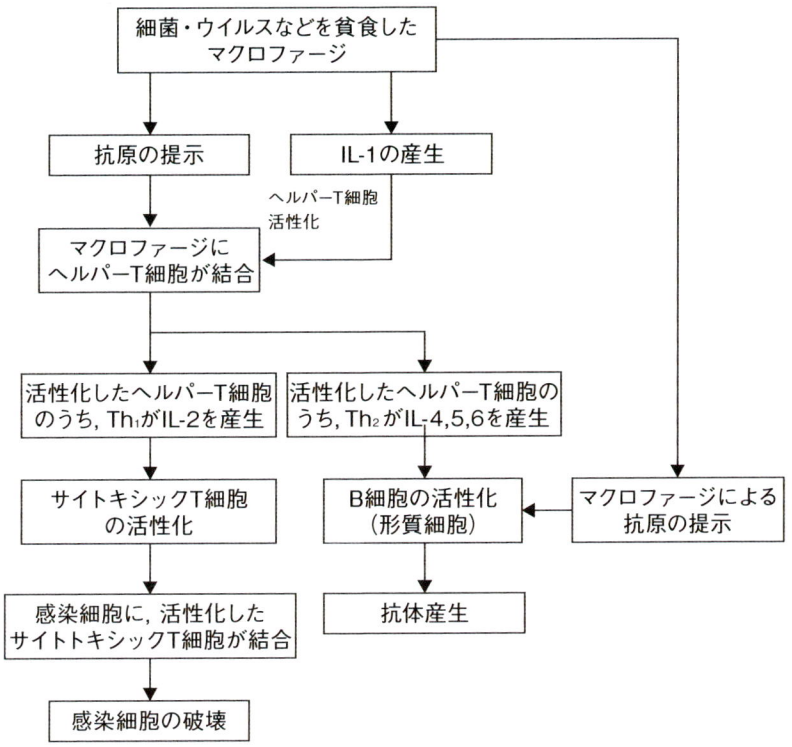

12　免疫機構の概要

13 生体の防御機構 2

細胞と組織

1 液性免疫にはB細胞が関与する．

1. 液性免疫では，抗原提示細胞から抗原情報を受け取ると，（① 　　）T細胞が活性化する．
2. 液性免疫では，活性化した①T細胞がサイトカインである（② 　　）を分泌する．
3. B細胞は，B（③ 　　）球とも呼ばれる．
4. B細胞表面には（④ 　　）やIgDが結合している．
5. サイトカインの刺激を受けたB細胞は，形質細胞に変化し（⑤ 　　）を産生する．

2 抗体は免疫グロブリンとも呼ばれる．

6. 抗体とは特殊なタンパク質で，（⑥ 　　）グロブリンと呼ばれる．
7. 抗体はY字型の構造で，その一部が（⑦ 　　）と結合する．
8. 抗体が細菌に結合した結果，白血球による食作用が促進されることを，（⑧ 　　）作用という．

解説

1. マクロファージは，ヘルパーT細胞に抗原情報を伝えるとともに，サイトカインであるインターロイキン-1を放出してヘルパーT細胞を活性化する．サイトカインとは，細胞が産生する細胞間情報伝達物質のうちタンパク質であるものをさす．
2. 活性化したヘルパーT細胞は，インターロイキン（-4, 5, 6, 10）を放出して，B細胞に抗原が侵入したことを伝える．
3. T細胞は，Tリンパ球とも呼ばれる．
4. B細胞表面には，特定の抗原に対するIgMとIgDが付着しており，抗原提示細胞と結合して抗原情報を受け取る．
5. 形質細胞は抗体産生細胞として働く．
6. 免疫グロブリンは，4つのタンパク質（ポリペプチド）が結合して作られるタンパク質であり，IgG，IgA，IgM，IgD，IgEの5種類が存在する．
7. Y字の二つの先端部で抗原と結合する．
8. 抗原に抗体が結合したり，抗原抗体反応により補体が活性化されると，これが細菌表面に付着することで食細胞が見つけやすくなり，貪食が亢進する．

答　①ヘルパー ②インターロイキン ③リンパ ④IgM
　　⑤抗体 ⑥免疫 ⑦抗原 ⑧オプソニン

14 血小板止血と血液凝固

細胞と組織

1 血小板は破れた血管を補修する．

1. 血小板は骨髄で産生される（①　　　）球の細胞片である．
2. 血小板は傷害血管に粘着し，（②　　　）的に止血を行う．

2 血液の凝固には，血液凝固因子が関与する．

3. 血液が血管の外で固まったものを血餅という．血餅は血漿中のフィブリノーゲンが（③　　　）に変化したところへ血球が集まり，固まってできる．
4. 血液凝固反応には，多くの血液凝固（④　　　）の活性化が関与している．
5. 血液が血管外に漏れ出て組織と触れることが血液凝固反応の引き金になる反応を，（⑤　　　）凝固という．
6. 血液中には血餅を数日かけて溶解させる物質する．これが（⑥　　　）と呼ばれる現象である．
7. 本来，出血部位でのみで生じなくてはならない血液凝固反応が，全身の血管内でおこる状態を（⑦　　　）凝固という．

解説

1. 骨髄で産生される巨核球が，網内系（肝や脾の血管の細いところ）を通過するときに破壊され，細胞片が形成される．
2. 血管内皮細胞の損傷によりコラーゲンが露出すると，血管内皮細胞で産生されるフォン・ビルブラント因子がこれに結合し，この部位に血小板が粘着する．
3. フィブリンは線維素ともいわれる．この反応により，損傷された血管からの出血が止まる．
4. 血液凝固因子には15種が知られている．ある因子の欠損は，それぞれ特有の出血性疾患を生じる．血友病は第Ⅷ因子の欠損である．
5. 外因系とは異なり，血液が正常血管内皮とは異なる異物面に接触したり，試験管に触れたことが凝固反応の引き金になることを内因系凝固という．
6. フィブリン，すなわち線維素が溶解する現象であるので線溶（線維素溶解）という．プラスミンの作用による．
7. 血栓が多発して，血小板や凝固因子が消費されて出血傾向が生じることを，播種性血管内凝固（DIC, disseminated intravascular coagulation）という．

答 ①巨核　②機械　③フィブリン　④因子　⑤外因系　⑥線溶　⑦播種性血管内

15 神経組織

細胞と組織

□ 神経系を構成する細胞には神経細胞と神経膠細胞がある．

1. 神経細胞は（①　　　）とも呼ばれる．
2. 神経細胞は，細胞体と細胞体から出る（②　　　）突起からなる．
3. 細胞体から離れた方向にインパルスを伝える突起は（③　　　）である．
4. 神経突起が長い場合，特に神経（④　　　）といわれる．
5. ニューロンは（⑤　　　）突起の数によって分類される．
6. 神経膠細胞は（⑥　　　）とも呼ばれる．
7. 中枢神経系で髄鞘を作るのは（⑦　　　）細胞である．
8. 末梢神経系で髄鞘を作っているのは（⑧　　　）細胞である．
9. ニューロンとニューロンの接続部を（⑨　　　）という．

解説

1. 神経細胞はニューロン neuron とも呼ばれる．
2. 神経細胞は細胞体と，細胞体から出る突起（神経突起）からなる．神経突起には，樹状突起と軸索がある．
3. 細胞体から離れた方向にインパルスを伝える突起を軸索という．途中で側枝を出すことはあるが，細胞体から出る軸索は必ず1本である．軸索が細胞体から出る部分を軸索小丘または起始円錐という．インパルスの伝導方向は一定で，樹状突起はインパルスを細胞体に向かって伝え，軸索は細胞体から離れる方向に伝える．
4. 神経細胞体から出る突起（神経突起）には，樹状突起と軸索がある．普通，樹状突起は短く，軸索が長いが，長い樹状突起を持つニューロンもある．神経突起が長い場合，神経線維という．神経線維の長いものは1mにも及ぶ．
5. ニューロンは樹状突起の数によって分類されている．中枢神経系の大部分のニューロンは多極性である．脊髄神経節や脳神経の感覚神経節に見られるニューロンは，偽単極性である．
6. グリア細胞，あるいは単にグリアと呼ばれる細胞はニューロンの支持成分である．
7. 希（乏）突起膠細胞は中枢神経系で髄鞘を作る．小膠細胞は神経系の細胞が死んだときなどに働いてそれを掃除する働きがある．星状膠細胞（アストログリア）はニューロンの支持，保護および栄養補給などを司っている．中枢神経系では1個のニューロンに対して，10個のグリアが取り囲んでいるが，グリアは小さく，神経組織全体の約半分しか占めていない（グリア

答　①ニューロン ②神経 ③軸索 ④線維 ⑤樹状 ⑥グリア（細胞） ⑦希（乏）突起膠
　　⑧シュワン ⑨シナプス

に関しては5-1．神経組織の図を参照）．

8. 中枢神経系で髄鞘を作るのは希突起膠細胞であるが，末梢神経系で髄鞘を作っているのはシュワン細胞と呼ばれる細胞で，これもグリア細胞の仲間である．
9. 神経系では，膨大な数のニューロンが互いに連絡し合っている．1つのニューロンに発生したインパルスは，軸索を伝わって次のニューロンに伝えられる．この伝達部をシナプスという．

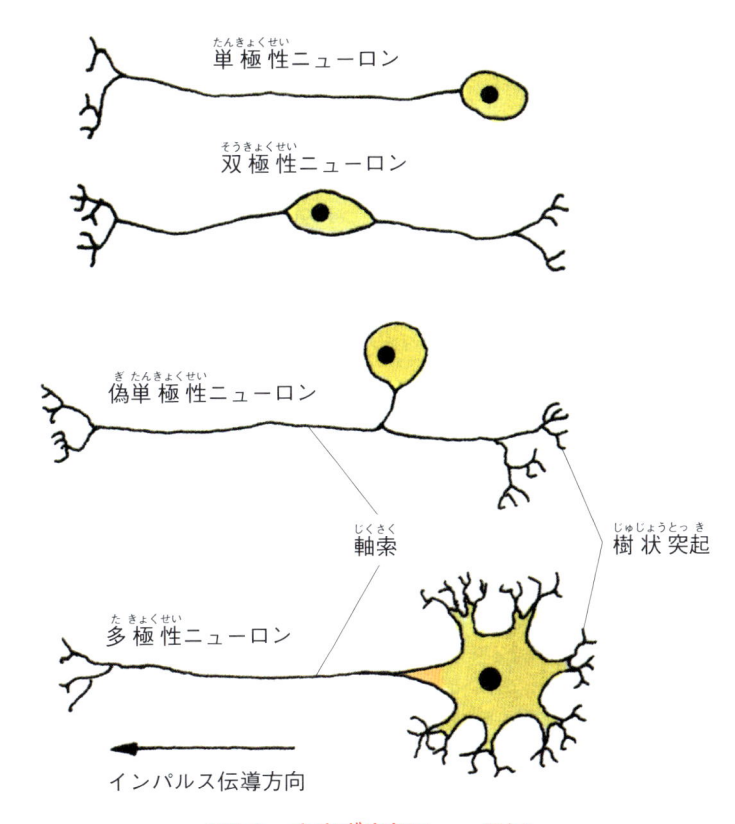

15-1　さまざまなニューロン

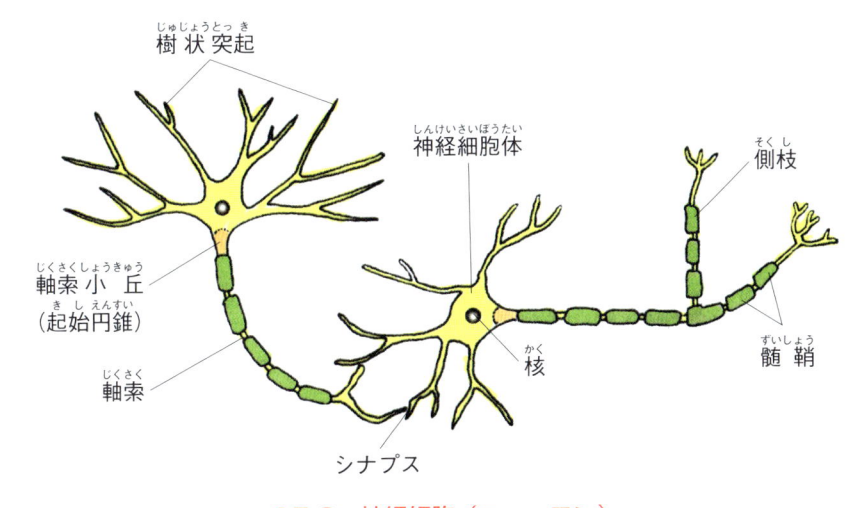

15-2　神経細胞（ニューロン）

16 神経生理

細胞と組織

1 すべての細胞は静止膜電位を持っている．

1. 細胞内は細胞外に比べ（①　　　）イオン濃度が高く，ナトリウムイオン濃度は低い．
2. すべての細胞の内部は負に帯電しており，これを（②　　　）膜電位と呼ぶ．
3. 一般に，膜電位が正の方向に変化することを（③　　　）と呼び，負の方向に変化することを過分極と呼ぶ．
4. 神経細胞に脱分極性の電流パルスを流すことを（④　　　）と呼ぶ．

2 神経や筋肉細胞は活動電位を発生する．

5. 神経細胞に強い刺激を加えると膜電位は正に転じ，これを（⑤　　　）電位と呼ぶ．
6. 神経細胞に⑤電位が生じると神経軸索を次々に伝わり，これを（⑥　　　）と呼ぶ．
7. 興奮伝導の三原則は，（⑦　　　）伝導，両方向性伝導，絶縁伝導である．
8. 神経には（⑧　　　）神経と無髄神経があり，前者のほうが伝導速度が速い．
9. 神経線維は髄鞘の有無により A，B，C 線維に分けられ，髄鞘の厚いものほど興奮の伝導速度が（⑨　　　）い．
10. A 線維は α，β，γ，δ に分けられ，A 群 α が最も（⑩　　　）く，伝導速度も速い．

3 シナプスには興奮性シナプスと抑制性シナプスがある．

11. 1つのニューロンから他のニューロンへの興奮の伝達部位を，（⑪　　　）という．
12. 神経軸索末端部にはシナプス小胞が存在し，この中に（⑫　　　）物質が含まれている．
13. 興奮が軸索末端まで到達すると⑫物質が放出され，（⑬　　　）膜に電位の変化をおこさせる．
14. シナプスには興奮性シナプスと，（⑭　　　）性シナプスが存在する．
15. 運動神経は骨格筋線維にある（⑮　　　）に終わり，骨格筋に活動電位を伝達する．

解説

1. 神経細胞の細胞内カリウムイオン濃度は約 150 mM，ナトリウムイオン濃度は約 15 mM であるのに対し，細胞外ではそれぞれ約 4.5 mM，約 140 mM である．
2. カリウムイオンが細胞内から流出することで，負の静止膜電位が形成される．
3. 正確には，電位が 0 mV から離れていくことを過分極，電位が 0 mV に近づくことを脱分極

答　①カリウム　②静止　③脱分極　④刺激　⑤活動　⑥伝導　⑦不減衰　⑧有髄　⑨速　⑩太　⑪シナプス　⑫神経伝達　⑬シナプス後　⑭抑制　⑮終板

という．また，脱分極後におこる過分極を再分極と表現する．
4. 刺激による膜電位の緩やかな脱分極を局所応答と呼ぶ．
5. 神経に刺激を与えて局所応答が生じ，閾膜電位を越えるとナトリウムチャネルが開く．これによりナトリウムイオンが細胞内に流入して，膜電位が正に到達することを活動電位と呼ぶ．
6. 細胞膜の一部が興奮すると細胞内を長軸方向に電流が流れ，そこでナトリウムチャネルが開き新たな活動電位が生じる．
7. 活動電位は減衰せずに両方向性に伝わる．また，多数の神経が平行に走行していても，神経線維は互いに絶縁されている．
8. 髄鞘は絶縁性が高いため，跳躍伝導を行う．
9. 厚い髄鞘を持つ有髄神経をA線維，薄い髄鞘を持つ有髄神経をB線維，無髄神経をC線維と分類する．髄鞘があると跳躍伝導がおこなわれるため，神経伝導速度が速くなる．
10. A群の神経線維は太さにより4種類に分類される．太いほど伝導速度が速い．
11. 中枢神経では，一つの神経細胞体に数千のシナプスがある．
12. シナプス小胞中には神経伝達物質が含まれており，活動電位が神経軸索末端まで到達すると，開口放出によりシナプス間隙にこれが放出される．
13. シナプス後膜とは，神経伝達物質を受け取る側の細胞膜である．
14. 興奮性シナプスでは，グルタミン酸などの興奮性伝達物質が放出されシナプス後膜が脱分極し，抑制性シナプスではγアミノ酪酸(GABA)などの抑制性伝達物質が放出され過分極する．
15. 終板はシナプスと同様の機能と構造を持つ．

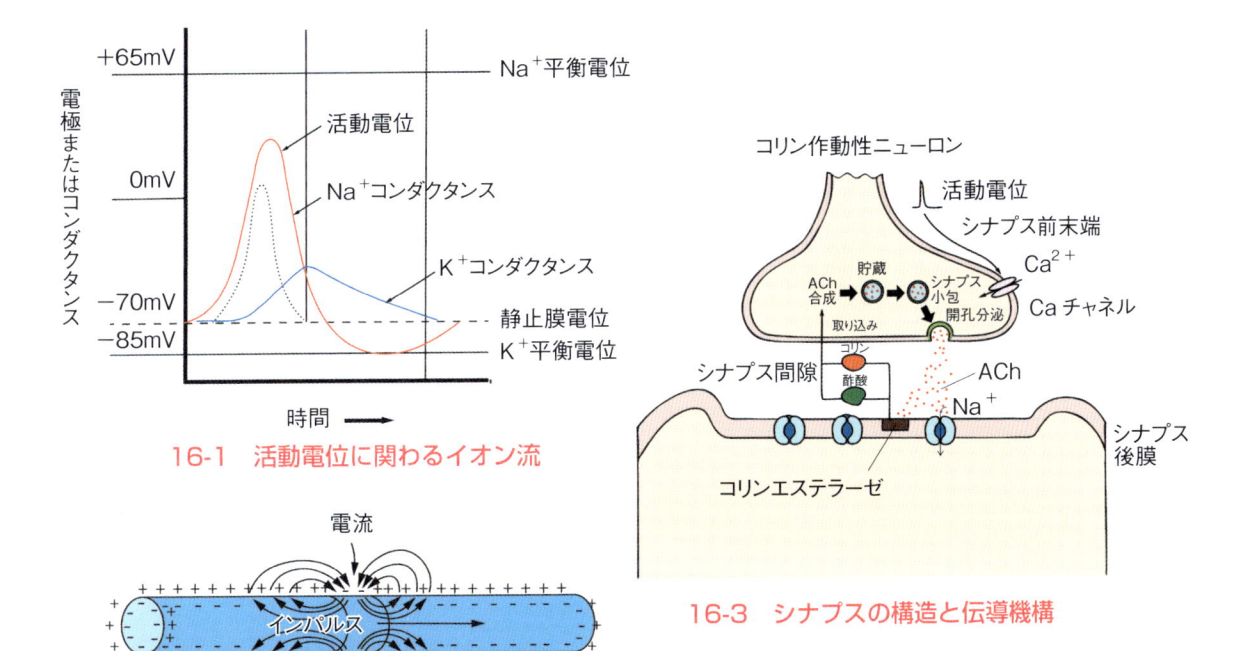

16-1 活動電位に関わるイオン流

16-2 神経軸索での興奮伝導

16-3 シナプスの構造と伝導機構

17 筋組織

細胞と組織

1 筋は組織学的に横紋筋と平滑筋に分けられる．

1. 血管の壁や小腸の壁を作っている筋は（①　　）筋である．
2. 骨格筋や心筋は（②　　）筋である．
3. 骨格筋細胞は細長いことから，（③　　）と呼ばれる．
4. 意識的に収縮させることのできる筋を（④　　）筋という．

2 骨格筋細胞の内部には収縮要素である筋原線維がある．

5. 筋原線維には，アクチンでできた細いフィラメントと（⑤　　）でできた太いフィラメントがある．
6. 骨格筋の縞模様は明るいⅠ帯と，暗い（⑥　　）帯からなる．
7. 筋原線維は内腔にCaイオンを蓄えた（⑦　　）体で包まれている．
8. 骨格筋線維の細胞膜から細胞内部に続く管を（⑧　　）管という．

解説

1. 平滑筋線維は細長い紡錘形をした細胞で，1つの核が細胞の中心部に位置している．消化管壁の筋，血管壁の筋，立毛筋，瞳孔や毛様体の筋などは平滑筋で構成されている．
2. 横紋筋は平滑筋と異なり，顕微鏡で観察すると筋線維の長軸に直交して規則正しく縞紋様が見られるのを特徴とする．これには骨格筋と心筋が属する．
3. 骨格筋細胞は細長い円柱状で，長さ数cm，太さは20〜100μmくらいである．細長いことから筋線維といわれる．
4. 筋は機能的に，運動神経で支配されている随意筋と，自律神経で支配されている不随意筋に分けられる．随意筋とは，意識的に収縮させられる筋という意味である．
5. 光学顕微鏡で観察される筋原線維は，電子顕微鏡で見ると，さらに細かいフィラメントの集まりである．これをミオフィラメントと呼ぶ．フィラメントにはアクチンというタンパク質からなる細いフィラメントとミオシンからなる太いフィラメントの2種がある．2種のフィラメントが交互に配列することで縞模様（横紋）ができる．
6. 光の屈折の差異により筋線維全体の縦断切片で明暗の横紋構造が顕微鏡で見える．暗調に見える部分はA帯，明調に見える部分はⅠ帯と呼ばれる．Ⅰ帯の中央にZ線と呼ばれる線状構造があり，A帯の中央部にH帯と呼ばれるやや明るい部分がある．A帯はアクチンとミオシンの

> **答** ①平滑 ②横紋 ③筋線維 ④随意
> ⑤ミオシン ⑥A ⑦筋（形質）小胞 ⑧T細

両フィラメントが並ぶ所で，H帯は太いミオシンフィラメントのみから，I帯は細いアクチンフィラメントだけからなる．

7. それぞれの筋原線維は管状をした筋小胞体で包まれている．この管は筋原線維の方向に走っている．筋小胞体はT細管に接する部分では拡張しており，終末槽を形成する．
8. 終末槽には筋細胞の細胞膜から続く管である何本かのT細管がきて，互いに連絡して筋原線維をとりまいている．

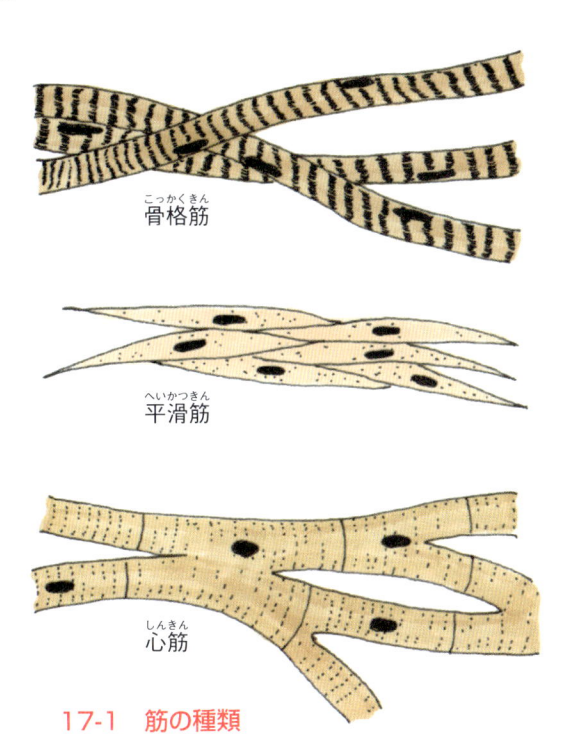

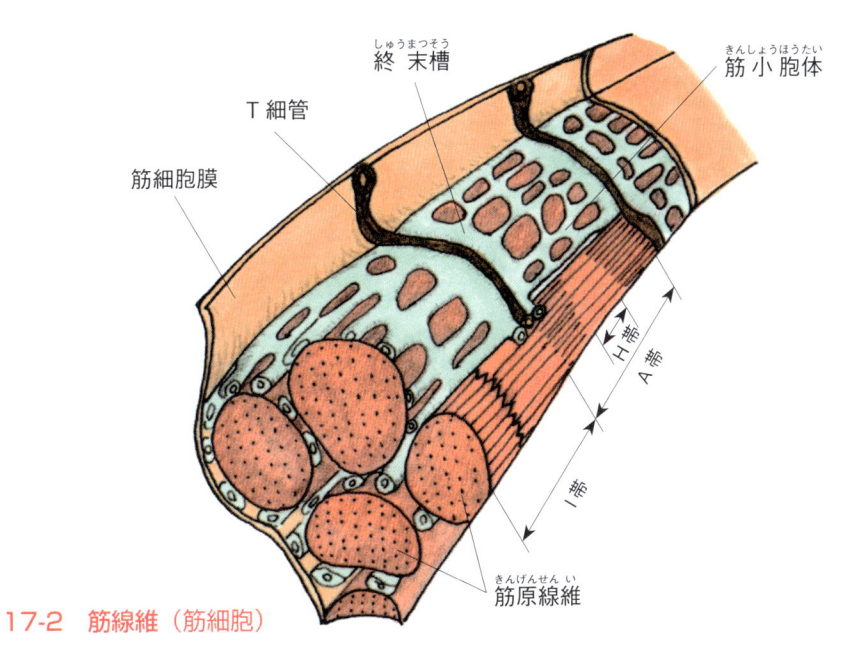

17-1 筋の種類

17-2 筋線維（筋細胞）

18 循環器系 肺循環と体循環

1 動脈と動脈血の定義をきちんとしよう．

1. 心臓に血液を帰す血管を（①　　　）という．
2. 心臓から血液を送り出す血管を（②　　　）という．
3. 血液中の物質と組織液中の物質の交換は（③　　　）血管で行われる．
4. 動脈壁は心臓の圧力に耐えるため（④　　　）膜が発達していて静脈より厚い．

2 肺循環（小循環）は静脈血を動脈血に変える働きがある．

5. 肺で二酸化炭素を捨て，酸素をもらった血液を（⑤　　　）血という．
6. 右心室より出た肺動脈は（⑥　　　）血を肺に送る．
7. 肺からの（⑦　　　）血は肺静脈を通って左心房に帰る．

解説

1，2．血液を心臓から送りだす血管を動脈 artery と呼び，血液を心臓に返す血管を静脈 vein という．

3．毛細血管は 1 層の内皮細胞からなる．毛細血管を流れる血液と組織との間でガス（酸素，二酸化炭素）や栄養分のやり取りをするために内皮細胞には孔をもつものもある（有窓型毛細血管）．特に肝臓・脾臓では大きな孔をもつので，洞様毛細血管という．

4．動脈と静脈の壁は内膜，中膜，外膜の 3 層構造である．中膜は平滑筋と弾性線維からなる．動脈は静脈よりも中膜の発達がよいため，壁が厚く弾力がある．心臓に近い大動脈（上行大動脈など）では心臓の血液拍出に伴う血圧に対応するために特に弾性線維に富んでいる（弾性動脈）．また，末梢の臓器に向かう中径以下の動脈（橈骨動脈など）では収縮して血液を送るために弾性線維よりも平滑筋線維が多い（筋性動脈）．

5．出生後は，静脈血が肺に運ばれ，肺内の毛細血管でガス交換を行って，動脈血となった血液が心臓にもどされる．

6．右心室の静脈血を肺動脈によって肺に運び，肺内の毛細血管でガス交換を行って，動脈血となった血液を肺静脈により左心房に導く血管系を小循環あるいは肺循環という．

7．肺でもらった酸素は赤血球に含まれるヘモグロビンと結び付き，あざやかな赤色をした動脈血となる．

答 ①静脈 ②動脈 ③毛細 ④中 ⑤動脈 ⑥静脈 ⑦動脈

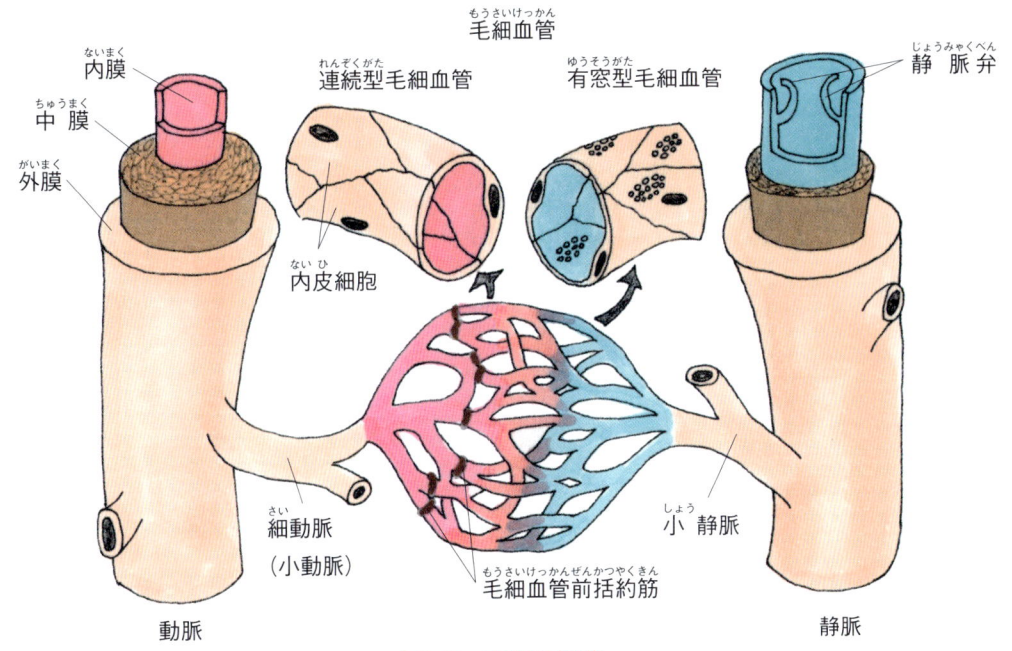

18-1　血管の構造

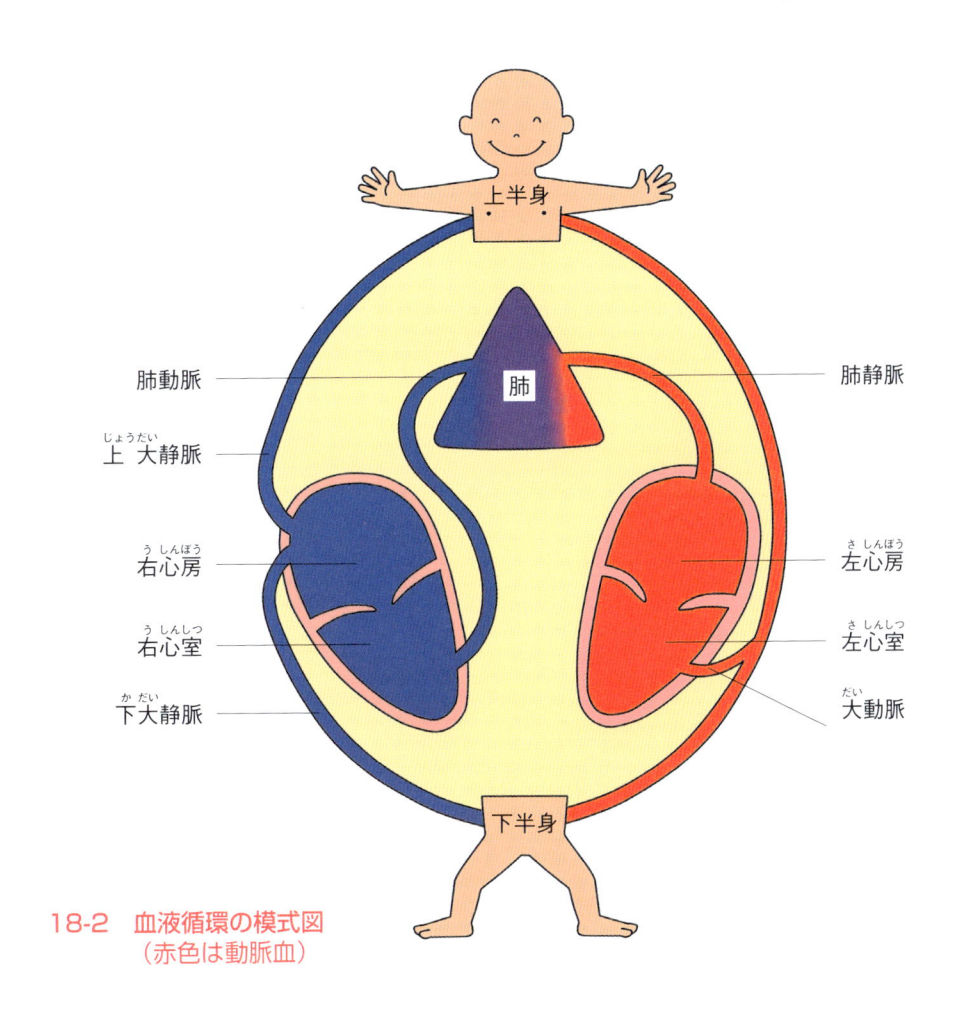

18-2　血液循環の模式図
（赤色は動脈血）

19 循環器系 心臓 1：心膜と心房・心室

1 心臓は心膜に包まれ，横隔膜の上に位置する．

1. 心臓を包む膜を（①　　　）膜という．
2. 漿膜性心膜のうち心臓を直接包む膜を，（②　　　）膜という．
3. 心膜腔には漿液が入っており，（③　　　）を軽減している．
4. 漿膜性心膜は厚い（④　　　）心膜で補強されている．

2 心臓には2つの心房と2つの心室がある．

5. 右心房には全身からの（⑤　　　）血が戻る．
6. 本来の心房は左右の（⑥　　　）の部分である．
7. 左心室からは全身に動脈血を送り出す（⑦　　　）動脈が出る．
8. 左心室から出て，右心房に戻る循環系を（⑧　　　）循環という．

解説

1. 心膜は，心臓と心臓に出入りする大血管の基部を包む袋で，外側の線維性心膜と内側の漿膜性心膜よりなる．
2. 漿膜性心膜は，単層扁平上皮からなる漿膜であり，壁側板と心臓を直接包む臓側板（心外膜）からなる．
3. 漿膜性心膜壁側板と漿膜性心膜臓側板（心外膜）の間の腔所を心膜腔といい，心膜から分泌された少量の漿液（心膜液）が入っており，摩擦を防いでいる．
4. 線維性心膜は結合組織性の厚い膜で，内側の漿膜性心膜（壁側板）と密着しており，合わせて心嚢という．
5. 心臓は4つの部屋，左右の心房と左右の心室からなる．右心房には上大静脈，下大静脈および冠状静脈洞が開口する．
6. 左右の心房の内面の大部分は平滑であるが，上方の一部には筋線維が網目状の部分がある（櫛状筋）．この部分を心耳といい，本来の心房にあたる．左右の心耳は，心臓外面からはふくれた部分として認められる．
7. 心室の壁は心房に比べて非常に厚い．特に左心室壁は大動脈に向かって力強く血液を送り出すために厚く，右心室壁の約3倍ある．
8. 肺からの動脈血は左心房から左心室に入り，左心室の収縮によって大動脈から全身に送り出される．

答　①心　②心外　③摩擦　④線維性　⑤静脈　⑥心耳　⑦大　⑧大（体）

19-1　心膜

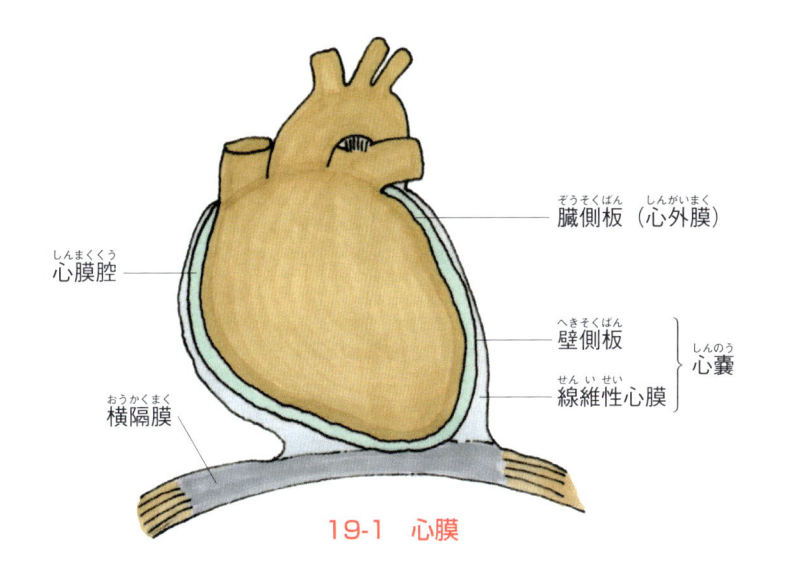

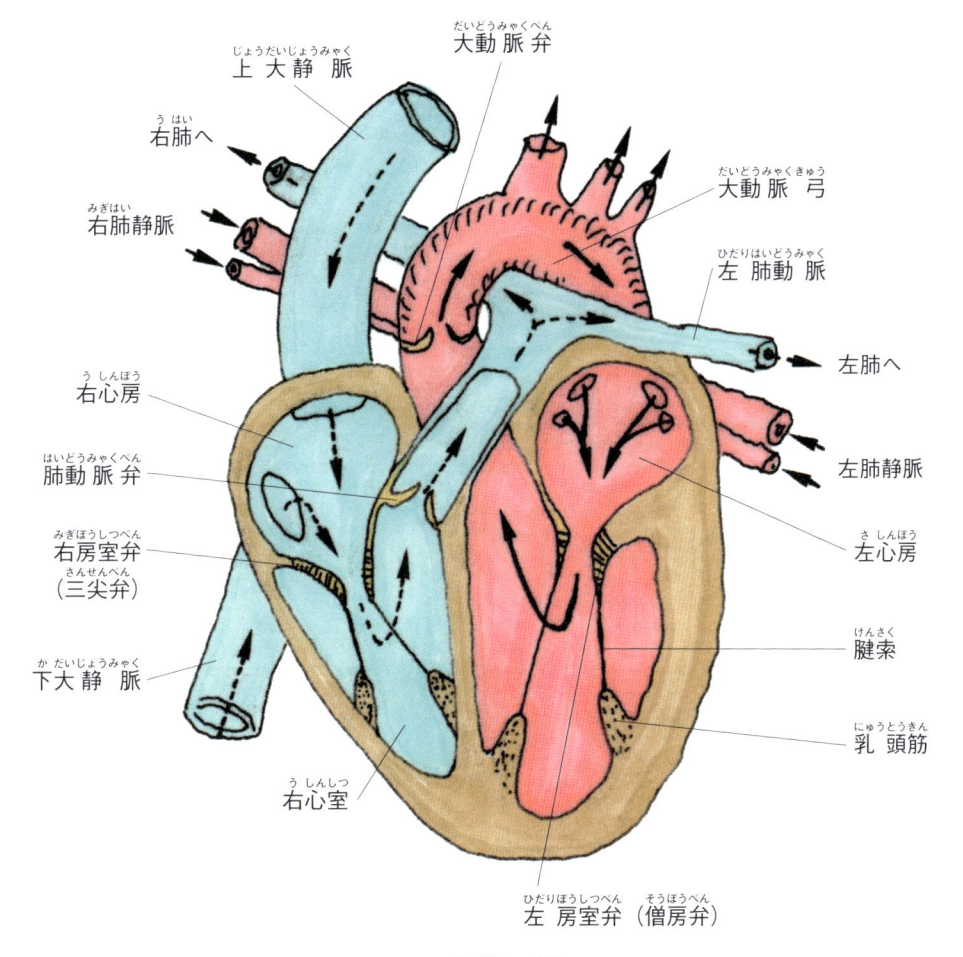

19-2　心臓の内腔
破線の矢印は静脈血の流れ，実線の矢印は動脈血の流れを示す．
心臓と血管の赤い部分は動脈血が，青色の部分は静脈血が流れる．

20 循環器系 心臓 2：心臓の弁

1 心房と心室の間には房室弁がある．

1. 房室弁は尖弁であり，右は三尖弁，左は（①　　　）尖弁である．
2. 左房室弁は（②　　　）弁と呼ばれる．
3. 房室弁の先端には腱索がついており，これは（③　　　）筋の収縮により引っ張られる．
4. 房室弁は（④　　　）収縮時に閉じる．

2 動脈の出口には送り出した血液の逆流を防ぐ動脈弁がある．

5. 右心室から出る肺動脈の基部には（⑤　　　）弁がある．
6. 左心室から出る大動脈の基部には（⑥　　　）弁がある．
7. 動脈弁は（⑦　　　）拡張時に閉じる．
8. 大動脈弁の所から左右の（⑧　　　）動脈が出る．

解説

1，2．心房と心室の間（房室口）にあるものを房室弁という．右房室口にあるものを右房室弁（三尖弁）といい，左房室口にあるものを左房室弁（僧帽弁）という．

3．房室弁はパラシュートに似た形で，その遊離端には多くの腱索がついており，乳頭筋と連絡している．心室が収縮すると心室内の血液は動脈に押し出されると同時に，心房にも逆流しようとする．房室弁は心室から心房への逆流を防ぐ働きがある．心室の収縮によって心室内の圧力が上がり，房室弁が心房側にめくれ返らないようにするため，心室の収縮と同時に乳頭筋も収縮し，房室弁の先端を腱索でしっかりと引っ張る．

4．左右の心房と左右の心室は，それぞれが交互にほぼ同時に収縮する．したがって左右の房室弁は，心室が収縮するときに同時に閉じる．

5，6．動脈弁は動脈口にある3枚のポケット状の半月弁である．肺動脈口にあるものを肺動脈弁，大動脈口にあるものを大動脈弁という．

7．動脈弁は心室が拡張するときに閉じる．

8．大動脈弁の直上には，心臓を栄養する左・右冠状動脈の出口がある．心室が収縮しているときには冠状動脈の血流は悪く，心室の拡張に合わせて，大動脈弁に向かって血液が逆流する力で冠状動脈に血液が流れ込む．

答
①二 ②僧帽 ③乳頭 ④心室
⑤肺動脈 ⑥大動脈 ⑦心室 ⑧冠状

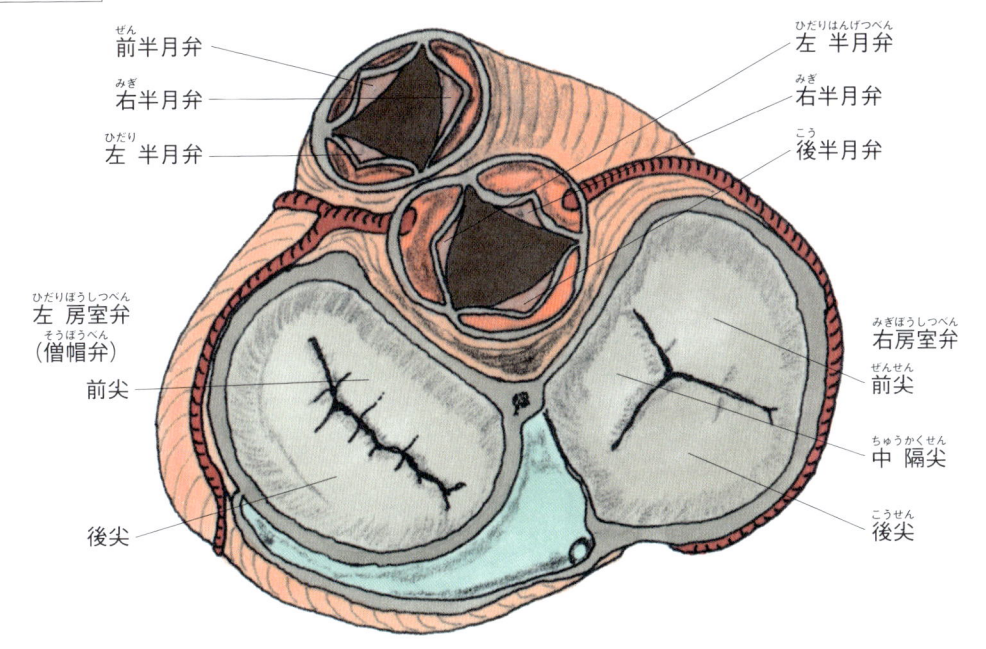

20-1 心臓の弁（心室収縮時）
心房を取り除いて，上から見た図

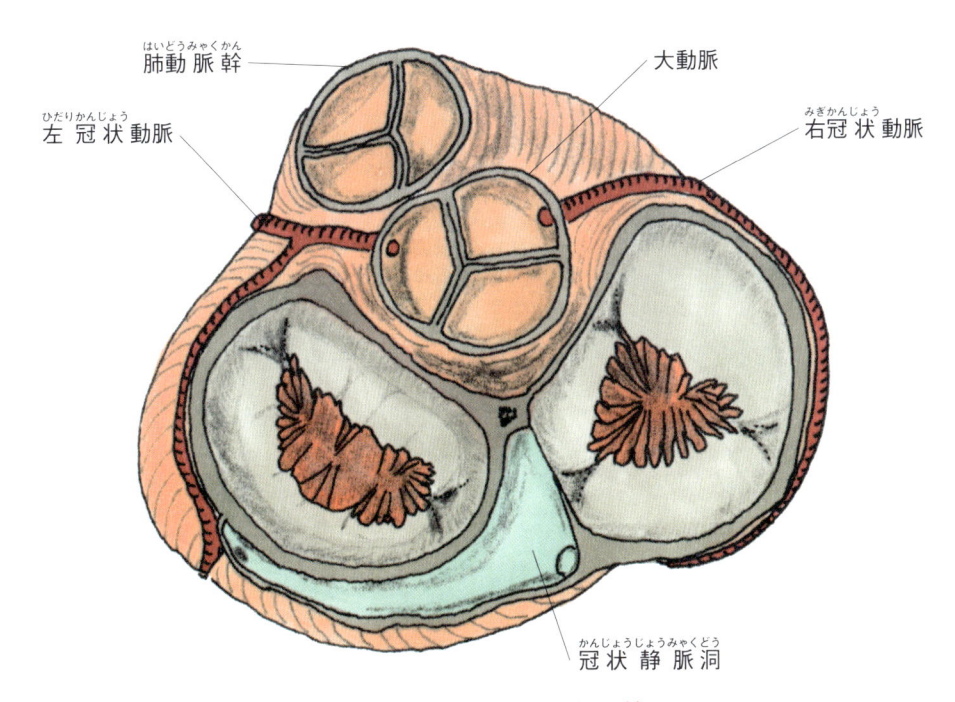

20-2 心臓の弁（心室拡張時）

21 循環器系 心臓 3：心臓の血管と神経

1 心臓自身を栄養するのは左右の冠状動脈である．

1. 冠状動脈は（①　　　）動脈の基部から出る．
2. 左冠状動脈は前室間枝（前下行枝）と（②　　　）枝に分かれる．
3. 前室間枝は左右の（③　　　）および心室中隔の前部に分布する．
4. 右冠状動脈は，左右の心室および心室（④　　　）の後部に分布する．
5. 洞房結節と房室結節には主に（⑤　　　）冠状動脈の枝が分布している．
6. 心臓からの静脈は（⑥　　　）洞に集まる．

2 心臓には自律神経が分布している．

7. 心拍数は（⑦　　　）神経の作用により増加する．
8. 冠状動脈は（⑧　　　）神経の作用により拡張する．

解説

1. 心臓内には血液が入っているが，心臓はこの血液から栄養を受けているのではない．心臓自身を養う血管系がある．冠状動脈は上行大動脈の基部より左右1本ずつ出る．
2, 3. 左冠状動脈はすぐに前室間枝（前下行枝）と回旋枝に分かれる．前室間枝は左右の心室および心室中隔の前部に分布する．回旋枝は心臓後面に至り，左心房および左心室後部に分布する．
4. 右冠状動脈は，心臓後面に至り，後室間枝となって左右の心室および心室中隔の後部に分布する．
5. 心臓のペースメーカーである洞房結節と房室結節には主に右冠状動脈の枝が分布している．
6. 心臓各部からの静脈（大心静脈，小心静脈，前心静脈）は，心臓の後部にある冠状静脈洞に集まったのち右心房に注ぐ．
7, 8. 心臓には自律神経が分布している．交感神経は心臓の機能を亢進し，副交感神経（迷走神経）は抑制する．これは主として，これら自律神経が次に述べる洞房結節や房室結節に作用することで行われる．自律神経は心臓の血管にも分布している．
8. 冠状動脈は交感神経により拡張し，副交感神経により収縮する．また，心筋の収縮力は副交感神経により弱まり，交感神経によって強められる．

答　①（上行）大　②回旋　③心室　④中隔　⑤右　⑥冠状静脈　⑦交感　⑧交感

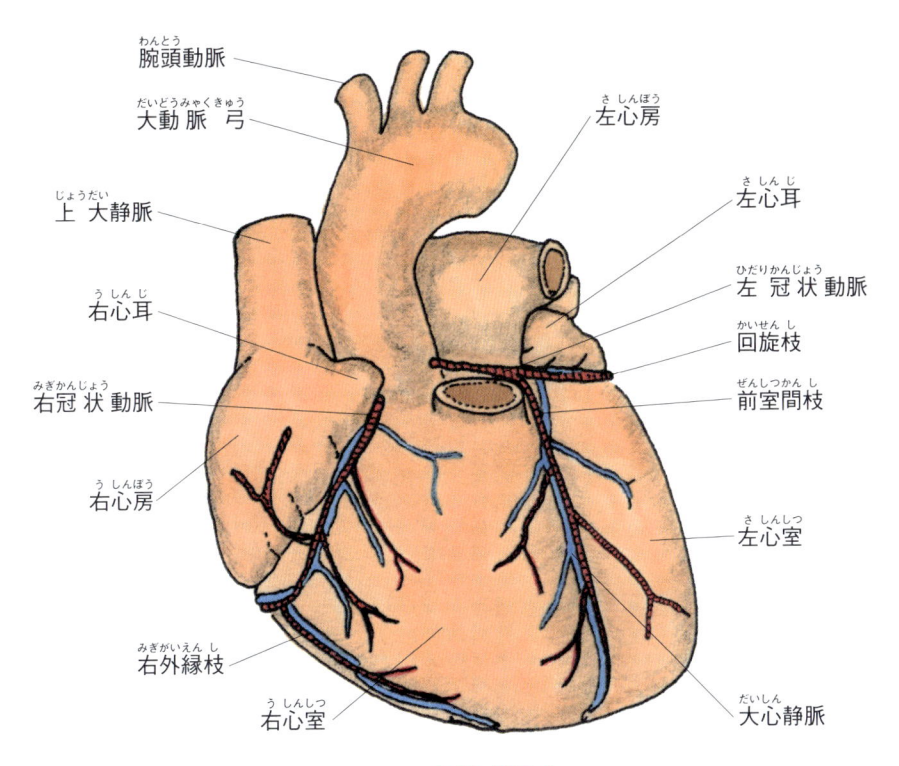

21-1 心臓（前面）

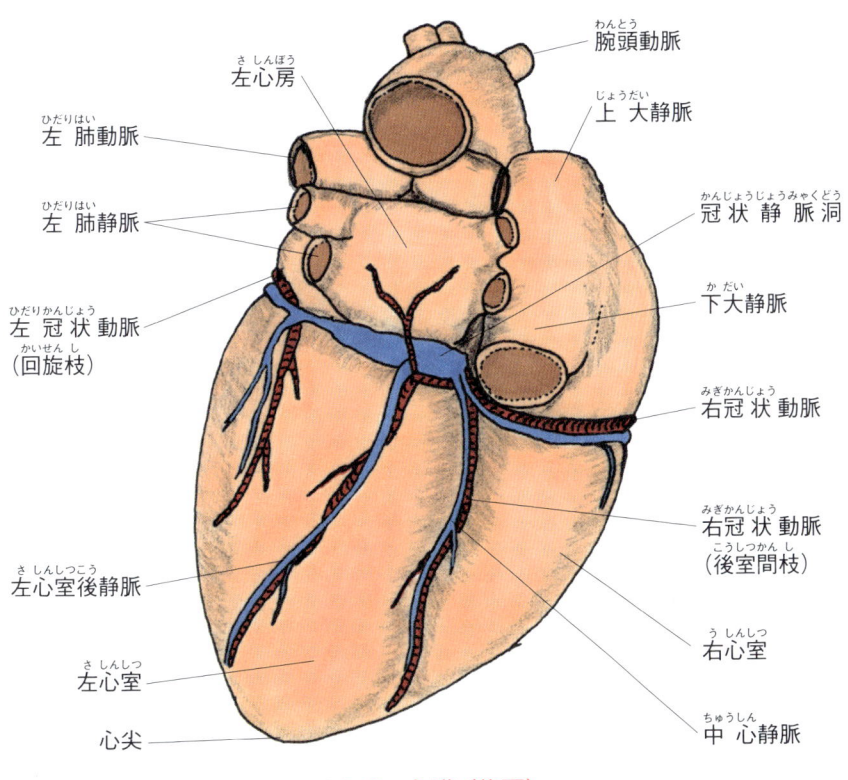

21-2 心臓（後面）

循環器系

39

22 循環器系 大動脈

1 動脈血は，左心室から出る大動脈を通って全身に運ばれる．

1. 大動脈は心臓の（①　　　）心室から出る．
2. 大動脈はまず，上に行く（②　　　）大動脈となる．
3. 上に向かった大動脈は（③　　　）弓を作った後，下に向かう．
4. 大動脈弓は脊柱の（④　　　）側に位置する．
5. 大動脈弓は，気管と（⑤　　　）の左側に位置する．
6. 下行大動脈は（⑥　　　）膜を境に，胸大動脈と腹大動脈に分けられる．
7. 腹大動脈は脊柱の（⑦　　　）側に位置する．
8. 下行大動脈は第（⑧　　　）腰椎の高さで左右の総腸骨動脈に分かれる．

2 大動脈弓から頭頸部と上肢に分布する動脈が分かれる．

9. 上行大動脈からは左右の（⑨　　　）動脈が出る．
10. 大動脈弓からは（⑩　　　）本の動脈が枝分かれしている．
11. 大動脈弓から最初に腕頭動脈が出て，次いで（⑪　　　）動脈が出る．
12. 腕頭動脈は右総頸動脈と（⑫　　　）動脈に分かれる．
13. 左鎖骨下動脈は（⑬　　　）弓から直接出る．

解説

1〜8．大動脈は左心室より始まる．まず，上行して上行大動脈となり，ついで左後方に弓状に曲がって大動脈弓を作る．次に，下行大動脈となって胸腔内で脊柱の左側を下り，横隔膜の大動脈裂孔を通って腹腔に入り，第4腰椎（L4）の高さで左右の総腸骨動脈に分かれる．総腸骨動脈に分かれるまでが大動脈である．下行大動脈は胸腔内にある胸大動脈と腹腔内にある腹大動脈に分けられる．

5．大動脈弓と左気管支が食道を圧することによって，食道に狭窄部ができる．

7．大動脈弓と胸大動脈では脊柱の左側にあった大動脈は，徐々に脊柱の前方に向かい，大動脈裂孔から下部では脊柱の前方に位置するようになる．

9．上行大動脈の基部からは，心臓を栄養する左右の冠状動脈が出る．

10, 11, 12．大動脈弓からは総頸動脈と鎖骨下動脈が出るが，心臓がやや左寄りにあるため，右の総頸動脈と鎖骨下動脈は約5cmの間，1本の腕頭動脈となっている．

13．右の鎖骨下動脈は腕頭動脈から分かれるが，左鎖骨下動脈は大動脈弓から直接，分かれる．

答 ①左 ②上行 ③大動脈 ④左 ⑤食道 ⑥横隔 ⑦前 ⑧4
⑨冠状 ⑩3 ⑪左総頸 ⑫右鎖骨下 ⑬大動脈

22-1　大動脈

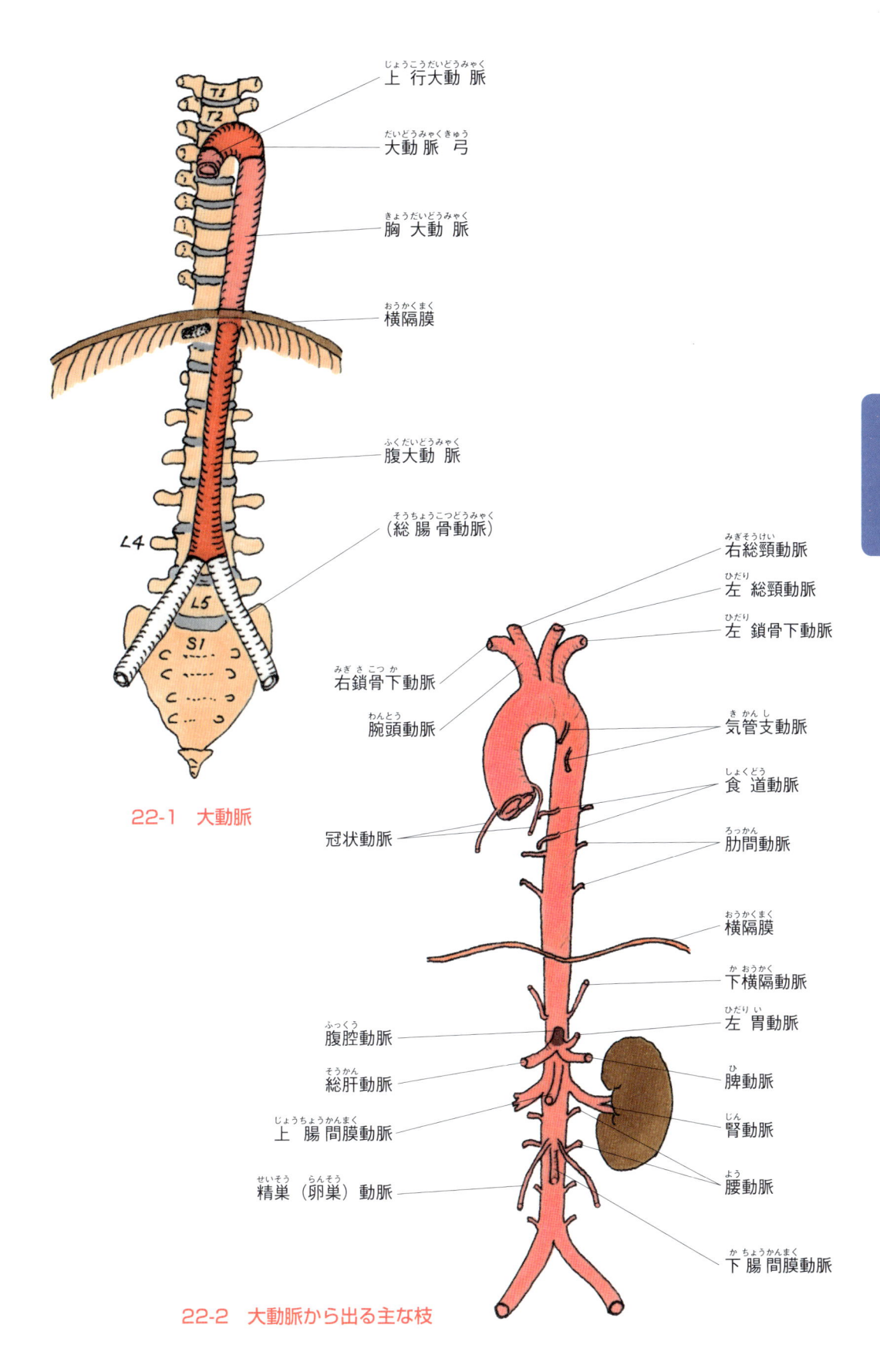

22-2　大動脈から出る主な枝

循環器系

23 循環器系 脳の動脈 1

1 脳には総頸動脈から分かれる内頸動脈と，鎖骨下動脈から分かれる椎骨動脈が分布する．

1. 総頸動脈は右総頸動脈と（①　　）総頸動脈がある．
2. 右総頸動脈は（②　　）動脈から分かれる．
3. 左総頸動脈は（③　　）から出る．
4. 総頸動脈は舌骨の高さで外頸動脈と（④　　）動脈に分かれる．
5. 鎖骨下動脈は右鎖骨下動脈と（⑤　　）鎖骨下動脈がある．
6. 椎骨動脈は（⑥　　）動脈から分かれる．

2 内頸動脈と椎骨動脈は脳底部で吻合し，大脳動脈輪（ウイリス動脈輪）を形成する．

7. 脳に分布する動脈は，内頸動脈と（⑦　　）動脈である．
8. 左右の椎骨動脈は，頭蓋腔内で1本の（⑧　　）動脈となる．
9. 内頸動脈は，頭蓋腔内で（⑨　　）サイフォンを作る．
10. 内頸動脈は，頭蓋腔内で中大脳動脈と（⑩　　）動脈に分かれる．
11. 左右の前，中，後大脳動脈が交通し（⑪　　）動脈輪を作る．

解説

1，2，3．脳に分布する内頸動脈は総頸動脈から分かれるが，左と右の総頸動脈は動脈弓からの出方が異なる．右の総頸動脈は大動脈弓から出る腕頭動脈から出る．左の総頸動脈は大動脈弓から直接出る．

4．内頸動脈は総頸動脈から分かれて上行し，頸動脈管を通って頭蓋腔内に入る．

5，6．右鎖骨下動脈は腕頭動脈から出る．左の鎖骨下動脈は大動脈弓から直接出る．椎骨動脈は鎖骨下動脈から分かれたあと，頸椎の横突孔を通り，後頭骨の大（後頭）孔を通って頭蓋腔に入る．

8．左右の椎骨動脈は頭蓋腔に入ったのち，延髄の下面(腹側面)で合流し，1本の脳底動脈となる．

9．内頸動脈は，頸動脈管を通って頭蓋腔内に入り，前方に向かう．眼動脈を出した後，後上方にUターンする部分を頸動脈サイフォンという．

10．後大脳動脈は椎骨動脈 → 脳底動脈の続きである．

答 ①左 ②腕頭 ③大動脈弓 ④内頸 ⑤左 ⑥鎖骨下 ⑦椎骨 ⑧脳底 ⑨頸動脈 ⑩前大脳 ⑪大脳（ウイリス）

11. 大脳動脈輪はウイリス（Willis）の動脈輪ともいう．左右の前大脳動脈は交通枝で連絡されている．また，左右の中大脳動脈はそれぞれ後交通枝によって後大脳動脈と連絡する．

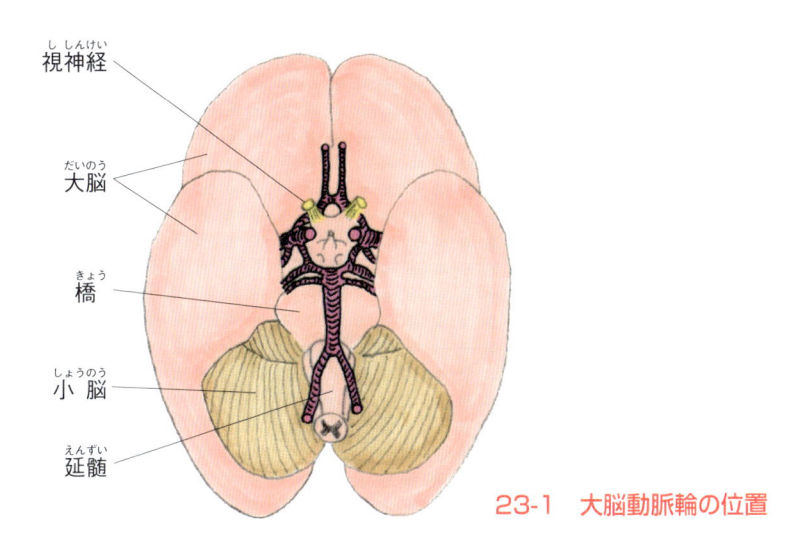

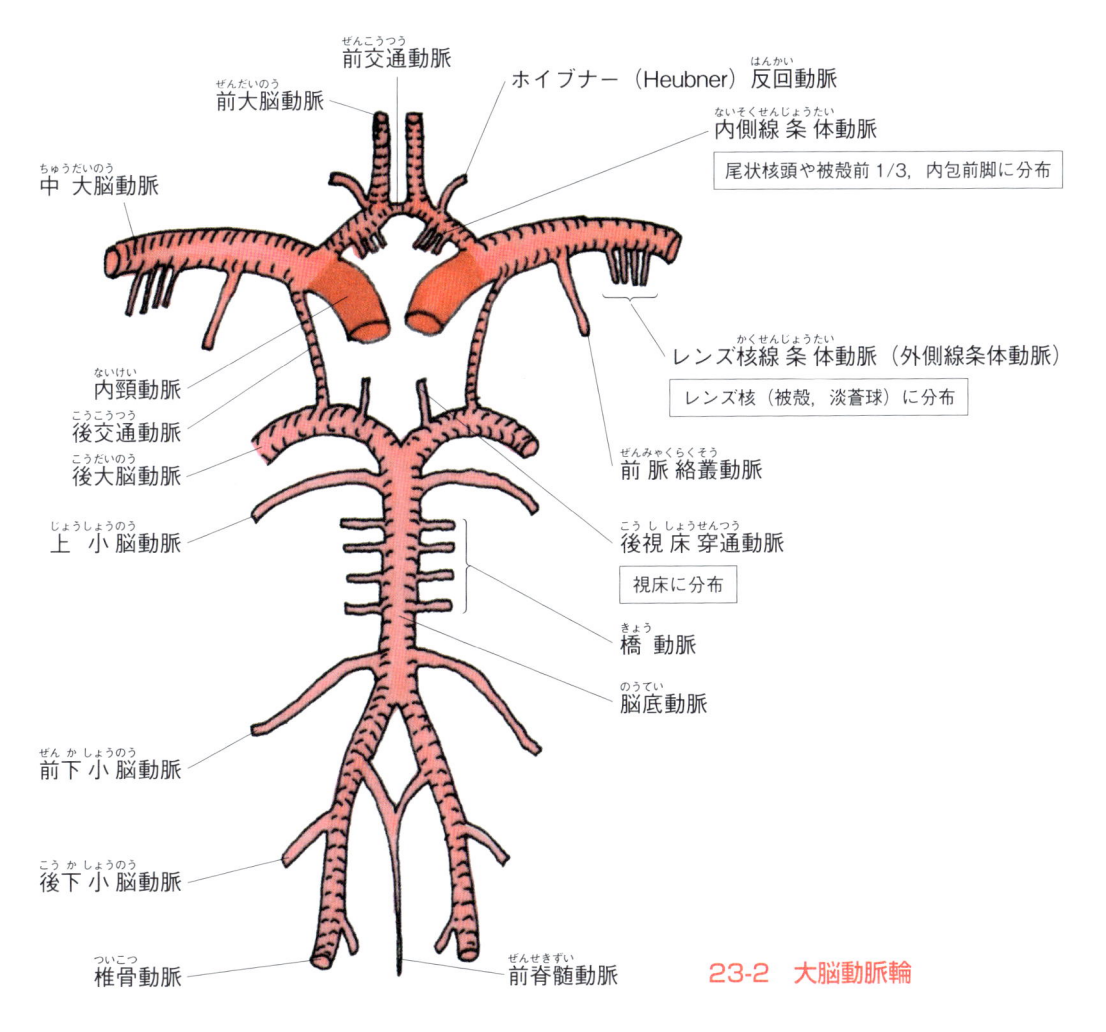

23-1　大脳動脈輪の位置

23-2　大脳動脈輪

24 循環器系 脳の動脈 2

1 大脳にはウイリス動脈輪から出る動脈が分布する．

1. 左右の前，中，後大脳動脈が交通し（①　　　）動脈輪を作る．
2. 脳の動脈は皮質枝と（②　　　）枝に分かれる．
3. 皮質枝は（③　　　）下腔を走行し，大脳皮質に分布する．
4. 中心枝は脳底部から脳の深部に入り，間脳，大脳基底核や（④　　　）に分布する．
5. 中大脳動脈の中心枝であるレンズ核線条体動脈は別名（⑤　　　）動脈ともいう．
6. 中大脳動脈の皮質枝は（⑥　　　）溝に沿って走行する．

2 脳幹や小脳には椎骨動脈，脳底動脈から出る動脈が分布する．

7. 椎骨動脈は2本，脳底動脈は（⑦　　　）本である．
8. 橋の正中部には（⑧　　　）動脈から出る数本の橋動脈が分布する．
9. 小脳には後下小脳動脈，前下小脳動脈と（⑨　　　）小脳動脈が分布する．
10. 小脳への動脈は，脳底動脈や（⑩　　　）動脈から出る．
11. 中脳には（⑪　　　）動脈の枝が分布する．

解説

1. 脳の底部で前・中・後大脳動脈は交通枝によって吻合し，トルコ鞍の周囲で動脈輪を作る．これを大脳動脈輪（ウイリス動脈輪）という（図23-2を参照）．
2, 4. 中心枝は脳の底部に作られた動脈輪から，脳の深い所に侵入する枝のことをいう．
5. 中大脳動脈の中心枝は大脳半球深部に入り，大脳基底核（線条体）と内包に分布する（レンズ核線条体動脈）．脳出血の70％はこの動脈に起因している．内包膝に分布していることから，この動脈の出血は随意運動の錐体路を遮断するため半身不随となる．レンズ核線条体動脈は，高血圧性脳血管腫の原因血管で，出血しやすいのでシャルコー（Charcot）の脳卒中動脈ともいう．
6. 中大脳動脈の皮質枝は大脳半球外側面（前頭葉，頭頂葉，側頭葉）の皮質に分布する．前大脳動脈の皮質枝は大脳半球内側面（前頭葉，頭頂葉）の皮質に分布する．また中心枝は視床下部にも分布する．後大脳動脈の皮質枝は大脳半球後部の皮質に分布するほか，中心枝は視床にも分布している．
8. 橋の外側部には，上小脳動脈と前下小脳動脈が分布する．

答 ①ウイリス（大脳）　②中心　③クモ膜　④内包　⑤（シャルコーの）脳卒中　⑥外側（シルビウス）　⑦1　⑧脳底　⑨上　⑩椎骨　⑪後大脳

9, 10. 小脳には椎骨動脈や脳底動脈から出る動脈が分布するが，これらの出方には個体差が大きい．

11. 脳幹に属す中脳は，後大脳動脈の枝が分布する．延髄には椎骨動脈の枝が分布する．

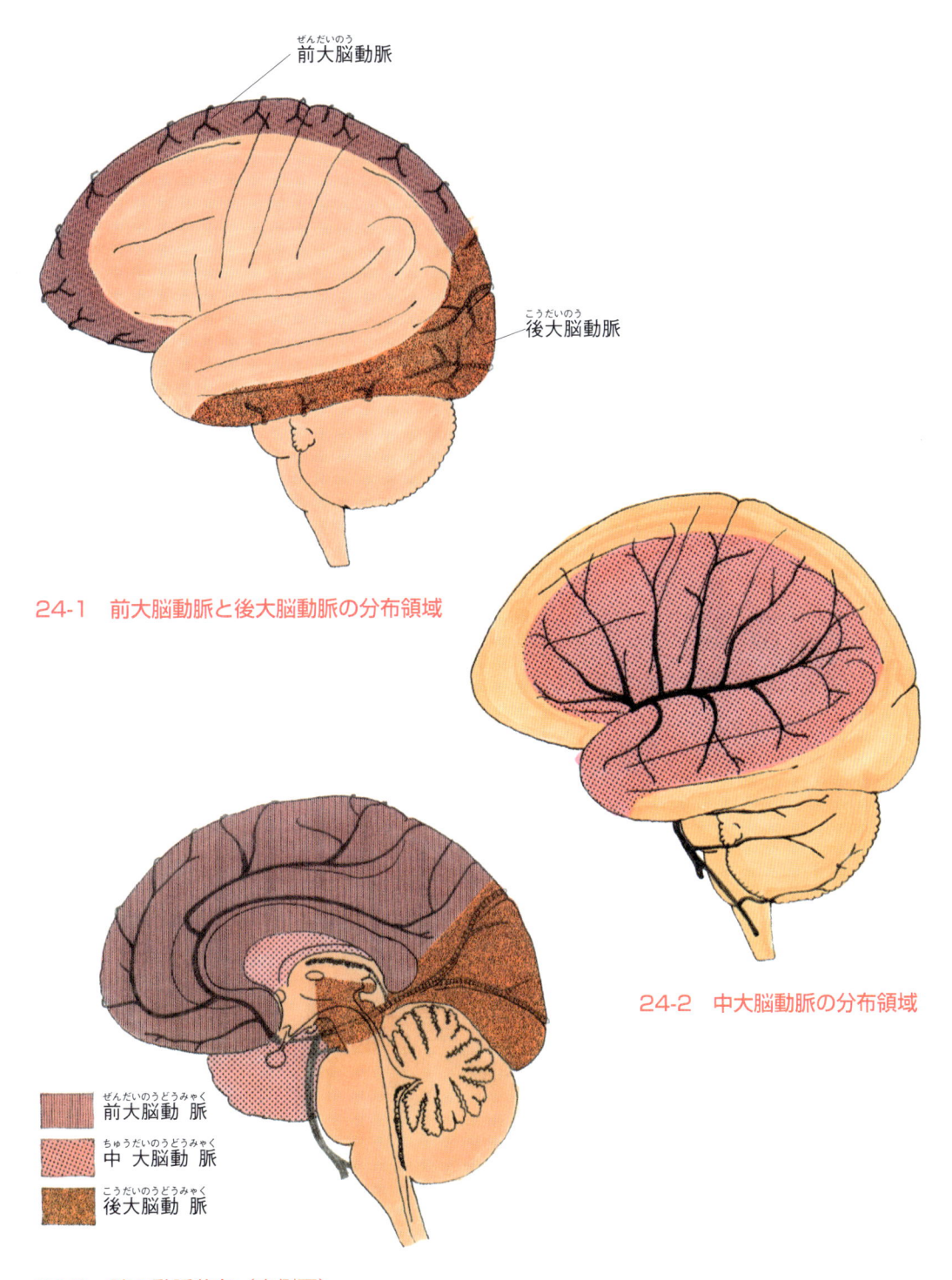

24-1 前大脳動脈と後大脳動脈の分布領域

24-2 中大脳動脈の分布領域

前大脳動脈
中大脳動脈
後大脳動脈

24-3 脳の動脈分布（内側面）

循環器系

25 循環器系 脳の静脈

1 脳の静脈には浅静脈と深静脈があり，いずれも硬膜静脈洞に注ぐ．

1. 大脳表面からの静脈は（①　　　）静脈に集まる．
2. 浅静脈は，上矢状静脈洞や（②　　　）静脈洞に流入する．
3. 大脳半球内部の静脈血は，（③　　　）静脈に集まる．
4. 深静脈は左右の内大脳静脈になり，合流して（④　　　）静脈になる．
5. ガレンの静脈は，硬膜静脈洞である（⑤　　　）静脈洞に流入する．
6. 前大脳静脈と深中大脳静脈は合流して（⑥　　　）静脈となる．

2 硬膜静脈洞に集まった脳の静脈は，内頸静脈に流入する．

7. 脳の硬膜は（⑦　　　）枚からなっている．
8. 脳硬膜の2枚が分かれた所に（⑧　　　）静脈洞が作られる．
9. 大脳鎌の上縁に沿って走る静脈洞を（⑨　　　）静脈洞という．
10. Ｓ状静脈洞は頸静脈孔に向かい，（⑩　　　）静脈に続く．

解説

1, 2. 浅静脈（浅大脳静脈）は上矢状静脈洞，海綿静脈洞，横静脈洞，錐体静脈洞に流入する（図88-2参照）．浅静脈には上大脳静脈，下大脳静脈，浅中大脳静脈，上吻合静脈，下吻合静脈がある．

3, 4, 5. 深静脈（深大脳静脈）は，大脳半球内部の視床や線条体，脈絡叢，海馬などからの静脈血を集め，左右の視床の間で内大脳静脈となる．左右の内大脳静脈は脳梁膨大の下部で合流し，1本の大大脳静脈（ガレンGalenの静脈）となる．

6. 左右の脳底静脈は，大大脳静脈（ガレンの静脈に注ぐ）．

7, 8. 脳の硬膜は2葉からなっており，外葉は本来，頭蓋骨内面を覆う骨膜である．大部分では外葉と内葉が合して1枚となっているが，特定の部分では2葉が分かれ，その間に硬膜静脈洞を作っている．硬膜静脈洞には，脳の静脈が注ぐ．硬膜静脈洞の血液は横静脈洞から続くＳ状静脈洞に集まり，頸静脈孔から出て内頸静脈に行く．

9. "じょうしじょう"と読む．

10. 頸静脈孔を出ると内頸静脈となる．内頸静脈は頸部を下行して鎖骨下静脈と合流して左右で腕頭静脈を作り，左右の腕頭静脈は合流して上大静脈となり右心房に帰る．

答 ①浅 ②海綿 ③深 ④大大脳 ⑤直 ⑥脳底
⑦2 ⑧硬膜 ⑨上矢状 ⑩内頸

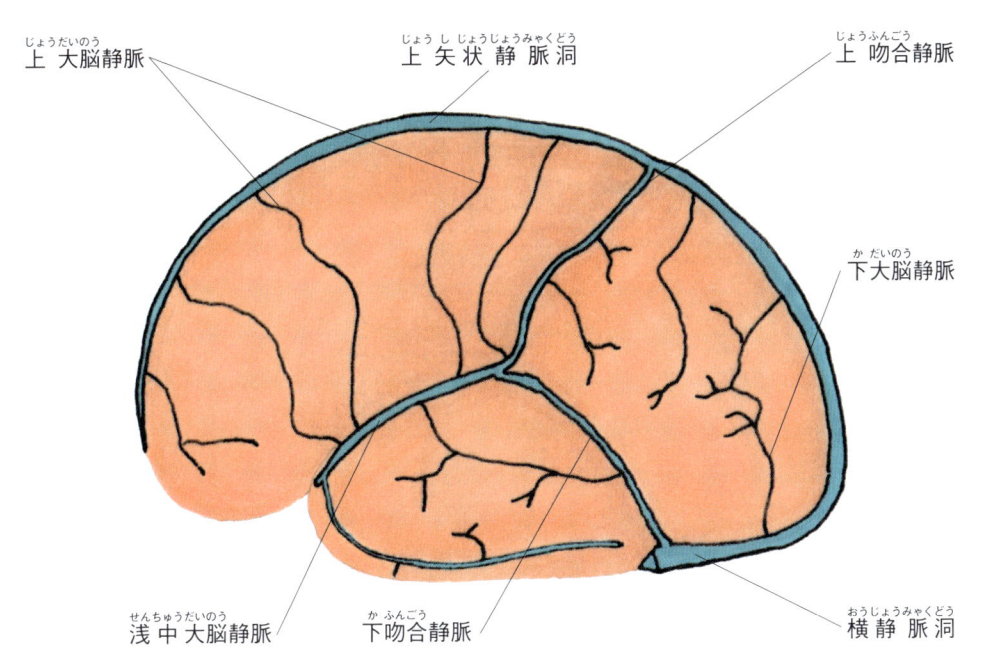

25-1　浅大脳静脈系

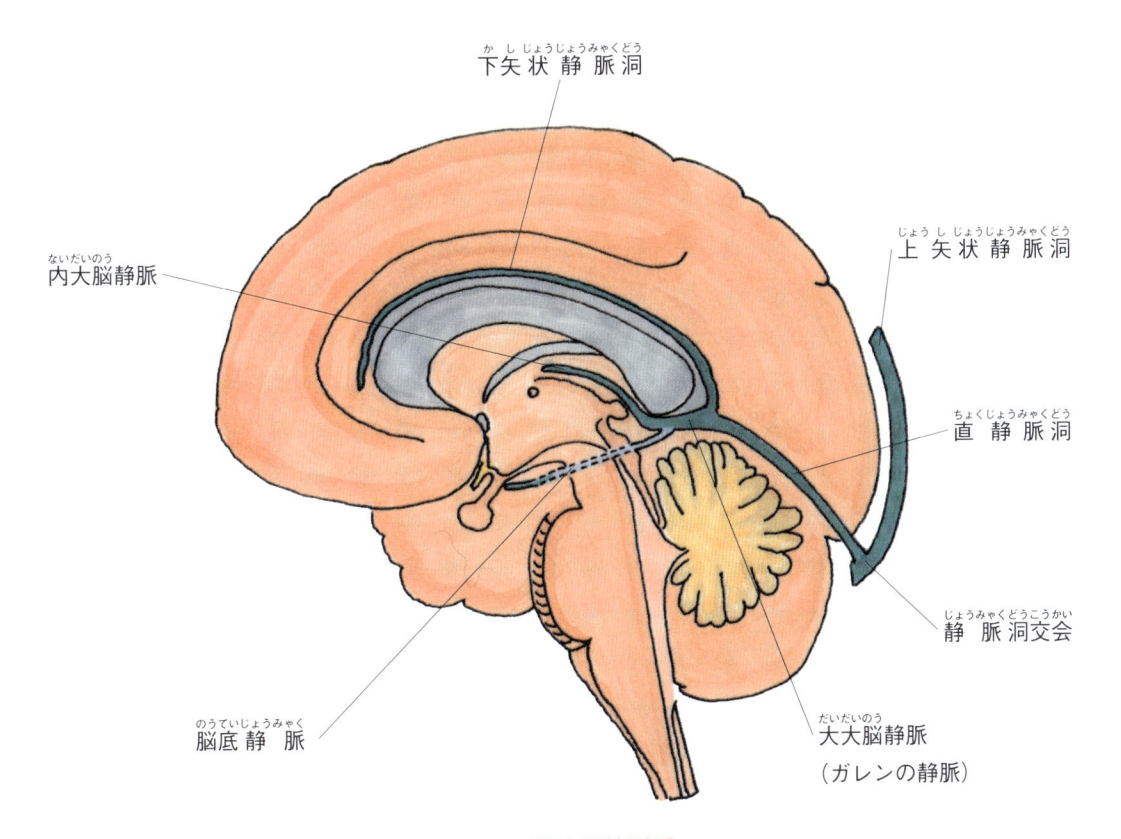

ラベル：上大脳静脈、上矢状静脈洞、上吻合静脈、下大脳静脈、浅中大脳静脈、下吻合静脈、横静脈洞

25-2　深大脳静脈系

ラベル：下矢状静脈洞、上矢状静脈洞、内大脳静脈、直静脈洞、静脈洞交会、脳底静脈、大大脳静脈（ガレンの静脈）

循環器系

47

26 循環器系 顔面と頸部に分布する動脈

1 顔面には外頸動脈の枝が分布する.

1. 外頸動脈は（①　　）動脈から分かれる.
2. 内頸動脈は頭蓋内部に分布するが（②　　）動脈は頭蓋の外に分布する.
3. 外頸動脈は顎関節の近くで顎動脈と（③　　）動脈に分かれる.
4. 顎動脈の枝は歯や（④　　）腔に分布する.
5. 顔面動脈は（⑤　　）骨を横切る所で拍動を触れることができる.
6. 舌に分布する（⑥　　）動脈は，外頸動脈の枝である.

2 頸部には外頸動脈と鎖骨下動脈の枝が分布する.

7. 上甲状腺動脈は，（⑦　　）動脈から分かれる.
8. 上喉頭動脈は（⑧　　）動脈から分かれる.
9. 甲状頸動脈は（⑨　　）動脈から分かれる.
10. 下甲状腺動脈は（⑩　　）動脈から分かれる.

解説

1. 左右の総頸動脈は，それぞれ内頸動脈と外頸動脈に分かれる.
2, 6. 脳硬膜に分布する中硬膜動脈や上行咽頭動脈を除いて，外頸動脈は頭蓋腔の外に分布する. 外頸動脈は総頸動脈から分かれて上行し，舌動脈，顔面動脈，顎動脈，浅側頭動脈を出す. 内頸動脈は，眼窩内や鼻腔の前部にも枝は出すが，大部分は脳に分布する.
4. 鼻腔には，内頸動脈から分かれた眼動脈の枝が鼻腔前部に分布する他は，顎動脈の枝が分布する.
5. 頭部では顔面動脈以外に，浅側頭動脈の拍動を触れることができる.
7, 8. 上甲状腺動脈は甲状腺に分布する前に胸鎖乳突筋や舌骨下筋群に分布する. また，喉頭に分布する上喉頭動脈や輪状甲状動脈は上甲状腺動脈から分かれる. 上喉頭動脈は上喉頭神経の内枝とともに，甲状舌骨膜を貫いて喉頭内面に分布する. 輪状甲状動脈は細い枝で，輪状甲状筋を栄養する.
9, 10. 甲状頸動脈は鎖骨下動脈の枝である. 甲状頸動脈は変異が多い（どの動脈から出るのか，あるいはどのように分かれるのか，変化が多いという意味）動脈であるが，頸部にいくつかの枝を出す. 下甲状腺動脈は甲状頸動脈から出る. 喉頭に分布する下喉頭動脈は下甲状腺動脈から分かれる.

答　①総頸　②外頸　③浅側頭　④鼻　⑤下顎　⑥舌
　　⑦外頸　⑧上甲状腺　⑨鎖骨下　⑩甲状頸

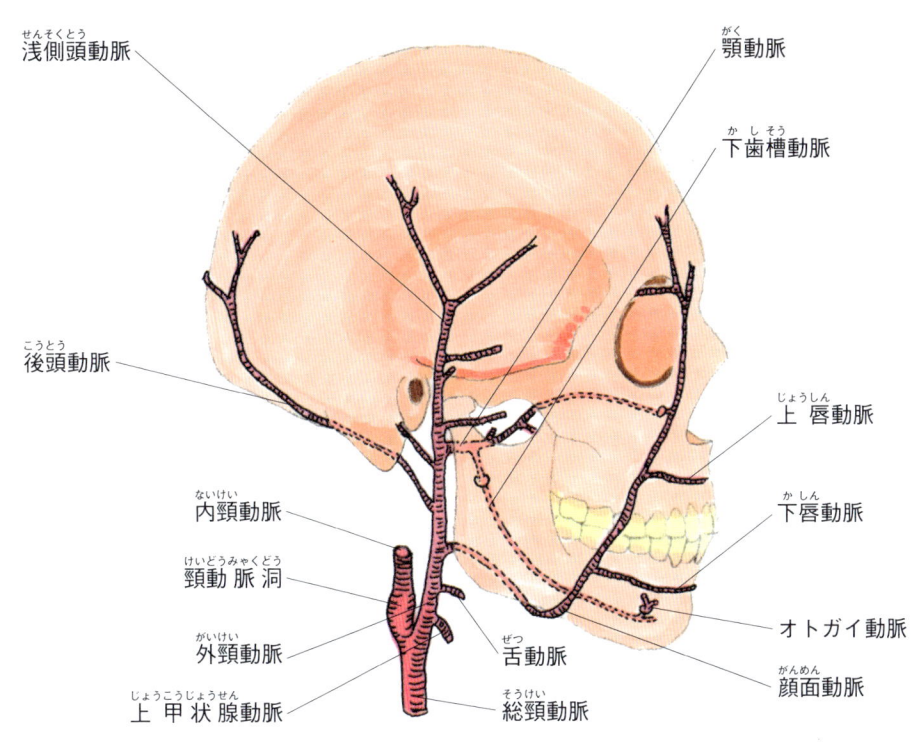

26-1　顔面に分布する動脈

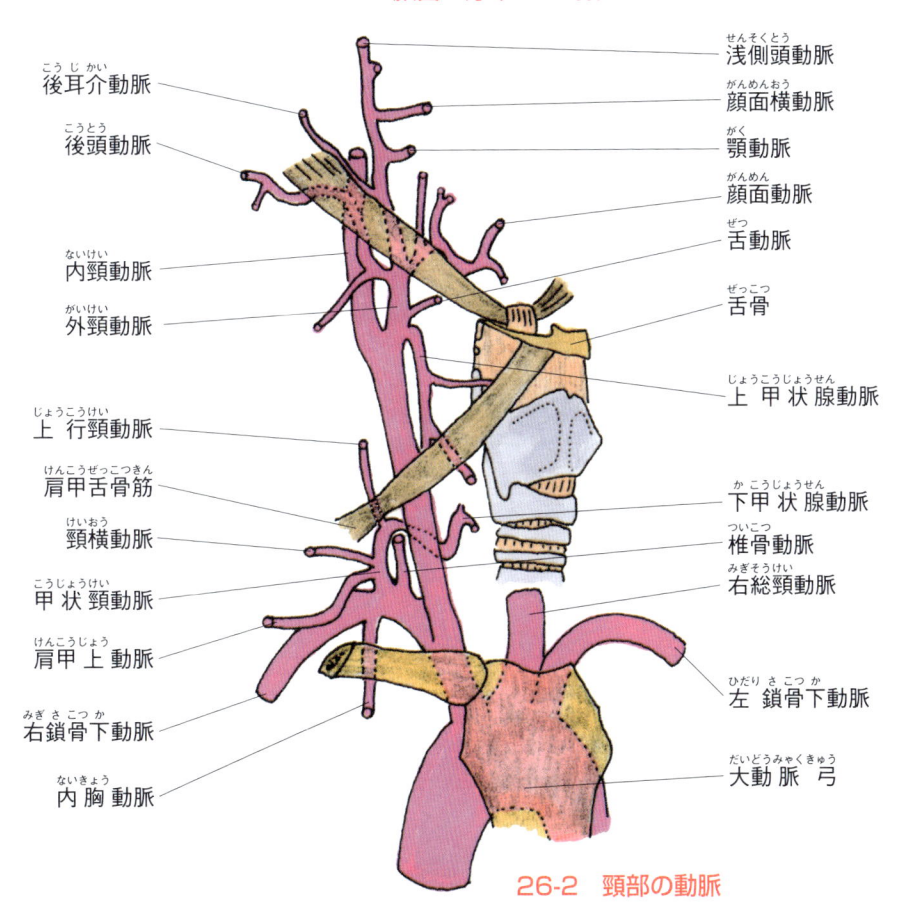

26-2　頸部の動脈

27 循環器系 上肢帯と自由上肢に分布する動脈

1 上肢帯や自由上肢には鎖骨下動脈の枝が分布する．

1. 右鎖骨下動脈は（①　　　）動脈から分かれる．
2. 左鎖骨下動脈は（②　　　）弓から出る．
3. 鎖骨下動脈は第1肋骨上面を超えると（③　　　）動脈となる．
4. 上腕動脈は肘窩で橈骨動脈と（④　　　）動脈に分かれる．

2 腋窩動脈は，肩甲部と胸壁に分布する動脈を出す．

5. 腋窩動脈からは三角筋，大胸筋，肩峰に分布する（⑤　　　）動脈が出る．
6. 腋窩動脈から分かれる（⑥　　　）動脈は，腋窩神経とともに四角隙を通る．
7. 上腕動脈から分かれる上腕深動脈は，（⑦　　　）神経とともに上腕骨後面に行く．
8. 橈骨動脈と尺骨動脈は手掌で吻合し，（⑧　　　）弓を作る．
9. 尺骨動脈は前腕骨間膜の前面に沿って走る（⑨　　　）動脈を出す．

解説

1, 2, 3. 右鎖骨下動脈は腕頭動脈，左鎖骨下動脈は大動脈弓より直接分かれ，第1肋骨上面を通りすぎると，腋窩動脈と名前を変える．

5. 腋窩動脈は，肩甲部と胸壁に分布する最上胸動脈（小円筋，前鋸筋に分布），胸肩峰動脈（三角筋，大胸筋，肩峰に分布），外側胸動脈（前鋸筋，乳腺に分布），肩甲下動脈（広背筋，前鋸筋，肩甲骨背面に分布），前・後上腕回旋動脈（肩関節とその周囲に分布）などの枝を出す．

6. 後上腕回旋動脈は腋窩神経に伴って上腕骨，小円筋，大円筋，上腕三頭筋長頭で囲まれる四角隙を通る．四角隙は外側腋窩隙ともいう．

7. 上腕深動脈は橈骨神経とともに上腕骨の後面に至る．三角筋と上腕の筋（上腕二頭筋，上腕骨，上腕三頭筋）に分布する．また肘関節動脈網に至る枝を出す．

8. 橈骨動脈と尺骨動脈は手掌で吻合し，浅掌動脈弓と深掌動脈弓を作る．動脈弓からは指に行く動脈が出る．

9. 尺骨動脈は前腕骨間膜の前面に分布する前骨間動脈や，後面に分布する後骨間動脈を出す．

答 ①腕頭 ②大動脈 ③腋窩 ④尺骨
⑤胸肩峰 ⑥後上腕回旋 ⑦橈骨 ⑧動脈 ⑨前骨間

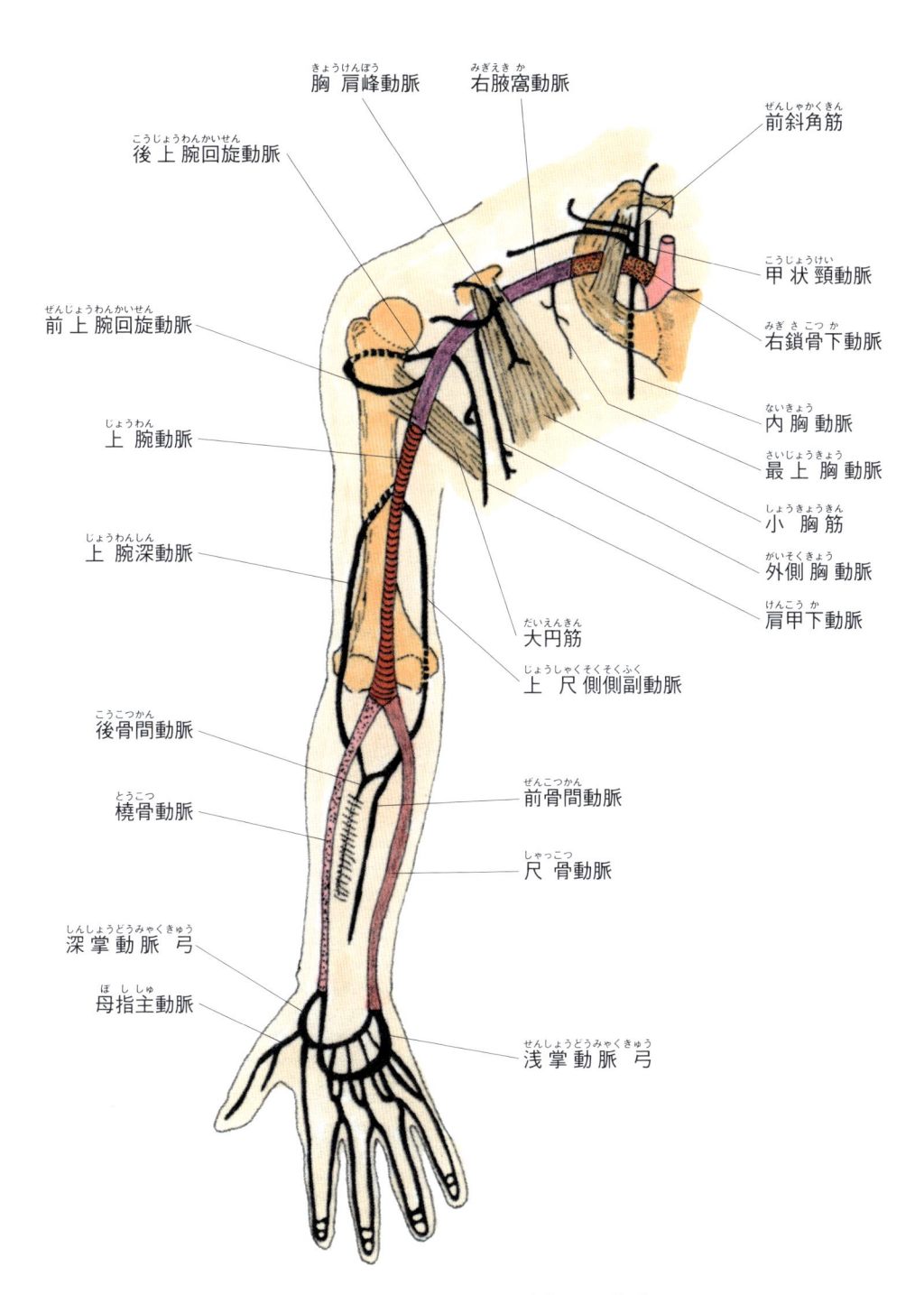

27 上肢帯と自由上肢に分布する動脈

28 循環器系 胸大動脈

1 胸大動脈は心臓を除いた胸部内臓と胸壁に分布する枝を出す．

1. 胸大動脈は（①　　）弓の続きである．
2. 胸大動脈は胸腔内で脊柱の（②　　）側を下行する．
3. 胸大動脈は気管支に分布する（③　　）動脈を出す．
4. 胸大動脈は食道に分布する（④　　）動脈を出す．
5. 胸壁に分布する動脈として（⑤　　）動脈と肋下動脈が出る．
6. 気管支動脈は（⑥　　）を栄養する．
7. 胸部内臓である心臓は，大動脈起始部から出る（⑦　　）動脈で栄養される．

2 前胸壁には鎖骨下動脈から出る内胸動脈が分布する．

8. 内胸動脈は胸郭上口から胸腔に入り，（⑧　　）骨の両側を下行する．
9. 内胸動脈は前肋間枝を出し，（⑨　　）動脈から出る肋間動脈と吻合する．
10. 第1と第2肋間動脈は，（⑩　　）動脈から出る肋頸動脈から分かれる．

解説

1. 大動脈弓を過ぎると，大動脈は下に向かう下行大動脈となるが，横隔膜を貫くまでは胸腔内を走行するので，胸大動脈という．
2, 3, 4, 5. 大動脈弓の続きである胸大動脈は，胸腔内で脊柱の左側を下行し，横隔膜の大動脈裂孔に至る．この過程で胸部内臓に分布する気管支動脈と食道動脈，および胸壁に分布する肋間動脈と肋下動脈を出す．
3. 左気管支動脈は通常2本あり，右気管支動脈は1本である．
　左気管支動脈は胸大動脈から直接出るが，右は胸大動脈から直接ではなく，肋間動脈から出ることもある．
4. 食道には大動脈から直接出る数本の小さな食道動脈が分布する．
5. 第3肋間（隙）から第11肋間（隙）を走る肋間動脈は，胸大動脈から出る．第1肋間動脈と第2肋間動脈は，鎖骨下動脈から出る肋頸動脈から分枝する．肋下動脈は第12肋骨の下を走る動脈である．
6. 気管支動脈は気管支や肺，肺胸膜（肺の臓側胸膜）を栄養する血管である．
8, 9, 10. 胸大動脈からでる肋間動脈は左右9対で，第3から第11肋間隙を後ろから前に走り，

答　①大動脈　②左　③気管支　④食道　⑤肋間　⑥肺（気管支または肺胸膜）　⑦冠状
　　　⑧胸　⑨胸大　⑩鎖骨下

後胸壁から側胸壁に分布した後，内胸動脈の前肋間枝（前肋間動脈）と吻合する．第1と第2肋間動脈は，鎖骨下動脈から出る肋頸動脈から分かれる．

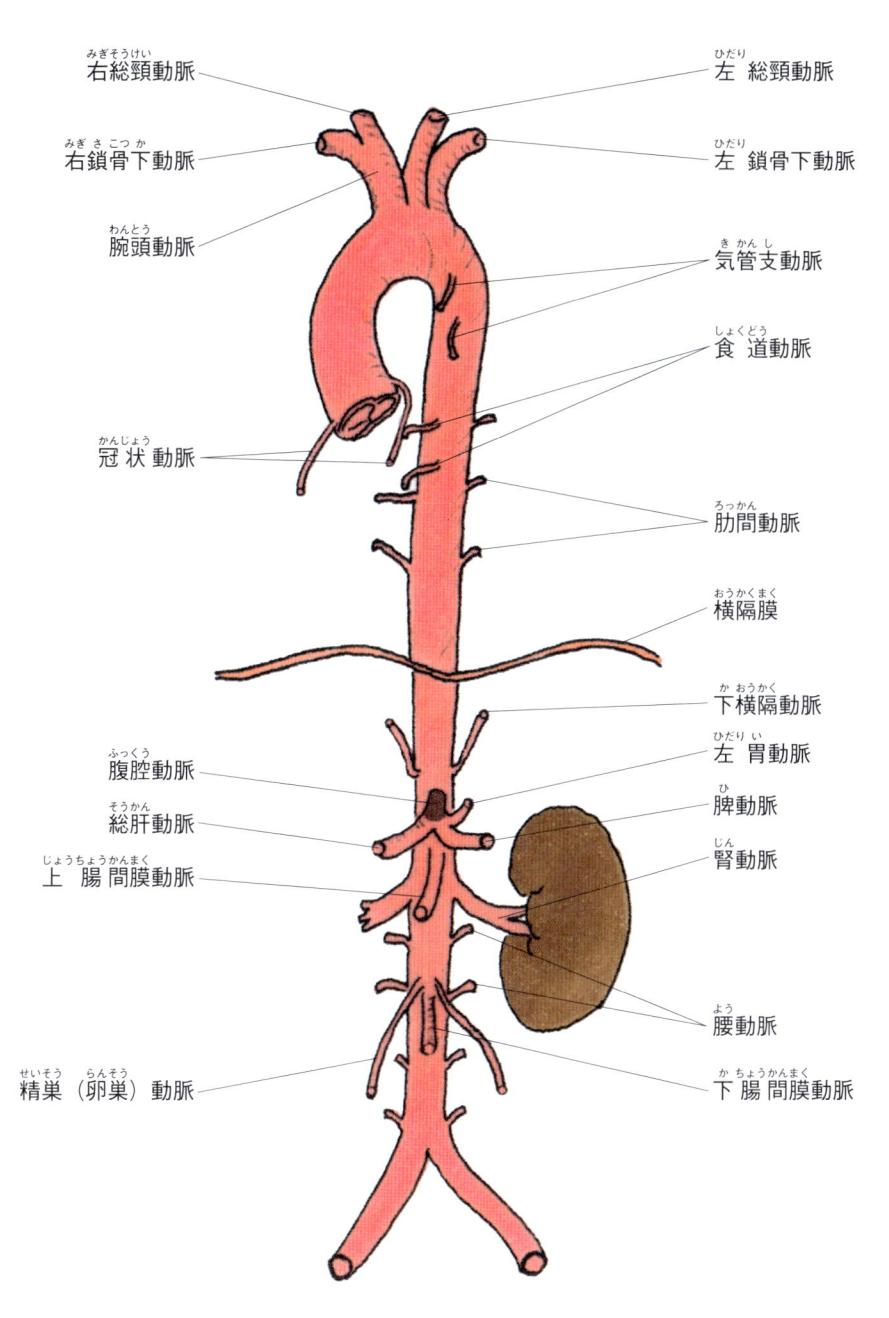

28　大動脈から出る主な枝

29 循環器系 胸部の静脈

1 心臓を除いた胸部内臓と胸壁からの静脈は奇静脈系に注ぐ．

1. 奇静脈は（①　　）静脈に注ぐ．
2. 半奇静脈や副半奇静脈は（②　　）静脈に注ぐ．
3. 奇静脈系には胸部内臓である肺や（③　　）からの静脈が注ぐ．
4. 奇静脈系には（④　　）壁からの静脈が注ぐ．
5. 奇静脈系は下大静脈と（⑤　　）静脈を結ぶ．
6. 奇静脈は腹部では右（⑥　　）静脈に続いている．

2 奇静脈は肝門脈の側副循環路となる．

7. 食道下部の静脈は胃の静脈と（⑦　　）合している．
8. 肝門脈の通過障害では，胃 → 食道の静脈から（⑧　　）静脈が側副循環路の一つとなる．

解説

1. 奇静脈は胸椎の右側にあり，右総腸骨静脈から出る右上行腰静脈の続きで，上大静脈に注ぐ．
2. 胸椎の左側にある半奇静脈は左総腸骨静脈から出る左上行腰静脈の続きであり，脊柱を横切って奇静脈に注ぐ．副半奇静脈は形がさまざまで，半奇静脈と合流して奇静脈に注いだり，左腕頭静脈に注いだりする．左右の上行腰静脈と奇静脈，半奇静脈，副半奇静脈を合わせて，奇静脈系という．
4. 右肋間静脈は奇静脈に，左肋間静脈は半奇静脈や副半奇静脈に注ぐ．
5. 左右の総腸骨静脈は合わさって下大静脈になるので，奇静脈系は下大静脈と上大静脈を，心臓を迂回して結ぶ側副循環路（バイパス）となっている．
6. 腹部では左右の上行腰静脈が，横隔膜を超えて胸腔に入ると，奇静脈と名前を変える．上行腰静脈には腹壁からの静脈（腰静脈）が注ぐ．
7. 血管同士がつながりを持つことを吻合という．動脈間，静脈間，あるいは小動脈と小静脈間で吻合がみられる．毛細血管では豊富な吻合がある．
8. 肝門脈系の静脈には，肝臓を経ないで下大静脈あるいは上大静脈に行くいくつかの側副循環路（バイパス）がある．これらのバイパスは正常ではほとんど機能していないが，肝門脈の通過障害（門脈圧亢進症）が起こると肝門脈系の静脈には弁がないため，バイパスの血流が多くなり，症状が現れるので臨床的に重要である．

答 ①上大 ②奇 ③食道 ④胸 ⑤上大 ⑥上行腰
⑦吻 ⑧奇

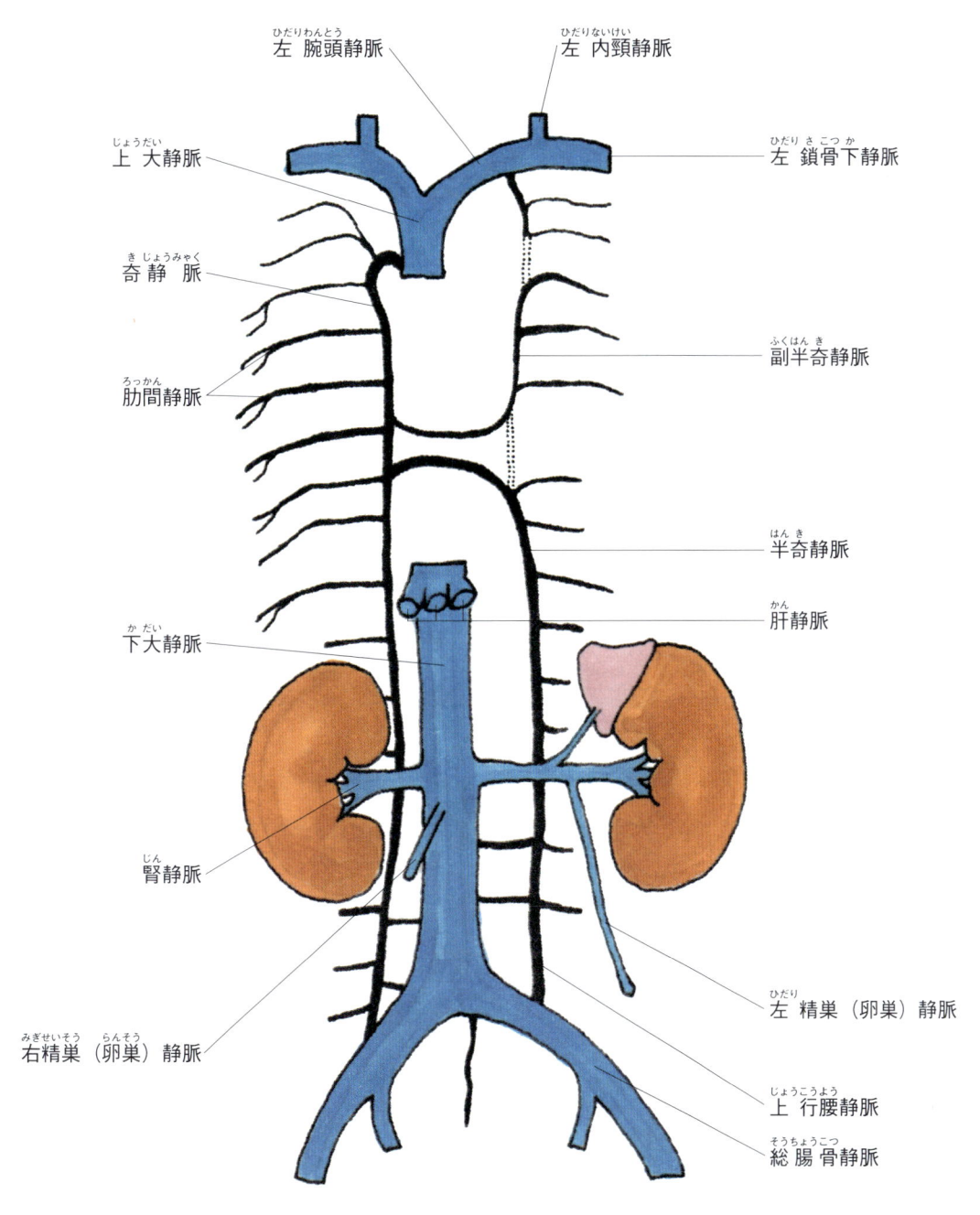

29 奇静脈系

30 循環器系 腹大動脈

1 腹大動脈は腹部内臓に分布する枝を出す．

1. 胸大動脈は横隔膜の（①　　　）裂孔を貫いて腹大動脈となる．
2. 腹大動脈は左右の（②　　　）動脈に分かれて終わる．
3. 腹腔動脈は腹大動脈の枝で，脾動脈，左胃動脈，（③　　　）動脈に分かれる．
4. 脾動脈は脾臓や（④　　　）臓に分布する．
5. 総肝動脈は肝臓のほか，胃や（⑤　　　）腸にも分布する．
6. 上腸間膜動脈は小腸では空腸と（⑥　　　）腸に分布する．
7. 上腸間膜動脈は大腸では盲腸から（⑦　　　）結腸に分布する．
8. 下腸間膜動脈は下行結腸から（⑧　　　）腸上半部までに分布する．
9. 左右の腎動脈は（⑨　　　）動脈から出る．

2 腹大動脈は精巣（卵巣）および腹壁に分布する枝を出す．

10. 腹大動脈から男性では精巣動脈が，女性では（⑩　　　）動脈が出る．
11. 精巣動脈は，（⑪　　　）管を通り，精巣に行く．
12. 腹大動脈から腹壁に分布する（⑫　　　）動脈が出る．

解説

1. 横隔膜は胸腔と腹腔の間にある膜状の骨格筋で，胸腔と腹腔の間を連絡する2つの裂孔と1つの孔がある．大動脈は大動脈裂孔を通過して胸腔から腹腔に入る．
2. 第4腰椎の高さで左右の総腸骨動脈に分かれる．総腸骨動脈に分かれるまでが大動脈である．
3. 腹大動脈から1本の腹腔動脈が出るが，長さは1～2cmで，すぐに左胃動脈，総肝動脈，脾動脈の3本に分かれる．
4. 脾動脈は，左胃大網動脈を出して胃にも分布する．
5. 総肝動脈は胃や十二指腸に分布する胃十二指腸動脈と肝臓を栄養する固有肝動脈に分かれる．胆嚢に分布する胆嚢動脈は固有肝動脈から出る．
8. 直腸下部（肛門周囲）には，内腸骨動脈の枝である内陰部動脈が分布している．
9. このほか，腹大動脈からは横隔膜や副腎に分布する動脈が出る．
10. 精巣の動脈や静脈は鼠径管を通って精巣に出入りする．
12. 左右とも4本の腰動脈が出る．これらの動脈は胸大動脈から出る肋間動脈や肋下動脈に相当する．

答 ①大動脈 ②総腸骨 ③総肝 ④膵 ⑤十二指 ⑥回 ⑦横行 ⑧直 ⑨腹大 ⑩卵巣 ⑪鼠径 ⑫腰

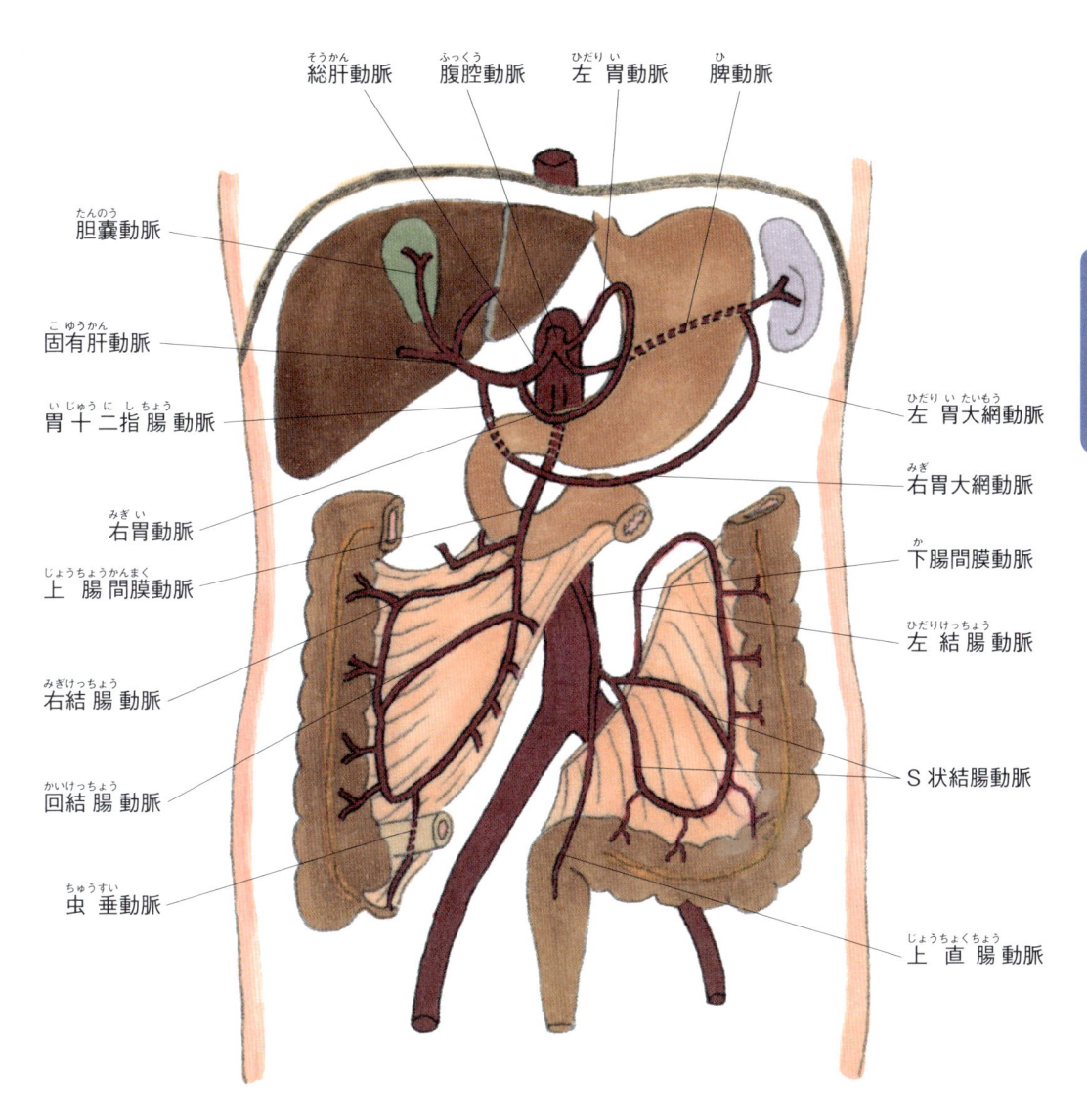

30　腹大動脈の枝

腎動脈と精巣〈卵巣〉動脈は描かれていない

循環器系

31 循環器系 肝門脈

1 肝門脈は腹腔動脈，上・下腸間膜動脈の分布領域からの静脈血を集める．

1. 肝門脈は胃，腸，膵臓，（①　　　）臓からの静脈血を集める．
2. 肝門脈は（②　　　）門から肝臓に入る．
3. 肝門脈は肝臓内で毛細血管となり，数本の（③　　　）静脈となる．
4. 肝静脈は（④　　　）静脈に注ぐ．
5. 腎静脈は肝門脈に注がず，直接（⑤　　　）静脈に流入する．

2 肝門脈には側副循環路がある．

6. 肝門脈に通過障害が起こると血液は（⑥　　　）循環路に向かう．
7. 側副循環路は，肝臓を経ないで上大静脈か（⑦　　　）静脈に行く．
8. 左胃静脈から食道下部を経て（⑧　　　）静脈から上大静脈へ行く経路がある．
9. 下腸間膜静脈から直腸下部を経て（⑨　　　）静脈へ行く経路がある．
10. 臍の周囲の静脈を経る経路は肝門脈から（⑩　　　）静脈を通る．

解説

1. 肝門脈は単に門脈あるいは門静脈とも呼ばれる．肝門脈は腎臓を除くほとんどの腹部内臓の静脈が集まった静脈である．
2，3，4. 消化管から吸収されたものは，リンパ管に入る脂肪を除いて肝臓に運ばれる．
5. 腎臓や副腎の静脈は肝門脈に入らず，直接，下大静脈に注ぐ．
6〜10. 側副循環路は正常では，ほとんど機能していない．
8. 食道下部の細い静脈が破裂すると吐血(とけつ)を起こす．（図31-2の番号1で示されている径路）
9. 直腸下部の細い静脈が破裂すると下血(げけつ)を起こす．（図31-2の番号2で示されている径路）
10. 臍周囲の腹壁の静脈が怒張した状態を「メズサの頭」という．（図31-2の番号3で示されている径路）

答　①脾　②肝　③肝　④下大　⑤下大　⑥側副　⑦下大　⑧奇　⑨下大　⑩臍傍

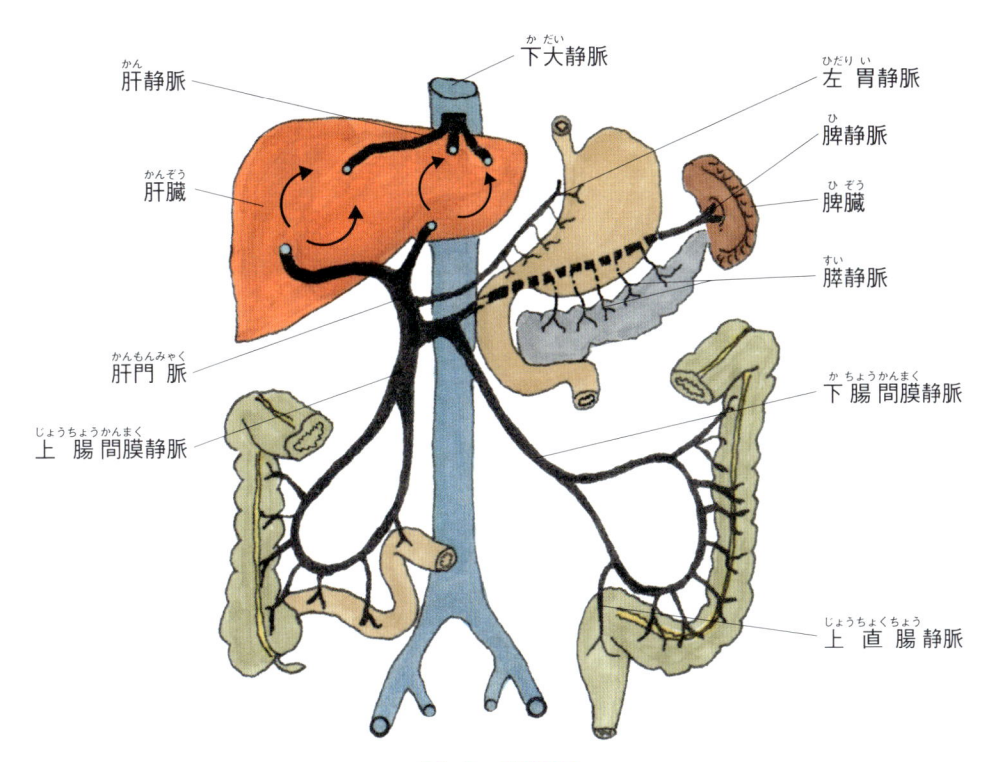

31-1 肝門脈

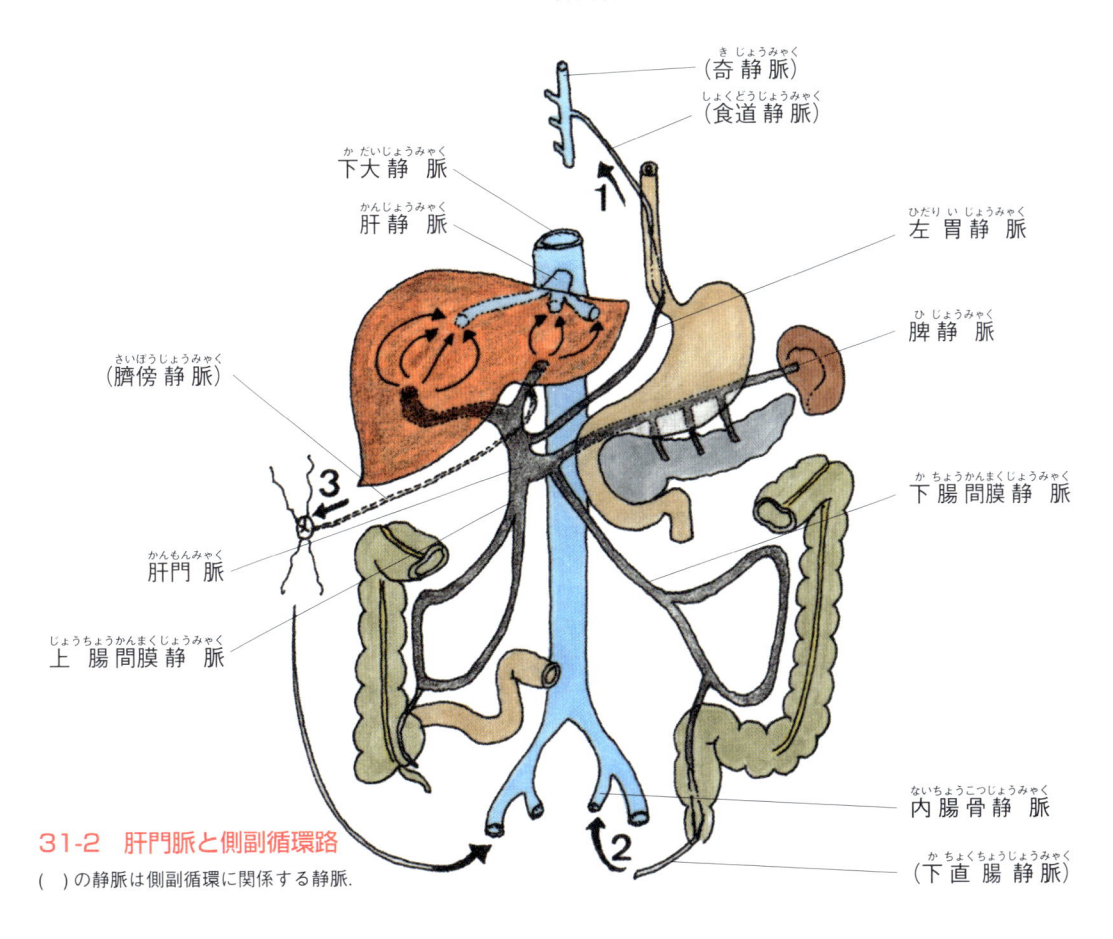

31-2 肝門脈と側副循環路
（　）の静脈は側副循環に関係する静脈．

32 循環器系 骨盤内臓と殿部に分布する動脈

1 骨盤内臓には内腸骨動脈の枝が分布する．

1. 左右の総腸骨動脈はそれぞれ（①　　　）動脈と内腸骨動脈に分かれる．
2. 臍動脈は（②　　　）に分布する枝を出す．
3. 閉鎖動脈は閉鎖管を通って大腿内側に出て，（③　　　）筋群に分布する．
4. 肛門や外生殖器に分布するのは（④　　　）動脈である．
5. 胎児では臍動脈は（⑤　　　）動脈となって胎盤に行く．

2 殿部には内腸骨動脈の枝である上殿動脈，下殿動脈が分布する．

6. 上殿動脈は大坐骨孔の（⑥　　　）上孔を通って殿部に出る．
7. 下殿動脈は骨盤腔内で梨状筋，尾骨筋，（⑦　　　）筋に分布する．
8. 下殿動脈は大坐骨孔の（⑧　　　）下孔を通って殿部に出る．

解説

1. 総腸骨動脈は腹大動脈から分かれる左右1対の動脈で，内・外腸骨動脈に分かれる．
2. 骨盤腔内で膀胱に枝を出す．また，男性では精管に枝を出す．胎児ではこの動脈は臍帯動脈となり，胎盤に行くが，生後では臍動脈索となる．
3. 閉鎖動脈は骨盤腔内では，腸骨や腸骨筋に枝を出す．閉鎖管を通って大腿内転筋群（外閉鎖筋，恥骨筋，大腿内転筋群，薄筋），股関節の寛骨臼や大腿骨頭靱帯を通って大腿骨頭に分布する．
4. 内陰部動脈は大坐骨孔を梨状筋の下を通って骨盤腔から一旦，殿部に出て，すぐに小坐骨孔から坐骨直腸窩に入り，肛門や外生殖器に分布する．
5. 胎児では臍動脈は臍帯動脈となり，胎盤に行くが，生後ではヒモ状の臍動脈索となる．
6. 上殿動脈は内腸骨動脈の最大の枝で，骨盤腔内では梨状筋や内閉鎖筋に分布する．大坐骨孔を梨状筋の上（梨状筋上孔）を通って骨盤腔から殿部に出る．
7. 下殿動脈は骨盤腔内では梨状筋や尾骨筋，肛門挙筋に分布する．
8. 下殿動脈は大坐骨孔を梨状筋の下（梨状筋下孔）を通って骨盤腔から殿部に出る．殿部では主に大殿筋に分布する．

答 ①外腸骨 ②膀胱 ③大腿内転 ④内陰部 ⑤臍帯 ⑥梨状筋 ⑦肛門挙 ⑧梨状筋

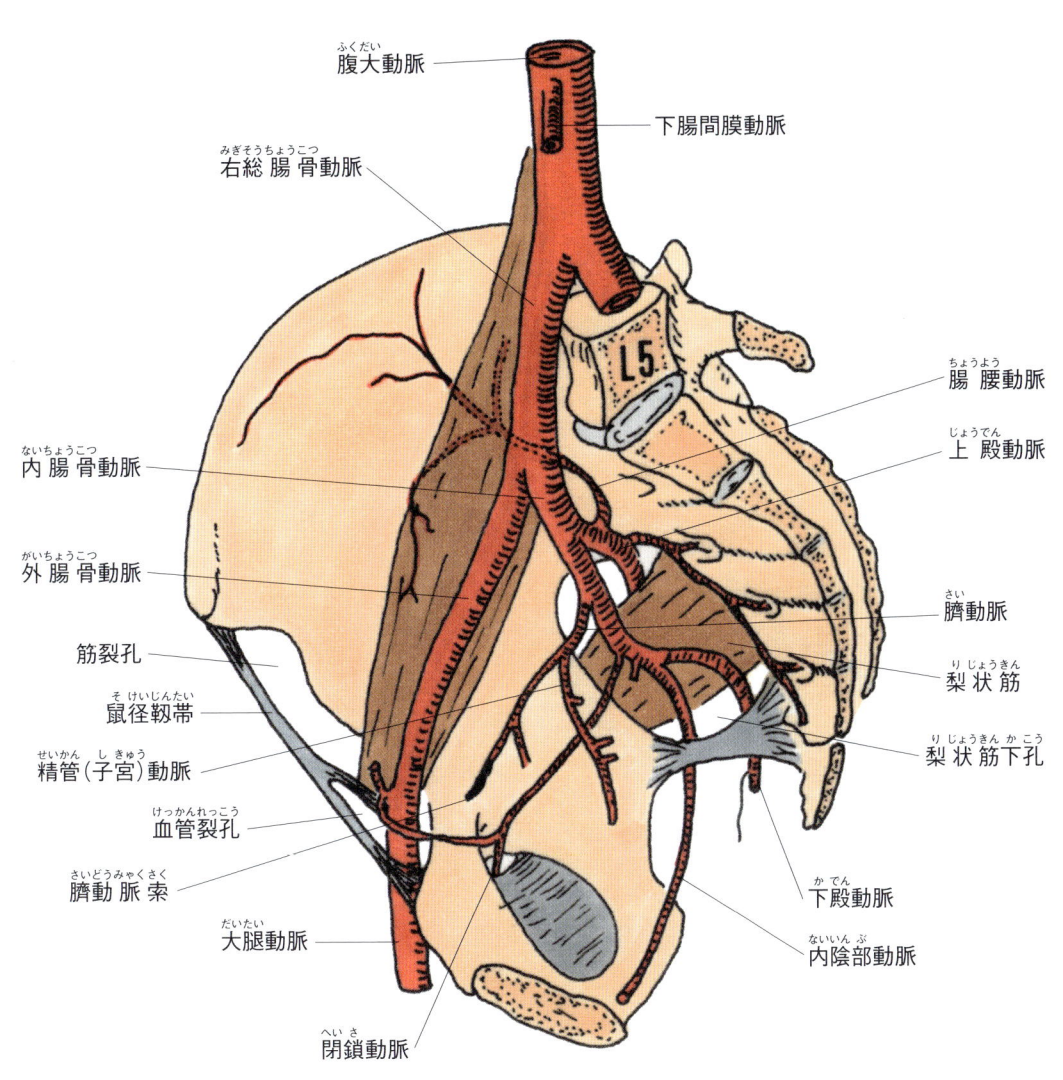

32　総腸骨動脈の枝

33 循環器系 下肢に分布する動脈

1 下肢には閉鎖動脈と大腿動脈の枝が分布する.

1. 外腸骨動脈は（①　　　）靱帯の下を通過すると大腿動脈となる.
2. 大腿の内側部を除いて下肢には（②　　　）動脈の枝が分布する.
3. 大腿動脈は大腿三角から内転筋管を通り膝の後ろに出ると，（③　　　）動脈となる.
4. 大腿深動脈は3本の（④　　　）動脈を出し，大腿後面の筋に分布する.
5. 大腿回旋動脈は（⑤　　　）動脈の枝である.

2 下腿には大腿動脈の続きである膝窩動脈の枝が分布する.

6. 前脛骨動脈は下腿骨間膜の前面を下行して（⑥　　　）動脈となり足指に分布する.
7. 後脛骨動脈は下腿後面を下行し，足底に行き，内側と外側の（⑦　　　）動脈に分かれる.
8. 足指に分布する動脈は（⑧　　　）弓から出る.

解説

1. 総腸骨動脈から分かれた外腸骨動脈は，鼠径靱帯に至るまでに腹壁の前部に分布する下腹壁動脈と腹壁の後下部に分布する深腸骨回旋動脈を出し，鼠径靱帯の下（血管裂孔）を通過すると大腿動脈となって下肢に分布する（図32を参照）.

2, 3. 大腿動脈は外腸骨動脈の続きで，鼠径靱帯の下から始まり，大腿前面を下内側に進み，内転筋管を通った後，膝窩に出て膝窩動脈に移行する. 主に，鼠径部と大腿に分布する.

4. 大腿深動脈は大腿の筋群に分布する主な動脈である. 大腿動脈の最大の枝で鼠径靱帯の下3～5cmの所から出る. 最初，恥骨筋と長内転筋の間を下行し，次いで長内転筋と短内転筋の間を通る. 続いて長内転筋と大内転筋の間を下行し，最後は大内転筋を貫く. 大腿深動脈からは普通3本の貫通動脈が出る. 大内転筋を貫いて，大殿筋の一部や，大腿後面の筋に分布する. また，大腿骨に入る栄養動脈を出す. 大腿深動脈自身も最後は大内転筋を貫くが，これを第4貫通動脈という.

5. 内側・外側大腿回旋動脈は大腿深動脈の最初の枝で，大腿骨の頸や大転子の回りを取り巻くように分布している. 外側大腿回旋動脈の下行枝は大腿直筋の深部を下り，膝関節に至る.

6. 膝窩動脈は前脛骨動脈と後脛骨動脈に分かれる. 前脛骨動脈は下腿骨間膜の前面を下行して足背に至り，足背動脈となり足指に分布する. この過程で下腿前面の筋に分布するほか，膝関節動脈網に加わる枝を出す. 足背動脈は足背部で脈を触れることができる.

答 ①鼠径　②大腿　③膝窩　④貫通　⑤大腿深　⑥足背　⑦足底　⑧足底動脈

7. 後脛骨動脈は下腿後面を下行し，内果の後面から足底に至り，内側と外側足底動脈に分かれる．この過程で下腿後面の筋に分布するほか，膝窩動脈の近くで外果の方に向かう腓骨動脈を出す．内側足底動脈は母指に分布する．
8. 外側足底動脈は足背動脈の枝と交通して足底動脈弓を作った後，足指に分布する．

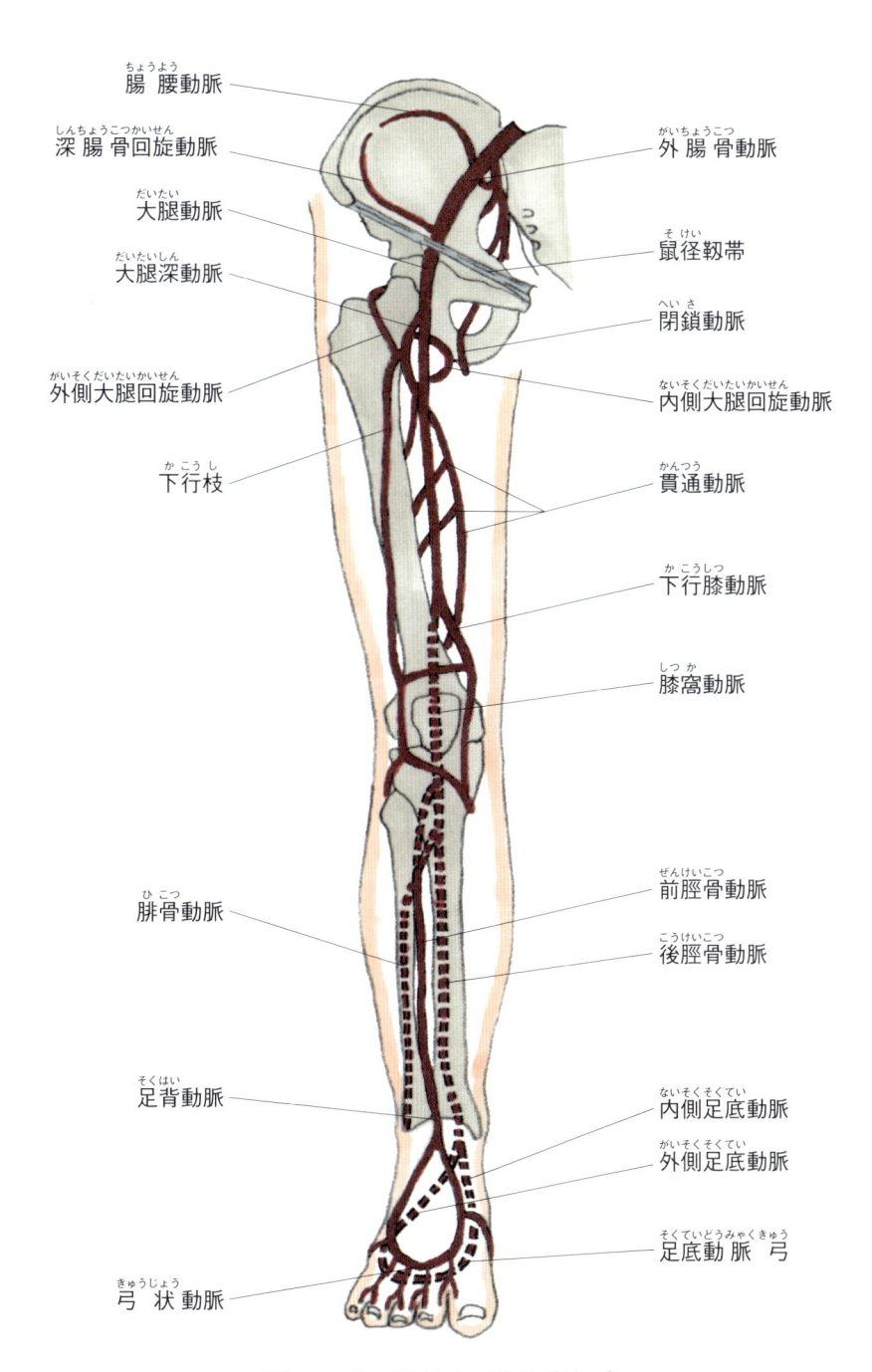

33　下肢に分布する動脈（前面）

34 循環器系 上肢と下肢の静脈

1 静脈には深静脈と皮静脈がある．

1. 深静脈は多くの場合，（①　　）脈と伴行する．
2. 橈骨静脈は動脈に伴行し，（②　　）動脈に沿って2本ある．
3. 橈側皮静脈は（③　　）静脈に注ぐ．
4. 尺側皮静脈は（④　　）静脈に注ぐ．
5. 橈側皮静脈は尺側皮静脈と（⑤　　）皮静脈で結ばれている．

2 上肢や下肢の皮静脈には静脈弁が発達している．

6. 下肢の皮静脈には大伏在静脈と（⑥　　）静脈がある．
7. 大伏在静脈は（⑦　　）孔を通って大腿静脈に注ぐ．
8. 小伏在静脈は下腿後側を上行し，（⑧　　）静脈に注ぐ．

解説

1. 静脈系は体の深部を走る深静脈と皮下（皮下組織の中）を走る皮静脈の2種類に区別される．深静脈は一般に同じ名前の動脈と伴行して走り，特に上肢や下肢の深静脈は1本の動脈に対して2本あるいは3本以上ある．これに対し，皮静脈は動脈と伴行せず，単独に走る．
2. 橈骨動脈や尺骨動脈と伴行する橈骨静脈や尺骨静脈は動脈に比べて非常に細く，動脈のそばに2本，動脈を挟むように走行している．
3，4，5．上肢の皮静脈は手背静脈網から起こり，前・上腕の前面で橈側を上行する橈側皮静脈と尺側を上行する尺側皮静脈がある．橈側皮静脈は尺側皮静脈と肘正中皮静脈で結ばれている．肘正中皮静脈は静脈注射や採血に使用される．橈側皮静脈は腋窩静脈，尺側皮静脈は上腕静脈に注ぐ．
6，7，8．下肢の皮静脈には大伏在静脈と小伏在静脈がある．いずれも足背および足底静脈網から起こり，大伏在静脈は下肢の内側を上行し，伏在裂孔を通って大腿静脈に注ぐ．小伏在静脈は下腿後側を上行し，膝窩静脈に注ぐ．
6. 大腿の筋は深筋膜である大腿筋膜によって包まれているが，皮静脈は深筋膜と皮膚の間にある皮下組織（浅筋膜）の中を走っている．従って，皮静脈は心臓に帰る前に深筋膜を貫いて深静脈に注ぐ．大腿筋膜には大伏在静脈やリンパ管が通過する大きな孔である伏在裂孔が開いている．

答　①動　②橈骨　③腋窩　④上腕　⑤肘正中　⑥小伏在　⑦伏在裂　⑧膝窩

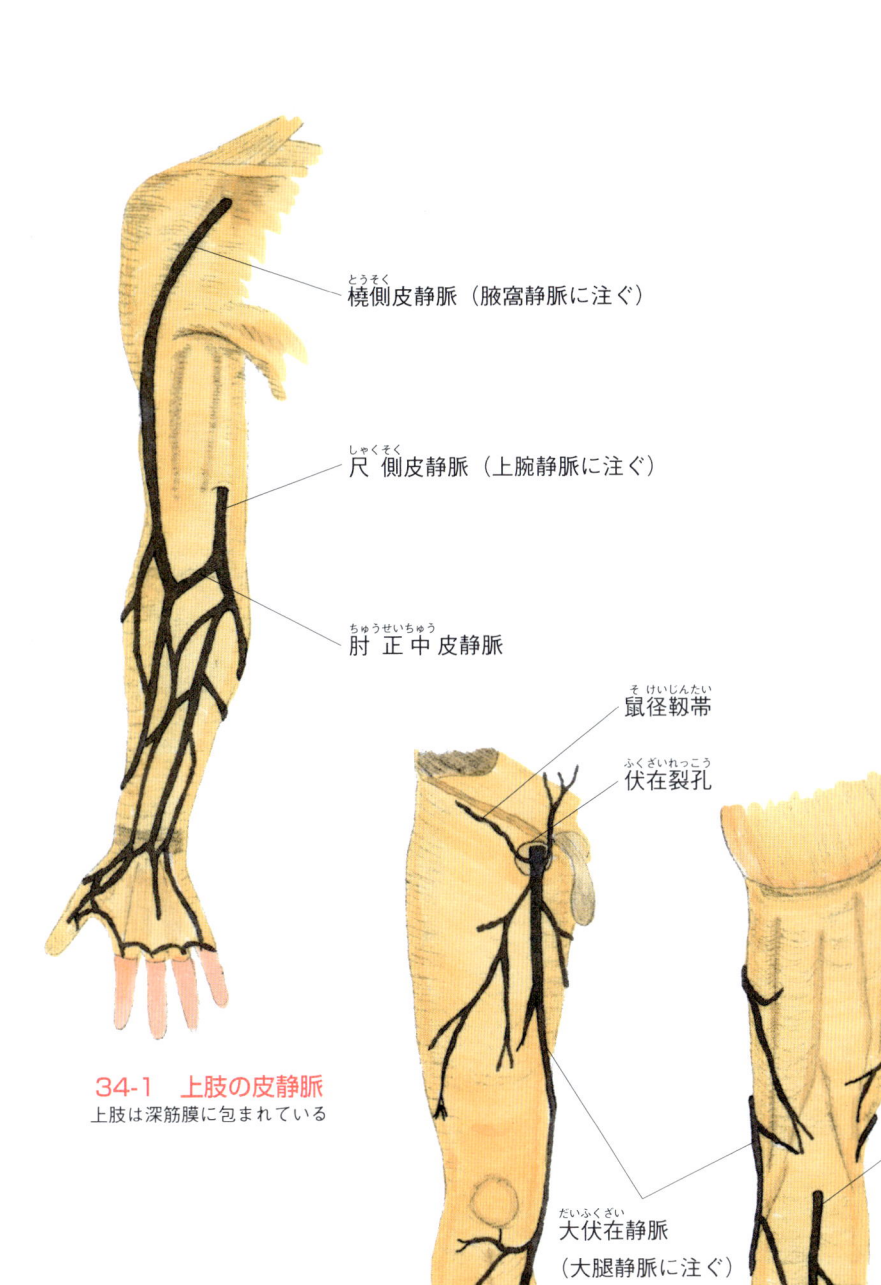

34-1 上肢の皮静脈
上肢は深筋膜に包まれている

- 橈側皮静脈（腋窩静脈に注ぐ）
- 尺側皮静脈（上腕静脈に注ぐ）
- 肘正中皮静脈

34-2 下肢の皮静脈
下肢は深筋膜に包まれている

- 鼠径靱帯
- 伏在裂孔
- 大伏在静脈（大腿静脈に注ぐ）
- 小伏在静脈（膝窩静脈に注ぐ）
- 足背静脈弓

前面　　　後面

循環器系

35 循環器系 胎児循環

1 胎児期には肺は働かず，胎盤がガス交換の場である．

1. 胎児の血液が酸素をもらう場は，肺ではなく（①　　）である．
2. 胎児の血液は胎盤で（②　　）血となる．
3. 胎盤からの動脈血は1本の（③　　）静脈で胎児に運ばれる．
4. 臍静脈は胎児に入ると（④　　）と合流する．
5. 臍静脈の大部分の血液は肝門脈から（⑤　　）管を通って下大静脈に行く．

2 胎児期には肺循環は機能していない．

6. 胎児の右心房と左心房の間には（⑥　　）孔がある．
7. 胎児の肺動脈と大動脈の間には（⑦　　）管がある．
8. 臍静脈は出生後閉じて（⑧　　）となる．
9. 卵円孔は出生後（⑨　　）となる．
10. 動脈管は出生後10日ほどで閉じて（⑩　　）となる．

解説

1. 胎児は羊水の中に浸かった状態であり，肺は使われていない．
2. 炭酸ガスを捨て，酸素をもらった血液を動脈血という．胎児期には，母体の血液中の酸素を胎盤を通して受け取る．生後，静脈血が動脈血に変わるのは肺である．
3. 心臓に向かって血液を運ぶ血管を，静脈という．臍静脈には動脈血が流れていることに注意しよう．
4. 胎児の肝臓は大量の動脈血を受けているため発育が良く，活発に活動している．
5. 肝門脈から肝臓に入り切れなかった残りの血液は静脈管（アランチウス Arantius 管）を通って下大静脈に注ぎ，右心房に入る．
6. 下大静脈を通って心臓に帰った混合血（下大静脈の静脈血と，静脈管を通ってきた動脈血が混じっている）は，心房中隔の卵円孔を通って左心房に運ばれ，左心室から大動脈で心臓から送り出される．
7, 10. 上大静脈を通って心臓に帰った胎児の上半身からの静脈血は，右心房から右心室に入り，肺動脈（幹）に送り出される．肺が働いていないため，静脈血は動脈管（ボタロー Botallo 管）を通って，下行大動脈の起始部に流れ込む．胎児の上半身に分布する動脈は大動脈弓から出る．大動

答 ①胎盤　②動脈　③臍　④肝門脈　⑤静脈（アランチウス）
⑥卵円　⑦動脈（ボタロー）　⑧肝円索　⑨卵円窩　⑩動脈管索

脈弓までは卵円孔を通ってきた混合血が流れているため，胎児の上半身は下半身に比べて発育が良い．ボタロー管は生後閉じて，動脈管索となる．
8. 臍静脈は生後，全く違った名称となるので注意が必要である．
9. 卵円孔は閉じて卵円窩となるが，左右の心房を仕切る膜は，上（二次中隔）と下（1次中隔）の2枚の膜からなり，その2枚の膜の間が卵円孔である．1次中隔は卵円孔弁とも呼ばれる．卵円孔の閉鎖は2枚の膜が癒着することによって起こる．

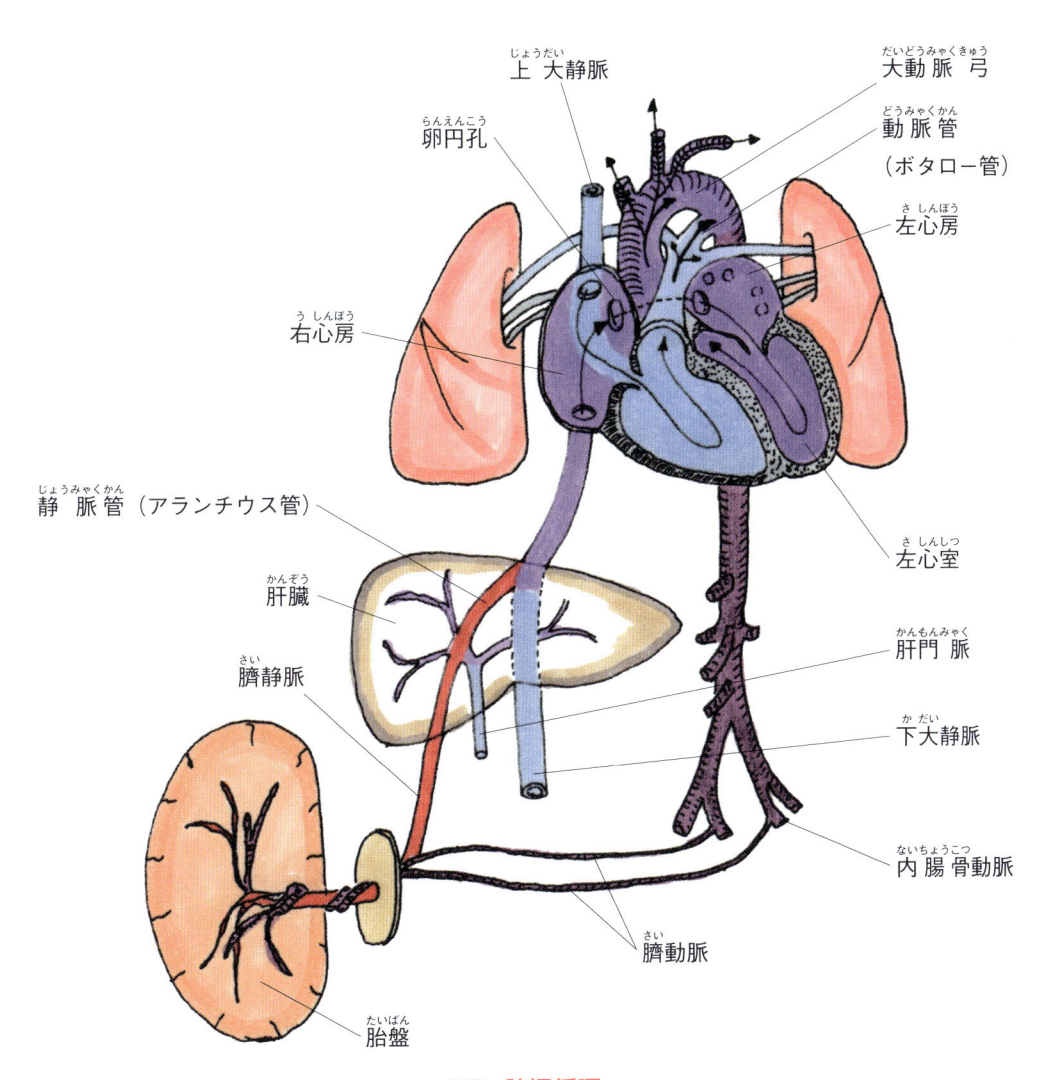

35　胎児循環

36 循環器系 リンパ系

1 細胞は細胞外液に不要物質を放出するが，これらは静脈とリンパ管によって運ばれる．

1. 細胞は細胞周囲の液，すなわち（①　　　）液に不要な物質を放出する．
2. 組織液を汲み上げるのは毛細血管と毛細（②　　　）管である．
3. リンパ管内の液，すなわちリンパは最終的に（③　　　）に注ぐ．
4. 静脈に注ぐ前に，リンパ管はいくつかの（④　　　）節を通過する．
5. リンパ節に入るリンパ管を（⑤　　　）リンパ管という．

2 下半身と左上半身からのリンパ管は胸管に集まり，左静脈角に注ぐ．

6. 内頸静脈と鎖骨下静脈の合流部を（⑥　　　）角という．
7. リンパ管はしだいに集まり，太いリンパ（⑦　　　）となる．
8. 下半身と左上半身からのリンパ管は（⑧　　　）というリンパ本幹となる．
9. 右上半身からのリンパ本幹である右リンパ本幹は（⑨　　　）角に注ぐ．
10. 脾臓では，リンパ球の生産や（⑩　　　）の破壊が行われる．

解説

1. 細胞は液体に囲まれた状態にあり，細胞を取り巻く組織液に動脈から必要な物質が運ばれる．細胞が放出した不要な物質は静脈によって運び去られるが，もう一つのシステムであるリンパ系によっても運び去られる．細胞の死骸などもリンパ管に吸収される．また，腸管から吸収された脂肪はリンパ管中に入る．
2. 細胞の外は液体で，細胞は周囲の液（組織液，細胞間液あるいは細胞外液）とは細胞膜で仕切られている．細胞は必要な物は細胞膜を通して組織液から取り入れ，不要な物は細胞膜を通して組織液中に排出する．
4, 5. リンパ管の途中には，米粒大から大豆大のリンパ節があり，リンパ中の異物がマクロファージ（大食細胞）によって取り除かれる．リンパ節ではリンパ球の生産も行われる．リンパ節から出るリンパ管は輸出リンパ管という．
6, 9. 左の静脈角には胸管が，右の静脈角には右リンパ本幹が合流する．
10. リンパ球の生産は白脾髄で行われ，老化した赤血球の破壊は赤脾髄で行われる．赤血球の寿命は約120日である．

答　①細胞外（組織）　②リンパ　③静脈　④リンパ　⑤輸入　⑥静脈　⑦本幹　⑧胸管　⑨右静脈　⑩赤血球

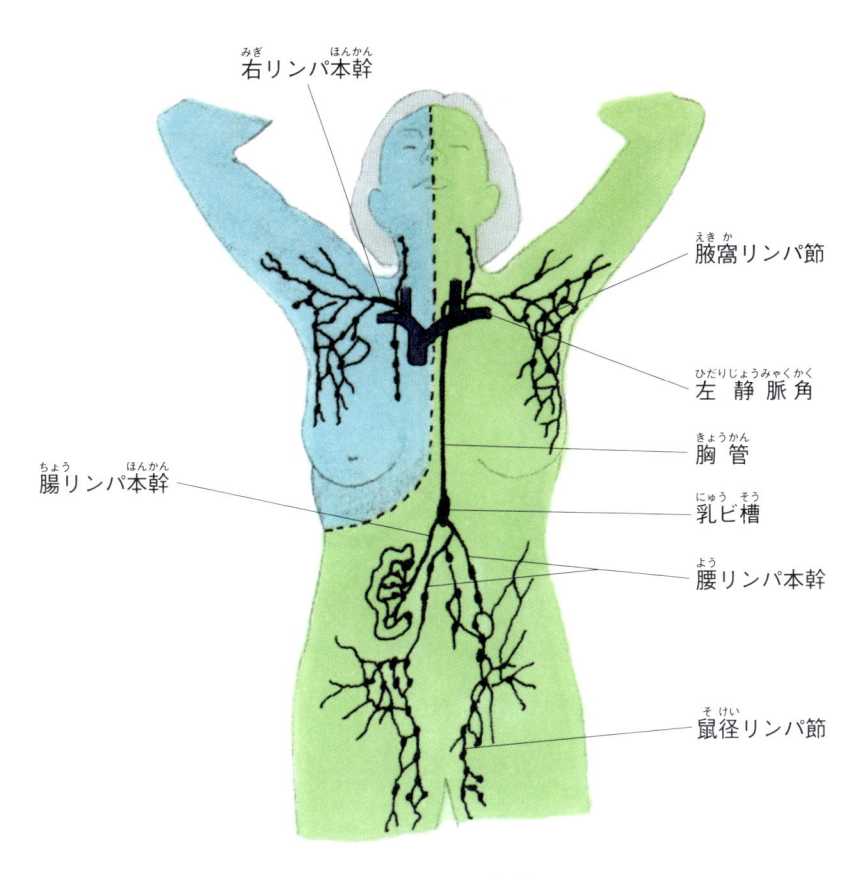

36-1　リンパ系
青色部分からのリンパは右リンパ本管に注ぐ

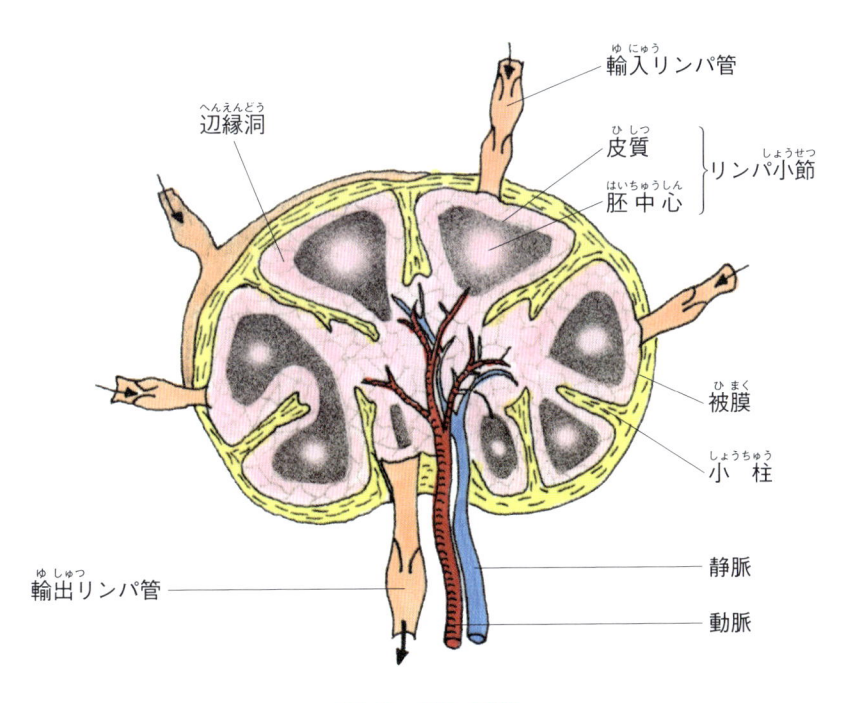

36-2　リンパ節

循環器系

37 循環器系　心臓の生理1：刺激伝導系

☐ 心筋収縮には固有のリズムがある．

1. 心筋は一定のリズムで収縮と弛緩を繰り返す．これを心筋の（①　　）能という．
2. 心臓の興奮は，ペースメーカーと呼ばれる（②　　）結節から始まり，左右の心房筋を通って伝導する．
3. 心房を作る筋と心室を作る筋とは連続しておらず，これを連絡するものが（③　　）結節である．
4. 房室結節からの刺激は，（④　　）束を通って心室に伝えられる．
5. ④束は左脚と右脚に分かれて，さらにその先は細かく枝分かれした（⑤　　）線維となって左右の心室に興奮が伝えられる．
6. 房室間の刺激伝導系が完全に遮断された場合，心房は1分間に約（⑥　　）回収縮し，心室はそれよりも少なく1分間に約40回収縮する．

解説

1. 心臓を構成している一つ一つの心筋細胞は，自動的に一定のリズムで収縮と弛緩を繰り返す．心筋細胞が他の心筋細胞と接すると，同じリズムで拍動する．このことを心筋の自動能（自動性）という．
2. 洞房結節は洞結節，キース・フラック（Keith-Flack）結節，あるいはS-A結節とも呼ばれる．洞房結節よりの電気的興奮は，心房筋のギャップ結合を介して房室結節に伝えられる．洞房結節は自発的な電気的興奮を繰り返し，これをペースメーカー電位と呼ぶ．
3. 房室結節は別名田原結節，あるいはA-V結節といわれる．
4. 房室結節に続く一本の束になった特殊心筋である．心房筋と心室筋は電気的に分離されており，興奮は房室結節からヒス束を通って心房から心室へ伝えられる．
5. ヒス束が二本に分岐して心室中隔を下降し，右心室側の束枝を右脚，左心室側の束枝を左脚と呼ぶ．右脚と左脚がさらに分岐して，それぞれの心室の固有心筋に繋がる．プルキンエ線維は心室内膜側に存在しているので，興奮は心室内膜面から外膜面へと伝播する．
6. 心房の筋と心室の筋はつながっておらず，両者が刺激伝導系と呼ばれる特殊な心筋線維で結ばれたとき，心房と心室の収縮のリズムが調和する．もし，心房と心室が独立して働く場合，心房は75回／分，心室は30〜40回／分の割合で収縮する．

答　①自動　②洞房　③房室　④ヒス　⑤プルキンエ　⑥75

38 循環器系 心臓の生理2：心電図

☐ **心臓の電気的興奮を体表面で記録したものが心電図である．**

1. 静止状態の心筋細胞では，細胞内が負に，細胞外が正に（① 　　　）している．
2. 心筋が刺激されると（② 　　　）を発生して心筋が収縮する．
3. 心筋や神経などの脱分極が元に戻ることを（③ 　　　）という．
4. 心臓の電気的興奮を測定する装置を用いて，体表面で心臓の電気的興奮を記録したものが（④ 　　　）図である．
5. 心電図のP波は心房の興奮を，QRS波は（⑤ 　　　）全体への興奮の伝播を示している．
6. 心電図のT波は心室興奮の回復，すなわち（⑥ 　　　）分極を示している．
7. 心電図のPQ間隔は，心房の脱分極と（⑦ 　　　）時間を示している．
8. ST時間は（⑧ 　　　）全体が興奮している時間を示している．
9. 電気的心室興奮時間を示しているのは（⑨ 　　　）時間である．

解説

1～3． 神経細胞や骨格筋と同じように，心筋も刺激が与えられると活動電位が生じる．

4～9． 心電図の波形や大きさは導出法によって異なるので，一般に標準肢導出の第2導出の波形が基本として説明に用いられる．心電図の各波形にはそれぞれP，QRS，Tという名前がつけられている（73ページ図39-1参照）．

- P　　波：心房の興奮（持続時間 0.06～0.1秒）
- QRS波：心室全体へ興奮が伝播する（持続時間 0.06～0.1秒）
- T　　波：心室興奮の回復（再分極）（持続時間 0.2～0.6秒）
- PQ間隔：心房の脱分極と房室間伝導時間（持続時間 0.12～0.2秒）
- ST時間：心室全体が興奮している時間（持続時間 0.1～0.15秒）
- QT時間：電気的心室興奮時間（持続時間 0.36～0.44秒）

答　①分極　②活動電位（脱分極）　③再分極　④心電　⑤心室　⑥再　⑦房室間伝導　⑧心室　⑨QT

39 循環器系 心臓の生理 3：圧受容反射

☐ 血圧は圧受容器で受容され，調節される．

1. 動脈の血圧受容器は，（①　　　）洞と大動脈弓の壁内にある．
2. 血圧上昇時には，これらの受容器が働くことで（②　　　）および心収縮力が低下し，血圧が低下する．
3. 血圧を調節する中枢は脳の（③　　　）にあり，ここから心臓へ信号を伝える神経が出る．
4. 右心房内の圧が上がると，心拍数が増すことを（④　　　）反射という．
5. 内頸動脈と外頸動脈の分岐部には，血液中の O_2 濃度や（⑤　　　）濃度を受容する頸動脈小体がある．

解説

1. 内頸動脈が総頸動脈から分かれるところは少し太くなっており，頸動脈洞といわれている．ここには舌咽神経の枝が分布している．大動脈弓の壁には，迷走神経の枝が分布している．頸動脈洞と大動脈弓からの信号は延髄にある孤束核を経て，心臓中枢（循環中枢）と迷走神経背側核に入る．
2. 孤束核より循環中枢への抑制性ニューロンの活動亢進により，交感神経活動が低下することで心拍数と心筋収縮力が低下する．同時に，孤束核より迷走神経背側核への促進性ニューロンが興奮することで，迷走神経活動が亢進し心拍数が低下する．
3. 延髄から心臓に行く神経は2種類あり，一つは迷走神経背側核から出る心臓制止神経（副交感神経で迷走神経を通る）で，もう一つは循環中枢から出る心臓促進神経（交感神経で，延髄から脊髄を通って心臓に行く）である．

　　　　頸動脈洞→心臓中枢→心臓（頸動脈洞反射）
　　　　大動脈弓→心臓中枢→心臓（大動脈弓反射）

4. 左右心房周囲には圧受容器が存在し，これを心房圧受容器と呼ぶ．大量の輸液を急速に行うと心房内圧が上昇して，心房圧受容器が興奮する．これによりベインブリッジ（Bainbridge）反射が生じて心臓交感神経のインパルス頻度が上昇し，頻脈が生じる．
5. 血液中の O_2 濃度の減少や，CO_2 濃度の増加，または pH の低下により，頸動脈小体から循環中枢に信号が送られ，心拍数の増加が起こる（頸動脈小体反射）．また，末梢血管の収縮も同時に起こり，その結果血圧が上昇する．

答 ①頸動脈　②心拍数　③延髄　④ベインブリッジ　⑤CO_2

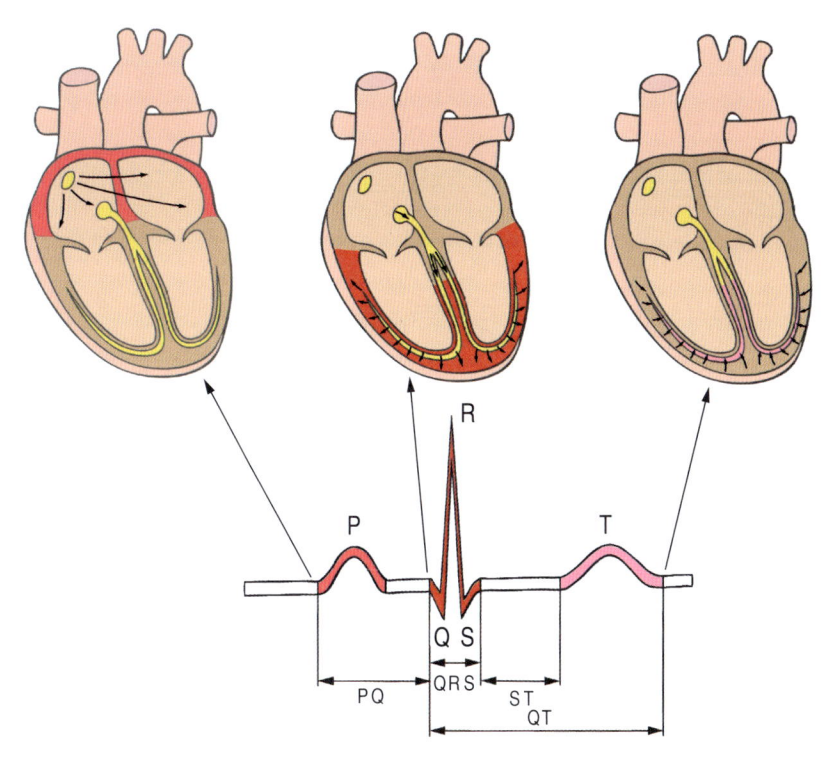

39-1　心筋の興奮と心電図

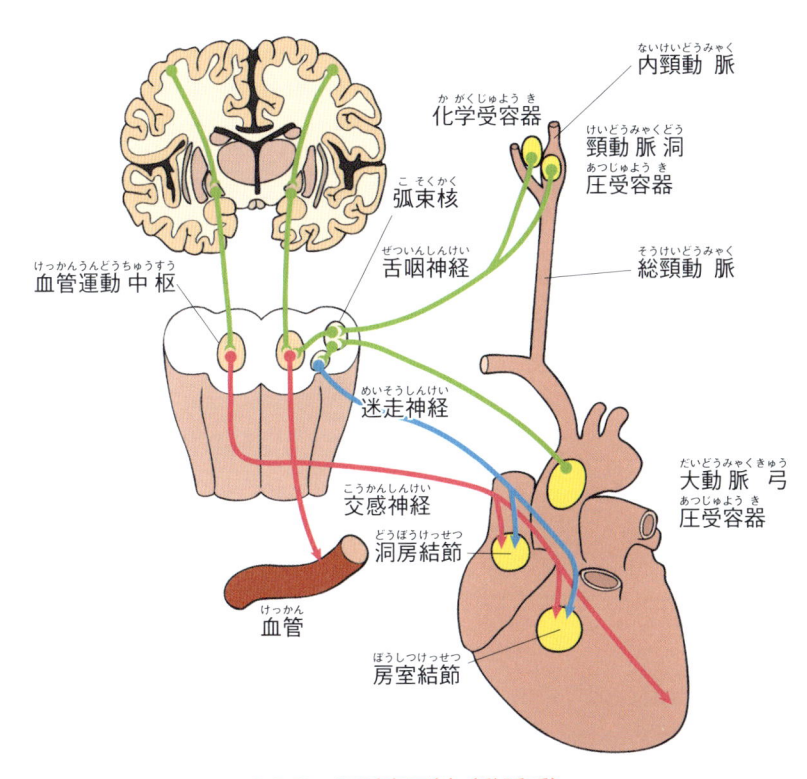

39-2　圧受容反射（動脈系）

40 呼吸器系 鼻腔，咽頭

1 呼吸器系は鼻，咽頭，喉頭，気管，気管支，および肺から構成される．

1. 鼻から気管支までは空気の通り道であるため（①　　）道と呼ばれる．
2. 鼻腔は（②　　）隔により左右に仕切られている．
3. 下鼻道には眼から涙を鼻に運ぶ（③　　）管が開口している．
4. 鼻腔上部の粘膜は嗅覚を受け取る所で，（④　　）皮と呼ばれる．
5. 鼻中隔前下部は鼻出血がよく起こる所で，（⑤　　）部位と呼ばれる．
6. 鼻腔を取り囲む骨は中に空気を含む（⑥　　）腔と呼ばれる空洞がある．

2 咽頭は上咽頭，中咽頭，下咽頭の3部に分けられる．

7. 咽頭鼻部の側壁には（⑦　　）口が開いている．
8. 下咽頭は喉頭の後ろで，下は（⑧　　）に続く．

解説

1. 鼻腔，咽頭，喉頭，気管，気管支は空気の通り道をなすので気道という．気道は外鼻孔（鼻の穴）より喉頭までの上気道と，喉頭より下で，気管から先の下気道に分けられる．
2. 空気は外鼻孔を通って鼻の中，すなわち鼻腔に入る．鼻腔は鼻中隔により左右に仕切られている．
3. 鼻腔の外側壁からは上・中・下鼻甲介が棚状に突出し，鼻甲介の下に上・中・下鼻道という通路を作っている．下鼻道には眼から涙を鼻に運ぶ鼻涙管が開口している．
4. 鼻腔上部の粘膜には嗅覚を受け取る嗅細胞があり，この部の粘膜は特に嗅上皮と呼ばれる．
5. 鼻中隔前下部はキーゼルバッハ部位と呼ばれ，血管に富むとともに外力を受けやすいため，鼻出血がよく起こる．
6. 鼻腔を取り囲む前頭骨，上顎骨，篩骨，蝶形骨は中に空気を含む空洞があるため，含気骨と呼ばれる．これらの空洞（前頭洞，上顎洞，篩骨洞，蝶形骨洞）は鼻腔と交通しており，まとめて副鼻腔という．
7. 咽頭は，上から鼻部（上咽頭），口部（中咽頭），喉頭部（下咽頭）の3部に分けられる．上咽頭には鼓室（鼓膜の奥にある空洞）と連絡する耳管が開口する耳管咽頭口がある．
8. 咽頭の喉頭部（下咽頭）は喉頭の後ろに相当する部分で，前は喉頭，下は食道へ通じる．

答 ①気 ②鼻中 ③鼻涙 ④嗅上 ⑤キーゼルバッハ ⑥副鼻
⑦耳管咽頭 ⑧食道

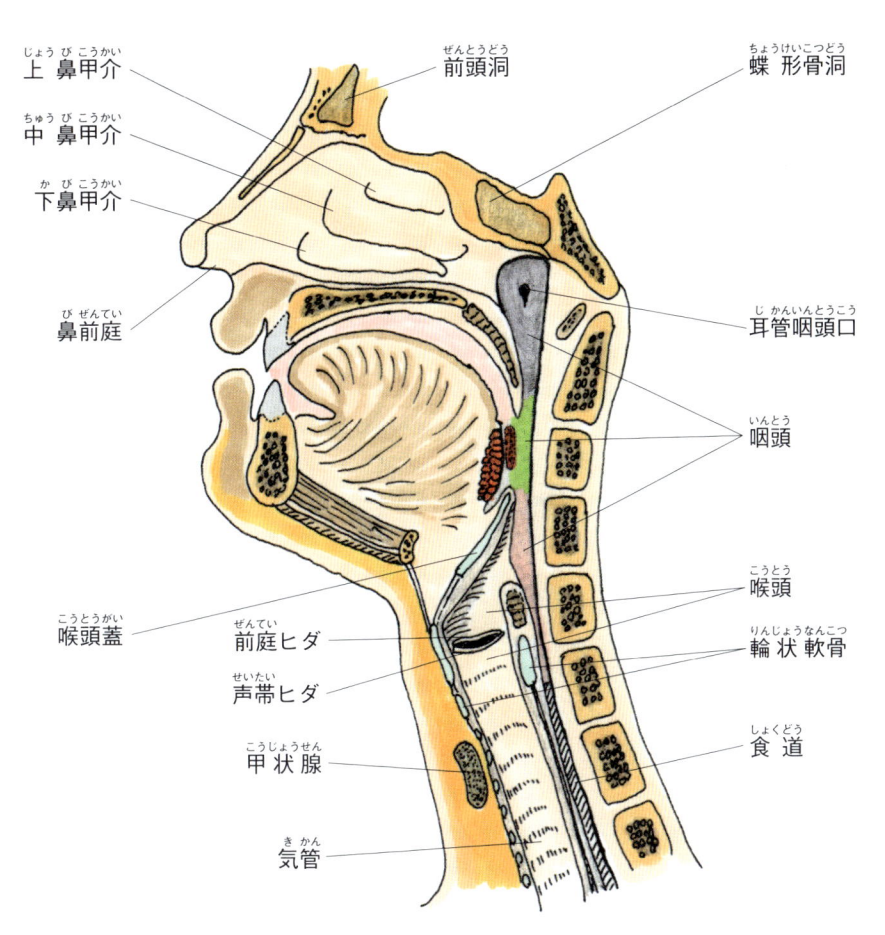

40-1 頭頸部の正中断面

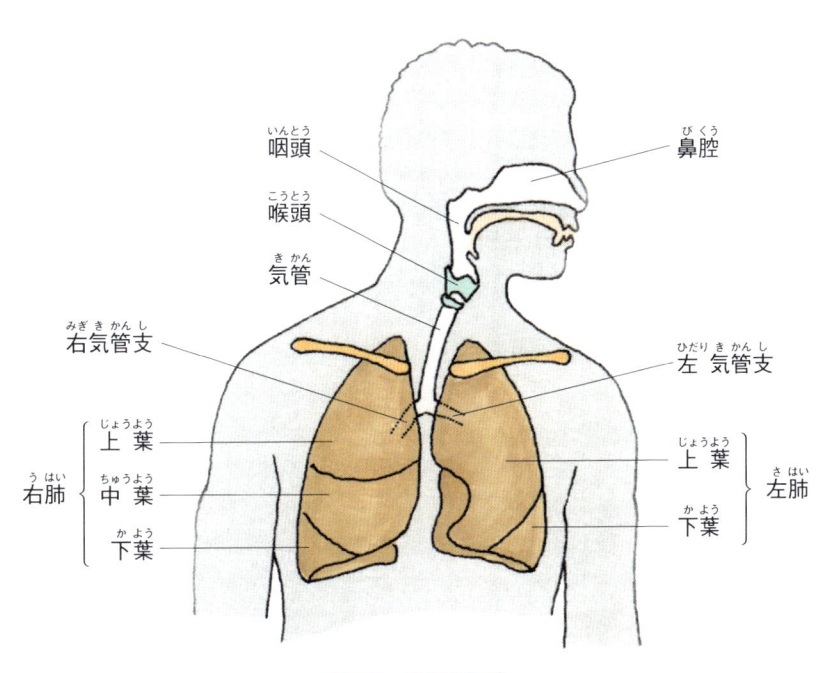

40-2 呼吸器系

呼吸器系

75

41 呼吸器系 喉頭

1 喉頭は，いわゆる「のど仏」の部分で，咽頭喉頭部の前に位置している．

1. 咽頭喉頭部に来た空気は，喉頭の入口である（①　　）口から喉頭に入る．
2. 喉頭は喉頭蓋軟骨，甲状軟骨，（②　　）軟骨，披裂軟骨などの軟骨が骨組となっている．
3. 喉頭の内部を（③　　）腔という．
4. 喉頭内部の両側壁には（④　　）ヒダと声帯ヒダと呼ばれる2組のヒダが見られる．
5. 左右の声帯ヒダの間の狭くなった所を（⑤　　）裂という．

2 喉頭は発声器としての役割がある．

6. 発声の調節は（⑥　　）裂の開閉により行われる．
7. 前庭ヒダと声帯ヒダの間はポケット状になっており，これを（⑦　　）室という．
8. 喉頭の筋は第10脳神経である（⑧　　）神経によって支配されている．

解説

1. 鼻腔から咽頭鼻部，口部を通って咽頭喉頭部の上部に来た空気は，喉頭の入口である喉頭口から喉頭に入る．
2. 喉頭は喉頭蓋軟骨，甲状軟骨，輪状軟骨，披裂軟骨などの軟骨が骨組となっている．甲状軟骨の中央部は特に成人男子で著しく前方に突出し，これを喉頭隆起（のど仏，アダムのリンゴ）という．
3. 喉頭の内部，すなわち喉頭腔は次の3部に分けられる．
   喉頭前庭：喉頭口から前庭ヒダ（室ヒダ）まで
   喉頭室：前庭ヒダと声帯ヒダの間
   喉頭下腔：声帯ヒダから気管の上端まで
4. 喉頭内部の両側壁には前庭ヒダ（室ヒダ）と声帯ヒダと呼ばれる2組のヒダが見られる．
5. 左右の前庭ヒダの間を，喉頭前庭裂という．左右の声帯ヒダの間の狭くなった所を声門裂という．
6. 声帯ヒダと声門裂を合せて声門という．声帯ヒダが空気によって震え，口腔や鼻腔と共鳴することで声となる．声門裂の開閉により発声の調節が行われる．
7. 前庭ヒダと声帯ヒダの間は，外側に向かって浅いポケット状になっており，これを喉頭室と

答　①喉頭　②輪状　③喉頭　④前庭（室）　⑤声門
　　　⑥声門　⑦喉頭　⑧迷走

いう．喉頭室の前方は前上方に少し伸びており，それを喉頭小囊という．
8. 喉頭の筋は，左右の迷走神経から分かれる左右の上喉頭神経と下喉頭神経によって支配されている．従って，迷走神経が障害されると，いわゆる「しゃがれ声」嗄声となる．

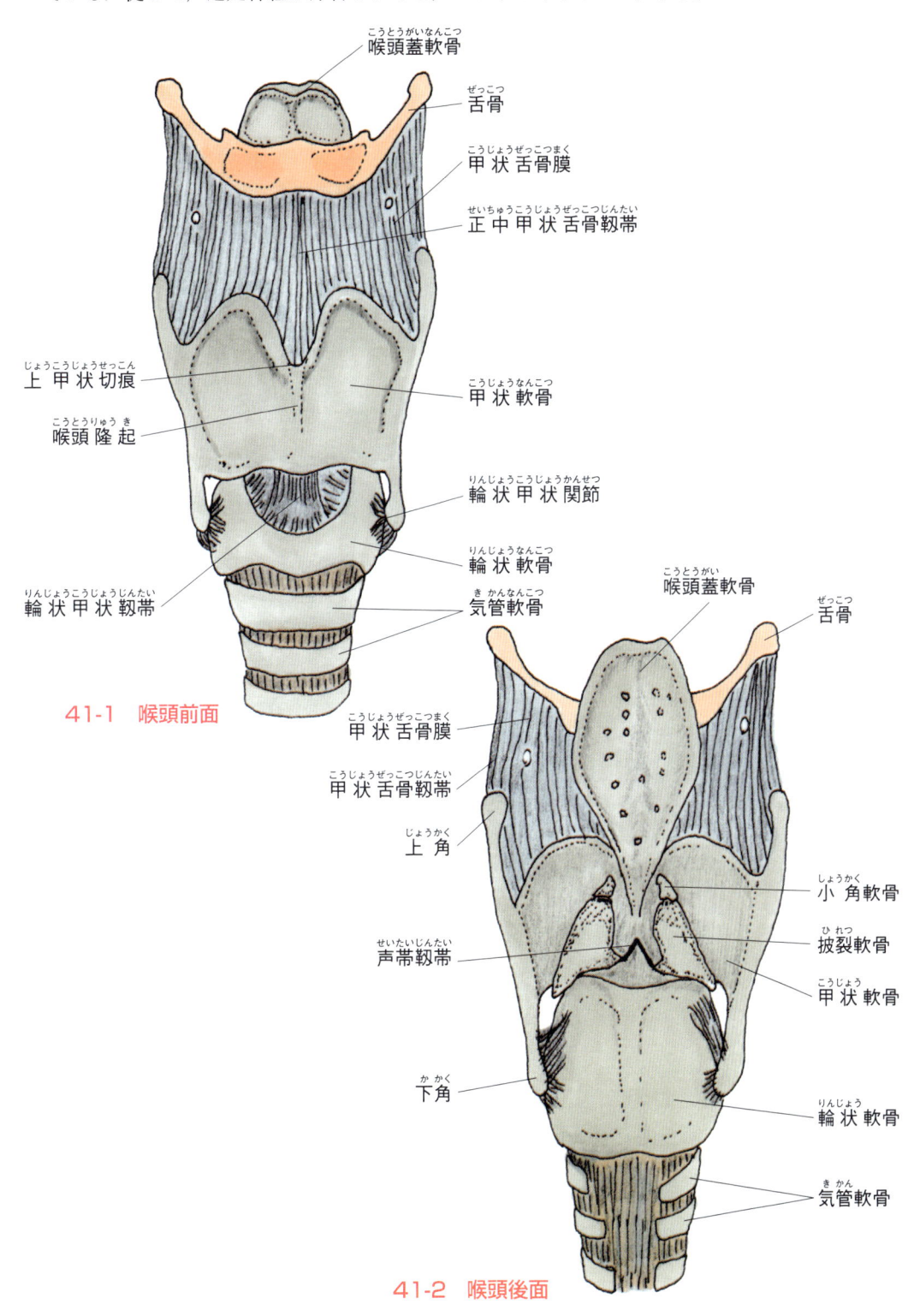

41-1　喉頭前面

41-2　喉頭後面

呼吸器系

42 呼吸器系 気管，気管支

1 気管は喉頭の下方に連なる長さ約 10cm の管で，軟骨で形を保たれている．

1. 喉頭は第（①　　　）頸椎のレベルで気管に続く．
2. 気管は第（②　　　）胸椎の高さで左右気管支に分かれる．
3. 気管はその形を保つためU字型の（③　　　）軟骨を持つ．
4. 左右の気管支を比べると，太く短いのは（④　　　）気管支である．
5. 左右の気管支は（⑤　　　）門を通り，肺の中に入る．
6. 葉気管支は右では3本，左では（⑥　　　）本である．

2 細気管支は軟骨を持たない．

7. 細気管支はさらに分枝して細くなり，最後は（⑦　　　）となる．
8. 気管・気管支の粘膜上皮は（⑧　　　）上皮である．

解説

1. 喉頭は第6頸椎のレベルで気管に続く．気管は長さ約10cmの管で，食道の前を下る．
2. 第5胸椎の高さで左右気管支に分かれる．ここを気管分岐部（気管カリーナ）という．
3. 気管および気管支はU字形の軟骨（気管軟骨）が一定の間隔をおいて並び，気管後壁は膜性壁と呼ばれ平滑筋層（気管筋）からなる．上部の気管軟骨は，のど仏（甲状軟骨）の下方で，皮下に触れることができる．
4. 気管が分れて左右の気管支（主あるいは一次気管支という）に分かれる．主気管支は，肺に入るまで斜め下方に向かって走行するが，左右の気管支では違いがある．右気管支は左気管支より太く，短く，また垂直に近く傾斜する．このため，右気管支は左気管支に比べ異物が入りやすい．
5. 肺門から肺に入った主気管支は，肺の中で樹木の枝のように分かれて，次第に細くなっていく．その順番は主気管支 ⇒ 葉気管支（二次気管支）⇒ 区域気管支（三次気管支）⇒ 細気管支である．
6. 葉気管支は右では3本，左では2本．区域気管支は左右とも10本ある．区域気管支はさらに枝分かれを繰り返し，太さ1mm以下となると細気管支と呼ばれる．細気管支になると周囲に軟骨は見られない．
7. 細気管支はさらに分枝して細くなり，終末細気管支 ⇒ 呼吸細気管支 ⇒ 肺胞管 ⇒ 肺胞嚢

答 ①6 ②5 ③気管 ④右 ⑤肺 ⑥2 ⑦肺胞 ⑧多列線毛

⇒肺胞となる．肺胞は，呼吸細気管支の所から見られる．肺胞はガス交換が行われる所であるため，呼吸細気管支からは気管支の呼吸部と呼ばれる．呼吸細気管支の手前，終末細気管支までは，気管も含めて導管部と呼ばれる．肺胞嚢は，一つの肺胞管よりも広がった空所の周りに肺胞が集まった構造をさす．

8．気管と気管支の構造は，区域気管支までは内腔から上皮，粘膜固有層，粘膜下組織，軟骨，外膜でできている．上皮は多列線毛上皮で，管腔に向かって多数の線毛を持つ円柱状の線毛細胞と，粘液を分泌する杯(さかずき)細胞からなる．粘液に付着した異物は線毛の動きによって外に向かって排出される．気管では杯細胞の代わりに，粘膜固有層内に粘液を分泌する気管腺があり，導管によって粘液が気管内腔に分泌される．

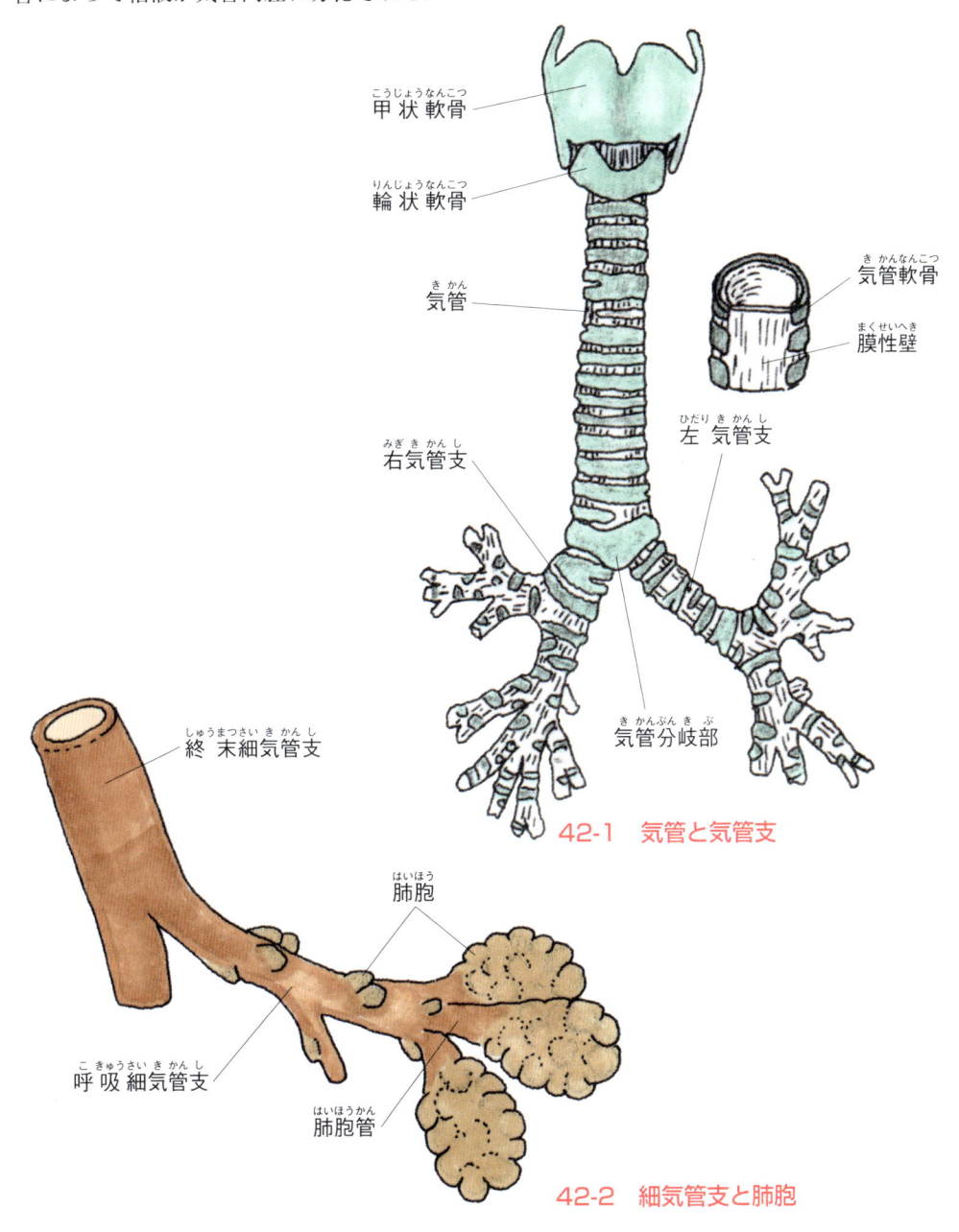

42-1 気管と気管支

42-2 細気管支と肺胞

43 呼吸器系 肺

1 右肺は3葉，左肺は2葉である．

1. 右肺の上葉と中葉は水平裂によって，中葉と下葉は（①　　　）裂によって分けられている．
2. 肺門の所で，肺に出入りする構造物が結合組織で束ねられたものを（②　　　）という．
3. 肺底は横隔膜の上にあるが，肺尖は鎖骨の上約（③　　　）cm にある．
4. 肺の表面にはほぼ四角をした区画が見られるが，これを（④　　　）という．

2 肺の栄養血管は気管支動脈，機能血管は肺動脈である．

5. 肺に行く肺動脈は中に（⑤　　　）血を含んでおり，肺胞の周囲で毛細血管となり，ガス交換を行う．
6. 肺組織を栄養しているのは（⑥　　　）動脈から直接出る細い気管支動脈である．
7. 肺には交感神経と（⑦　　　）神経からの副交感線維が分布している．
8. 肺胞を作っているⅡ型肺胞上皮細胞は，（⑧　　　）を分泌する．

解説

1. 右肺は上・中・下の3葉からなる．3つの葉は裂と呼ばれる深い切れ込みで分けられる．上葉と中葉は水平裂によって，中葉と下葉は斜裂によって分けられている．左肺は斜裂によって分けられる上・下の2葉からなる．
2. 肺の内側面（縦隔面）の中央には主気管支，肺動・静脈，気管支動・静脈，神経などが出入りする部分があり，これを肺門という．肺門の所で，肺に出入りする構造物が結合組織で束ねられたものを肺根という．
3. 肺の上端（肺尖）は首の付け根まで達しており，鎖骨の上2～3cmにある．
4. 1本の細気管支から肺胞に至る構造は，細気管支を頂点とした四角錘（ピラミッド型）をしており，四角錘の底部が肺の表面に現れている．この一つの単位を肺小葉という．
5. 肺に行く肺動脈は中に静脈血（酸素の少ない血液）を含んでおり，肺胞の周囲で毛細血管となり，ガス交換を行った動脈血（酸素の多い血液）が，肺静脈として心臓に帰る．これが肺の役割（機能）であるので，肺動脈は肺の機能血管といわれる．
6. 気管支動脈は肺を構成する細胞に酸素を送る動脈で，肺の栄養血管といわれる．気管支動脈の数や出るところは人によって違いが大きいが，多くの場合胸大動脈から左2本，右1本出る．

答 ①斜　②肺根　③2～3　④肺小葉
　　　⑤静脈　⑥大　⑦迷走　⑧サーファクタント

7．交感神経と迷走神経からの副交感線維が肺の血管や分泌腺に分布している．
8．肺胞を作っている細胞にはⅠ型肺胞上皮細胞とⅡ型肺胞上皮細胞がある．Ⅱ型肺胞上皮細胞は，サーファクタントを分泌する．サーファクタントは肺胞内の表面張力を減少させ，より少ない力で肺胞が開くようにする表面活性物質．リン脂質，コレステロール，タンパク質からできている．サーファクタントが欠乏すると，肺胞が十分膨らまないため，肺が小さくなる．終末細気管支に見られるクララ細胞もサーファクタントを分泌する．

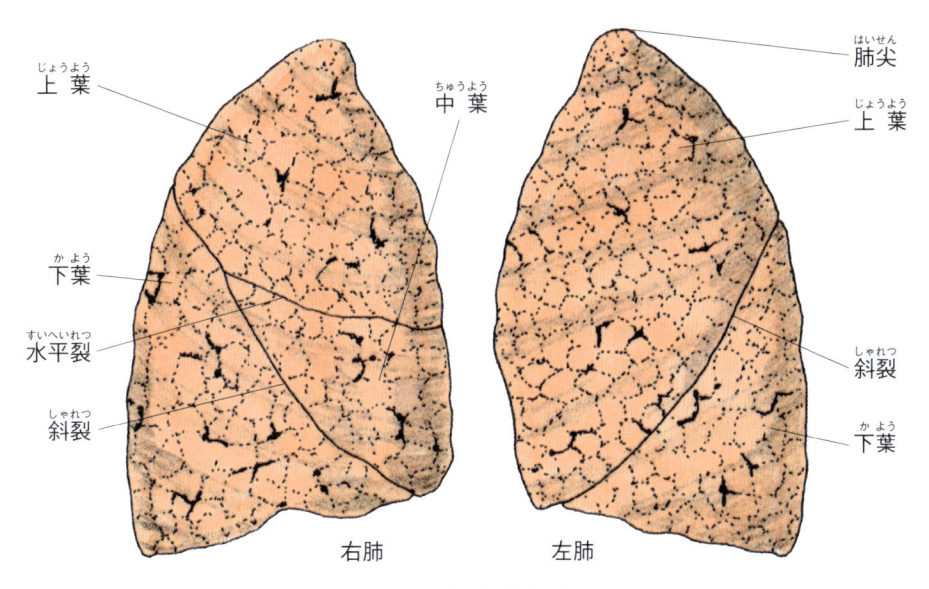

43-1　肺（外側面）

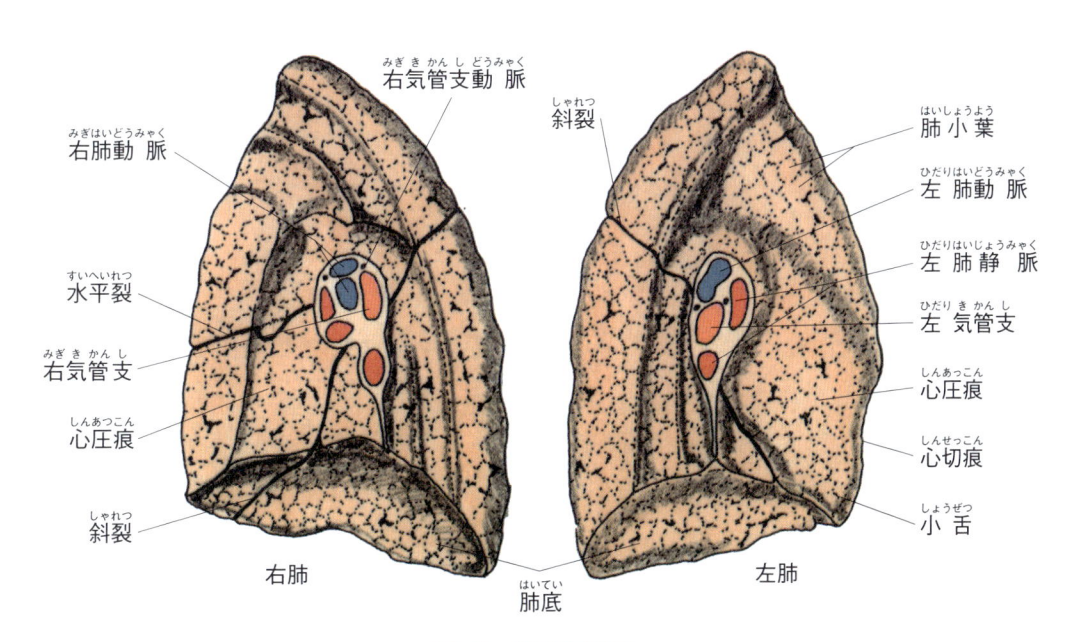

43-2　肺（内側面）

44 呼吸器系 胸膜，縦隔

1 肺は胸膜で包まれている．

1．胸膜は臓側胸膜（肺胸膜）と，（①　　　）胸膜の2葉からなる．
2．2葉の胸膜の間の腔を（②　　　）腔という．
3．左右の肺や心臓は（③　　　）腔内に存在する．
4．胸膜は上皮組織に分類されるが，特に（④　　　）皮と呼ばれる．

2 左右の肺の間にある構造物を縦隔という．

5．縦隔の両側は肺，前壁は胸骨，後壁は脊柱，下壁は（⑤　　　）膜である．
6．縦隔の上部は（⑥　　　）口となっている．
7．縦隔を作る最も大きなものは（⑦　　　）臓で，その他，食道や気管支などがある．
8．縦隔はT4，T5の間と（⑧　　　）角を結んだ線で上縦隔と下縦隔に分けられる．

解説

1．胸膜は肺の表面を覆う臓側胸膜（肺胸膜）と，胸郭の内面を覆う壁側胸膜の2葉からなる．
2．肺胸膜と壁側胸膜は間に胸膜腔を作る．胸膜腔内には潤滑油としての働きを持つ少量の漿液性（さらさらとした液）の胸膜液が入っている．胸膜腔は陰圧に保たれている．胸膜腔が特に広くなった所を胸膜洞という．
3．胸腔と胸膜腔を混同しないようにしよう．胸腔は横隔膜より上で，肋骨，胸骨，胸椎で囲まれた腔所である．
4．胸膜は上皮組織に分類されるが，特に中皮と呼ばれる．胸膜にできた腫瘍を中皮腫というが，良性と悪性がある．特に悪性中皮腫は石綿（アスベスト）との関連が知られている．
5．縦隔の両側は胸膜で包まれた肺，前壁は胸骨，後壁は脊柱，下壁は横隔膜である．
6．縦隔の上の壁は存在せず，胸郭上口という孔になっている．
7．縦隔には，心臓や心臓に出入りする血管，気管，食道などが存在する．
8．縦隔は胸骨角（胸骨柄と胸骨体の間にできる角）とT4，T5の間を結んだ平面で上縦隔と下縦隔に分ける．下縦隔はさらに3つに区分される．胸骨と心臓との間を前縦隔，心臓と心臓を包む膜を合わせて中縦隔（縦隔中部），心臓と脊柱の間を後縦隔という．

答　①壁側　②胸膜　③胸　④中
　　　⑤横隔　⑥胸郭上　⑦心　⑧胸骨

44-1　肺胸膜

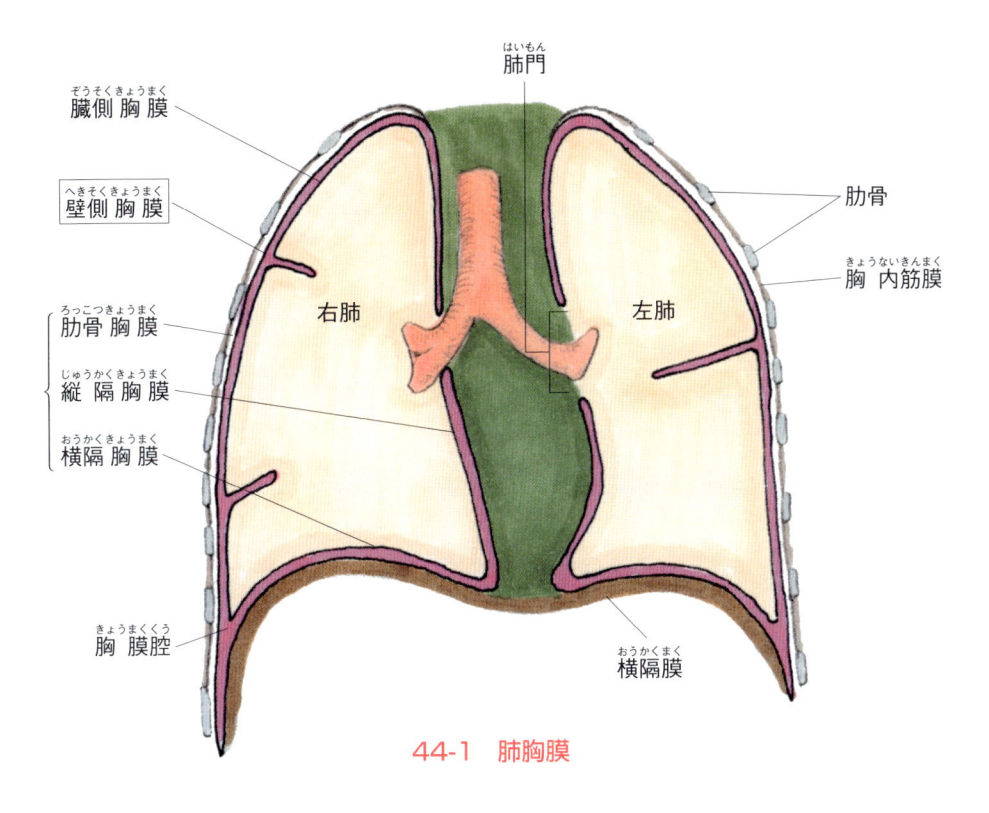

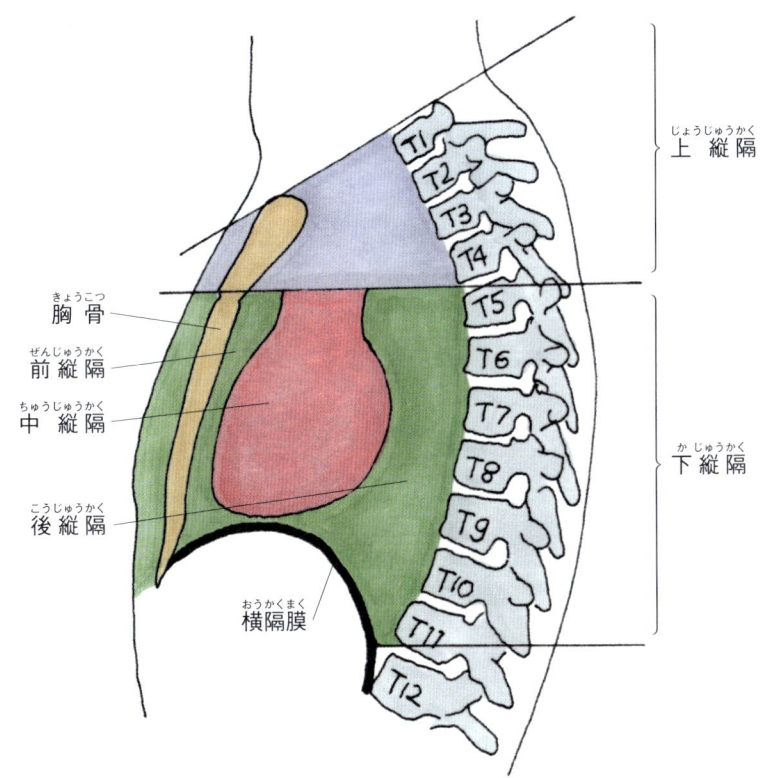

44-2　縦隔

45 呼吸器系 呼吸の生理 1

□ 呼吸運動の調節には延髄にある呼吸中枢が働く．

1. 安静時の呼吸数は，1分間に成人で（①　　　）回，新生児で50〜60回である．
2. 呼吸運動は随意的にも行えるが，無意識的にも調節できる．呼吸を調節する呼吸中枢は脳の（②　　　）にある．
3. 呼吸の化学性調節には脳の（③　　　）にある化学受容器や，末梢にある化学受容器が関与している．
4. 末梢の化学受容器は血液中の O_2 濃度低下などを感知しており，これには（④　　　）小体と大動脈小体がある．
5. 中枢の化学受容器は，脳脊髄液のpH低下と（⑤　　　）濃度上昇を感知する．
6. 橋には（⑥　　　）中枢があり，延髄の呼吸中枢に刺激を送って呼吸リズムを修飾する．
7. 呼吸の反射性調節としては，肺伸展受容体による（⑦　　　）反射などがある．

解説

1. 成人の安静時呼吸数は心臓の拍動と比べると1/3程度である．しかし，新生児は心拍とほぼ同じくらいである．
2. 呼吸運動は，一般的には無意識のうちに規則正しく行われている．これを自動調整する機構は，基本的には延髄の呼息中枢と吸息中枢の働きによる．延髄の呼息中枢と吸息中枢を合わせて呼吸中枢と呼ぶ．
3. 呼吸変動により血液や脳脊髄液の組成が変化すると，これを末梢の化学受容器や中枢の化学受容器が感知して，換気量を変化させる．中枢の化学受容器は延髄に存在し，脳脊髄液の CO_2 濃度と H^+ 濃度（pH）を感知している．
4. 頸動脈小体は総頸動脈の分岐部にあり，動脈血中の O_2 濃度の低下やpHの低下，CO_2 濃度の上昇などに反応して呼吸を調節する．
5. 脳脊髄液の CO_2 濃度が上昇したりpHが低下すると，延髄にある中枢性化学受容器が刺激され，換気運動がさかんになる．しかし，この部位は O_2 濃度の変化には反応しない．
6. 橋には呼吸調節中枢が存在する．この働きにより精神感情が強いと呼吸は促進され，疼痛時にも呼吸促進がおこる．また，体温上昇時にも呼吸促進効果があるほか，嚥下時には呼吸は停止する．
7. 吸気によって肺が伸展すると気道壁の伸展受容器が刺激され，吸息中枢が抑制されるとともに

答 ① 15〜17　② 延髄　③ 延髄　④ 頸動脈　⑤ CO_2
⑥ 呼吸調節　⑦ ヘーリング-ブロイアー

に呼息中枢が興奮して呼気が起こる．同様の伸展受容器による反射として，頸動脈洞反射，大動脈弓反射，心房反射などがある．

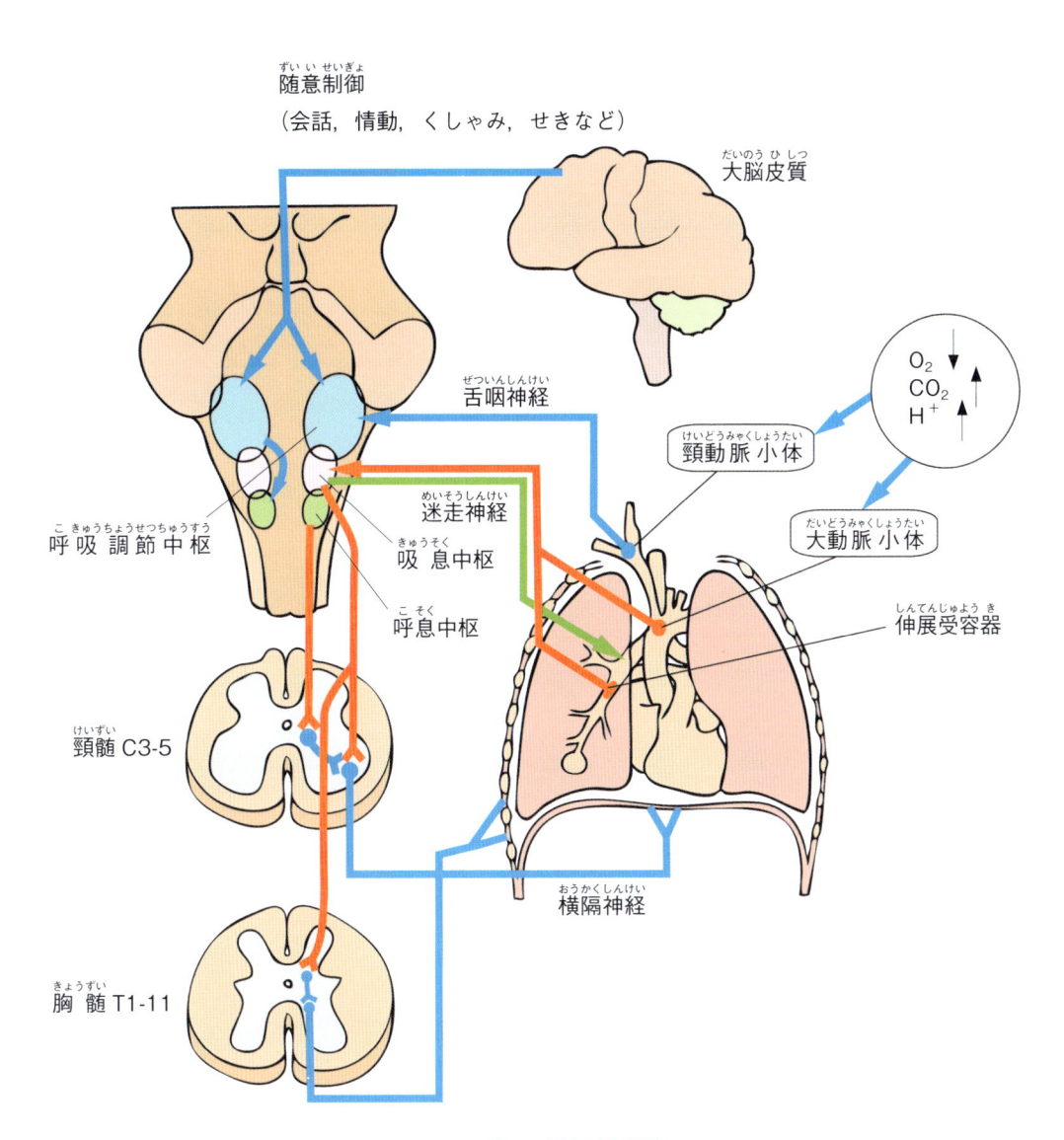

45 呼吸の神経性調節

46 呼吸器系 呼吸の生理 2

1 肺容量区分はレスピロメータで測定される．

1. 安静時に1回の呼吸で吸気される，あるいは呼出される空気量を（①　　）量といい，500ml 程度である．
2. 安静時呼吸より努力してさらに吐ける空気量を（②　　）量と呼び，その量は1,000ml 程度である．
3. 逆に，安静時呼吸より努力してさらに吸い続けられる空気量を（③　　）量といい，2,000ml 程度である．
4. 最大吸息状態と最大呼息状態の空気量の差を（④　　）量という．
5. 最大呼息時にも，肺内には約1,000ml の空気が残っている．これを（⑤　　）量という．

2 異常な呼吸にはいくつかのパターンがある．

6. 呼吸の深さは変わらないで，1分間に24回以上呼吸することを（⑥　　）呼吸という．
7. 呼吸数と呼吸量が周期的に変動する（⑦　　）呼吸は，呼吸中枢の興奮性の低下が原因である．
8. 頻繁なあえぎ呼吸が一旦停止して無呼吸となり，再びあえぎ呼吸に戻る．これを（⑧　　）呼吸という．
9. 換気が過度に増加すると，血中 CO_2 濃度が低下するため呼吸性（⑨　　）になる．

解説

1. 安静時の呼吸運動では，普通に吸って普通に吐く量は 400〜500ml ほどしかない．これを1回換気量という．
2〜5. 肺容量区分は肺容量計（レスピロメーター）により測定される．
　　・一回換気量：安静時の呼吸量は約500ml である．
　　・予備吸気量：深吸気時には一回換気量の上限（安静吸息位）より約2,000ml 多く吸入できる．
　　・予備呼気量：深呼気時には安静呼息位より約1,000ml 多く呼出できる．
　　・最大吸気量：一回換気量，予備吸気量の和．

答　①一回換気　②予備呼気　③予備吸気　④肺活　⑤残気
　　　⑥頻　⑦チェーンストークス　⑧ビオー　⑨アルカローシス

- 肺　活　量：一回換気量，予備呼気量，予備吸気量の和．
- 残　気　量：最大呼出時でも肺内に残っている空気量．約 1,000ml である．
- 機能的残気量：予備呼気量と残気量の和．
- 全 肺 気 量：予備吸気量，一回換気量，予備呼気量，残気量の和．

6. 速呼吸とは呼吸の深さが変化しないで呼吸数だけが増加する状態をいい，1 分間に 24 回以上になると，とくに頻呼吸という．逆に呼吸の深さが変化しないで，呼吸数だけが減少して 12 回以下になることを徐呼吸と呼ぶ．

7. チェーンストークス呼吸は，呼吸中枢の低酸素症（脳出血，脳梗塞），動脈血循環の不良，全身性の低酸素血症のいずれかにより生じる．

8. ビオー呼吸は無換気状態から急に深大な呼吸を開始して再び換気状態になる呼吸の状態で，髄膜炎などで見られる．

9. 過換気により CO_2 が血中より放出される結果，血液の pH が上昇し呼吸性アルカローシスとなる．反対に無呼吸や低換気などで血中に CO_2 が増えると，呼吸性アシドーシスとなる．

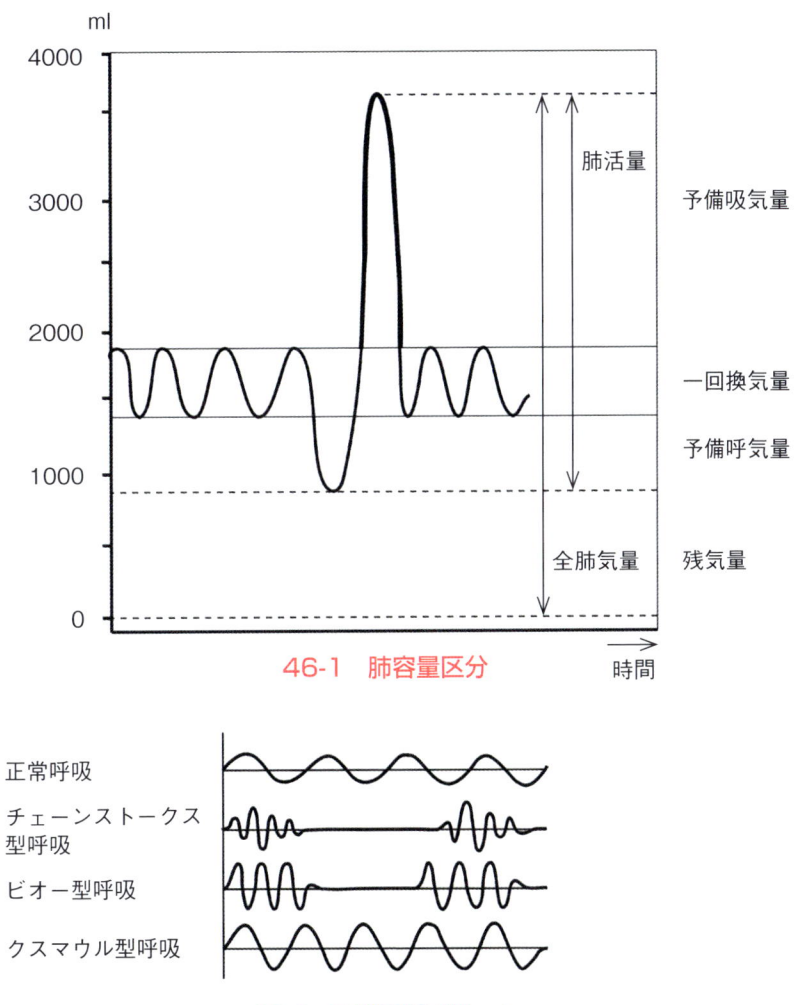

46-1　肺容量区分

46-2　異常呼吸パターン

47 消化器系の構成

1 消化器系は消化管と付属腺からなる．

1. 消化管は口腔から始まり，（①　　　）に終る．
2. 口腔からは，（②　　　）→ 食道に続く．
3. 食道は（③　　　）膜を貫き，腹腔に入る．
4. 食道は腹腔内で胃に続き，小腸から（④　　　）に続く．
5. 消化管の付属腺には，唾液腺，（⑤　　　）臓，膵臓がある．

2 消化器系の各部を知ろう．

6. 右図の⑥は？
7. 右図の⑦は？
8. 右図の⑧は？
9. 右図の⑨は？
10. 右図の⑩は？

解説

1，5．消化器系は栄養物を消化，吸収し，残渣を糞便として排泄する器官系である．消化器系は口腔から肛門に続く管状の消化管と，これらの付属腺である唾液腺，肝臓，膵臓からなる．

2，3，4．消化管は，部位によって膨らんだり，細くなったり，曲がりくねったりした一続きの管で，部位によって分けると次のようになる．

　　口腔 → 咽頭 → 食道 → 胃 → 小腸 → 大腸

5．消化管の外に付属する腺として唾液腺，肝臓，膵臓がある．

6．咽頭は気道であり，また食物の通路でもある．咽頭は筋肉で作られた管で，鼻腔，口腔，喉頭の後ろにある．咽頭は，上から鼻部（上咽頭），口部（中咽頭），喉頭部（下咽頭）の3部に分けられる．一般にいう「のど」は，咽頭口部にあたる．

7．十二指腸は胃の幽門に続き，膵臓を取り囲むようにC字形をなす長さ約25cmの管である．ここに膵臓と肝臓からの分泌液が流れ込む．

8．大腸は，盲腸，虫垂，結腸，直腸に分けられる．結腸はさらに上行結腸，横行結腸，下行結腸，S状結腸に分けられる．

9．膵臓は消化酵素を含んだ膵液を十二指腸に分泌する．

10．消化管の最終部は肛門である．

答　①肛門　②咽頭　③横隔　④大腸　⑤肝
　　　⑥咽頭　⑦十二指腸　⑧盲腸　⑨膵臓　⑩肛門

こうくう
口腔

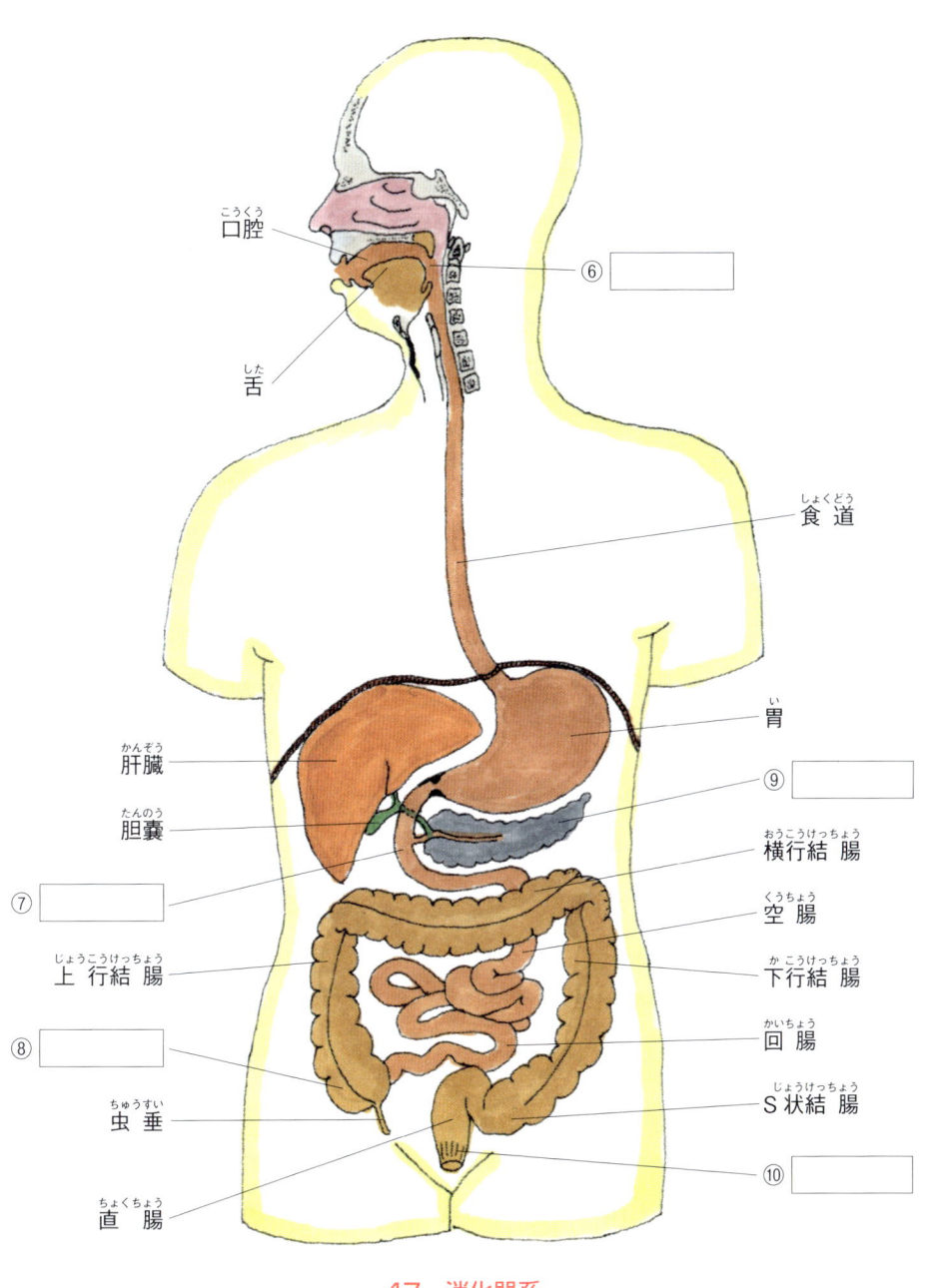

した
舌

⑥

しょくどう
食道

い
胃

かんぞう
肝臓

たんのう
胆嚢

⑨

おうこうけっちょう
横行結腸

⑦

くうちょう
空腸

じょうこうけっちょう
上行結腸

かこうけっちょう
下行結腸

⑧

かいちょう
回腸

ちゅうすい
虫垂

じょうけっちょう
S状結腸

ちょくちょう
直腸

⑩

47 消化器系

消化器系

48 消化器系 口腔

1 口腔は消化器系の初部であると同時に，発声においても重要な機能を持つ．

1. 口腔は歯列弓によって口腔前庭と（①　　　）口腔に分けられる．
2. 口腔の天井を，（②　　　）という．
3. 口蓋は硬口蓋と（③　　　）口蓋に分けられる．
4. 口蓋舌弓と口蓋咽頭弓の間には（④　　　）がある．
5. 舌は（⑤　　　）筋でできた器官である．
6. 舌の背面は4種類の（⑥　　　）で覆われている．

2 口腔では歯と舌により咀嚼が行われる．

7. 永久歯の数は（⑦　　　）本である．
8. 上顎骨にはまり込んだ1列の歯を（⑧　　　）弓という．
9. 舌は咀嚼運動とともに（⑨　　　）に際しても重要な働きを持つ．
10. 舌の筋肉は随意筋であり（⑩　　　）神経で支配されている．

解説

1. 口腔前庭と固有口腔は上下の歯列弓の奥で交通している．
2, 3. 硬口蓋は上顎骨と口蓋骨で作られているため硬いが，軟口蓋には骨がない．軟口蓋は嚥下（物を飲み込む動作）に際して鼻腔への交通を遮断する．
4. 扁桃はリンパ組織で，舌の付け根（舌根）にもリンパ組織である舌扁桃がある．これらに咽頭鼻部（上部）に見られる咽頭扁桃や耳管扁桃を合わせてワルダイエル（Waldeyer）の咽頭輪といい，免疫反応に関与している．
5, 10. 舌は横紋筋（骨格筋）で作られており，随意的に動かすことができる．
6. 糸状乳頭，茸状乳頭，葉状乳頭，有郭乳頭がある．糸状乳頭以外は味覚の受容器である味蕾を持つ．
7. 永久歯には切歯，犬歯，小臼歯，大臼歯がある．乳歯の数は20本である．
8. 下顎骨にはまり込んだ1列の歯を下歯列弓という．上歯列弓と下歯列弓にそれぞれ16本の永久歯がある．しかし，第3大臼歯（いわゆる親知らず）は生涯，見られない人が多くなっている．
9. 舌は本来，食物を食べるときにかき混ぜて，食物を歯と歯の間に送り込む働きをしている．

答　①固有　②口蓋　③軟　④口蓋扁桃（扁桃腺）　⑤横紋（骨格）　⑥舌乳頭　⑦32　⑧上歯列　⑨発声　⑩舌下（第12脳神経）

しかし，言語を話すヒトにおいては発音に重要な役割を持つようになった．
10. 舌の筋肉は横紋筋であり，運動神経で支配される随意筋である．

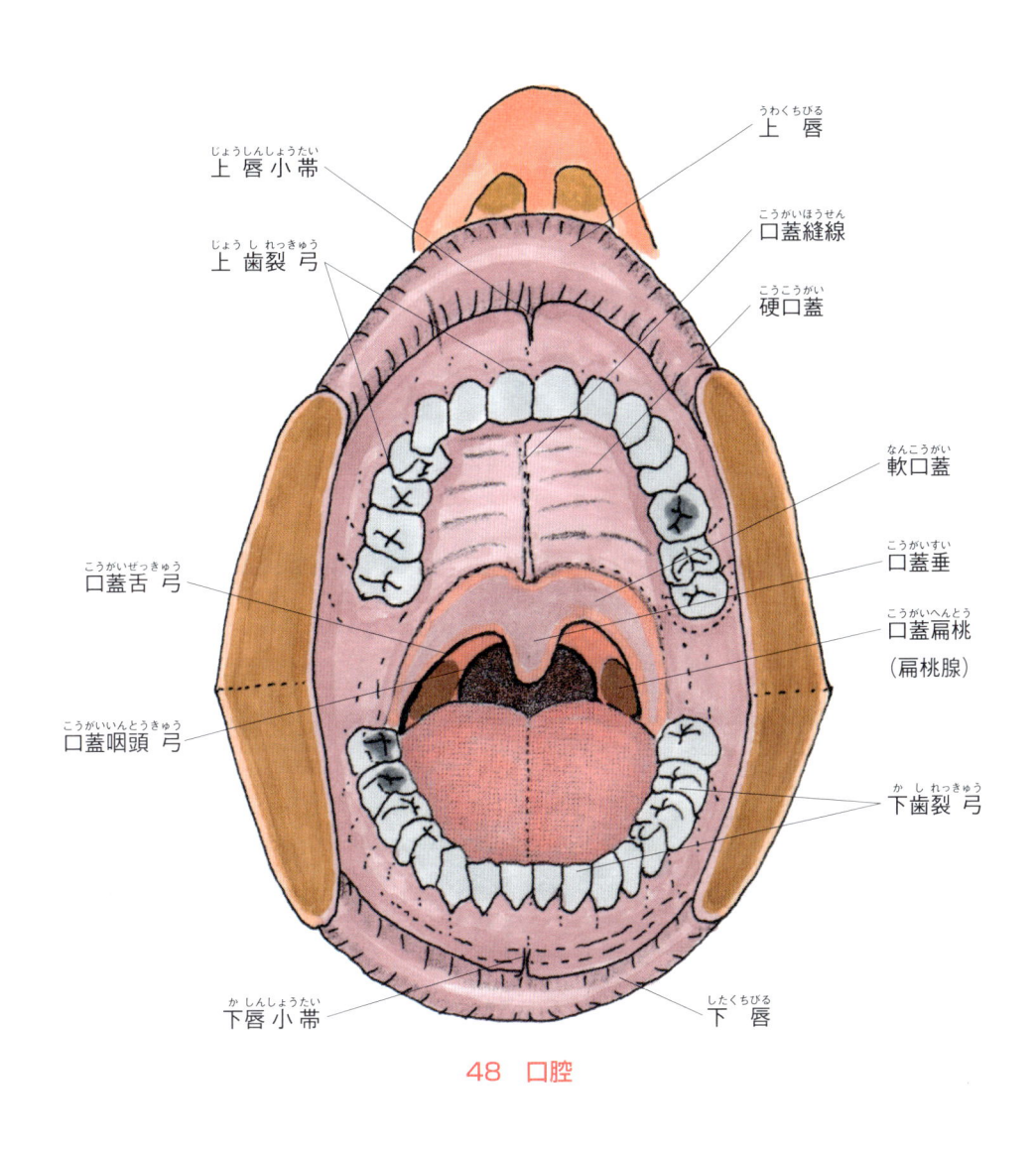

48 口腔

49 消化器系 舌，唾液腺

1 舌には咀嚼や嚥下，発声の役割とともに，味覚の受容器がある．

1. 舌は前3分の2の舌体と，後ろ3分の1の（①　　）に分けられる．
2. 舌体の上面は舌背で，その前端は（②　　）と呼ばれる．
3. 舌背には糸状乳頭，茸状乳頭，葉状乳頭，（③　　）乳頭といった舌乳頭が見られる．
4. 糸状乳頭以外の乳頭には味覚の受容器である（④　　）が見られる．
5. 舌前3分の2の味覚は（⑤　　）神経が司る．
6. 舌後ろ3分の1の味覚は（⑥　　）神経が司る．

2 唾液腺には大唾液腺と小唾液腺がある．

7. 口腔の粘膜中に散在している唾液腺を（⑦　　）腺という．
8. 大唾液腺には，耳下腺，顎下腺，（⑧　　）腺の3つがある．
9. 耳下腺の導管は口腔前庭の（⑨　　）乳頭に開口する．
10. 耳下腺はさらっとした唾液を分泌する（⑩　　）腺である．

解説

1. 前3分の2を舌体，後ろ3分の1を舌根といい，分界溝という逆Ｖの字型の溝が両者の境界となっている．
2, 3. 舌体の上面は舌背で，その前端は舌尖と呼ばれる．舌背には糸状乳頭，茸状乳頭，葉状乳頭，有郭乳頭といった舌乳頭が見られる．有郭乳頭は舌乳頭の中でも最も大きく，数は最も少なく，分界溝の前に1列に8～12個並ぶ．茸状乳頭は白っぽく見える糸状乳頭の間に散在し，赤い点状に見える．葉状乳頭は舌背の後部外側縁に線条に見られ，小児では比較的よく見られるが，成人では発達が悪い．
4. 味覚の受容器は味蕾といい，ほとんどは舌の糸状乳頭を除く，茸状乳頭，葉状乳頭および有郭乳頭中にある．味蕾は味覚を司る味細胞と支持細胞からなる卵形の小体で，味孔により舌表面に開いている．
5. 味覚は特殊感覚で，舌前3分の2の味覚は顔面神経の枝である鼓索神経が司る．
6. 舌後3分の1の味覚は第Ⅸ脳神経の舌咽神経が司る．
7, 8. 唾液を分泌する腺には小唾液腺と大唾液腺がある．小唾液腺は口腔の粘膜中に散在している．大唾液腺には，耳下腺，顎下腺，舌下腺の3つがある．唾液の分泌は1日平均，1000

答 ①舌根 ②舌尖 ③有郭 ④味蕾 ⑤顔面（鼓索） ⑥舌咽
⑦小唾液 ⑧舌下 ⑨耳下腺 ⑩漿液

～1500mL である.
9. 耳下腺は最大の唾液腺で，耳介の前下方にある．導管を耳下腺管といい，口腔前庭に開口している．開口部を耳下腺乳頭といい，上顎第二大臼歯の向かい側にある.
10. サラサラした漿液性の唾液を分泌する漿液腺である.

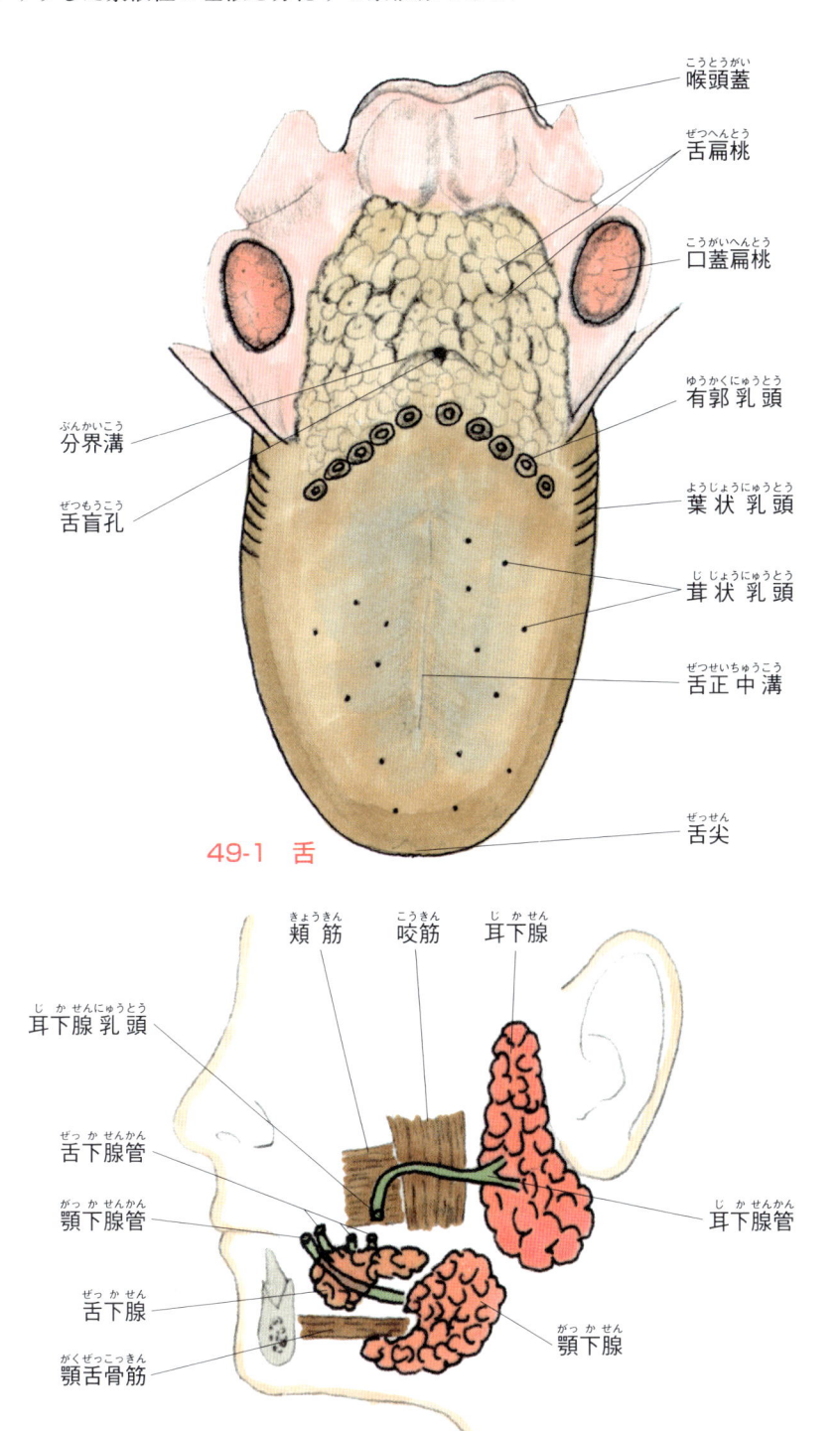

49-1 舌

喉頭蓋
舌扁桃
口蓋扁桃
有郭乳頭
葉状乳頭
茸状乳頭
舌正中溝
舌尖
分界溝
舌盲孔

49-2 唾液腺

頬筋
咬筋
耳下腺
耳下腺乳頭
耳下腺管
舌下腺管
顎下腺管
舌下腺
顎下腺
顎舌骨筋

消化器系

50 消化器系 消化管の構造，食道，胃

1 消化管は中空臓器で，その壁は4層からなる．

1. 消化管の壁の基本構造は4層で，内から外に（①　　）膜，粘膜下組織，筋層，漿膜となっている．
2. 粘膜下組織には自律神経が網の目状に分布する（②　　）神経叢がある．
3. 平滑筋である筋層は基本的に2層をなしていて，内層は輪走筋で外層は（③　　）筋である．
4. 2層の筋層間には（④　　）神経叢がある．

2 食道は横隔膜を貫き，腹腔内で胃に続く．

5. 食道は（⑤　　）と胃を結ぶ長さ約25cmの管である．
6. 食道には喉頭の後，気管分岐部，（⑥　　）貫通部の3箇所の生理的狭窄部位がある．
7. 胃の入口を（⑦　　）門といい，胃の出口を幽門という．
8. 胃の筋層の中輪走筋は幽門部で特に発達し，（⑧　　）筋となっている．
9. 胃壁の固有胃腺にある（⑨　　）細胞からは塩酸が分泌される．

解説

1. 消化管は管状で大きな内空を持つので中空臓器と呼ばれる．消化管の壁の基本構造は4層で，内から外に向かって粘膜，粘膜下組織，筋層，漿膜となっている．食道と直腸は漿膜を持たない．
2. 粘膜下組織は疎性結合組織で，血管や自律神経が多くある．ここの自律神経は網の目状に分布しており，粘膜下神経叢（マイスナー Meissner 粘膜下神経叢）という．マイスナー粘膜下神経叢の自律神経は主に腺分泌を司る．
3. 平滑筋は基本的に2層をなしていて，内層は輪走筋で外層は縦走筋である．胃では最内層に斜めに走る筋層がある（斜走筋）．
4. 2層の筋層間に分布するアウエルバッハ Auerbach 筋間神経叢から出る自律神経が，消化管のリズミカルな運動を調節している．
5. 咽頭に続く長さ約25cmの管で，脊柱の前を下行し，横隔膜の食道裂孔を通って腹腔に入り，胃の噴門に連なる．
6. 食道には喉頭の後（輪状軟骨の後），気管分岐部（大動脈との交叉部），横隔膜貫通部（食道裂孔）の3箇所の生理的狭窄部位がある．

答 ①粘 ②マイスナー（粘膜下） ③縦走 ④アウエルバッハ筋間
⑤咽頭 ⑥横隔膜 ⑦噴 ⑧幽門括約 ⑨壁

7. 胃の入口を噴門といい，噴門より上部を胃底，胃の中央部を胃体，胃の出口を幽門という．
8. 幽門括約筋は，胃と十二指腸の境界にあって，開閉することで胃の内容物を十二指腸に送るのを調節している．
9. 固有胃腺は胃に特有のもので，主細胞，壁細胞，副細胞から構成される．主細胞はペプシノーゲン，壁細胞は塩酸と内因子，副細胞は粘液を分泌する．

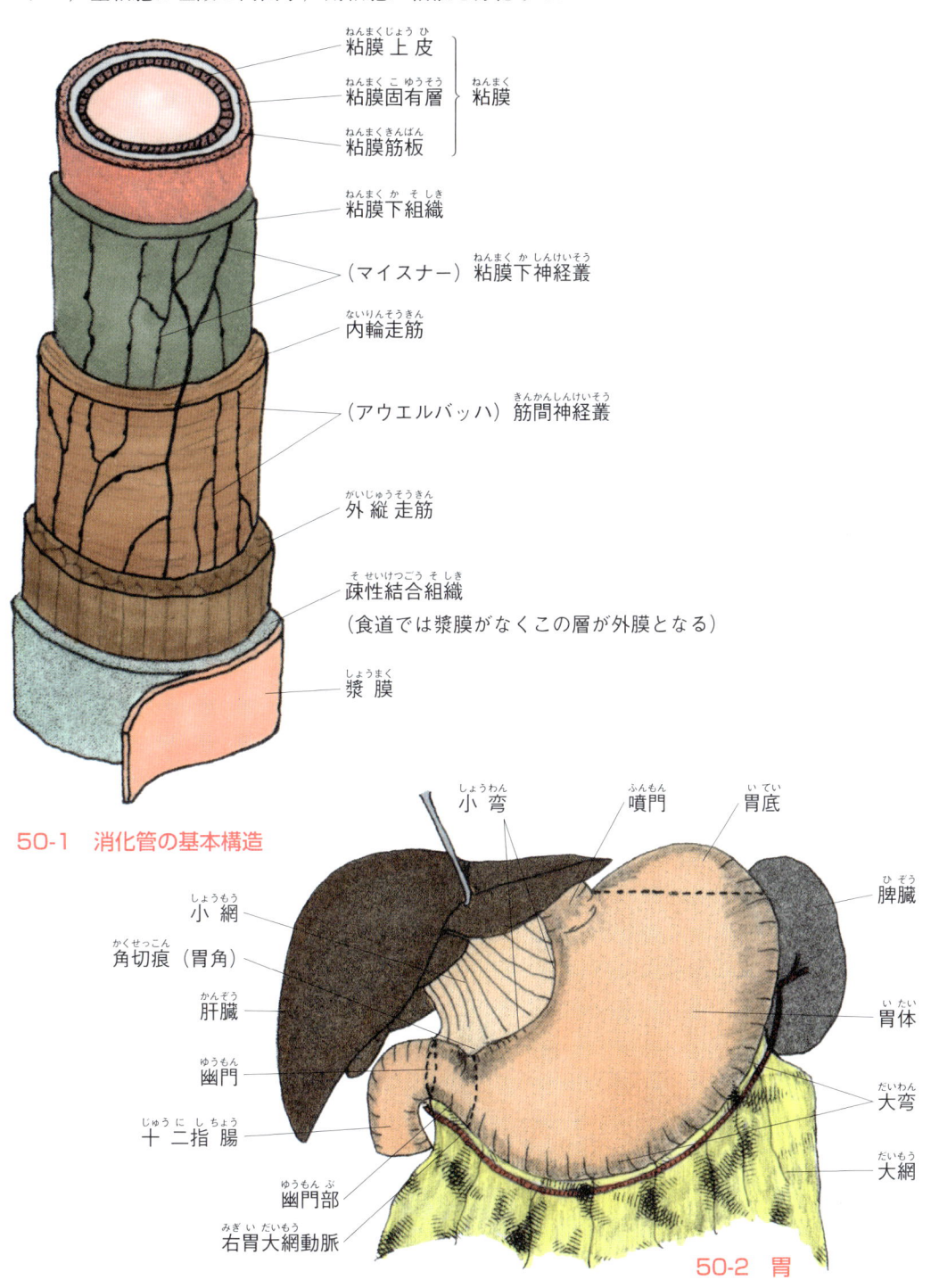

50-1 消化管の基本構造

50-2 胃

51 消化器系 小腸

1 小腸は十二指腸，空腸，回腸からなる．

1. 胃に続く小腸は十二指腸，（① 　　　），回腸に分けられる．
2. 十二指腸の長さは約（② 　　　）cm である．
3. 空腸の起始部は（③ 　　　）靱帯で固定されている．
4. 小腸の粘膜は（④ 　　　）ヒダを作っている．
5. 空腸と回腸は（⑤ 　　　）膜を持っている．
6. 回腸には集合リンパ小節である（⑥ 　　　）板が見られる．

2 十二指腸には胆汁や膵液が流れ込む．

7. 胆汁は（⑦ 　　　）管によって十二指腸に運ばれる．
8. 膵液は膵管によって（⑧ 　　　）腸に運ばれる．
9. 総胆管と膵管は合流して（⑨ 　　　）乳頭に開口する．
10. ファーター乳頭には（⑩ 　　　）括約筋がある．

解説

2. 一横指（一本の指の巾）は約 2 cm．十二指腸は十二横指の長さがあることで名付けられた．
3. トライツ Treitz 靱帯は十二指腸堤筋ともいわれ，十二指腸空腸曲を吊り上げるように固定している．
4. 吸収面積を広げるため，粘膜がヒダを作っている．回腸の末端に近づくにつれて発達が悪くなる．
5. 腸間膜を持つため，空腸と回腸は可動性がある．十二指腸は腹膜の後方にあり，腸間膜を持たない．
6. 小腸の粘膜内には多数のリンパ小節がある．リンパ小節には孤立リンパ小節とリンパ節が多く集まった集合リンパ小節がある．
7. 胆汁は肝臓から分泌され，一旦，胆嚢に蓄えられ，濃縮される．必要に応じて胆嚢から胆嚢管を通り，総胆管によって十二指腸に運ばれる．
8. 膵管には大（主）膵管と小（副）膵管がある．大（主）膵管は大十二指腸乳頭に開口するが，小（副）膵管がある場合，大十二指腸乳頭上部にある小十二指腸乳頭に開口する．
9. 総胆管と合流するのは大膵管（主膵管）である．

答 ① 空腸 ② 25 ③ トライツ ④ 輪状 ⑤ 腸間 ⑥ パイエル
⑦ 総胆管 ⑧ 十二指腸 ⑨ 大十二指腸（ファーター） ⑩ オッディ（Oddi）

10. 大十二指腸乳頭はファーター Vater 乳頭とも呼ばれる．胆汁を十二指腸に流し出すとき以外は，括約筋によって出口は閉じられている．

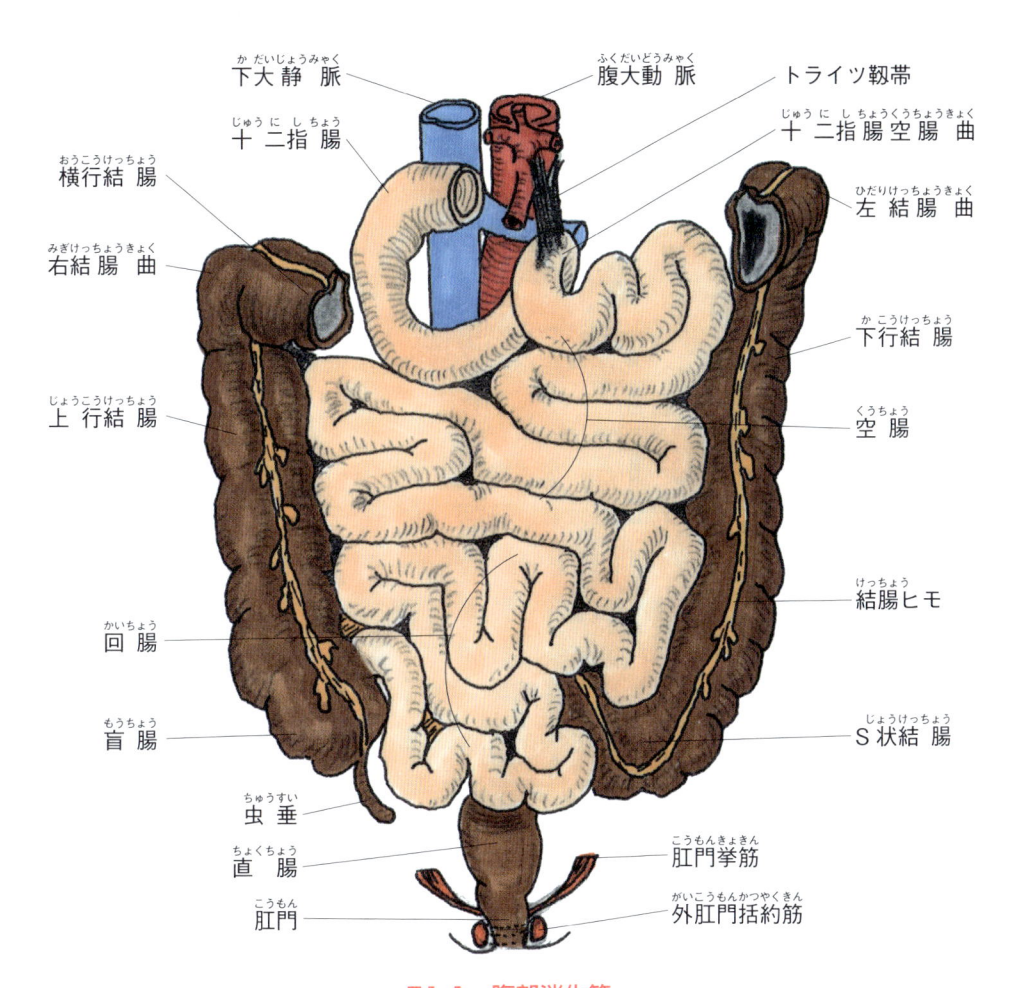

51-1　腹部消化管

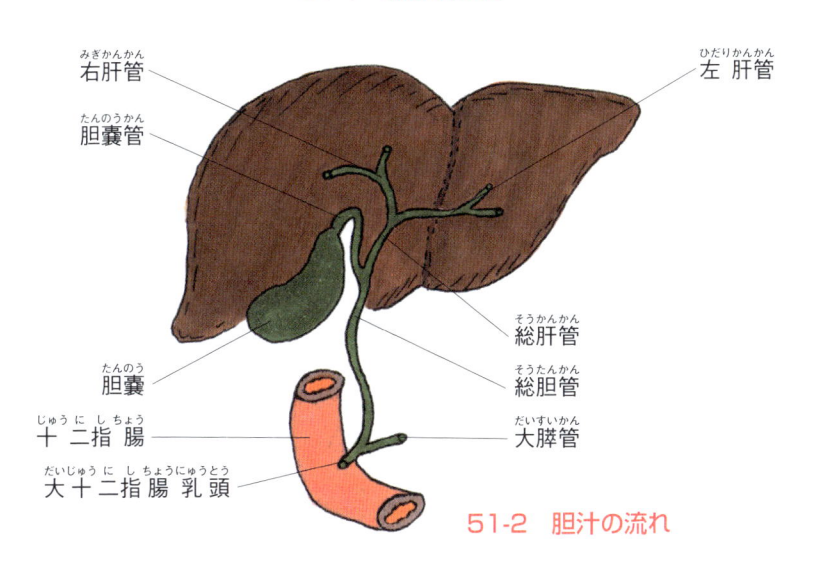

51-2　胆汁の流れ

52 消化器系 大腸

1 大腸は盲腸，虫垂，結腸，直腸からなる．

1. 回腸に続くのは，大腸に属す（①　　）腸である．
2. 回腸と盲腸の間には（②　　）弁がある．
3. 盲腸からは小指ほどの（③　　）が出ている．
4. 結腸の内面には（④　　）ヒダが見られる．
5. 結腸には縦走筋の遺残である（⑤　　）ヒモが見られる．
6. 横行結腸と（⑥　　）結腸は腸間膜を持つ．

2 肛門には内肛門括約筋と，外肛門括約筋の2種類の括約筋がある．

7. 直腸は（⑦　　）腔内にある．
8. 肛門周囲にある内肛門括約筋は（⑧　　）筋である．
9. 外肛門括約筋は骨格筋であり（⑨　　）神経で支配されている．

解説

1. 回腸から大腸である盲腸に続く．
2. 大腸の内容物の小腸側への逆流を防ぐ．
3. 虫垂の長さや位置はまちまちで個人差が大きい．
4. 結腸にはくびれが見られるが，くびれとくびれの間の膨らみを結腸膨起という．くびれに一致して筋層を巻き込んだ半月状ヒダがあり，（結腸）半月ヒダという．
5. 消化管の筋層は原則，外縦走筋と内輪走筋からなるが，結腸では一部を残して特に外縦走筋の発達が悪く，ヒモ状となっている．
6. 大腸のうち盲腸，上行結腸，下行結腸は間膜を持たず，後腹壁に固定されている．虫垂は虫垂間膜を持っている．
7. 直腸は骨盤腔内で仙骨の前面に沿って位置する骨盤内臓である．
8. 輪状の筋で，収縮すると開口部を閉じる働きをする筋を，括約筋という．骨格筋だけではなく平滑筋にも使われる用語である．肛門周囲には2種類の括約筋がある．内肛門括約筋は平滑筋であり，自律神経で支配されていることから，意思とは関係なく調節されている．
9. 外肛門括約筋は骨格筋であるため，運動神経で支配されている．外肛門括約筋を支配する神経は陰部神経で主にS4（第4仙髄節）から出る．

答 ①盲 ②回盲（バウヒン Bauhin） ③虫垂 ④（結腸）半月 ⑤結腸 ⑥S状 ⑦骨盤 ⑧平滑 ⑨運動

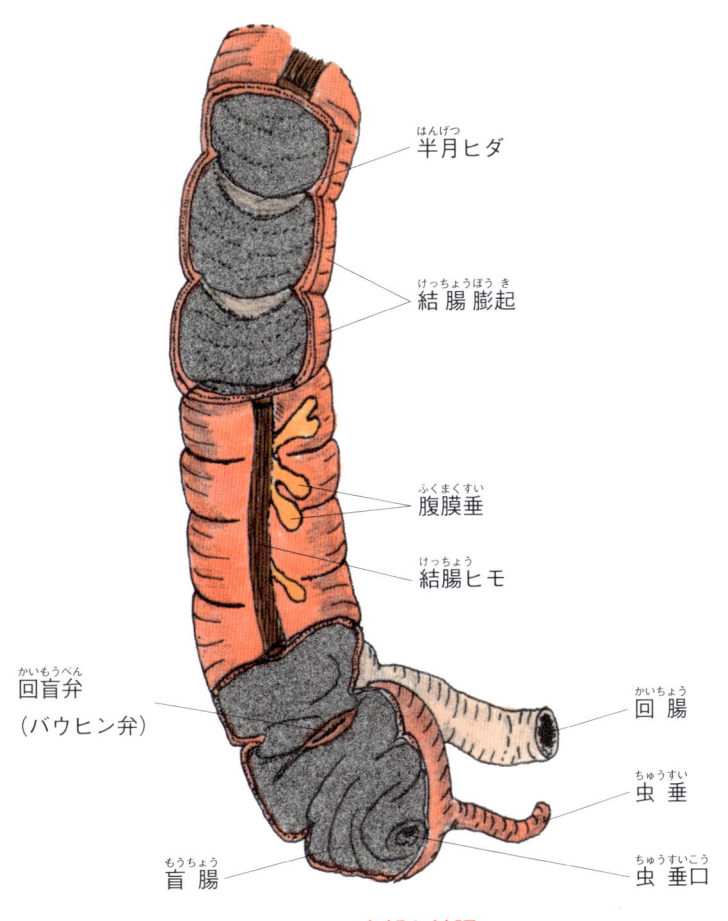

52-1 回盲部と結腸

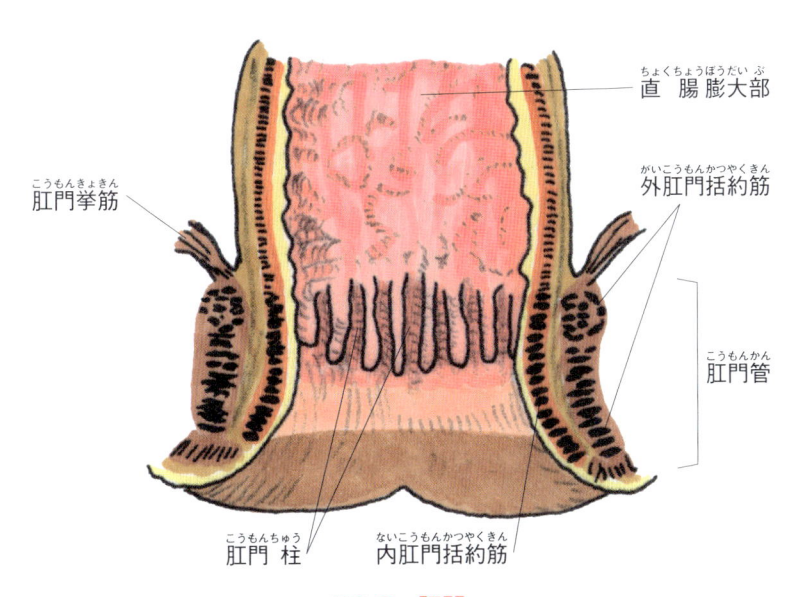

- 半月ヒダ
- 結腸膨起
- 腹膜垂
- 結腸ヒモ
- 回盲弁（バウヒン弁）
- 回腸
- 虫垂
- 盲腸
- 虫垂口

52-2 肛門

- 直腸膨大部
- 肛門挙筋
- 外肛門括約筋
- 肛門管
- 肛門柱
- 内肛門括約筋

消化器系

53 消化器系 肝臓，胆嚢

1 肝臓は右上腹部で横隔膜の直下にある．

1. 肝臓は（①　　　）間膜により，大きい右葉と小さい左葉に分けられる．
2. 血管，肝管，神経などが肝臓に出入りする所を（②　　　）という．
3. 肝臓の栄養血管は（③　　　）動脈で，機能血管は門脈である．
4. 肝臓は（④　　　）鞘という結合組織により六角形をした無数の肝小葉に分けられる．
5. 肝細胞索と肝細胞索の間に管腔の広がった（⑤　　　）が作られている．
6. 肝臓からの静脈は集まって2〜3本の肝静脈となって（⑥　　　）静脈に入る．

2 肝臓で作られた胆汁は胆嚢で濃縮・貯蔵される．

7. 毛細胆管に分泌された胆汁は肝管から（⑦　　　）管を通って胆嚢へ運ばれる．
8. 胆嚢内の胆汁は（⑧　　　）管によって十二指腸に運ばれる．

解説

1. 肝臓は肝鎌状間膜により，大きい右葉と小さい左葉に分けられる．また右葉の下面の一部は方形葉と尾状葉に分けられる．
2. 下面中央部は肝門と呼ばれ，ここから血管，肝管，神経などが肝臓に出入りする．
3. 腹大動脈 → 腹腔動脈 → 総肝動脈 → 固有肝動脈と続く．門脈（肝門脈）は腹部消化管と膵臓，脾臓からの静脈血を集めて肝臓に運ぶ静脈である．この静脈血は肝細胞と接触して，肝細胞のさまざまな働き（機能）を受けるため，門脈は肝の機能血管といわれる．
4. 肝臓はグリソン Glisson 鞘という結合組織により六角形をした無数の肝小葉に分けられる．肝小葉は肝臓の構造単位である．肝小葉の中央には中心静脈が走り，それを中心に肝細胞が放射状に並ぶ（肝細胞索）．
5. 肝細胞索と肝細胞索の間に洞様毛細血管（類洞）が作られている．洞様毛細血管壁には食作用を有するクッパー Kupffer の星細胞が存在する．洞様毛細血管と肝細胞索の間にはディッセ Disse 腔（類洞周囲隙）という隙間があり，ここに伊東細胞が存在し，ビタミンAを貯蔵している．
6. 肝門に入った固有肝動脈と門脈はグリソン鞘の中でそれぞれ小葉間動脈と小葉間静脈になる．この両者の血液は混合して洞様毛細血管を流れ，中心静脈に注ぐ．中心静脈は次第に合流して肝静脈となり，下大静脈へと注ぐ．

答 ①肝鎌状 ②肝門 ③固有肝 ④グリソン ⑤洞様毛細血管（類洞） ⑥下大 ⑦胆嚢 ⑧総胆

7．胆汁の流れ（図51-2）を参照．
8．胆嚢で濃縮，貯蔵された胆汁は，再び胆嚢管を通り，総胆管を通って十二指腸に運ばれる．

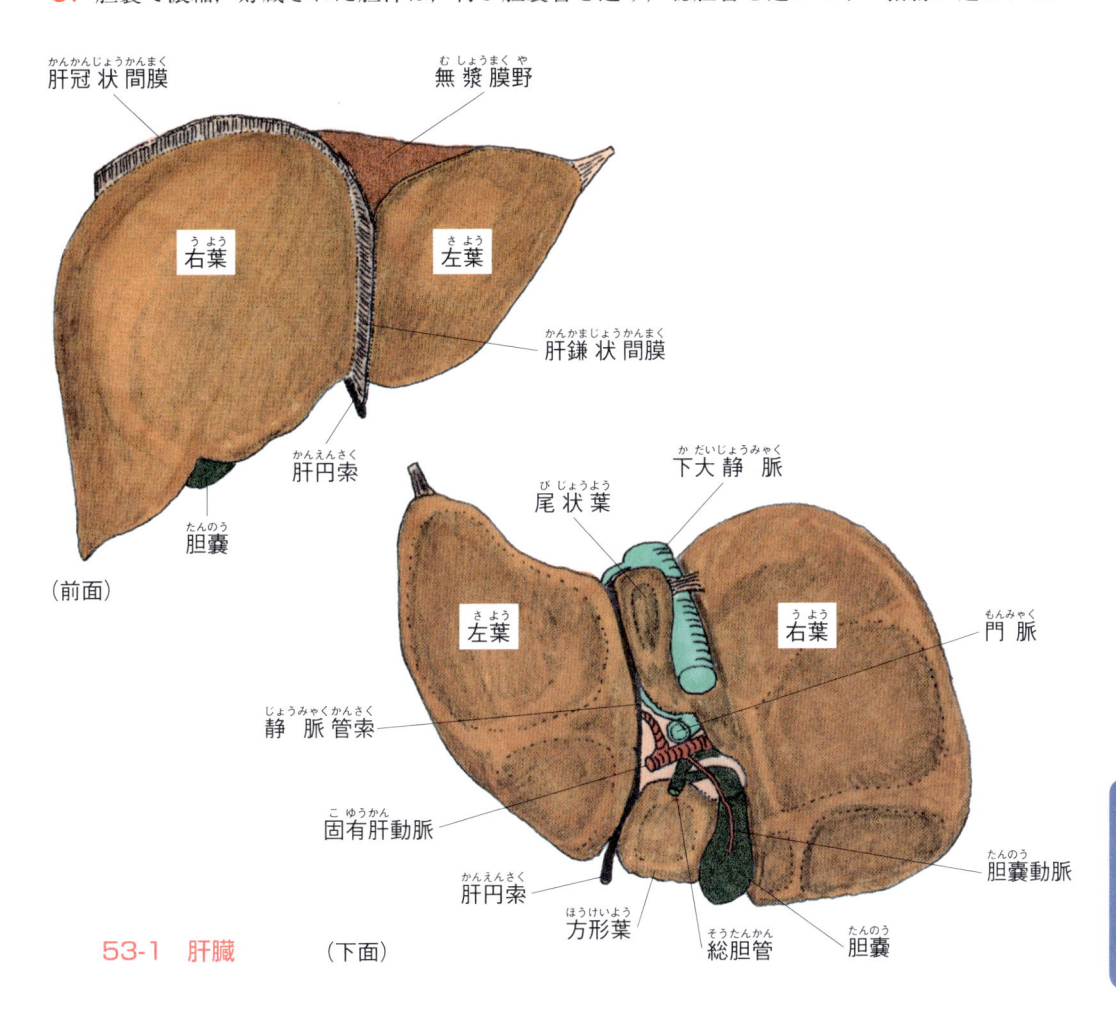

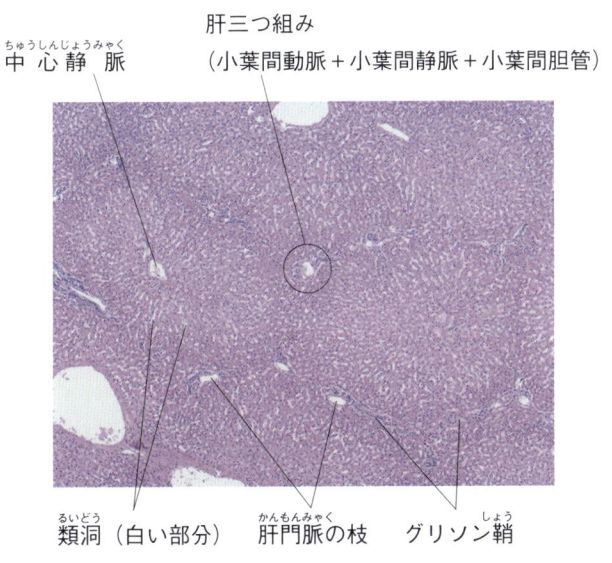

53-1　肝臓　（前面）（下面）

53-2　肝小葉

54 消化器系 膵臓

1 膵臓は胃の後方に位置する横に長い臓器で、頭部は十二指腸に接している．

1. 膵臓は十二指腸側より頭，（①　　　），および尾の3部に分けられる．
2. 膵臓の尾部は（②　　）臓と接している．
3. 膵臓は構造上，外分泌部と（③　　　）部に分けられる．
4. 外分泌部は消化酵素を含んだ液を，膵管を通して十二指腸の（④　　　）乳頭より分泌する．
5. 膵管は十二指腸に開口する前で（⑤　　　）管と合流する．

2 膵臓は腹膜後器官である．

6. 膵臓は十二指腸とともに（⑥　　）膜に覆われている．
7. 膵臓には腹腔動脈の枝と，（⑦　　　）動脈の枝が分布している．
8. 膵臓から分泌される膵液は糖質，（⑧　　　）質および脂肪の消化酵素を含んでいる．

解説

1. 膵臓は十二指腸側より頭，体，尾の3部に分けられる．頭部は十二指腸に取り囲まれており，尾部は脾臓と接している．
2. 内分泌部は小さな細胞集団（ランゲルハンス Langerhans 島）として散在している．
3. 外分泌部は消化酵素を含んだ液を，膵管（ウィルスン Wilsung 管）を通して十二指腸の大十二指腸乳頭（ファーター Vater 乳頭）より分泌する．発生的に起源の異なる副膵管（サントリーニ Santorini 管）が見られる場合，副膵管は大十二指腸乳頭上部の小十二指腸乳頭に開口する．
4, 5. 膵管は大十二指腸乳頭に開口する前で総胆管と合流する．
6. 腹腔の上は横隔膜で胸腔と分けられている．下は骨盤腔である．腹腔内の臓器は，腹膜で覆われているが，腹腔の後部（背部）にある臓器は，腹腔の後ろ（後腹壁）に付着しており，前方を腹膜で覆われている（図55を参照）．膵臓は腎臓や大動脈，下大静脈などと共に，後腹壁にある臓器である．
7. 膵臓は，腹腔動脈の枝で脾臓に行く脾動脈，腹腔動脈の枝の総肝動脈および，上腸間膜動脈の枝から血液供給を受けている．膵臓からの静脈は肝臓に入る門脈に注ぐ．
8. 膵液は三大栄養素の消化酵素のすべてを含んでいる．

答 ①体 ②脾 ③内分泌 ④大十二指腸（ファーター） ⑤総胆
⑥腹 ⑦上腸間膜 ⑧タンパク

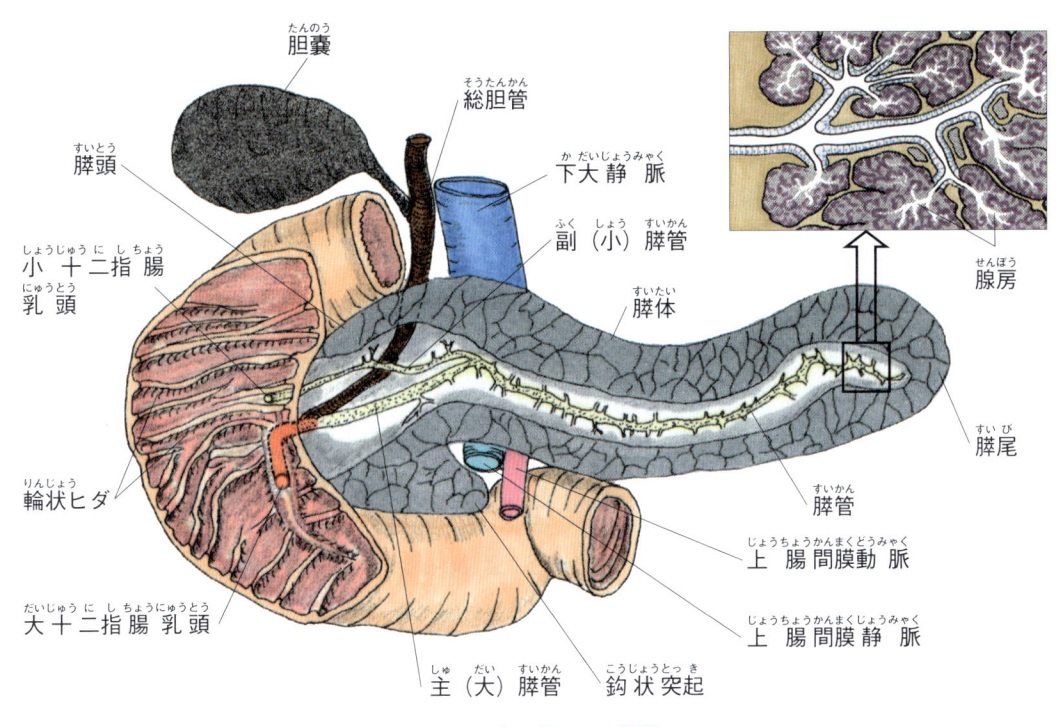

54-1 十二指腸と膵臓

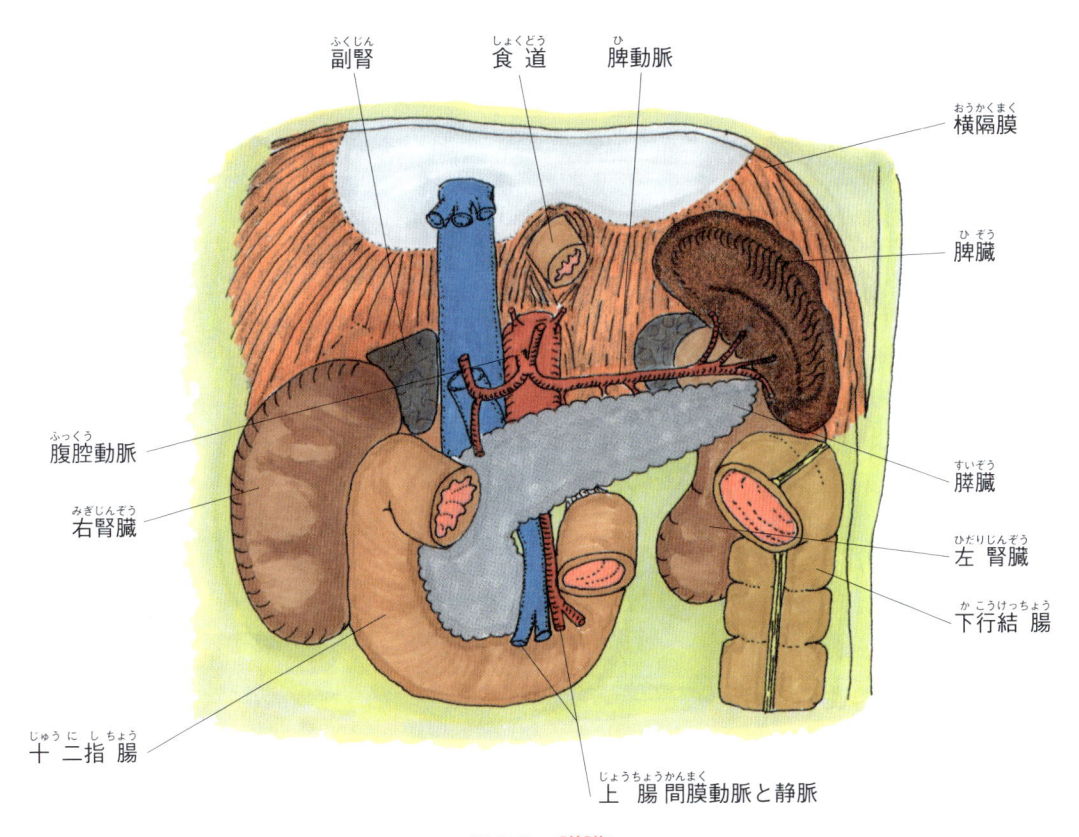

54-2 膵臓

55 消化器系 腹膜

1 腹膜は腹腔の内面および腹腔内臓器の表面を覆う上皮である.

1. 腹膜は組織的には（①　　　）上皮である.
2. 腹膜は臓器を覆う臓側腹膜と体壁の内面を覆う（②　　　）腹膜に分けられる.
3. 腹膜の間に作られた空間を（③　　　）腔という.
4. 胃を包んでいる腹膜は下方で垂れ下がっているが,これを（④　　　）という.
5. 肝臓と胃の間で腹膜が2枚重なった所を（⑤　　　）という.

2 腹膜の後部にある臓器を腹膜後器官という.

6. 後腹壁から腹膜が伸び出して空腸や回腸を包む腹膜と連絡する部分を（⑥　　　）膜という.
7. 後腹壁を覆う壁側腹膜より後方にある腹腔臓器をまとめて（⑦　　　）器官と呼ぶ.
8. 骨盤内臓の上面は（⑧　　　）膜で覆われる.

解説

1. 腹膜は腹腔の内面および腹腔内臓器の表面を覆う単層扁平上皮で, さらっとした液（漿液）を分泌する漿膜である.
2, 3. 腹部内臓を容れる腹腔と腹膜の間隙である腹膜腔を混同しないように注意する. 腹膜腔には腹膜から分泌された漿液があるため, 表面が滑らかで, 臓器同士の摩擦の軽減に役立っている.
4. 胃を包んでいる腹膜は下方で垂れ下がっている. これを大網という. 胃と横行結腸は癒着し, それに伴って大網を構成する4枚の腹膜も癒着するため, 1枚のように見える. 腹腔内に炎症が生じると, 大網は炎症部位を囲い込み, 炎症が腹腔内に波及するのを防ぐ.
5. 肝臓を包んだ腹膜は次に胃を包んでいる. 肝臓と胃の間で腹膜が2枚重なった所を小網という.
6. 腹膜腔内に突出した臓器と腹壁を結ぶ腹膜は間膜を形成する. 間膜のうち, 腸と関係があるものを腸間膜という. 腸間膜を持つのは, 空腸, 回腸, 虫垂, 横行結腸, S状結腸である. 腸間膜を持つ腸管は, 後腹壁に固定されていないため可動性がある.
7. 壁側腹膜の後面は後腹壁を覆っているが, この壁側腹膜より後方にある腹腔臓器（腹大動脈や下大静脈, 腎臓や腎臓からでる尿管, 腎臓の上にある副腎, 膵臓など）をまとめて腹膜後器官と

答　①単層扁平　②壁側　③腹膜　④大網　⑤小網
　　⑥腸間　⑦腹膜後　⑧腹

呼ぶ．十二指腸は発生初期，腹膜に包まれているが，二次的に後腹壁に癒着するため，腹膜後器官に入れられる．

8．膀胱や子宮，卵巣などは腹膜で覆われている．これらは骨盤臓器であり，腹膜後器官とはいわない．

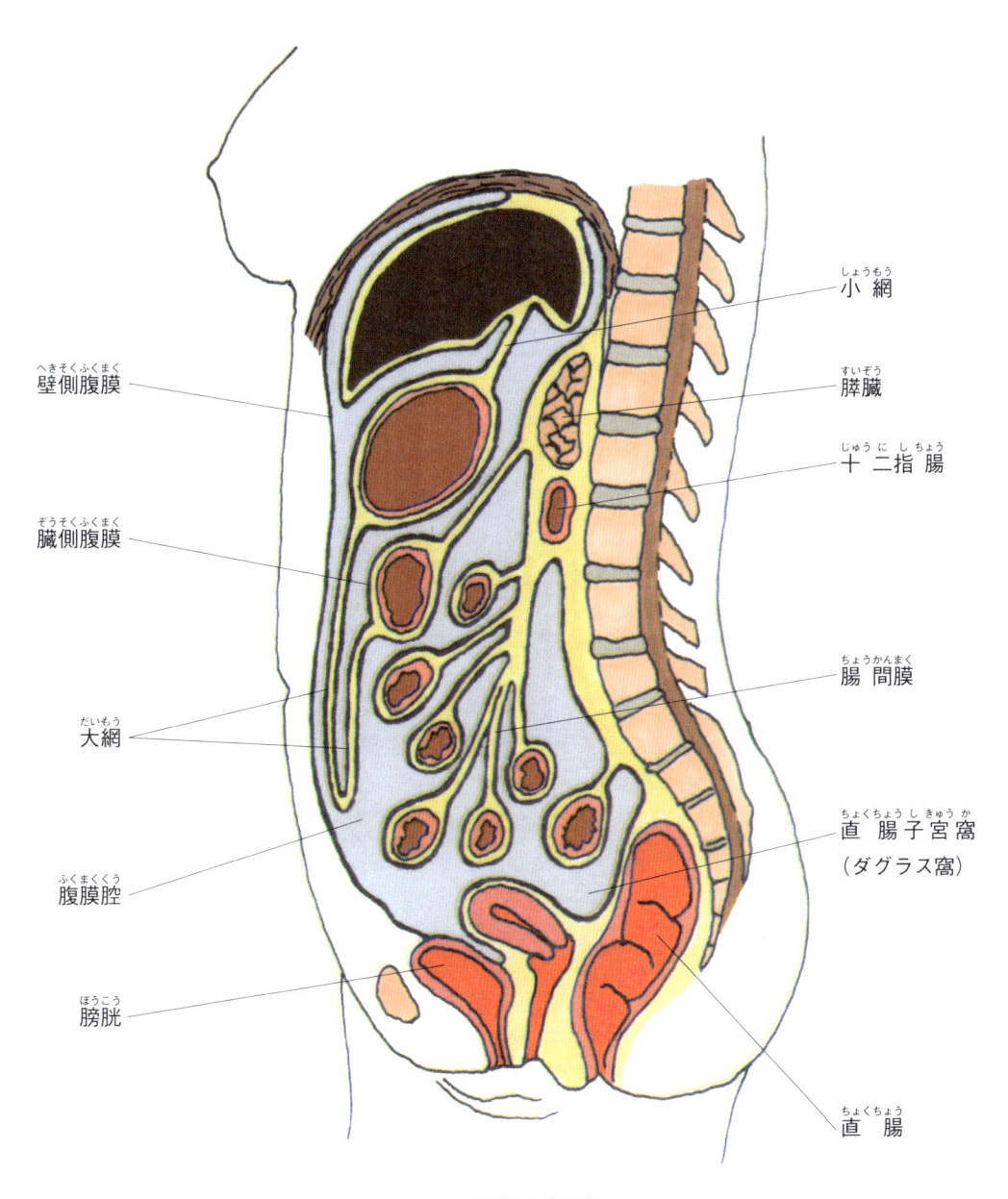

55　腹膜（女性）

56 消化器系 消化管の運動

1 消化管では食物を砕き，消化液と混和して分解する．

1. 食物は口腔の中で歯によって細かく噛み砕かれ，これを（①　　　）という．
2. 口腔内の食塊を飲み込むことを（②　　　）という．
3. 消化管において，食塊のすぐ下が弛緩し，すぐ上が収縮して食塊を下方に押し出す運動を（③　　　）運動と呼ぶ．
4. 腸管の運動には蠕動運動のほか，（④　　　）運動と振子運動がある．
5. 副交感神経は消化管の運動を（⑤　　　）し，交感神経は逆に働く．

2 排便には反射運動が関与する．

6. 胃に食物が入ると，盲腸から強い蠕動が大腸末端まで起こり，これを（⑥　　　）反射と呼ぶ．
7. 直腸に便が侵入することで骨盤内臓神経が刺激され，（⑦　　　）反射が生じる．
8. ⑦反射では，直腸の蠕動運動亢進と（⑧　　　）筋の弛緩が生じる．

解説

1. 食物の咀嚼は，下顎を上顎に対して上下・左右に動かすことによって行われ，舌・口唇・頬の運動が補助的に作用する．これらの運動は随意運動であるが，実際には殆ど無意識の内に行われる．
2. 噛み砕かれ，舌の上に集められた食塊は嚥下によって胃に送られる．嚥下運動は，口腔咽頭相（舌の運動が中心となって食塊を咽頭に送る随意運動），咽頭食道相（食塊が咽頭後壁に触れると反射的に，軟口蓋の挙上，喉頭蓋の反転，食道咽頭括約筋の弛緩が生じる），食道相（食塊が食道に入ると，蠕動運動が起こって食塊を胃へと運ぶ）の三相に分けられる．
3. 蠕動運動は，消化管の筋層間神経叢を介した局所反射により，食塊が消化管粘膜を圧迫したとき食塊のすぐ下の部の筋が弛緩し，すぐ上の部の筋が収縮して食塊を下方に押し出す消化管運動であり，食塊の移送にかかわる．
4. 分節運動は，小腸のある部分の輪状筋が収縮してところどころにくびれを作り，次に節と節の間がくびれを作るという運動である．この運動は小腸の各所で見られ，これによって消化液と食塊がよく混ぜ合わされる．振子運動は，収縮部と弛緩部が隣り合って存在し，それが交代する運動で，縦走筋の収縮によって起こる．

答 ①咀嚼 ②嚥下 ③蠕動 ④分節 ⑤促進（刺激）
⑥胃-大腸 ⑦排便 ⑧内肛門括約

5. 迷走神経を刺激すると，胃，小腸，大腸など消化管の緊張および運動が亢進し，交感神経の刺激では逆の作用が生じる．
6. 大腸内容の移送は主に蠕動運動によってなされるが，横行結腸以下の蠕動は24時間に1〜2回しか生じない．しかし，胃に食物が入ると盲腸から強大な大蠕動が起こり，これを胃-大腸反射と呼ぶ．
7，8．排便反射は，直腸に糞便が流入することによる直腸壁の伸展刺激により始まる．これが骨盤内臓神経（感覚神経枝）を刺激すると，排便中枢（仙髄 S_{2-4}）を介して骨盤内臓神経（副交感神経枝）が興奮し，直腸の蠕動運動亢進と内肛門括約筋の弛緩が生じる．

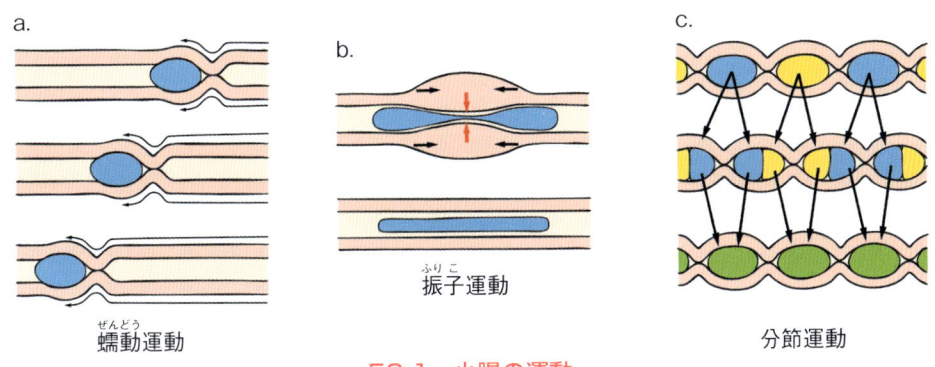

56-1　小腸の運動

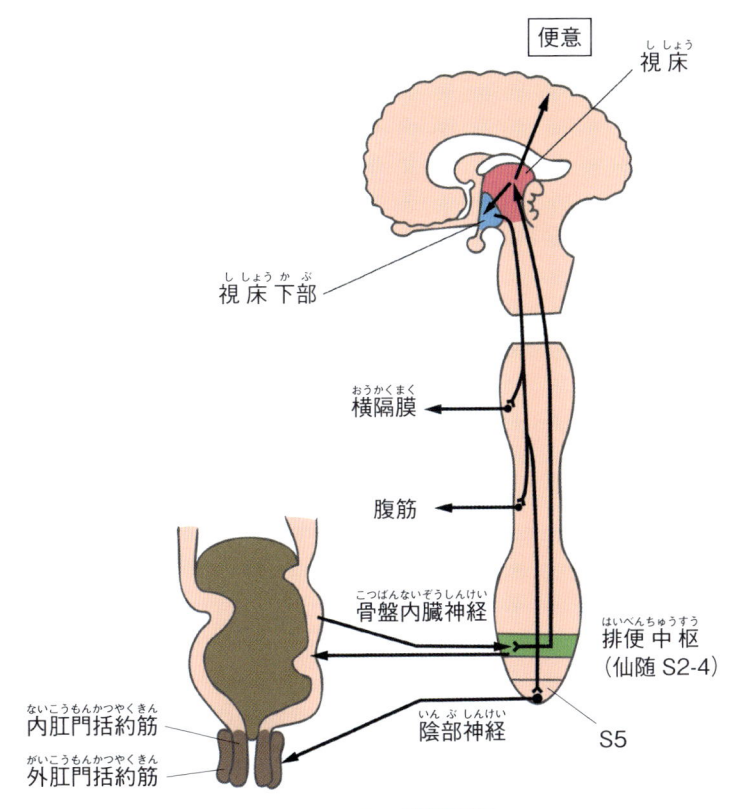

56-2　排便反射

57 消化器系 肝臓の生理

☐ 肝臓の主な役割は物質代謝である．

1. 肝臓は栄養素の代謝を行う場である．消化管から吸収したブドウ糖を（①　　）に合成して肝内に貯蔵し，必要に応じてブドウ糖に分解する．
2. 肝臓では，余分な（②　　）質やアミノ酸を脂肪に変換して，体脂肪として貯蔵する．
3. 肝臓では，（③　　）酸からタンパク質を合成し，肝の貯蔵タンパクや，血漿タンパクのアルブミンやグロブリンを合成する．
4. 肝臓では不要なアミノ酸を糖や脂肪に変換するが，このとき生じたアンモニアを無毒な（④　　）素へと変換する．
5. 肝臓ではアルコールを（⑤　　）酸などの毒性の低いものへと分解する．
6. 老化赤血球は肝臓や脾臓の網内系で，マクロファージの一種である（⑥　　）細胞に貪食されて処理される．

解説

1. ブドウ糖の重合体のうち，動物性のものをグリコーゲン，植物性のものをデンプンと呼ぶ．
2. 余分な糖質やタンパク質は，肝臓で脂肪酸へと変換される．これが，糖質から生成されるグリセロール-3リン酸とエステル結合して中性脂肪となる．
3. アミノ酸は肝臓でタンパク質へと再合成され，肝の貯蔵タンパクや，アルブミン，$α$-グロブリン，$β$-グロブリン，フィブリノーゲン，プロトロンビンなどの血漿タンパク質となる．
4. アミノ酸が分解されるとアンモニアが生じるが，肝臓ではこれを尿素（オルニチン）回路で処理して無毒な尿素に変換し，尿中へ排泄する．
5. 例えばアルコールは，肝臓のアルコール脱水酵素の働きによりアセトアルデヒドとなり，さらにアルデヒド脱水酵素の働きで酢酸へと変換され無毒化される．このように，薬物の多くは肝臓で分解される．
6. 網内系とは，生体内の異物を貪食することにより，生体防御を行うシステムのことである．肝臓のクッパー細胞はマクロファージの一種であり，老化赤血球や異物を貪食する．

答 ①グリコーゲン ②糖 ③アミノ ④尿 ⑤酢 ⑥クッパー

58 膵液の分泌 <small>消化器系</small>

▢ 膵液の分泌には二つの経路がある．

1. 膵液の分泌には，ホルモン性分泌と（①　　）性分泌がある．
2. ホルモン性分泌では，小腸粘膜細胞より血液中に分泌される（②　　）やCCK-PZが，膵液分泌を増加させる．
3. CCK-PZによる刺激は（③　　）酵素に富んだ膵液を分泌させる．
4. 交感神経による刺激は膵液分泌を低下させ，（④　　）神経による刺激は膵液分泌を増加させる．
5. 膵液は糖質，（⑤　　）質および脂質の消化酵素を含んでいる．

解説

1. 膵液は迷走神経（副交感神経）刺激と，消化管ホルモンによる刺激により分泌される．
2, 3. 小腸に酸やペプトンが流入すると，S細胞よりセクレチンが血中に分泌され，導管よりアルカリ性の膵液が分泌される．また，小腸に脂肪やポリペプチドが流入すると，I細胞よりCCK-PZが血中に分泌され，腺房より消化酵素に富んだ膵液が分泌される．
4. 迷走神経は腺房と導管の両者に分布しているため，消化酵素を含んだ膵液とアルカリ性の膵液の両者が分泌される．また，交感神経は膵臓の血流を減少させ，膵液分泌を抑制する．
5. 糖質分解酵素としてはα-アミラーゼが，タンパク質分解酵素としてはトリプシノーゲンなどが，脂質分解酵素としてはリパーゼなどが含まれている．

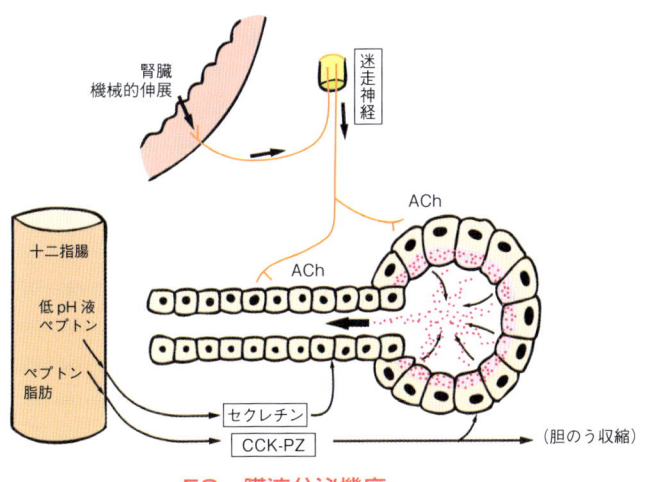

58　膵液分泌機序

答　① 神経　② セクレチン　③ 消化　④ 迷走（副交感）　⑤ タンパク

59 消化器系 消化腺 1

1 唾液には消化酵素が含まれている．

1. 唾液の主な作用は，潤滑作用，殺菌作用と（①　　　）作用である．
2. 唾液中に含まれる（②　　　）とIgAには殺菌作用がある．
3. 唾液中には消化酵素である（③　　　）が含まれており，でんぷんを分解する．
4. 唾液の分泌は神経性に調節されており，その中枢は上・下（④　　　）核である．
5. 大唾液腺は（⑤　　　）神経に支配されており，食事の時に大量の唾液を分泌する．

2 胃の分泌腺（固有胃腺）は噴門腺，胃底腺，幽門腺に分けられる．

6. 胃の噴門腺と幽門腺は，主に（⑥　　　）を分泌する．
7. 胃底腺には（⑦　　　）と呼ばれる小孔が開口し，ここから胃液が分泌される．
8. 胃底腺には主細胞，壁細胞，（⑧　　　）の3種の分泌細胞が存在する．
9. 胃底腺の主細胞は不活性型のタンパク分解酵素である（⑨　　　）を分泌する．
10. 壁細胞は，（⑩　　　）を大量に分泌する．

解説

1，2，3．唾液の作用は，食物のスムーズな咀嚼と嚥下を助ける潤滑作用，食物中の味物質を溶かして舌の味覚受容器に作用させる作用，リゾチーム（溶菌性酵素）やIgAによる殺菌作用，α-アミラーゼの作用によりデンプンを分解する消化作用がある．唾液中のα-アミラーゼをプチアリンと呼ぶ．

4．唾液の分泌は神経性に調節されていて，その中枢は延髄・橋にある上・下唾液核である．

5．唾液腺は主として副交感神経により支配されており，食事中の唾液分泌にはこれが働いている．また，交感神経も唾液分泌を刺激することが知られている．

6．胃液を分泌する部位は固有胃腺であり，これは噴門腺，胃底腺，幽門腺にわけられる．噴門腺と幽門腺は主に粘液を分泌するが，胃底腺は胃酸や消化酵素なども分泌する．

7，8．胃小窩には外分泌細胞として主細胞，壁細胞，副細胞（頸部粘液細胞）が存在するほか，内分泌細胞である腸クロム親和性細胞も存在する．

9．主細胞は不活性型のタンパク分解酵素であるペプシノーゲンを分泌する．

10．壁細胞はHClとして胃酸を分泌しているほか，内因子を分泌する．また，副細胞は可溶性の粘液を分泌しており，これが食塊の表面を覆うことで粘膜の保護に役立っている．

答　①消化　②リゾチーム　③α-アミラーゼ（プチアリン）
④唾液　⑤副交感　⑥粘液　⑦胃小窩　⑧副　⑨ペプシノーゲン　⑩胃酸

60 消化腺 2

消化器系

1 胃底腺からは消化酵素や胃酸などが分泌される．

1. 胃底腺の壁細胞からは，（① 　　　）因子と呼ばれるビタミン B_{12} 結合タンパク質が分泌されている．
2. 胃切除によりビタミン B_{12} が不足すると（② 　　　）貧血となる．
3. ペプシノーゲンは（③ 　　　）により活性化されてペプシンとなり，タンパク質を分解する．
4. 胃酸およびペプシノーゲンの分泌を刺激するのは（④ 　　　）神経である．
5. 幽門部の G 細胞からは消化管ホルモンである（⑤ 　　　）が分泌され，これが壁細胞を刺激して胃酸分泌を増加させる．

2 小腸粘膜からは腸液が分泌される．

6. 小腸の絨毛間には（⑥ 　　　）腺が開口し，腸液を分泌する．
7. 十二指腸には，（⑦ 　　　）腺という粘液腺がある．
8. 腸液の pH は，弱（⑧ 　　　）性である．

解説

1. 内因子は抗貧血因子ともいわれるもので，固有胃腺の壁細胞から分泌されている．
2. ビタミン B_{12} は DNA 合成に必要な補酵素であり，骨髄での赤血球増殖に必須である．これが不足すると赤血球の増殖が困難となり，貧血となる．胃切除や慢性胃炎に伴うビタミン B_{12} 欠乏による貧血を，悪性貧血と呼ぶ．
3. 固有胃腺は三種類の分泌細胞を有している．主細胞はペプシノーゲンを，壁細胞は塩酸および内因子を，副細胞は粘液を主に分泌する．ペプシノーゲンは，ペプシンの不活性前駆体であるため消化作用を持たず，塩酸が作用することで消化作用を有するペプシンに変化する．
4. 迷走神経は固有胃腺の主細胞および壁細胞を支配し，これを刺激する．
5. 幽門部の G 細胞にタンパクの消化産物であるペプトンが触れると，ガストリンが血中に放出されて壁細胞を刺激し，胃酸分泌を増加させる．
6. リーベルキューン（Lieberkühn）腺ともいう．
7. ブルンネル（Brunner）腺ともいう．
8. 腸液には HCO_3^-（重炭酸イオン）が多く含まれており，弱アルカリ性である．

答 ①内 ②悪性 ③胃酸 ④迷走 ⑤ガストリン ⑥腸 ⑦十二指 ⑧アルカリ

61 消化器系 糖質の消化

1 糖質は炭水化物や含水炭素とも呼ばれる．

1. ブドウ糖，果糖，（①　　　）などは単糖類である．
2. 麦芽糖，蔗糖，（②　　　）などは二糖類である．
3. 麦芽糖は（③　　　）が2個結合したものである．
4. 蔗糖はブドウ糖と（④　　　）が結合したものである．
5. 乳糖はブドウ糖と（⑤　　　）が結合したものである．
6. デンプン，グリコーゲン，α-限界デキストリンなどは（⑥　　　）である．
7. デンプンやグリコーゲンは，（⑦　　　）が多数結合したものである．

2 糖質は小腸内腔では中間段階までしか分解されない．

8. 小腸の管腔内で糖質は二糖類にまでしか分解されず，これを中間消化または（⑧　　　）消化と呼ぶ．
9. デンプンは口腔内では（⑨　　　）の作用を受け，α-限界デキストリンや麦芽糖になる．
10. 口腔内で消化されなかったデンプンやその分解物は，（⑩　　　）ではほとんど消化されない．
11. 腸では膵臓より分泌された（⑪　　　）により，デンプンがα-限界デキストリンや麦芽糖に分解される．

3 糖質と最終的な消化は小腸粘膜で行われる．

12. 糖質の最終的な消化は小腸粘膜の消化酵素によりおこなわれ，これを終末消化または（⑫　　　）消化と呼ぶ．
13. 麦芽糖は，小腸粘膜の酵素である（⑬　　　）によりブドウ糖まで分解される．
14. α-限界デキストリンは，小腸粘膜の酵素である（⑭　　　）によりブドウ糖まで分解される．
15. 蔗糖は，小腸粘膜の酵素である（⑮　　　）によりブドウ糖と果糖に分解される．
16. 乳糖は，小腸粘膜の酵素である（⑯　　　）によりブドウ糖とガラクトースに分解される．

答 ①ガラクトース ②乳糖 ③ブドウ糖 ④果糖 ⑤ガラクトース ⑥多糖類 ⑦ブドウ糖 ⑧管内 ⑨α-アミラーゼ（プチアリン） ⑩胃 ⑪α-アミラーゼ ⑫膜 ⑬マルターゼ ⑭イソマルターゼ ⑮スクラーゼ ⑯ラクターゼ

解説

1. 代表的な単糖類としては，ブドウ糖（グルコース），果糖（フルクトース），ガラクトースなどがある．

2〜5. 単糖類が2つ結合したものを二糖類という．麦芽糖（マルトース）はブドウ糖2分子が，蔗糖（スクロース）はブドウ糖と果糖が，乳糖（ラクトース）はブドウ糖とガラクトースが結合したものである．

6. 単糖類が多数結合したものを多糖類という．デンプンやグリコーゲンはともにブドウ糖が多数結合したものであり，α-限界デキストリンはデンプンやグリコーゲンの成分であるアミロペクチンが分解された，さまざまな大きさの分解産物である．

7. デンプンは植物性の多糖類であり，アミロースとアミロペクチンからなる．前者はα-1, 4結合のみでブドウ糖が結合しているが，後者はα-1, 4結合に加えα-1, 6結合を有している．グリコーゲンは動物性の多糖類であり，アミロペクチンからなる．

8. 消化管の管腔内では，アミラーゼはデンプンを二糖類にまでしか分解しないため，これを管内消化（中間消化）と呼ぶ．この過程は，腸内細菌による栄養素の消費や毒素の産生を防いでいる．

9, 10. 唾液腺より分泌されるα-アミラーゼはプチアリンと呼ばれ，でんぷんをα-限界デキストリンや麦芽糖（マルトース）にまで分解する．この過程は胃内でも行われるが，胃酸によりプチアリンが不活性化されるため，消化への関与は少ない．

11. 膵臓からもα-アミラーゼが分泌され，アミロプシンとも呼ばれる．

12. 糖質の最終的な分解は，小腸粘膜の微絨毛に付着している消化酵素により行われ，膜消化と呼ばれる．この過程は最終的な糖質の消化過程であるため，終末消化とも呼ばれる．

13〜16. 図参照．

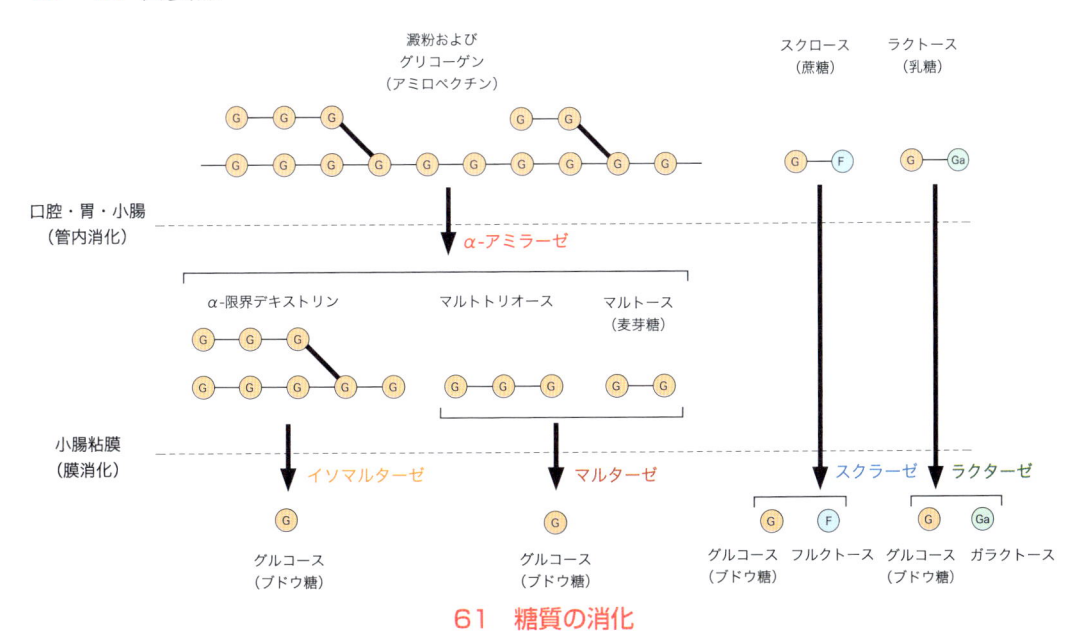

61 糖質の消化

62 消化器系 タンパク質とその消化

1 タンパク質は多数のアミノ酸がペプチド結合したものである．

1. タンパク質は多数の（①　　　）酸が結合したものである．
2. アミノ酸が2個結合したものをジペプチド，3個結合したものを（②　　　）ペプチドという．
3. アミノ酸が数個結合したものを（③　　　）ペプチドという．
4. 多くのアミノ酸が結合したものを（④　　　）ペプチドといい，さらに多数が結合するとタンパク質となる．

2 タンパク質は消化酵素により分解され，アミノ酸となる．

5. タンパク質は胃内の（⑤　　　）によって，ペプトンにまでおおまかに分解される．
6. 小腸内でペプトンは，膵液中の（⑥　　　）とキモトリプシンによってポリペプチドからジペプチドまで分解される．
7. 小腸内の小ペプチドの一部は，膵液中の（⑦　　　）によってさらに分解され，その一部がアミノ酸となる．
8. 小腸内の小ペプチドは，（⑧　　　）やジペプチダーゼによりアミノ酸まで分解され，小腸細胞内に吸収される．

解説

1. タンパク質は糖質，脂質とともに三大栄養素の一つであり，多数のアミノ酸がペプチド結合により重合したものである．
2，3. アミノ酸1個をペプチドと呼び，アミノ酸が2個結合したものをジペプチド，3個結合したものをトリペプチドという．また，5～6個結合したものをオリゴペプチドと呼ぶ．
4. アミノ酸が10個以上結合したもので分子量が5000以下のものをポリペプチドと呼び，分子量が5000以上になるとタンパク質と呼ぶが，はっきりとした境界はない．
5. ペプトンとはタンパク質が胃でペプシンにより消化されたものである．胃の主細胞からペプシノーゲンが分泌され，H^+によって活性化されペプシンになる．ペプシンはタンパク質を加水分解するが，通常約15%が小ペプチドに分解される．
6. 小腸内では膵液中のタンパク分解酵素であるトリプシン，キモトリプシン，カルボキシペプチダーゼが働く．このうちカルボキシペプチダーゼ以外はペプチド結合内部に作用するエンド

答　①アミノ　②トリ　③オリゴ　④ポリ　⑤ペプシン　⑥トリプシン
　　⑦カルボキシペプチダーゼ　⑧アミノペプチダーゼ

ペプチダーゼでありアミノ酸を作ることができないため，主にオリゴペプチドを生成する．
7．カルボキシペプチダーゼはポリペプチドのC末端のペプチド結合に作用してアミノ酸を遊離させる．
8．管内消化によって生じたオリゴペプチドなどから，小腸粘膜のペプチド分解酵素（ペプチダーゼ）によってアミノ酸が生成される．ペプチダーゼには，アミノペプチダーゼ，ジペプチダーゼ（ジペプチドを2個のアミノ酸に分解する）などがあり，小腸粘膜では小ペプチドとアミノ酸が産生される．この過程は膜消化と呼ばれ，産生されたアミノ酸は小腸粘膜細胞に吸収される．しかし，ジペプチドおよびトリペプチドの一部はそのままの形で小腸粘膜細胞内に取り込まれ，細胞内のペプチダーゼによって分解される．この過程を細胞内消化と呼ぶ．

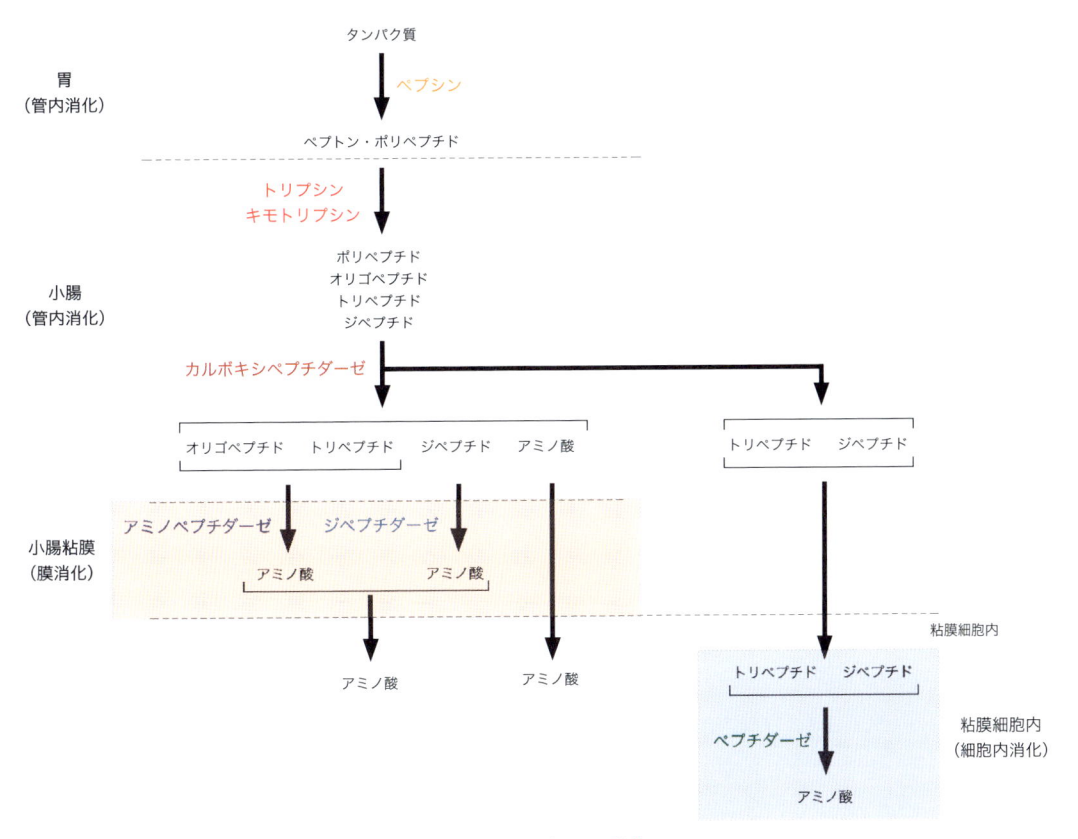

62　タンパクの消化

63 脂質とその消化

消化器系

1 脂質には中性脂肪と類脂肪がある．

1. 脂質とは中性脂肪と（①　　　）脂肪の総称である．
2. 中性脂肪は（②　　　）に3個の脂肪酸が結合したものである．
3. 中性脂肪において脂肪酸分子中のC原子間に二重結合が存在するとき，これを（③　　　）脂肪酸という．
4. 類脂肪にはリン脂質のほか（④　　　），糖脂質，カロチノイドなどがある．

2 脂肪の消化吸収には消化酵素の他に胆汁が重要な役割をはたす．

5. 胆汁の成分で，脂肪の消化と吸収に重要な役割をはたすのは（⑤　　　）である．
6. 胆汁は界面活性剤として働き，脂肪を（⑥　　　）する．
7. 中性脂肪は膵臓から分泌されたリパーゼの作用により，（⑦　　　）と2個の脂肪酸に分解される．
8. リン脂質は膵臓から分泌された（⑧　　　）により分解される．
9. 分解された脂質は胆汁酸とともに（⑨　　　）を形成して，小腸粘膜から吸収される．

解説

1，2．類脂肪はリポイドとも呼ばれ，脂肪に似ているという意味である．
3．オレイン酸，リノール酸，リノレイン酸，アラキドン酸などがある．
4．糖脂質は脂質と糖が結合したものであり，セレブロシドがその典型例である．ステロイドとはステロイド核を持った化合物の総称で，コレステロール，胆汁酸，性ホルモン，副腎皮質ホルモンなどがこれに属する．カロチノイドは黄色ないし赤色の色素で，ニンジンに含まれるカロチンなどはこれの一種である．カロチンは視覚に関して重要な働きをするビタミンAに変わるので，プロビタミンAとも呼ばれる．
5．胆汁は肝臓から分泌され，胆嚢で濃縮され蓄えられる．その成分として胆汁酸，胆汁色素（ビリルビン），コレステロールなどを含むが，消化酵素は含まない．
6．胆汁酸はコレステロールの代謝産物であるが，脂肪に結合して表面張力を下げる界面活性剤の働きを持つため脂肪が乳化油滴となり，この作用を乳化と呼ぶ．
7．膵リパーゼはステアプシンとも呼ばれる．中性脂肪はトリグリセリドとも呼ばれ，グリセリン（グリセロール）に脂肪酸が3個結合したものである．グリセリンに脂肪酸が1個結合した

答　①類　②グリセリン　③不飽和　④コレステロール　⑤胆汁酸
　　⑥乳化　⑦モノグリセリド　⑧フォスフォリパーゼA_2　⑨ミセル

ものをモノグリセリドと呼ぶ．中性脂肪にリパーゼが作用すると，モノグリセリドと2個の脂肪酸に分解される．

8. 膵液中にはリン脂質の分解酵素であるフォスフォリパーゼA_2が含まれている．この酵素はリン脂質から脂肪酸を一つ外し，リゾリン脂質と一個の脂肪酸を形成する．

9. 分解された脂質は胆汁酸とともにミセルを形成する．ミセルは球状の集合体で，脂肪酸，モノグリセリド，コレステロールを胆汁酸が取り巻いている．ミセルは水溶性であり，脂質の小腸における取り込みを促進する．

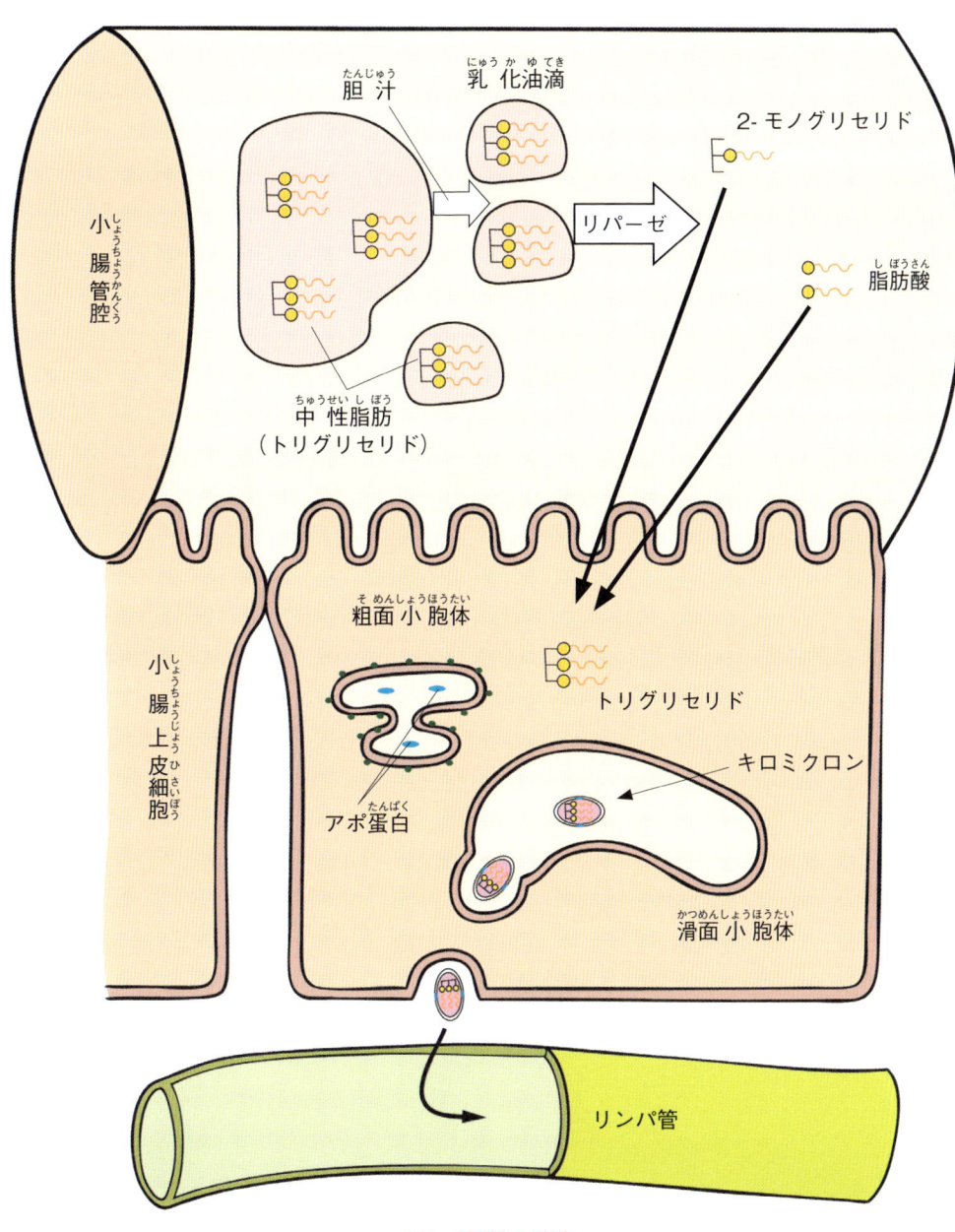

63 脂質の消化

64 消化器系 ビタミン

▢ ビタミンには水溶性ビタミンと脂溶性ビタミンがある．

1. ビタミンのうちビタミンA，ビタミンD，ビタミンE，ビタミンKは（①　　）性ビタミンである．
2. 肝臓でのプロトロンビン生成にはビタミン（②　　）が必要である．
3. 上皮小体ホルモンとビタミン（③　　）は，血液中のカルシウム濃度を上昇させる．
4. 胃の粘膜から分泌される内因子は，腸管からのビタミン（④　　）の吸収に必要である．
5. ビタミン（⑤　　）は，細胞や細胞内小器官の膜を保護する作用を有する．
6. ビタミン（⑥　　）は視物質の原料となり，欠乏すると夜盲症になる．
7. ビタミンB_1が欠乏すると膝蓋腱反射がおこりにくくなり，これを（⑦　　）と呼ぶ．
8. ビタミンB群のニコチン酸が欠乏すると，（⑧　　）という症状を呈する．
9. ビタミン（⑨　　）はコラーゲン合成に必須の補酵素である．

解説

1. ビタミンは食物中に微量含まれ，物質代謝の触媒として働く物質である．基本的にビタミンは体内で生成できないので，食物として摂取することが必要である．ビタミンには水溶性のものと脂溶性のものがあり，前者を水溶性ビタミン，後者を脂溶性ビタミンと呼ぶ．水溶性ビタミンとしてはB群，CおよびPがあり，脂溶性ビタミンとしてはA，D，E，Kがある．
2. ビタミンKは，凝固因子であるプロトロンビンを合成する際に必要不可欠なビタミンである．このため，ビタミンK不足は血液凝固不全や出血傾向をきたす．
3. ビタミンDは，カルシウムの腸管からの吸収を増加させる．
4. ビタミンB_{12}はコバラミンともいわれ，胃の壁細胞から分泌される内因子と結合して回腸から吸収される．ビタミンB_{12}はDNA合成に関わる補酵素であり，不足すると赤血球産生に影響を及ぼし貧血となる．ビタミンB_{12}不足により生じる貧血は巨赤芽球性貧血であり，胃切除などによるものを特に悪性貧血と呼ぶ．
5. ビタミンEは，トコフェロールともいわれる．酸化防止剤であると共に，生成された過酸化物を捉える働きがあり，これによって細胞膜を構成しているリン脂質の過酸化を防ぐ．
6. ビタミンAは視細胞に存在する視物質（ロドプシン）の成分であり，不足すると視物質が不足して夜間に視力が低下する．これを夜盲症と呼ぶ．

答　①脂溶　②K　③D　④B_{12}　⑤E　⑥A　⑦脚気　⑧ペラグラ　⑨C

7. ビタミン B₁ の不足では末梢神経炎が生じ，このため脚気(かっけ)などの症状を呈する．
8. ニコチン酸の欠乏では，下痢(diarrhea)，痴呆(dementia)，皮膚炎(dermatitis)といった症状(3D)を呈し，これをペラグラと呼ぶ．
9. ビタミン C はコラーゲン産生に関わる補酵素である．不足すると毛細血管が脆弱になって易出血性を示し，これを壊血病と呼ぶ．

ビタミン	作　用	欠乏症状	所　在
A	視紅の成分・上皮細胞の維持	夜盲症・皮膚の乾燥	肝臓・卵黄・ホウレンソウ
B₁	脱カルボキシル基反応の補助因子	脚気・神経炎	肝臓・胚芽
B₂	フラビンタンパク質の成分	舌炎・口唇炎	卵黄・牛乳
ニコチン酸	NAD+・NADP+ の成分	ペラグラ（3D）	魚
B₆	アミノ脱炭素酵素，アミノ基転移酵素などの補酵素	痙攣	魚・肝臓
葉酸	DNA 合成	貧血	ホウレンソウ・緑色野菜
B₁₂	DNA 合成	貧血（悪性貧血）	肝臓・肉
C	コラーゲン合成	壊血病	柑橘類・緑色野菜
D	小腸での Ca と P の吸収	くる病	肝臓・卵黄
E	抗オキシダント作用	不妊？	植物油
K	血液凝固因子生成の補助因子	出血傾向	緑色野菜
P	毛細血管透過性調節	出血傾向	ダイコン

64　ビタミンの種類とその役割

消化器系

65 内分泌腺と内分泌器官の分布

1 内分泌腺は特定の作用をもつホルモンを産生・分泌する器官である．

1. 内分泌腺は外分泌腺と違って，（①　　　）管を持たない．
2. ホルモンは（②　　　）血管に入り，血流により運ばれるため，離れた器官に作用することができる．
3. あるホルモンにより作用を受ける器官を（③　　　）器官と呼ぶ．
4. ホルモンは細胞膜あるいは細胞の核にある（④　　　）に結合して作用を発揮する．

2 主な内分泌器官を確認しよう．

5. 図の⑤は？
6. 図の⑥は？
7. 図の⑦は？
8. 図の⑧は？
9. 図の⑨は？
10. 図の⑩は？

解説

1，2．内分泌腺には外分泌腺とは異なり，導管がない．内分泌腺から分泌されたホルモンは毛細血管に入り，血流により運ばれるため，離れた器官に作用することができる．

3，4．ホルモンにより作用を受ける器官を標的器官と呼ぶ．標的器官の細胞は細胞表面もしくは核に特定のホルモンと結合する受容体（レセプター）を有する．

5．松果体は脳のほぼ中央に1つある．松果体は間脳の一部で，中脳の四丘体の直前に位置するあずき大の器官である．松果体は松果体細胞と神経膠細胞（グリア細胞）からなる．松果体細胞は思春期より変性が始まり，その過程で脳砂と呼ばれる石灰沈着が起こる．松果体ホルモンはメラトニンと呼ばれ，性腺の発達を抑制し，また体内時計（日内リズムの調節）として働く．メラトニン分泌は夜間に高く，明け方に低いという日内リズムを示す．

6．甲状腺の後面（背側）に通常4個ある．

7．胸腺は縦隔上部で胸骨のすぐ後ろに位置する器官で，右葉と左葉に分けられる．胸腺は新生児では重さ約8〜15g，その後2〜3歳で最大重量30gに達する．しかし思春期以後は退縮し，大部分が脂肪組織に置き換えられる．胸腺は，骨髄で産生され胸腺に集まってきた未熟なT細

答 ①導 ②毛細 ③標的 ④受容体（レセプター）
⑤松果体 ⑥上皮小体（副甲状腺） ⑦胸腺 ⑧副腎（腎上体） ⑨卵巣 ⑩精巣

胞を選別し，自己抗原と反応しないT細胞を成熟させ，分化させる役割を担っている．胸腺はサイモシン，サイモポエチンなどのホルモンを分泌し，T細胞を成熟・分化させる．

8. 腎臓の上に存在するが，腎臓とはつながっていない．
9. 卵巣内で発育する卵胞や，排卵した後の卵胞がホルモンを分泌する．
10. 精巣内の間細胞（ライディッヒ Leydig 細胞）が内分泌細胞である．

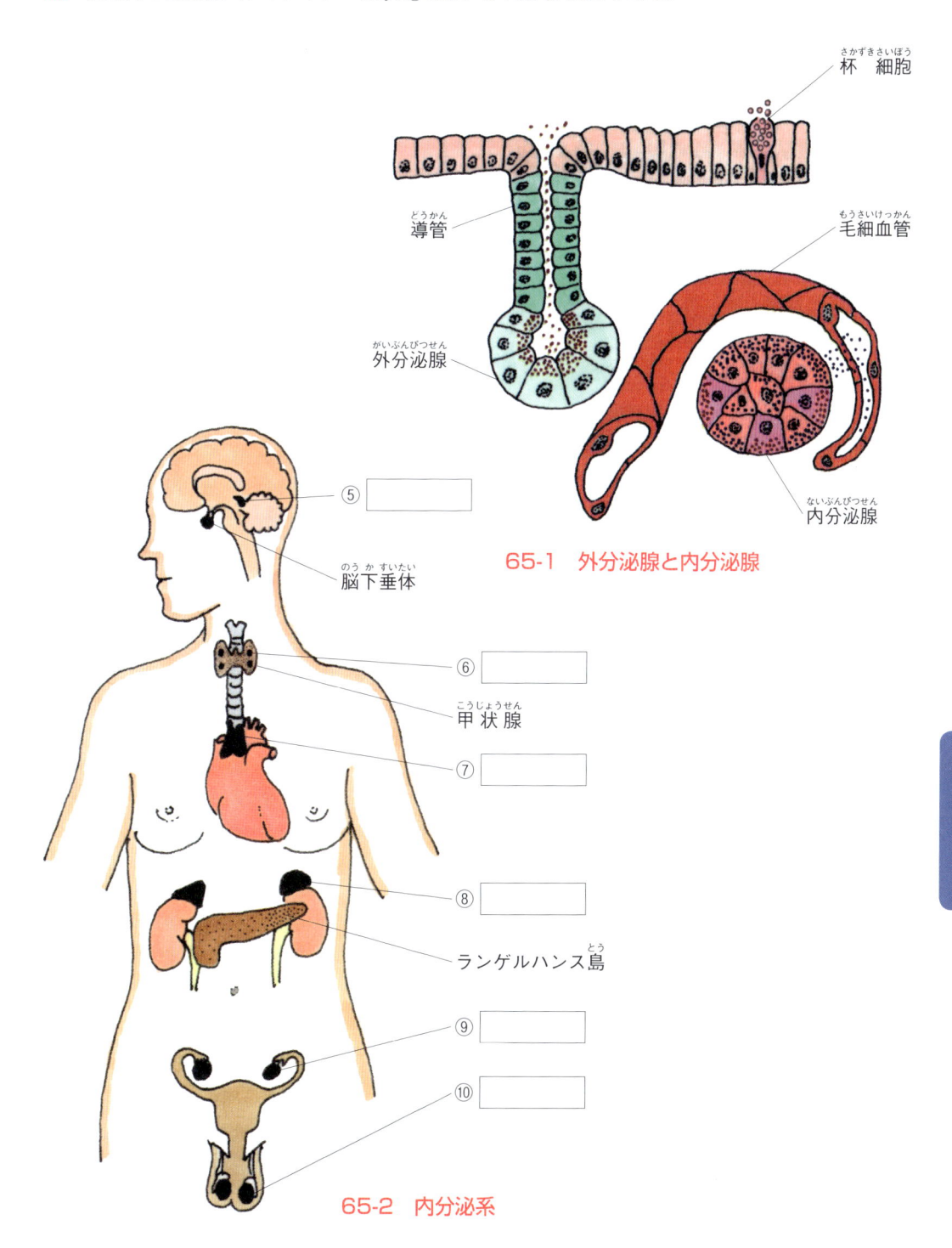

65-1 外分泌腺と内分泌腺

65-2 内分泌系

66 内分泌系 視床下部と下垂体

1 視床下部の神経細胞はホルモンを分泌するものがある．

1. 神経細胞がホルモンを分泌することを（①　　　）内分泌という．
2. 下垂体は蝶形骨の（②　　　）窩の中に位置する．
3. 下垂体は神経性下垂体と（③　　　）性下垂体とに分けられる．
4. 下垂体後葉は視床下部と下垂体（④　　　）によってつながっている．

2 下垂体前葉の内分泌細胞の働きは，視床下部からのホルモンで調節されている．

5. 視床下部からのホルモンは，下垂体（⑤　　　）によって前葉に運ばれる．
6. 下垂体前葉には，酸好性細胞，塩基好性細胞および（⑥　　　）性細胞などの内分泌細胞がある．
7. 下垂体後葉ホルモンは視床下部の（⑦　　　）細胞で作られる．
8. 下垂体後葉ホルモンは下垂体（⑧　　　）内を走る軸索を通って，下垂体後葉で軸索の末端から分泌される．

解説

1. 神経細胞は神経伝達物質を放出して，他のニューロンにある神経伝達物質の受容体に結合して作用を及ぼす．
　内分泌細胞はホルモンを放出して，他の細胞にあるホルモンの受容体に結合して作用を及ぼすことから，神経細胞と内分泌細胞は互いによく似た細胞と言える．神経細胞と内分泌細胞の中間的な細胞も存在する．
2. 下垂体は蝶形骨の下垂体窩（蝶形骨トルコ鞍のくぼみ）の中に位置する器官で，その重さは約0.6gである．
3. 下垂体は外胚葉から発生するが，腺性下垂体（前葉，中間部および隆起部）は咽頭粘膜に由来し，神経性下垂体（後葉）は中枢神経に由来する．
4. 神経性下垂体（下垂体後葉）は脳から発生したことで，視床下部と下垂体漏斗でつながっている．
5. 視床下部の毛細血管（第一次毛細血管網）と下垂体前葉の毛細血管（第二次毛細血管網）は，数本の小静脈（下垂体門脈）によって結ばれており，下垂体門脈によって視床下部の隆起核や

答　①神経　②下垂体　③腺　④漏斗　⑤門脈　⑥色素嫌　⑦神経　⑧漏斗

弓状核の神経細胞から分泌されたホルモンは下垂体前葉に達する．
6．前葉はホルモンを分泌する腺細胞の集まりで，染色性の違いにより，酸好性細胞，塩基好性細胞および色素嫌性細胞に分類される．
7．後葉ホルモンは視床下部の視索上核および室傍核にある神経細胞で作られる．
8．後葉ホルモンは下垂体漏斗内を走る軸索を通って，下垂体後葉で軸索の末端から分泌され毛細血管に入る．後葉ホルモンにはオキシトシンとバソプレッシンがある．

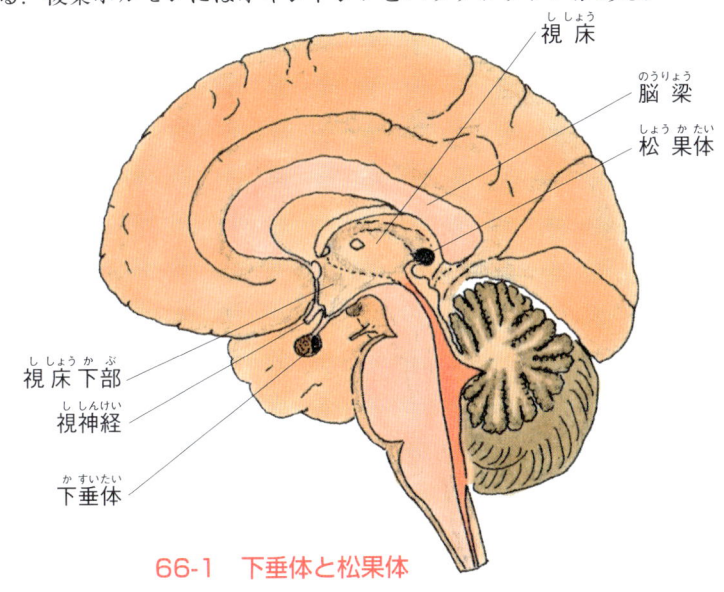

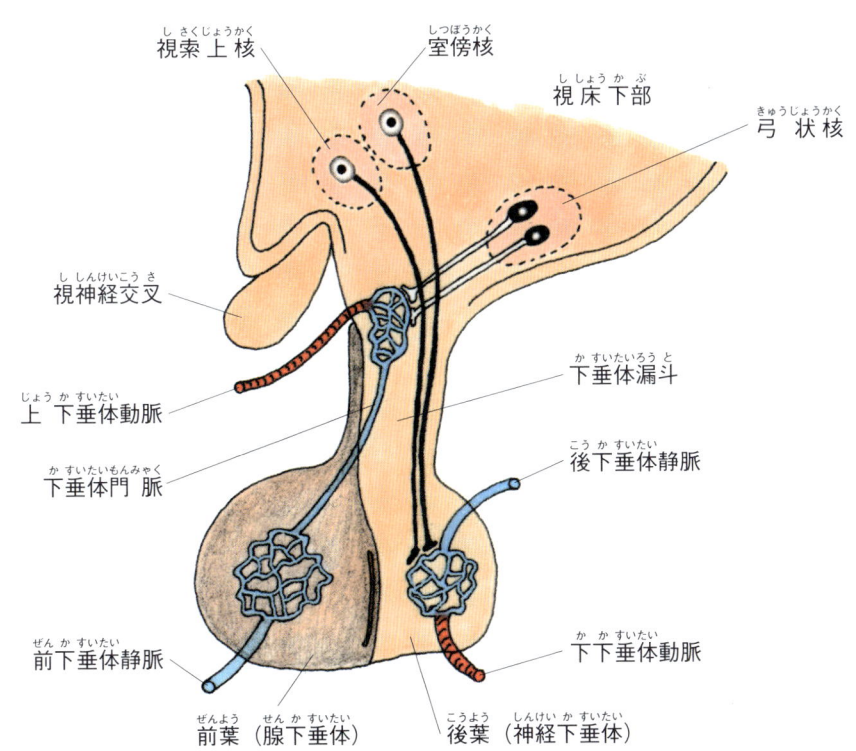

66-1 下垂体と松果体

66-2 視床下部と下垂体

内分泌系

67 内分泌系 甲状腺，上皮小体

1 甲状腺はのど仏（甲状軟骨）のすぐ下にある内分泌器官である．

1. 甲状腺は右葉，左葉およびこれを連結する（①　　　）部からなる．
2. 甲状腺の小葉内にはコロイドで満たされた大小さまざまな（②　　　）が存在する．
3. コロイドには（③　　　）細胞で合成された甲状腺ホルモンの前駆体であるサイログロブリンが貯えられる．
4. 甲状腺の濾胞と濾胞の間には（④　　　）細胞があり，カルシトニンというホルモンを分泌する．
5. 甲状腺ホルモンの分泌は，下垂体（⑤　　　）葉からの甲状腺刺激ホルモンにより促進される．

2 上皮小体は甲状腺の背側に通常4個ある．

6. 上皮小体の（⑥　　　）細胞はパラソルモンを分泌する．
7. 上皮小体の機能低下では全身の筋肉が（⑦　　　）を起こす．
8. 甲状腺には（⑧　　　）動脈から出る上甲状腺動脈と甲状頸動脈の枝としての下甲状腺動脈が分布する．

解説

1. 甲状腺は右葉，左葉およびこれを連結する峡部からなる．重さは約15〜20gである．内部は多くの小葉に分けられる．
2. 甲状腺濾胞は，濾胞上皮細胞で作られた袋のような構造物で，甲状腺ホルモンは濾胞上皮細胞で作られる．
3. コロイドには濾胞上皮細胞で合成された甲状腺ホルモンの前駆体であるサイログロブリンが貯えられる．サイログロブリンはコロイド内でヨードと結合し，必要に応じ再び濾胞上皮細胞内に取り込まれ，分解されてトリヨードサイロニンおよびサイロキシンという甲状腺ホルモンとなり，毛細血管中に分泌される．
4. カルシトニンは骨（破骨細胞の活性を抑制）と腎臓（Ca^{2+}排泄を促進）に作用して，血中のCa^{2+}を低下させる．上皮小体ホルモンのパラソルモンの作用と拮抗する．
5. 甲状腺ホルモンの合成・分泌は下垂体前葉から分泌される甲状腺刺激ホルモンにより促進される．

答 ①峡 ②濾胞 ③濾胞上皮 ④傍濾胞 ⑤前 ⑥主 ⑦痙攣（テタニー） ⑧外頸

甲状腺刺激ホルモンは基礎代謝を亢進し，身体の発達を促進する．
6. 主細胞は上皮小体ホルモン（パラソルモン）を分泌する．パラソルモンは骨（破骨細胞の活性を上昇）と腎臓（Ca^{2+}の再吸収を促進）に作用して，血中のCa^{2+}を上昇させる．カルシトニンの作用と拮抗する．
7. 血中のカルシウム濃度が低下すると痙攣（テタニー）が起る．
8. 甲状腺には外頸動脈から出る上甲状腺動脈と鎖骨下動脈から出る甲状頸動脈の枝としての下甲状腺動脈が分布する．上皮小体には主に下甲状腺動脈が分布する．甲状腺も上皮小体もその大きさに比べて血液循環量は非常に大きく，分布する血管同士の吻合も発達している．

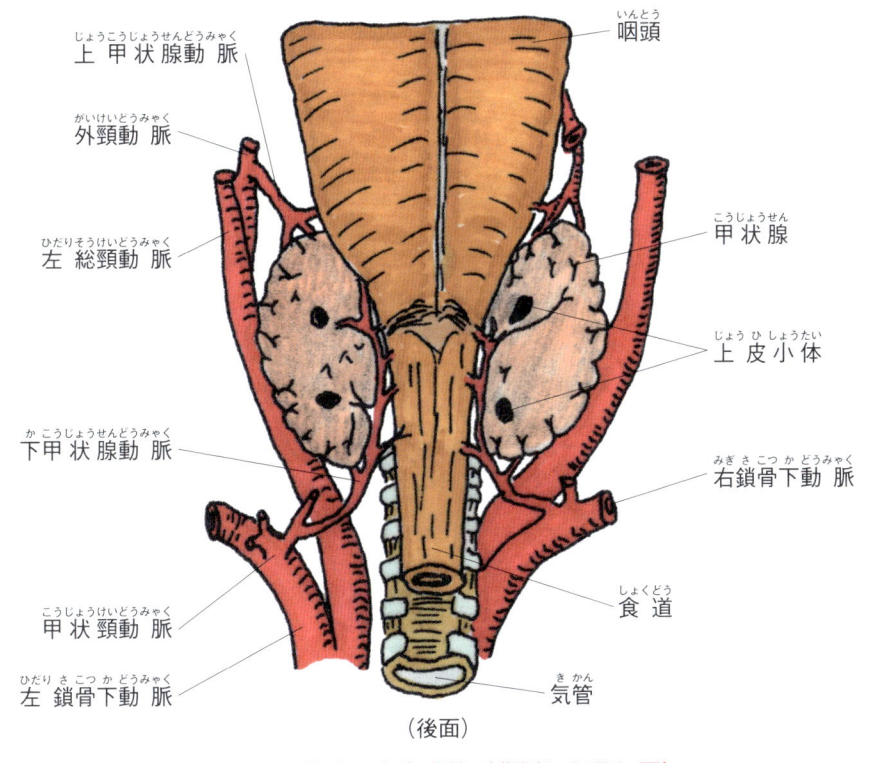

67-1　甲状腺と上皮小体（背側から見た図）

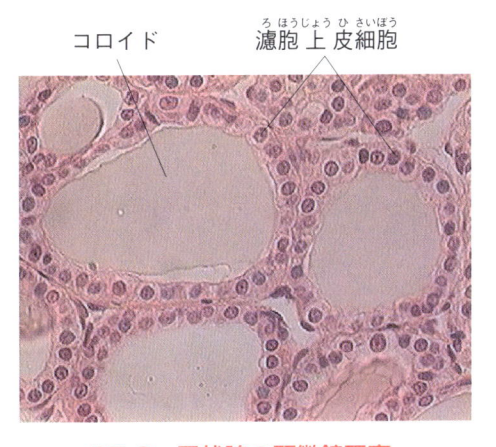

67-2　甲状腺の顕微鏡写真

内分泌系

68 内分泌系 副腎，膵臓

1 副腎は中胚葉性の皮質と外胚葉性の髄質に分けられる．

1. 皮質は表層から球状帯，束状帯，（①　　　）状帯の三層に分かれる．
2. 電解質（ミネラル）コルチコイドを分泌するのは皮質の（②　　　）帯である．
3. 皮質のうち最も厚い層で，糖質（グルコ）コルチコイドを分泌するのは（③　　　）帯である．
4. 髄質細胞は，クローム塩により褐色に染まる顆粒を細胞内に含むため（④　　　）細胞ともいう．
5. 副腎への動脈は下横隔動脈，腹大動脈，（⑤　　　）動脈から出る．

2 膵臓には内分泌細胞の小さな集合が散在している．

6. 膵臓内には（⑥　　　）島といわれる内分泌細胞の集合が散在する．
7. 膵臓の内分泌細胞にはA（α）細胞，B（β）細胞，（⑦　　　）細胞の3種類がある．
8. インスリンを分泌するのは（⑧　　　）細胞である．

解説

1. 皮質は表層から球状帯，束状帯，網状帯の三層に分かれる．皮質からはステロイドホルモンが分泌される．
2. 球状帯：電解質（ミネラル）コルチコイドを分泌する．最も重要な電解質コルチコイドはアルドステロンである．分泌過剰により高血圧を起こす．
3. 束状帯は皮質のうち最も厚い層で，糖質（グルコ）コルチコイドを分泌する．糖新生を促進して血糖値を上昇させる．糖質コルチコイドのうち，コルチゾルは抗炎症作用を有し，生体で炎症の拡大を抑制している．

   網状帯は性ホルモンを分泌する．主にアンドロゲンで，少量のエストロゲンも含む．
4. 髄質を構成する細胞は交感神経の節後ニューロンが変化したものである．髄質細胞は，クローム塩により褐色に染まる顆粒を細胞内に含むためクローム親性細胞ともいう．
5. 副腎への血液供給は大きい．普通，下横隔動脈から分かれる上副腎動脈，腹大動脈から直接出る中副腎動脈，腎動脈から出る下副腎動脈が分布する．
6. 内分泌部の細胞は膵臓内に散在するが，膵尾部に多い．この細胞群をランゲルハンス島（膵島）という．

答 ①網 ②球状 ③束状 ④クローム親性 ⑤腎
⑥ランゲルハンス（膵） ⑦D（δ） ⑧B（β）

7, 8. ランゲルハンス Langerhans 島を構成する細胞は3種類あり，A（α）細胞はグルカゴン，B（β）細胞はインスリン，D（δ）細胞はソマトスタチンを分泌する．B細胞が最も多く，70%を占め，A細胞が20%，D細胞は10%を占める．グルカゴンは血糖値を上昇させ，インスリンは血糖値を低下させ，ソマトスタチンはA細胞とB細胞の分泌調節を行う．

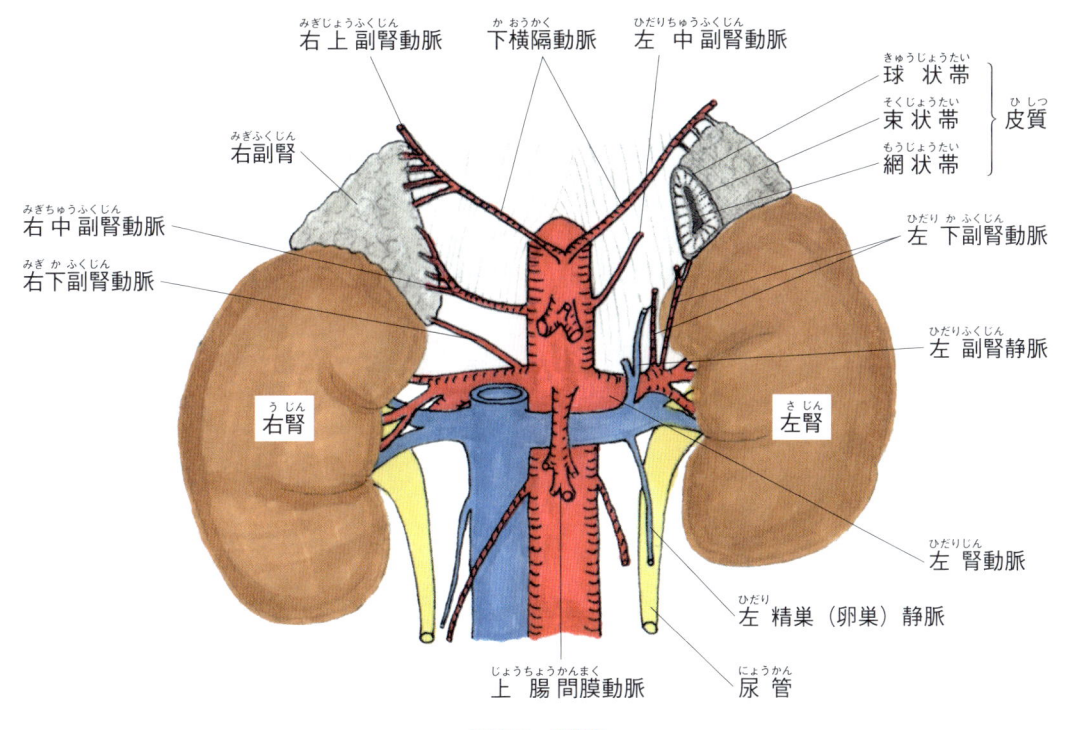

68-1 副腎

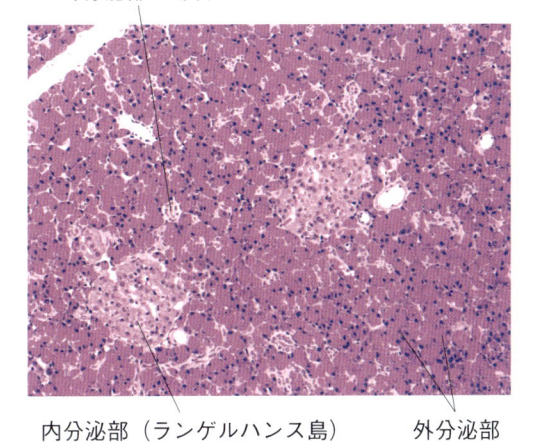

68-2 膵臓（顕微鏡写真）

69 内分泌系 卵巣，精巣

1 卵巣からは妊娠に関与するホルモンが分泌される．

1. 卵巣内では卵子を育てるさまざまな成長段階の（①　　）胞がある．
2. 卵胞を包む（②　　）膜から卵胞ホルモン（エストロゲン）が分泌される．
3. 排卵後の卵胞は赤体から（③　　）体に変化する．
4. 卵巣から分泌されるホルモンは（④　　）粘膜を増殖させる．
5. 着床後の黄体ホルモン維持には（⑤　　）盤からのホルモンが必要である．

2 精巣には男性ホルモンを分泌する内分泌細胞が散在している．

6. 精巣内に無数にある精細管はその中で，（⑥　　）を育てる．
7. 精細管の間には（⑦　　）細胞と呼ばれる内分泌細胞が散在する．
8. 精巣下降が上手くいかないと男性ホルモンは分泌されず，（⑧　　）性徴は起らない．

解説

1，2．原始卵胞が発育し，卵胞上皮が多層化してきた段階の卵胞を二次卵胞という．次いで二次卵胞の卵胞上皮が増殖し，卵胞腔内に卵胞液が溜まり，卵子は周辺に寄せられる．この段階のものを胞状卵胞と呼ぶ．さらに発育が進むと，卵胞腔内は多量の卵胞液で満たされ，卵子は透明帯で包まれ，卵胞の外側には卵胞膜が発達する．

3．排卵後の卵胞は卵胞内に血液が充満して赤く見えることから赤体と呼ばれる．数日で血液は吸収され，卵胞細胞は大型の黄体細胞（ルテイン細胞）となり，黄色の脂質顆粒を含み，黄色に見えることから黄体と呼ばれ，黄体ホルモン（プロゲステロン）を分泌する．

4．卵胞からは卵胞ホルモン（エストロゲン），黄体からは黄体ホルモン（プロゲステロン）が分泌され，子宮粘膜の機能層の増殖が起こり，受精卵の着床を待つ．排卵された卵子が受精しなかった場合，黄体ホルモンの分泌が低下するため，子宮粘膜の機能層（エストロゲンやプロゲステロンの作用で増殖した子宮粘膜の部分）は剥がれ落ちる．これが月経である．

5．受精卵が着床すると胎盤が形成され，胎盤から分泌されるゴナドトロピンに反応して，卵巣の黄体は次第に大きくなり，妊娠黄体となる．ゴナドトロピンはヒト絨毛性性腺刺激ホルモン（hCG）と呼ばれる．

6．精細管内で精子の産生が行われる．精細管の内腔には数層の精子に分化する円形の細胞群があり，総称して精上皮という．精子の発生過程は，精祖細胞 ⇒ 精母細胞 ⇒ 精子細胞 ⇒ 精子

答 ①卵　②卵胞　③黄　④子宮　⑤胎
⑥精子　⑦ライディッヒ（間）　⑧二次

である．

7. 精細管と精細管の間の結合組織内にはライディッヒ（間）細胞が散在しており，男性ホルモンであるテストステロンを分泌する．これにより，精子形成を促し，二次性徴をもたらす．
8. 精巣は腎臓の近くで発生し，胎生4～5カ月頃より下降し始め，胎生8カ月には陰嚢内におさまる．まれに精巣が下降せず腹腔内に留った状態を精巣停滞（停留睾丸）といい，二次性徴が生じないとともに，男性不妊の原因となる．

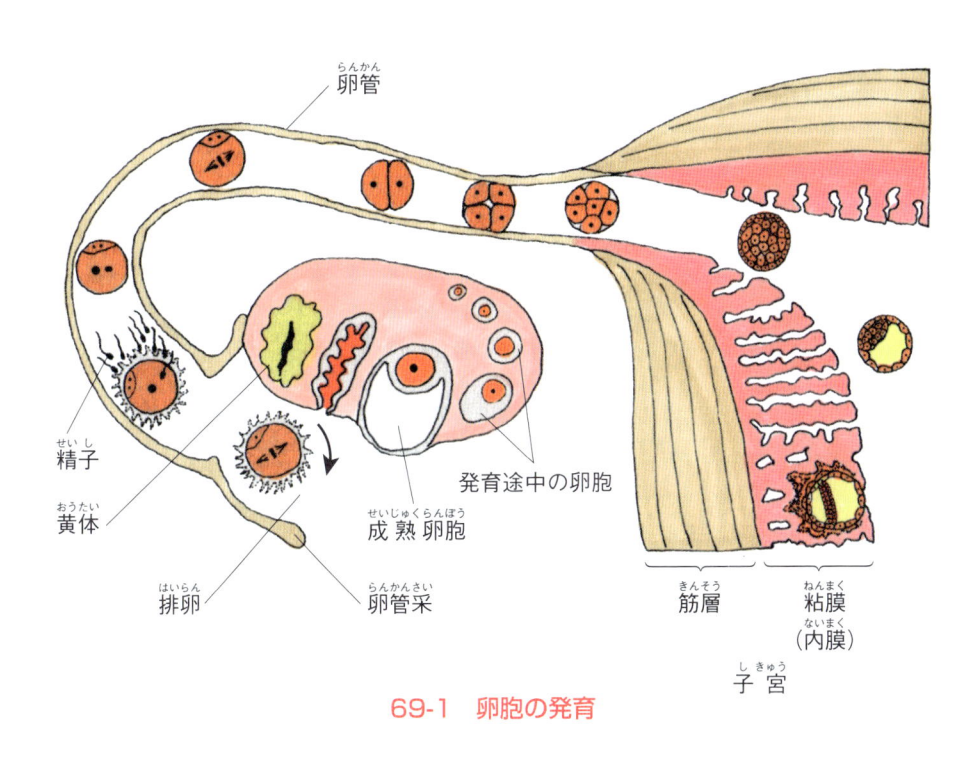

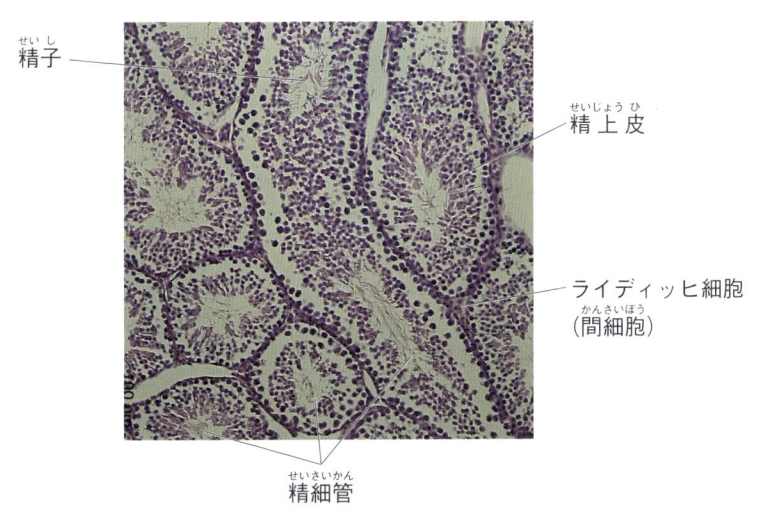

69-1　卵胞の発育

69-2　精巣（顕微鏡写真）

70 内分泌の生理1：総論・視床下部

1 ホルモンは内分泌器官から分泌される．

1. 組織や器官の機能は，神経系と（①　　）系による調節を受けている．
2. 内分泌腺で産生された特殊な化学物質を（②　　）と呼び，これが血行性に標的器官に作用する．
3. ホルモンは化学構造により，ペプチド型，アミン型および（③　　）型に分けられる．
4. ホルモンの分泌は，自律神経，上位ホルモン，負の（④　　）機構などの調節を受けている．
5. 内分泌細胞ではなく神経細胞がホルモンを分泌する場合，これを（⑤　　）内分泌という．

2 視床下部ホルモンは下垂体前葉ホルモンを調節する．

6. 視床下部より分泌されるホルモンは，下垂体（⑥　　）系により血行性に下垂体前葉に運ばれる．
7. 視床下部より分泌されるホルモンは，放出ホルモンと（⑦　　）ホルモンに大別される．
8. 寒冷刺激により視床下部から分泌される放出ホルモンは（⑧　　）である．
9. ストレス刺激により視床下部から分泌される放出ホルモンは（⑨　　）である．

解説

1. 神経系の作用による組織・器官の機能の調節を神経調節，血液循環を介する化学物質による内分泌系の調節を化学調節または液性調節という．
2. 内分泌器官で産生されたホルモンは血行性に標的器官に到達し，ここで作用をあらわす．このとき，ホルモンは細胞膜もしくは細胞内に存在する受容体に結合し，細胞機能を変化させて作用を発現する（右図参照）．
3. ペプチド型には成長ホルモンなど多数のホルモンが，ステロイド型には副腎皮質ホルモンや性ホルモンが，アミン型にはカテコールアミンや甲状腺ホルモンが含まれる．
4. 内分泌系には，基本的に視床下部→下垂体→それぞれの内分泌腺などという階層構造がある．また負のフィードバック調節とは，最下層のホルモンの血中濃度が上昇すると上位中枢に働き，これを抑制する仕組みである．

答　①内分泌　②ホルモン　③ステロイド　④フィードバック　⑤神経
⑥門脈　⑦抑制　⑧TSH放出ホルモン（TRH）　⑨ACTH放出ホルモン（CRH）

5. 下垂体前葉ホルモンとは異なり，下垂体後葉ホルモンであるバソプレッシンやオキシトシンは，視床下部の神経細胞の軸索が下垂体後葉まで伸び，そこでホルモンが分泌されて血行性に標的器官に到達する．
6. 視床下部の神経細胞から分泌されるホルモンは，下垂体門脈を通って下垂体前葉のホルモン分泌細胞に作用し，これが下位ホルモンを産生する．
7. 視床下部から分泌されるホルモンのうち，他の内分泌腺に働きかけてホルモンの分泌を促す作用をするものを放出ホルモンといい，これと反対の作用をするものを抑制ホルモンという．
8. 寒冷刺激では温度受容ニューロンを介して視床下部が刺激され，ここでTSH放出ホルモン（TRH）が産生された結果，下垂体前葉より出る甲状腺刺激ホルモン（TSH）介して甲状腺より甲状腺ホルモンが放出される．
9. ストレス刺激時には視床下部よりACTH放出ホルモン（CRH）が放出され，これにより下垂体前葉から副腎皮質刺激ホルモン（ACTH）が放出された結果，副腎よりコルチゾルが放出される．

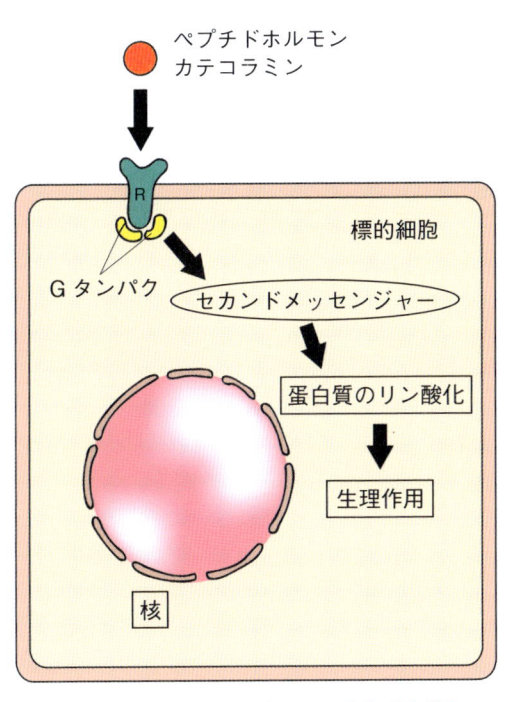

70-1　ホルモンの作用1（膜受容体）

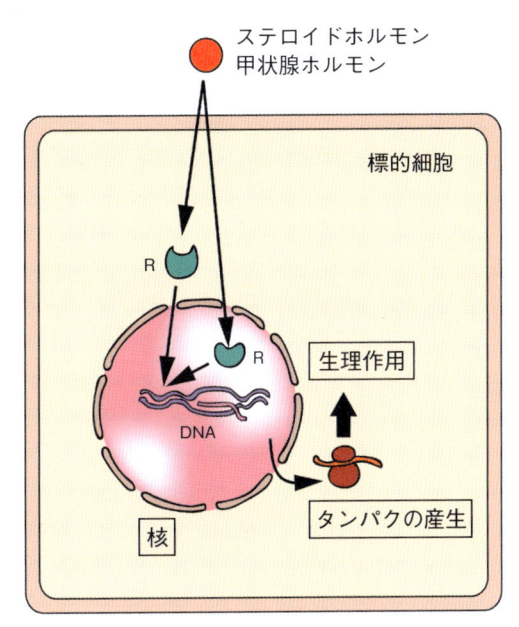

70-2　ホルモンの作用2（細胞内受容体・核内受容体）

71 内分泌の生理2：下垂体

1 下垂体の前葉には内分泌細胞が存在し，多くのホルモンが分泌される．

1. 下垂体前葉から分泌される性腺刺激ホルモンには，卵胞刺激ホルモンと（①　　　）ホルモンがある．
2. 下垂体前葉からは，身体の性徴を促す（②　　　）ホルモンが分泌される．
3. 下垂体前葉からは，乳腺の発育と乳汁産生にかかわる（③　　　）が分泌される．
4. 副腎皮質刺激ホルモンは（④　　　）とも呼ばれる．
5. 骨端軟骨が残っている子供で②ホルモンの分泌が亢進すると，（⑤　　　）症となる．

2 下垂体後葉は神経軸索末端からホルモンが分泌される．

6. 下垂体後葉ホルモンは間脳の（⑥　　　）で合成され，神経軸索により後葉に運ばれる．
7. 子宮筋収縮作用や乳汁放出作用を持つホルモンは（⑦　　　）である．
8. 腎臓の集合管に作用して水の再吸収を促進するホルモンは（⑧　　　）である．
9. ⑧の分泌不足は，低比重の尿が多量に出る（⑨　　　）症をきたす．

解説

1. 性腺刺激ホルモンはゴナドトロピンと総称される．
2. 成長ホルモン（GH）は，長骨骨端の軟骨増殖を促進するために身長が伸びる．
3. 授乳に伴う吸引刺激は視床下部からのPRL放出ホルモン（PRH）分泌を促進し，下垂体前葉よりプロラクチン（PRL）が放出される．
4. 副腎皮質刺激ホルモン（ACTH）は副腎に作用し，コルチゾルの合成・分泌を促進する．ACTHの副腎外作用としては，メラニン細胞刺激作用（色素沈着）や脂肪分解作用がある．
5. 成人では骨端線が閉鎖するため，骨端軟骨の残っている身体の先端だけが肥大化する末端肥大症になる．
6. 視床下部の神経細胞で合成され，神経軸索末端に運ばれて下垂体後葉より分泌されるため，神経内分泌という．
7. オキシトシンは分娩誘発薬としてしばしば使われている．
8. バソプレシンは抗利尿ホルモン（ADH）とも呼ばれ，尿量減少が主な作用である．
9. 視床下部または下垂体後葉の障害により，バソプレッシンの分泌が異常に低下すると尿崩症が起こる．尿量は一日3L以上で，重症例では30Lにも及ぶ．

答 ①黄体形成 ②成長 ③プロラクチン ④ACTH ⑤巨人 ⑥視床下部 ⑦オキシトシン ⑧バソプレッシン ⑨尿崩

72 内分泌の生理 3：甲状腺・上皮小体

1 甲状腺からは甲状腺ホルモンとカルシトニンが分泌される．

1. 甲状腺には多数の濾胞があり，サイロキシンと（①　　）を含んでいる．
2. サイロキシンと①は全身の物質代謝を（②　　）させるとともに，骨や中枢神経の発育・成熟を促進させる．
3. 甲状腺ホルモンの分泌は，下垂体前葉の（③　　）ホルモンにより調節されている．
4. 小児期の甲状腺機能低下は心身の発育障害をきたす（④　　）病となり，成人の甲状腺機能低下は粘液水腫となる．
5. 自己抗体による甲状腺機能亢進症を（⑤　　）病と呼ぶ．
6. 甲状腺からは血中カルシウムを低下させるホルモンの（⑥　　）が分泌される．

2 上皮小体からのホルモンはカルシウム代謝に関与する．

7. 上皮小体から分泌されるパラソルモンは（⑦　　）代謝に関係する．
8. パラソルモンは（⑧　　）吸収により血中カルシウム濃度を上昇させる．
9. パラソルモンの分泌量は，血中（⑨　　）濃度が低下すると増加する．
10. 上皮小体の機能低下は血中カルシウム濃度を低下させ，（⑩　　）をおこす．

解説

1. 実際に組織に作用する場合は，サイロキシンはトリヨードサイロニンに変化する．
2. 甲状腺ホルモンは物質代謝を亢進させ，熱量産生作用，血糖上昇作用を有している．思春期の神経および骨格の成熟に必須であり，発達段階で不足すると知能低下を伴う小人症となる．
3. 下垂体前葉より分泌されるTSHは，さらに視床下部のTRHによって調節されている．
4. 粘液水腫では代謝低下により皮下組織中に粘液様物質が蓄積して肥厚する．
5. バセドウ病では体重減少，微熱などの代謝亢進症状と，眼球突出などの症状をきたす．
6. カルシトニンは腎でのカルシウム排泄と骨形成を促進させる．
7. 上皮小体から分泌されるのはパラソルモンであり，副甲状腺ホルモン（PTH）とも呼ばれる．
8，9．パラソルモンは，腎および小腸でのカルシウム吸収の増加や，骨吸収（骨からのカルシウムの溶け出し）を促進させるとともに，腎でビタミンDを活性化させる．
10. 甲状腺摘出手術の際，上皮小体も同時に摘出したことによるテタニーが最も多い．テタニーは疼痛を伴う強直性筋痙攣で，上下肢，顔面筋などに出現する．

答　①トリヨードサイロニン　②亢進（上昇）　③甲状腺刺激　④クレチン　⑤バセドウ（グレーブス）　⑥カルシトニン　⑦カルシウム　⑧骨　⑨カルシウム　⑩テタニー

73 内分泌の生理 4：膵臓・副腎

1 膵臓からのホルモンは血糖値を調節する．

1. 膵臓にはホルモンを分泌する内分泌腺である（①　　　）島があり，ここにはA細胞，B細胞，D細胞が存在する．
2. A細胞からはグルカゴンが，B細胞からは（②　　　）が分泌される．
3. ②は肝細胞や筋細胞にグルコースを取り込ませ，（③　　　）を合成させる．
4. グルカゴンはグリコーゲンを分解し，（④　　　）を血中に放出させる．
5. ②の相対的不足により血糖が上昇した疾患を（⑤　　　）病と呼ぶ．

2 副腎では髄質と皮質からホルモンが分泌される．

6. 交感神経刺激により，副腎髄質から（⑥　　　）が分泌される．
7. 副腎皮質の球状帯は，電解質代謝に関するホルモンである（⑦　　　）を分泌する．
8. 副腎皮質の束状帯は，糖質代謝に関するホルモンである（⑧　　　）を分泌する．
9. ⑧の過剰分泌による臨床症状を（⑨　　　）症候群と呼ぶ．
10. 副腎機能不全症を（⑩　　　）病と呼び，低血圧，低血糖，全身衰弱などをきたす．

解説

1，2．ランゲルハンス島は別名膵島ともいう．発見者の，パウル・ランゲルハンスの名前から命名された．A，B，D細胞は，それぞれα，β，δ細胞ともいう．
3．インスリンはブドウ糖の細胞内への取り込み促進，筋肉や肝臓でのグリコーゲン合成促進，タンパク質合成の促進などの作用を持つ．血糖値の上昇と副交感神経緊張で分泌が増加する．
4．グルカゴンの作用は異化作用であり，グリコーゲン分解，糖新生，脂肪分解を促進させる．
5．糖尿病により血糖値が上昇すると尿糖が出現し，神経炎，腎炎，網膜炎などの症状をきたす．
6．副腎髄質のクロム親和性細胞は神経細胞由来であり，アドレナリンを分泌する．
7．副腎皮質は表層から球状帯，束状帯，網状帯と呼ばれる3層配列をなす．球状帯は電解質コルチコイドを分泌するが，電解質コルチコイドで重要なものはアルドステロンである．
8．糖質コルチコイドであるコルチゾルの作用には，血糖上昇作用，炎症や免疫反応の抑制作用，抗ストレス作用などがある．
9．クッシング症候群はACTHの分泌過剰，副腎腺腫，ステロイド剤の過剰投与で生じる．中心性肥満，高血糖，高血圧などの症状をきたす．
10．自己免疫疾患，結核などにより生じる．

答 ①ランゲルハンス（膵） ②インスリン ③グリコーゲン ④ブドウ糖 ⑤糖尿
⑥アドレナリン ⑦アルドステロン ⑧コルチゾル ⑨クッシング ⑩アジソン

74 内分泌の生理 5：性腺

内分泌系

1 性腺からのホルモンは男性ホルモンと女性ホルモンである．

1. 男性ホルモンの主体は（①　　　）である．
2. 女性ホルモンとして，卵巣からは（②　　　）ホルモンと黄体ホルモンが分泌される．
3. ②ホルモンとして，（③　　　），エストロン，エストリオールの三種類がある．

2 女性には性周期があり，周期的な排卵がおこる．

4. 卵胞の成熟にともない卵胞ホルモンの分泌が増加すると，子宮（④　　　）は増殖する．
5. 卵胞ホルモンの分泌が増えると，下垂体前葉からの（⑤　　　）ホルモンの急激な分泌増加がおこり，排卵が生じる．
6. 排卵後の卵胞は黄体となり，卵胞ホルモンとともに（⑥　　　）ホルモンを分泌する．
7. ⑥ホルモンの分泌が増加すると，（⑦　　　）が上昇する．
8. 黄体は次第に変成して（⑧　　　）となり，子宮内膜が剥がれて月経を生じる．
9. 分娩するとエストロゲンの濃度が低下し，（⑨　　　）の作用で乳汁が分泌される．
10. 乳児が母親の乳首を吸引すると（⑩　　　）が分泌され，乳汁が放出される．

解説

1. 男性ホルモンはアンドロゲンとも呼ばれている．
2. 卵胞ホルモンはエストロゲン，黄体ホルモンはプロゲステロンとも呼ばれている．
3. エストラジオール，エストロン，エストリオールの三種類がある．
4. 卵胞ホルモンは月経により剥がれた子宮内膜を，再び増殖させる作用がある．
5. 卵胞ホルモンが増加すると視床下部が刺激され，ゴナドトロピン放出ホルモンが分泌され黄体形成ホルモンの急激な分泌が生じる．これをLHサージと呼び，排卵のトリガーとなる．
6，7. 黄体ホルモンは卵胞ホルモンと共同して子宮内膜からの粘液分泌を増加させ，受精卵の着床を容易にする（分泌期）．また，黄体ホルモンは視床下部に作用して基礎体温を上昇させる．
8. 妊娠が成立しない場合には黄体はやがて退化して白体となり，ホルモンの分泌も低下する．
9. 妊娠時に卵胞ホルモンと黄体ホルモンは乳腺を肥大させるが，乳汁分泌は抑制する．胎盤が排出されてこれらの血中濃度が低下すると，プロラクチンの乳汁産生作用が顕在化する．
10. 乳児が乳首を吸引する刺激により下垂体後葉からのオキシトシン分泌が増加し乳腺周囲の筋が収縮する．これを射乳反射と呼ぶ．

答　①テストステロン　②卵胞　③エストラジオール　④内膜　⑤黄体形成　⑥黄体　⑦基礎体温　⑧白体　⑨プロラクチン　⑩オキシトシン

75 内分泌の生理 6：その他

1 内分泌器官はその他にもある．

1. 松果体細胞からは（①　　　）が分泌される．
2. ①は夜間に分泌量が（②　　　）し，体内の様々な機能を一日の明暗のサイクルに同調させている．
3. 腎臓は血圧調節のためのホルモンである（③　　　）を，輸入細動脈の傍糸球体装置より分泌している．
4. 腎臓の間質細胞は，骨髄で赤血球産生を増加させる（④　　　）を分泌している．
5. 前立腺からは平滑筋を収縮させたり，血圧を下降させる（⑤　　　）が分泌されている．

2 体温調節には視床下部が関与する．

6. 体温は部位によって異なり，腋窩温，口腔温，直腸温では（⑥　　　）が一番高い．
7. 体温調節中枢は脳の（⑦　　　）にある．
8. 体温は一日の間で変動があり，（⑧　　　）に最高となる．
9. 女性の体温は性周期に伴って変化し，排卵後に（⑨　　　）ホルモンの作用で上昇する．
10. 発熱は発熱物質である（⑩　　　）により引き起こされる．

解説

1，2．メラトニン量の日内変動は交感神経と光刺激の影響による．体内時計（概日リズム）の調節に関係している．

3．腎血流量が低下するとレニンが血中に放出され，血中のアンギオテンシノーゲンがアンギオテンシン-I に変換される．

4．腎臓の組織 O_2 分圧が低下するとエリスロポエチンが産生・放出され，5日後には赤血球の増多が出現する．

5．プロスタグランディンは前立腺（Prostate gland）で最初に発見されたが，前立腺以外のさまざまな組織から分泌され，その作用も組織によってさまざまである．

6．健康成人では直腸温 37.2℃，口腔温 37.0℃，腋窩温 36.6℃程度である．

7．視床下部を破壊すると体温調節が困難となるため，視床下部が体温調節中枢である．

8．体温は一般に明け方が最も低く，夕方が最高である．

9．体温上昇は黄体ホルモンによる代謝亢進作用による．

答　①メラトニン　②増加　③レニン　④エリスロポエチン　⑤プロスタグランディン　⑥直腸温　⑦視床下部　⑧夕方　⑨黄体　⑩パイロジェン

10. 微生物が作る毒素（エンドトキシン）などの外因性パイロジェンが白血球に取り込まれると，ここから出る内因性パイロジェンが視床下部に作用し発熱させる．

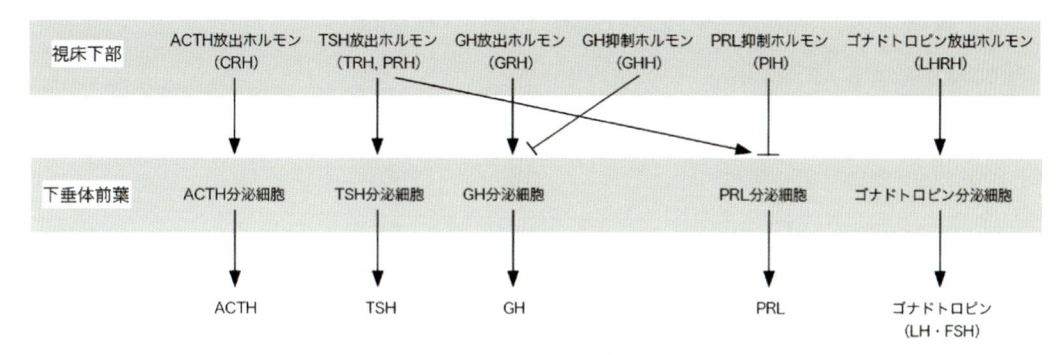

75-1　視床下部ホルモンと下垂体ホルモンとの関係

産生部位	ホルモン名	作用
視床下部	ACTH 放出ホルモン（CRH）	下垂体前葉で副腎皮質刺激ホルモン（ACTH）の分泌を促進する．
	ゴナドトロピン放出ホルモン（LHRH）	下垂体前葉から LH と FSH を放出させる．
	TRH 放出ホルモン（TRH）	下垂体前葉から TSH を放出させる他，プロラクチン分泌も促進する．
	GH 放出ホルモン（GHRH）	下垂体前葉で，成長ホルモンの分泌と合成を促進する．
	GH 抑制ホルモン（GHIH）	下垂体前葉で，成長ホルモンの分泌を抑制する．
	PRL 放出ホルモン（PRH）	PRL 分泌は哺乳により刺激されるが，この場合には TRH，オキシトシンが PRH として作用する．
	PRL 抑制ホルモン（PIH）	プロラクチン分泌は生理的条件下では常時抑制されており，PIH として最も重要なのはドーパミンである．
下垂体前葉	成長ホルモン（GH）	前葉から最も多く分泌されるホルモンで，骨の伸長をはじめ，成長を促進する．
	プロラクチン（PRL）	主として乳汁の産生と分泌に対する促進作用を持つ．
	卵胞刺激ホルモン（FSH）	♂：精子の形成，成熟を促進させる．卵胞の初期の成長を促進させる．♀：卵胞ホルモン（エストロジェン）の分泌を促進させる．
	黄体形成ホルモン（LH）	♂：男性ホルモンを分泌させる．♀：FSH ともに，卵胞の最終的な成熟を行う．卵胞からの卵胞ホルモン分泌の促進させる．LH サージにより排卵を誘発させる．排卵後は黄体ホルモンを分泌させる．
	甲状腺刺激ホルモン（TSH）	甲状腺ホルモンを分泌させる．
	副腎皮質刺激ホルモン（ACTH）	副腎皮質よりコルチゾルと男性ホルモンを放出させる．
下垂体中葉	メラニン細胞刺激ホルモン（MSH）	皮膚で黒色色素細胞のメラニン形成を促進し，皮膚の色を黒くする．
下垂体後葉	バソプレッシン（抗利尿ホルモン，ADH）	腎集合管に作用して水再吸収を促進し，尿量を減少させる．
	オキシトシン	乳管周囲の平滑筋を収縮させ，子宮平滑筋を収縮させる．
甲状腺	甲状腺ホルモン	濾胞より分泌され，代謝亢進をおこす．その他，血糖上昇作用，精神作用，発育・成長の促進作用を持つ．
	カルシトニン	傍濾胞細胞から分泌され，骨形成を促進や，腎での Ca 排泄を増し，血中の Ca 濃度を低下させる．
上皮小体	パラソルモン（副甲状腺ホルモン，PTH）	骨を吸収して Ca を動員し，遠位尿細管で Ca 再吸収を促進し，腎臓でのビタミン D を活性化する．
副腎髄質	アドレナリン	交感神経の興奮により分泌される．
副腎皮質	アルドステロン	電解質（鉱質）コルチコイドとも呼ばれる．腎でのナトリウム吸収とカリウム排泄を増加させ，電解質代謝に関与する．
	コルチゾル	糖質コルチコイドとも呼ばれる．血糖上昇作用，抗炎症作用，抗ストレス作用を持ち，糖代謝に関与する．
	男性ホルモン	デヒドロエピアンドロステロンであるが，男性化作用は少ない．
性腺	男性ホルモン（アンドロゲン）	アンドロジェンの分泌は思春期頃より高まり，第二次性徴の発現を促す．FSH とともに精子形成を促進する．
	卵胞ホルモン（エストロゲン）	子宮内膜に対して卵胞期には単独で増殖期を誘発し，子宮内膜の増殖をもたらす．また，プロゲステロンと共同して分泌期を誘発する．エストロゲンは，排卵期には LH，FSH の分泌を促進し排卵を誘発する．
	黄体ホルモン（プロゲステロン）	子宮内膜に作用して分泌期を誘発し，受精卵の着床を容易にする．乳腺の腺房を発達させる．視床下部に作用し，基礎体温を上昇させる．
腎臓	レニン	傍糸球体装置から分泌され，アンギオテンシノーゲンをアンギオテンシンにし，血圧を上昇させる．
	エリスロポエチン	間質細胞（と肝臓）から分泌され，骨髄に作用し赤血球を産生させる．
松果体	メラトニン	網膜から光刺激が入る昼間に抑制される．体内の機能を一日の明暗のサイクルに同調させている．

75-2　ホルモンの概要

内分泌系

137

76 泌尿器系の構成

1 泌尿器系は，腎臓，尿管，膀胱，尿道からなる．

1．腎臓は腹腔内で，（①　　）膜の後ろに位置する．
2．右の腎臓は左の腎臓より（②　　）位置にある．
3．腎臓で作られた尿は腎盤から（③　　）を通って膀胱に運ばれる．
4．膀胱に貯蔵された尿は（④　　）を通って排泄される．

2 腎臓には腎動脈と腎静脈が分布する．

5．腎臓に分布する腎動脈は（⑤　　）動脈の枝である．
6．腎静脈は，（⑥　　）静脈に注ぐ．
7．腎動脈と腎静脈は（⑦　　）から腎臓に出入りする．
8．腎門で，腎静脈は腎動脈の（⑧　　）に位置する．
9．腎臓の動脈は小動脈が吻合しない（⑨　　）動脈である．

解説

1．腎臓は脊柱の両側で，腰椎の上方に左右1対あるそら豆状の器官である．重さは約150gである．腎臓は腹膜の後ろ（背側）に位置する腹膜後器官である．後腹壁には脂肪組織や腎筋膜で保持されているだけであるので，やせ型の人や急激なダイエットなどで脂肪組織が減少し，腎が下垂したり（下垂腎），動いたり（遊走腎）することがある．

2．腎臓は胎児期に骨盤腔内で発生し，その後，上昇する．しかし，右には肝臓があるため，最終的な位置は右腎のほうが，左腎よりも少し低い位置に留まる．

3．尿管は腎盤に続き，尿を膀胱に導く長さ約30cmの細長い管である．尿管は次の3箇所に狭窄部があり，しばしば尿路結石が停滞する．① 腎盤から尿管への移行部　② 総腸骨動脈・静脈との交叉部　③ 膀胱壁の貫通部

3，4．尿管と尿道は名称が似ているため，間違えやすいので注意が必要．

5．腹大動脈から出る上腸間膜動脈の少し下方から左右1本ずつの腎動脈が出る．腎臓は過剰な動脈を持っている場合がしばしば見られる．

6．ほとんどの腹腔内臓器からの静脈は肝門脈に合流して肝臓に行き，肝臓で毛細血管となった後，再び集まって肝静脈を経て下大静脈に注ぐが，腎静脈は直接，下大静脈に注ぐ．

7，8．腎臓に動静脈などが出入りする所を，腎門という．腎門では前方から順に静脈，動脈，

答　①腹　②低い　③尿管　④尿道
⑤腹大　⑥下大　⑦腎門　⑧前方（腹側）　⑨終

腎盤（腎盂）の順に並んでいる．

9. 左右の腎動脈は腎門の所で 5 本の区域動脈になる．それぞれの区域動脈の間には吻合がないため，終動脈である．区域動脈間に吻合がないため，腎臓は区域に従って外科的切除が可能である．区域動脈は葉間動脈となって腎柱（腎錐体と腎錐体の間）を走り，次に皮質と髄質の間を弓状動脈となって走る．さらに弓状動脈から小葉間動脈が出て，そこから輸入細動脈が分枝し，糸球体に入る．

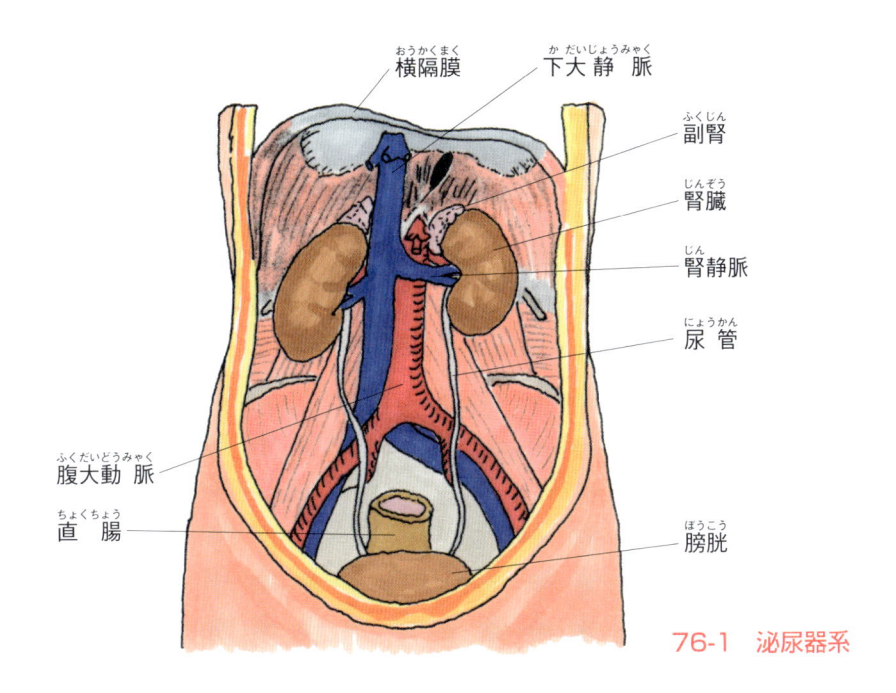

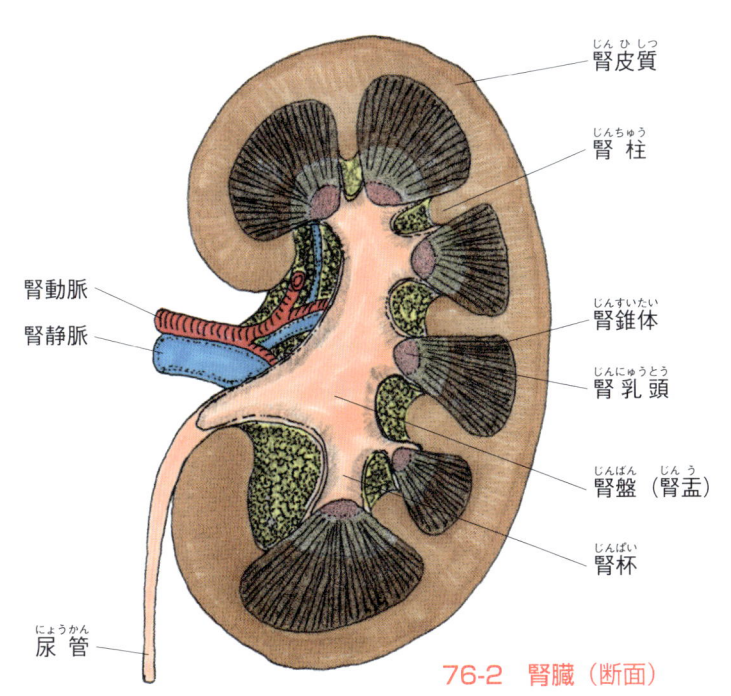

76-1 泌尿器系

76-2 腎臓（断面）

77 泌尿器系 腎臓

1 腎臓は皮質と髄質に分けられるが，髄質はいくつかの腎錐体からなる．

1. 腎臓の髄質は，十数個の円錐状をした（①　　）からなる．
2. 腎錐体と腎錐体の間は皮質に属し，（②　　）と呼ばれる．
3. 腎錐体の先端を（③　　）といい，腎杯にはまり込んでいる．
4. 腎杯は集まって（④　　）となり，尿管へと続く．

2 腎臓の基本単位はネフロンで，腎小体と尿細管からなる．

5. ネフロンは腎小体と（⑤　　）からなる．
6. 腎小体は，糸球体とこれを包む（⑥　　）からなる．
7. 糸球体で，腎動脈の血液成分が濾過された液を（⑦　　）という．
8. 尿細管は近位尿細管，（⑧　　），遠位尿細管に分けられる．
9. 尿細管は集合管に集まり，腎乳頭の先端から（⑨　　）に流れ出す．

解説

1. 腎臓は皮質と髄質に分けられる．髄質は分かれており，その一つ一つを腎錐体という．
2. 腎錐体と腎錐体の間は，腎柱と呼ばれるが，この部分も皮質に含まれる．
3. 腎錐体の先端にある腎乳頭から，腎臓で作られた尿が腎杯（小腎杯）に受け取られる．
4. 腎乳頭からの尿を受け取る腎杯は小腎杯という．いくつかの小腎杯が集まって大腎杯となり，さらに腎盤（腎盂）に続く．
5. ネフロンは腎単位とも呼ばれる腎臓の機能的な基本構造で1つの腎臓に約100万個ある．
6. 腎小体はマルピーギ小体 Malpighian corpuscle ともいう．糸球体は特殊な毛細血管で，腎動脈が次第に枝分かれして輸入細動脈となり，糸くずがまるまったような糸球体といわれる状態となる．腎小体は腎の皮質に存在する．
7. 腎動脈によって運ばれた血液に含まれる小さな分子量のもの，水やミネラル，糖やアミノ酸，さまざまな老廃物質などが糸球体で流れ出る．これを原尿という．
8. 原尿に含まれる必要な成分が必要な量だけ尿細管から再吸収される．尿細管には糸球体から出た輸出細動脈の続きである毛細血管が分布している．従って腎動脈は2回，毛細血管となって腎静脈に続く．
9. 腎錐体の中を多くの集合管が腎乳頭に向かって走っている．遠位尿細管は，この集合管につながる．腎乳頭の先端から流れ出る尿は，腎杯に受け止められ腎盤へと流れていく．

答 ①腎錐体 ②腎柱 ③腎乳頭 ④腎盤（腎盂）
⑤尿細管 ⑥糸球体嚢（ボウマン嚢） ⑦原尿 ⑧ヘンレのループ（ヘンレ係蹄けいてい） ⑨腎杯

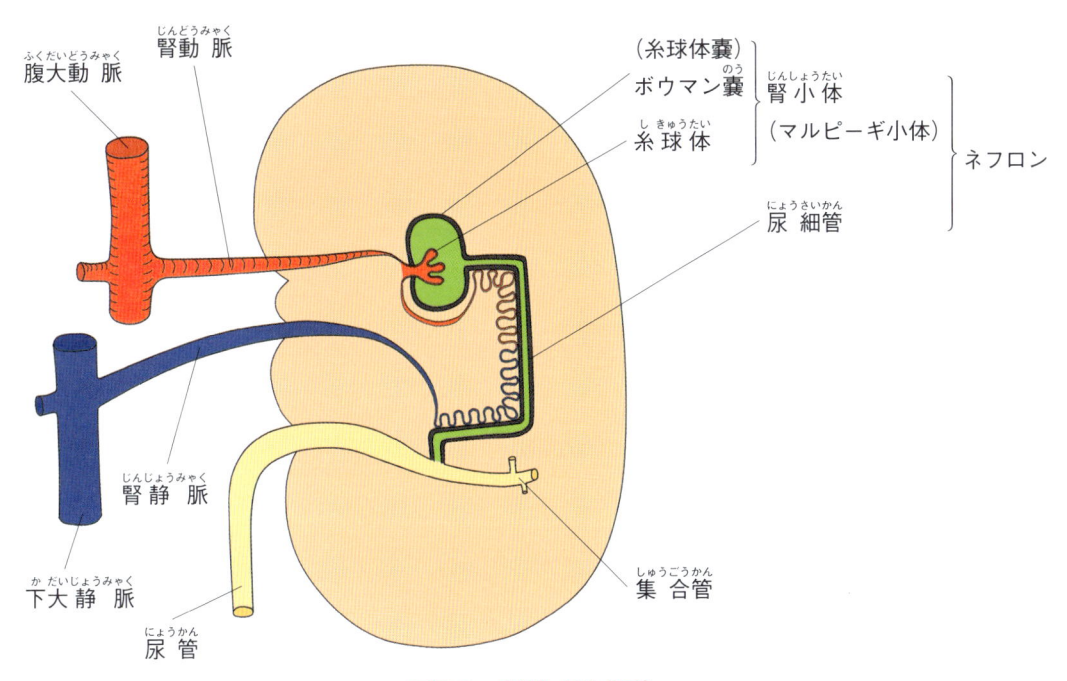

77-1　腎臓（模式図）

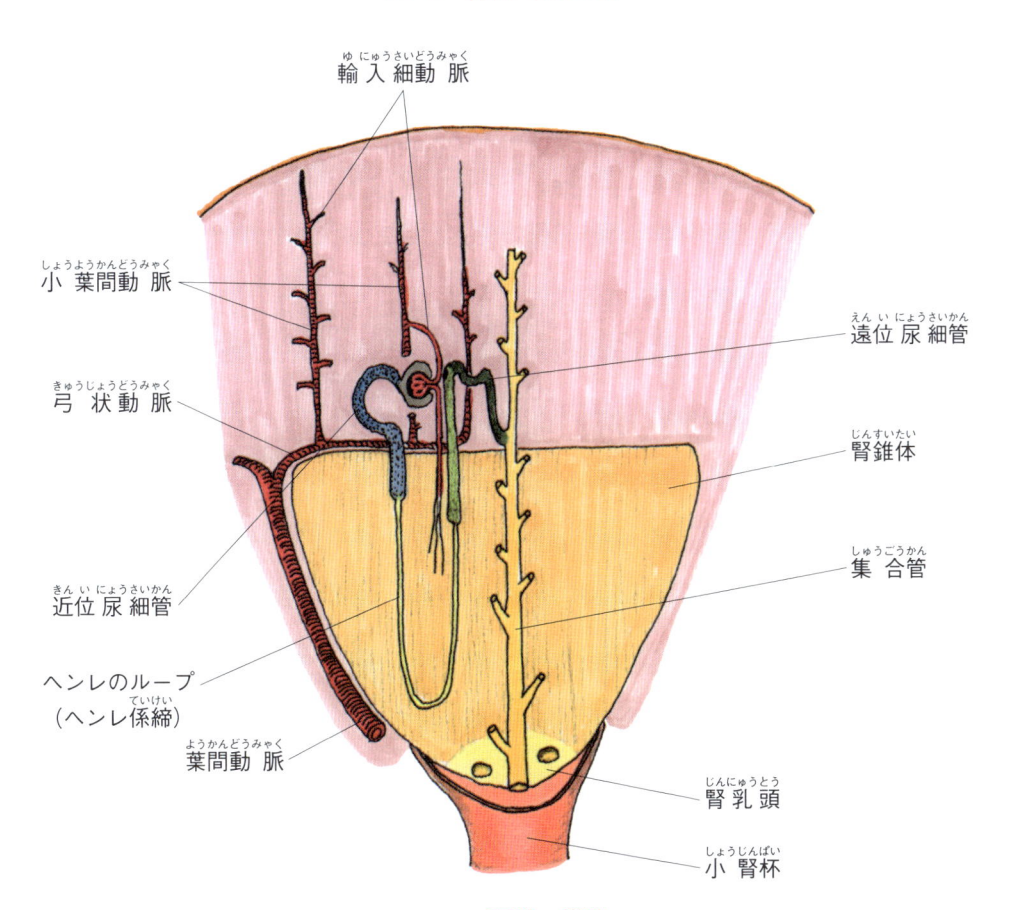

77-2　腎臓の構造

78 泌尿器系 尿管・膀胱・尿道

1 腎臓で作られた尿は，尿管を通って膀胱に貯められ，尿道から排泄される．

1. 腎盤に集められた尿は（①　　）によって膀胱に運ばれる．
2. 尿管には，起始部，総腸骨動脈を横切る部分，（②　　）を貫く部分と，狭い部分が3箇所ある．
3. 空の膀胱は骨盤腔内で（③　　）結合の後ろに位置する．
4. 膀胱内部には左右の尿管口と内尿道口を結んだ（④　　）三角が見られる．
5. 内尿道口から膀胱を出た尿は，（⑤　　）を通って外尿道口から体外に排泄される．

2 膀胱からの尿の排泄は2箇所の括約筋で止められる．

6. 内尿道口の周囲には平滑筋でできた（⑥　　）括約筋がある．
7. 尿道が尿生殖隔膜を貫く所に骨格筋でできた（⑦　　）括約筋がある．
8. 男性の尿道は，膀胱と尿生殖隔膜の間で（⑧　　）腺を貫く．
9. 女性の尿道は（⑨　　）前庭に開口する．

解説

1，2．尿管の長さは約30cm．途中3箇所の狭窄部がある．
3．膀胱は骨盤腔内にあるが，尿がたまるに従って，恥骨結合の上縁を超えて腹腔側に膨れだす．
4．膀胱には左右の尿管が開口しており，尿管口という．左右の尿管口と，膀胱から尿道が出る内尿道口を結んだ三角形の領域を膀胱三角といい，この部の粘膜は尿の貯留の有無（膀胱の収縮・伸展）にかかわらず，常に平坦である．
3，4．尿管と尿道は名称が似ているため，間違えやすいので注意が必要．
5．男性の尿道は16〜18cm，膀胱から尿道が出る内尿道口に始まり，前立腺と尿生殖隔膜を貫き，さらに陰茎を構成する尿道海綿体の中を通過して，陰茎亀頭先端の外尿道口に終わる．女性の尿道は尿生殖隔膜を貫き，腟前庭の外尿道口までの長さ3〜4cmである．
6．膀胱の出口である内尿道口の周囲は，平滑筋でできた括約筋で普段，閉じられている．
7．尿生殖隔膜は恥骨結合の下，恥骨弓に張る膜で，男性では尿道が，女性では尿道と腟が貫いている．
8．男性では膀胱の下に，前立腺があり，尿道は前立腺を貫く．老齢で前立腺肥大が起こると，尿道が狭くなり，排尿困難となる．
9．腟前庭は小陰唇で囲まれた部分である．外尿道口の下には腟が開口する．

答　①尿管　②膀胱　③恥骨　④膀胱　⑤尿道
　　⑥膀胱（内尿道）　⑦尿道　⑧前立　⑨腟

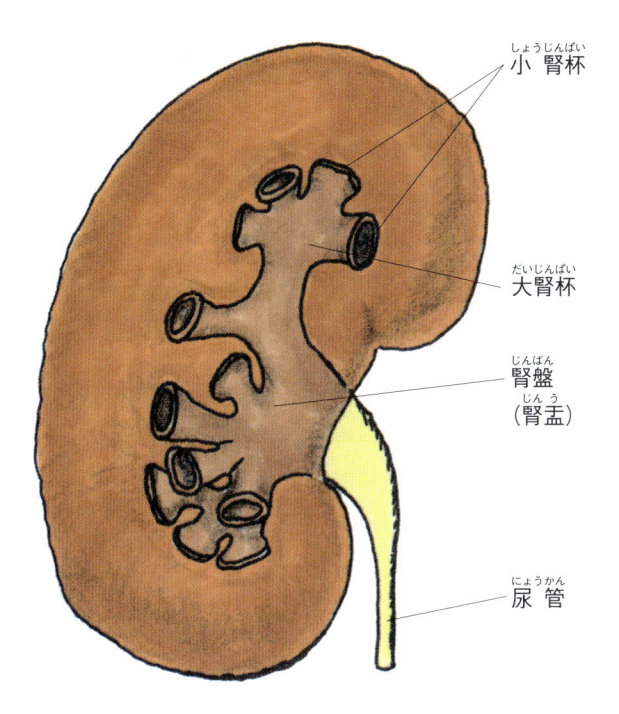

78-1 腎杯と腎盤

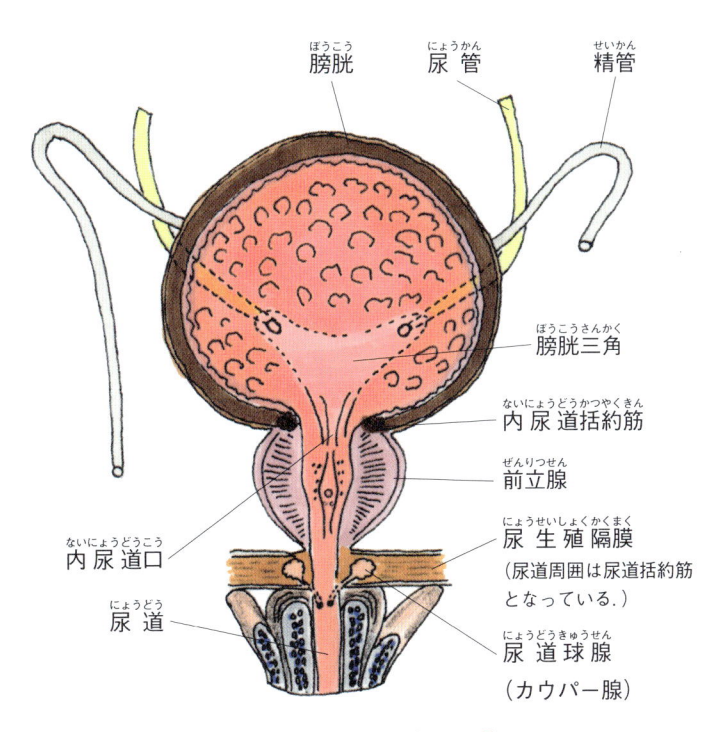

78-2 尿管・膀胱・尿道

泌尿器系

79 尿の生成：糸球体と尿細管

泌尿器系

1 血液は糸球体でろ過される．

1. 腎臓の糸球体に入る毛細血管は，一般の毛細血管よりも血圧が（① 　　）い．
2. 血液が糸球体を流れる間に血圧により（② 　　）されて，原尿が生成される．
3. 1分間あたりに生成される原尿の量を（③ 　　）ろ過量という．

2 尿細管は再吸収と分泌を行う．

4. 尿細管は原尿中の身体に必要な物質を，尿細管細胞から毛細血管へ（④ 　　）する．
5. 尿細管は血液中の不要な物質を尿細管細胞から尿細管内に（⑤ 　　）する．
6. 近位尿細管では，栄養物質である（⑥ 　　）とアミノ酸が100％吸収される．
7. 近位尿細管からは，（⑦ 　　）やフェノールフタレインなどの薬物が分泌される．
8. 腎臓が血漿から特定の物質を除去する能力は，（⑧ 　　）で定量的に示される．

解説

1. 輸入細動脈および糸球体の毛細血管は細動脈とほぼ同じくらいの血圧である（65mmHg）．
2. 糸球体に送りこまれる血液のうち，血漿蛋白を除いた血漿が糸球体膜によりろ過されて原尿ができる．原尿は尿細管で約99％が再吸収され，1％のみが尿として排泄される．
3. 球体ろ過量はGFR（Glomerular filtration rate）とも呼ばれ，男では1分間に110〜120ml，女では100〜110mlである．
4. 原尿中には，水をはじめとして身体が必要とする物質や成分が含まれている．尿細管は身体が必要な物質を必要なだけ再吸収する機能がある．
5. 尿細管の細胞は，特定の物質を尿細管腔中に分泌して，尿中に排泄する機能もある．
6. 糸球体ではブドウ糖やアミノ酸が自由にろ過される．このため，原尿中には血漿と同程度のブドウ糖やアミノ酸が含まれるが，これらは通常では近位尿細管ですべて再吸収される．
7. 近位尿細管はアンモニアやH^+イオンを分泌するが，これに加え有機酸を分泌し，薬物の排泄に役立っている．
8. クリアランスの定義は，ある物質が尿中に排泄されるとき，その毎分の排泄量を含む血漿の量である．クリアランスはml/分であらわされ，$\dfrac{尿中の濃度 \times 1分間の尿量}{血漿中の濃度}$ で求められる．

答　①高　②ろ過　③糸球体　④再吸収　⑤分泌　⑥ブドウ糖　⑦ペニシリン　⑧クリアランス

80 泌尿器系 腎機能の調節

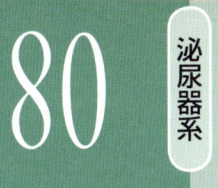

□ **腎臓では体液水分量と体液浸透圧を調節している．**

1. 腎臓は水分を多量に摂ったときには尿量を増やして水を（①　　　）し，水分摂取が少ないときには尿量を減らして体内の水分量を一定に保つ．
2. 血液の浸透圧が上昇すると，下垂体後葉から（②　　　）が分泌される．
3. ②は腎臓の（③　　　）に作用して水の再吸収量を増加させ，尿量が減少する．
4. Na^+ が不足するときには副腎皮質より（④　　　）が分泌され，遠位尿細管や集合管での Na^+ 再吸収量が増加する．
5. 血圧が低下すると，輸入細動脈の（⑤　　　）装置から，血中にレニンが分泌される．
6. レニンは血中のアンギオテンシノーゲンを（⑥　　　）に変換する．
7. アンギオテンシン-II は副腎皮質に作用して（⑦　　　）の分泌を増加させ，尿細管での Na^+ 再吸収量を増加させる．

解説

1. 腎臓は体液浸透圧ならび体液量を一定に保つ器官である．飲水などにより体液浸透圧が低下したときには，尿量を増加させることで浸透圧を正常に回復させ，発汗などにより体液浸透圧が上昇したときには，尿量を減少させて浸透圧の上昇を防いでいる．
2. バソプレッシン（抗利尿ホルモン）は視床下部で作られ，下垂体後葉より血中に放出される．視床下部において浸透圧を感知し，抗利尿ホルモンを産生する部位は視索上核である．
3. バソプレッシンは集合管に働き水の透過性を上昇させることで，尿細管管腔内より水の吸収量を増加させる．
4. 副腎皮質で産生されるアルドステロンは遠位尿細管と集合管に働き，Na^+ の再吸収と K^+ の排泄を増加させる．
5. 傍糸球体装置は糸球体に入る輸入細動脈の周囲にある．糸球体傍細胞ともいわれる．
6. アンギオテンシノーゲンは肝臓で作られ，血中では $α_2$ グロブリンに結合している．これがレニンによりアンギオテンシン-I となり，さらに血中のアンギオテンシン変換酵素によりアンギオテンシン-II となる．アンギオテンシン-II は，強力な血管収縮能とアルドステロン分泌能を有している．このシステムを，レニン-アンギオテンシン-アルドステロン系と呼ぶ．
7. アルドステロンは，遠位尿細管，集合管における Na^+ 再吸収量を増加させ，血中に Na^+ を貯留させることで浸透圧的に水を引きつけ，体液量を増加させて血圧を上昇させる．

答 ①排泄　②バソプレッシン　③集合管　④アルドステロン　⑤傍糸球体　⑥アンギオテンシン-I　⑦アルドステロン

81 泌尿器系 排尿の生理

1 膀胱平滑筋の働きは，膀胱体部と頸部で異なる．

1. 膀胱体部は平滑筋でできた袋で排尿時に収縮し，その機能から（①　　）筋ともいわれる．
2. 膀胱の出口には平滑筋でできた（②　　）括約筋があり，膀胱からの尿の流出を防いでいる．
3. これらの平滑筋は交感神経である下腹神経と，副交感神経である（③　　）神経によって二重支配されている．

2 尿の貯留には交感神経が，排尿には副交感神経が働く．

4. 尿を膀胱に貯めるために排尿筋は弛緩し，内尿道括約筋が収縮するが，これは（④　　）神経の作用である．
5. 膀胱内に尿が充満して膀胱内圧が上昇すると，（⑤　　）意を感じるとともに排尿反射が生じる．
6. 排尿反射にかかわる神経は，（⑥　　）神経の感覚神経枝と副交感神経枝である．
7. 排尿反射がおこると排尿筋は収縮し，内尿道括約筋は（⑦　　）する．
8. 人では尿量が150〜200mlぐらいになると尿意が起こるが，そのとき意識的に（⑧　　）にある排尿中枢を抑制することができる．
9. 尿道の周囲には横紋筋よりなる（⑨　　）括約筋があるため，排尿を意識的に中断できる．

解説

1. 膀胱体部の平滑筋は排尿時に収縮するため，排尿筋（膀胱排尿筋）とも呼ばれる．膀胱平滑筋は内縦筋，中輪筋，外縦筋の3層よりなる．
2. 膀胱頸部には平滑筋の肥大した内尿道括約筋（膀胱括約筋）が存在し，通常はこれが収縮して蓄尿に働いている．
3. 下腹神経の中枢は第11胸髄から第4腰髄であり，骨盤（内臓）神経の中枢は第2〜4仙髄である．
4. 交感神経の作用により排尿筋は弛緩し内尿道括約筋が収縮するため，膀胱内圧は上昇することなく尿が膀胱に貯められる．
5, 6. 排尿反射は膀胱内圧の上昇が骨盤（内臓）神経の感覚神経枝を刺激することにより生じ，

答 ①排尿（膀胱排尿）②内尿道（膀胱）③骨盤（骨盤内蔵）④下腹
⑤尿 ⑥骨盤 ⑦弛緩 ⑧仙髄 ⑨外尿道（尿道）

仙髄を反射中枢として骨盤（内臓）神経の副交感神経枝が活動する．
7．排尿反射が生じて副交感神経が働くと，排尿筋の収縮と内尿道括約筋（膀胱括約筋）の弛緩が生じて排尿が生じる．
8．脊髄内の排尿中枢は仙髄（$S_{2～4}$）と，胸腰髄（$Th_{11}～L_2$）に認められる．一方，排尿の高位中枢として大脳皮質（前頭葉利尿筋運動中枢，尿管周囲感覚中枢），視床，大脳基底核，大脳辺縁系，視床下部，小脳，脳幹網様体があげられている．腰髄と仙髄にある排尿中枢より上位で脊髄が損傷を受けると，尿がある程度たまると反射的に排尿が起こる（反射性膀胱）．また，排尿の反射中枢のある仙髄以下で損傷を受けると，尿がたまっても排尿できない状態になる（自律性膀胱）．
9．仙髄から出る陰部神経によって支配されている．

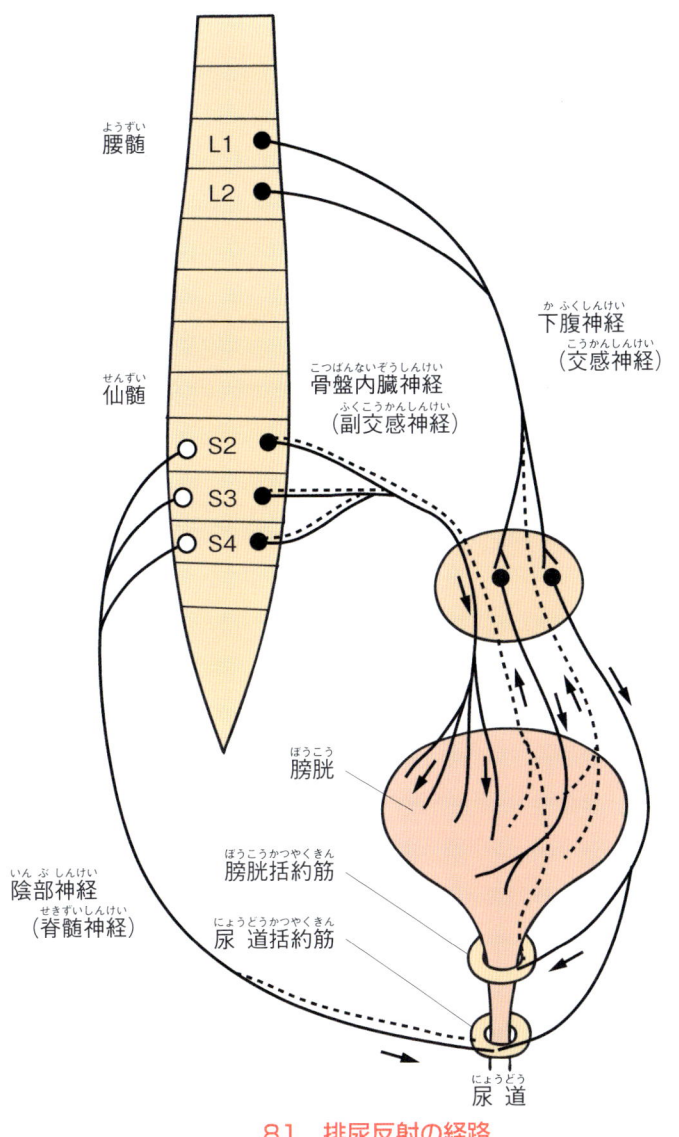

81　排尿反射の経路

82 男性生殖器 1

生殖器系

1 男性生殖器は精巣，精巣上体，精管，精囊，前立腺，尿道球腺，陰茎からなる．

1. 精巣は精子を作る器官で（①　　）内にある．
2. 精巣で作られた精子は，（②　　）で成熟する．
3. 精巣上体で貯蔵され，成熟した精子は（③　　）管を通って膀胱の後面に運ばれる．
4. 精管の終末部は膨らんで，精管膨大部となるが，ここに（④　　）の導管が開口している．
5. 精管膨大部から先は急に細くなって前立腺内を走る（⑤　　）管となる．
6. 射精管は前立腺内で（⑥　　）に続いている．

2 精巣は精子形成と男性ホルモンの分泌を行う．

7. 精巣表面は強靱な線維性被膜の（⑦　　）膜で覆われている．
8. 精子形成は（⑧　　）管の精上皮で行われる．
9. 精細管の内壁にある（⑨　　）細胞は精上皮を支持し，栄養を与える．
10. 精細管と精細管の間には男性ホルモンを分泌する（⑩　　）細胞がある．

解説

1. 男性生殖器系は，精子を産生する精巣，精子を運ぶ精路である精巣上体や精管，その途中の付属腺として精囊，前立腺，尿道球腺，外生殖器として陰茎，陰囊から構成されている．精巣は睾丸とも呼ばれ，腹腔内で発生し，胎児期に鼠径管を通って皮下に出る．精巣を入れる袋を陰囊という．
2. 精子は精巣で作られ，精巣上体内で蓄えられる間に成熟する．
3. 精管は，骨盤腔に入り，膀胱の後面に向かう．
4. 膀胱の後ろに1対ある精囊からの分泌液は左右の精管膨大部の下方に流れ出る．
5, 6. 左右の射精管は別々に，前立腺内に入り，後方から尿道に開口する．
7. 白膜は精巣後面から精巣内に入り込み，肥厚して精巣縦隔を作る．精巣縦隔から放射状に精巣中隔が出て，精巣実質内を精巣小葉に分ける．
8. 精細管内で精子の産生が行われる．精細管の内腔には数層の精子に分化する円形の細胞群があり，総称して精上皮という．

答 ①陰囊 ②精巣上体 ③精 ④精囊 ⑤射精 ⑥尿道 ⑦白 ⑧精細 ⑨セルトリ ⑩間（ライディッヒ）

9. 精子になる精上皮以外に精細管の内壁にはセルトリ Sertoli 細胞という大型の細胞がある．セルトリ細胞は精上皮を支持し，栄養を与え，精上皮の成熟を助け，また精子発生過程で死滅した細胞を貪食する．
10. 精細管と精細管の間の結合組織内には間細胞（ライディッヒ細胞）が散在しており，男性ホルモンであるテストステロンを分泌する．これにより，精子形成を促し，二次性徴をもたらす．

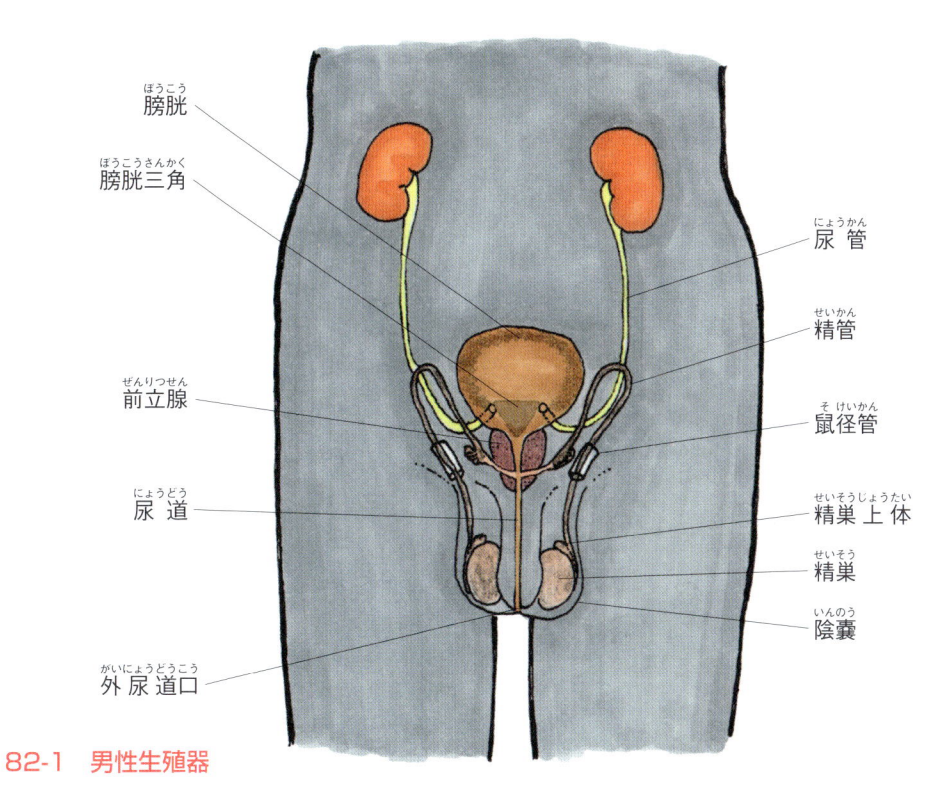

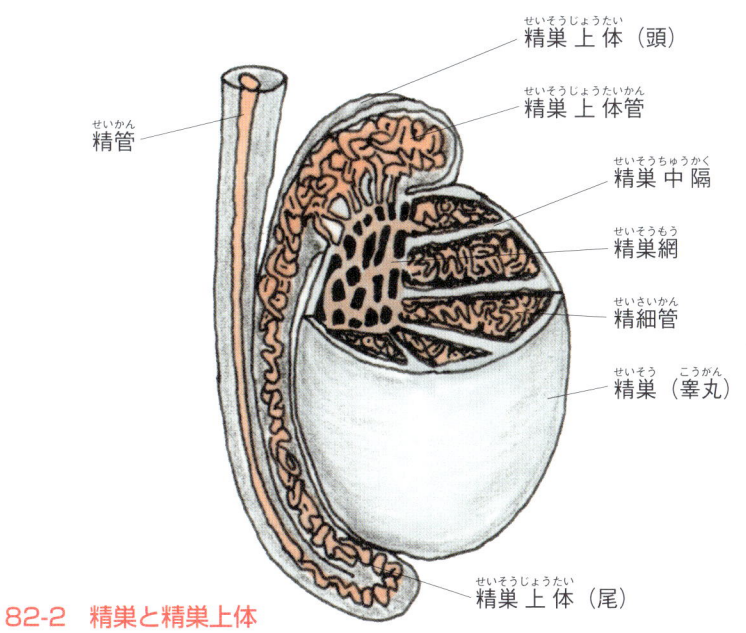

生殖器系

82-1　男性生殖器

82-2　精巣と精巣上体

83 生殖器系 男性生殖器 2

1 精管は鼠径管を通り骨盤腔内に入る．

1. 精巣は（①　　）動脈から出る精巣動脈で栄養されている．
2. 左の精巣静脈は（②　　）に注ぐ．
3. 精管は精巣動静脈とともに包まれた（③　　）索として鼠径管から骨盤腔に入る．
4. 鼠径管の皮下の開口部を（④　　）輪という．
5. 前立腺からの分泌液は（⑤　　）道に流れ出る．

2 精嚢，前立腺，尿道球腺からの分泌物は精液を作る．

6. 尿道は恥骨弓に張る（⑥　　）膜を通過する．
7. 女性の大前庭腺に相当する（⑦　　）腺からの分泌液は射精に先立ち分泌される．
8. 陰茎は2つの陰茎海綿体と1つの（⑧　　）海綿体から作られている．
9. 男性の尿道は尿道海綿体の先端である（⑨　　）の先端に開口する．

解説

1. 精巣は腹腔内で発生し，胎児期に鼠径管を通って皮下に出たため，精巣を栄養する動脈も精巣とともに下降する．
2. 左の精巣静脈は左の腎静脈から下大静脈に注ぐ．右は直接，下大静脈に注ぐ．
3. 精管がこれに伴う血管（精巣および精管動・静脈），神経（腸骨鼠径神経），リンパ管，筋（精巣挙筋）とともに被膜に包まれた構造物を精索という．
4. 鼠径管は腹部の3枚の筋，外腹斜筋，内腹斜筋，腹横筋を斜めに貫く管で，皮下の出口を浅鼠径輪という．
5. 前立腺は男性だけにある栗の実の大きさの腺で，膀胱のすぐ下で，膀胱から出る尿道の初部を取り囲んでいる．
6. 尿生殖隔膜は恥骨弓を閉じるように張っている膜状構造物で，2枚の膜の間に骨格筋がサンドイッチ状に挟みこまれている．この膜を，男性では尿道が，女性では尿道と腟が通過する．筋の大部分は深会陰横筋であるが，尿道を輪状に取り囲む筋は尿道括約筋となっている．
7. カウパー Cowper 腺は尿生殖隔膜の中にある．分泌物はアルカリ性，透明で粘稠性があり，尿道に分泌される．発生学的に女性の大前庭腺（バルトリン Bartholin 腺）に相当する．
8. 陰茎は尿道海綿体および左右1対の陰茎海綿体からなる．海綿体は強靱な結合組織の白膜で

答　①腹大　②左腎静脈　③精　④浅鼠径　⑤尿
　　　⑥尿生殖隔　⑦尿道球（カウパー）　⑧尿道　⑨亀頭

覆われている．尿道海綿体の中を尿道が通る（尿道海綿体部）．陰茎前端の膨大部を亀頭といい，外尿道口が開く．陰茎の皮膚は薄く，亀頭を包む部分を包皮という．陰茎は女性の陰核に相当する．海綿体はスポンジ状の構造で，空所に血液が流れ込むことで大きく硬くなり，勃起することで性交を可能にする．尿道海綿体の中を，尿道が通過している．

9．男性の尿道の長さは 16 ～ 18cm で，側方からみると全体として S の字に走行する．前立腺を貫き（前立腺部），前立腺部で射精管が開く．この後，尿道は骨盤底をなす尿生殖隔膜を貫き（隔膜部），尿道海綿体内を走行し（海綿体部），陰茎先端の開口部（外尿道口）に開く．亀頭は亀の頭に似ているところからこの名がある．

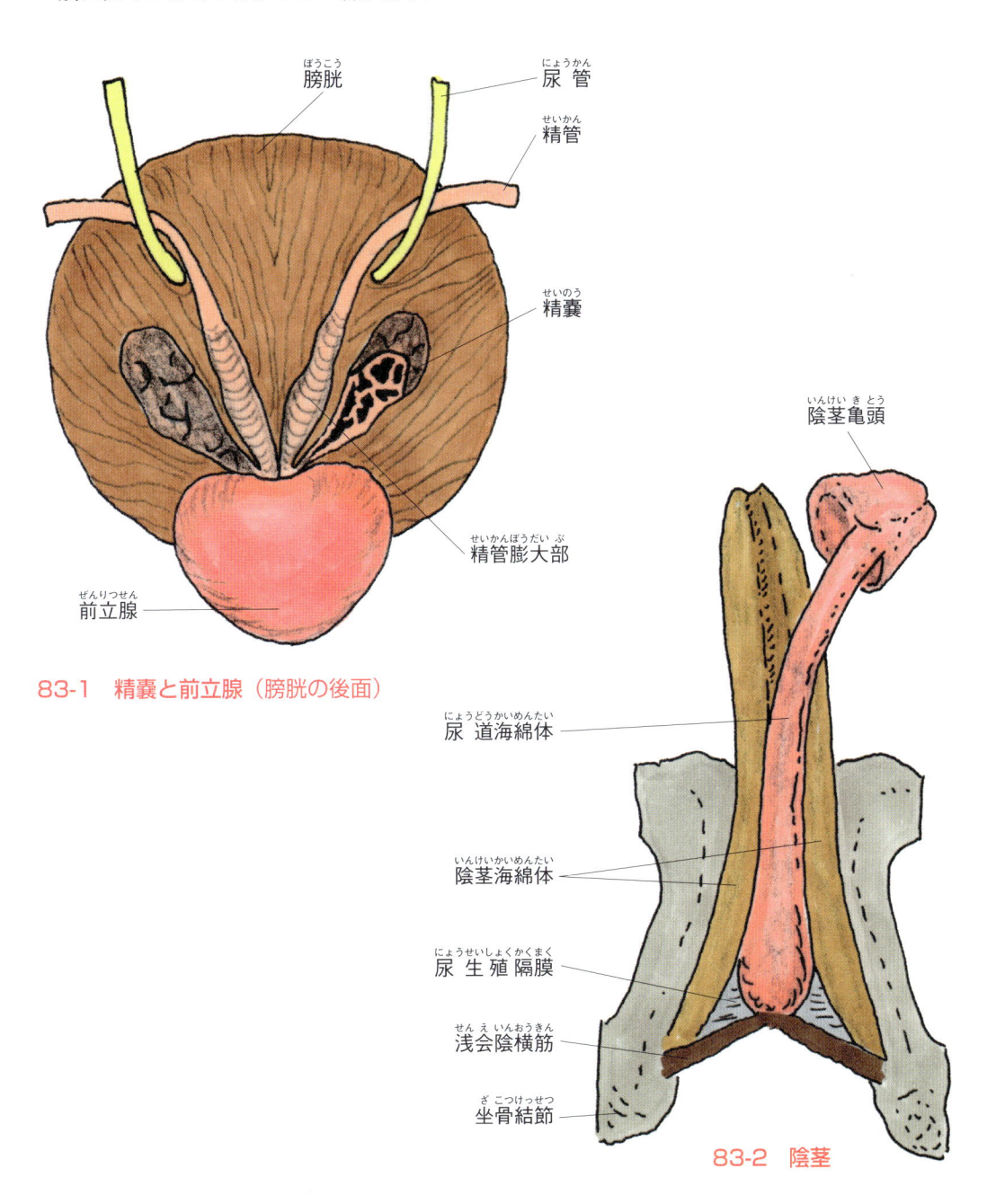

83-1　精嚢と前立腺（膀胱の後面）

83-2　陰茎

84 女性生殖器 1

1 女性生殖器は卵巣，卵管，子宮，腟，外陰部からなる．

1. 卵巣は卵子を作る器官で（①　　　）腔内にある．
2. 卵巣で発育した卵子は腹膜腔に排卵され，（②　　　）内に入る．
3. 受精は通常，卵管の（③　　　）部で起こる．
4. 子宮は膀胱の後ろ，（④　　　）の前に位置する．
5. 子宮後面と直腸の間の窪みを（⑤　　　）窩という．
6. 子宮円索は鼠径管を通り，（⑥　　　）の皮下に終わる．

2 卵巣の動脈は腹大動脈から，子宮は内腸骨動脈から供給される．

7. 卵巣に動脈血を送るのは腹大動脈から分かれる左右の（⑦　　　）動脈である．
8. 子宮に動脈血を送るのは内腸骨動脈から分かれる左右の（⑧　　　）動脈である．
9. 左の卵巣静脈は（⑨　　　）静脈に注ぐ．

解説

1. 卵巣は骨盤側壁で子宮の両側に1対ある母指頭大の器官で，卵子形成と女性ホルモンの分泌を行っている．
2. 卵巣は腹膜で包まれている．排卵は思春期以降，約4週間に1回，左右の卵巣で交互に起こる．排卵された卵子は，卵管采より卵管へ入り，子宮まで運ばれる．
3. 卵管は卵巣から排卵された卵子を子宮まで運ぶ長さ約10cmの管で，一端は腹膜腔に開き，他方は子宮に開く．卵管の先端は漏斗状を呈しており（卵管漏斗），そこからイソギンチャク状の突起が多数突出しており，卵管采と呼ばれる．漏斗に続く部分は膨らんでおり，卵管膨大部と呼ばれる．受精は多くの場合，卵管膨大部で起こる．
4. 子宮は受精した卵子を受け入れ，胎児を育てる鶏卵大の器官である．骨盤腔内にあり，膀胱の後ろ，直腸の前に位置する扁平なナス形の中腔性器官である．
5. 膀胱と子宮の間にできるくぼみを膀胱子宮窩，直腸と子宮の間にできるくぼみを直腸子宮窩（ダグラス Douglas 窩）という（図55参照）．
6. 子宮体部の左右の外側で，卵管が始まるすぐ下からは子宮円索が起こる．子宮円索は，鼠径管を通り，大陰唇の皮下に終わる線維索である．子宮の前傾姿勢は，子宮円索により子宮体を前方に引っぱることにより保たれている．

答　①骨盤　②卵管　③膨大　④直腸　⑤直腸子宮（ダグラス）　⑥大陰唇
　　　⑦卵巣　⑧子宮　⑨左腎

7. 卵巣に動脈血を送るのは腹大動脈から分かれる左右の卵巣動脈である．卵巣動静脈は卵巣堤索を通り卵巣に分布する．
8. 子宮動脈は内腸骨動脈の枝で，子宮頸部から子宮の外側縁に沿って上に向かい，卵巣動脈の枝と吻合する．
9. 卵巣静脈は右側では下大静脈に注ぐが，左側では左の腎静脈に注ぐ．

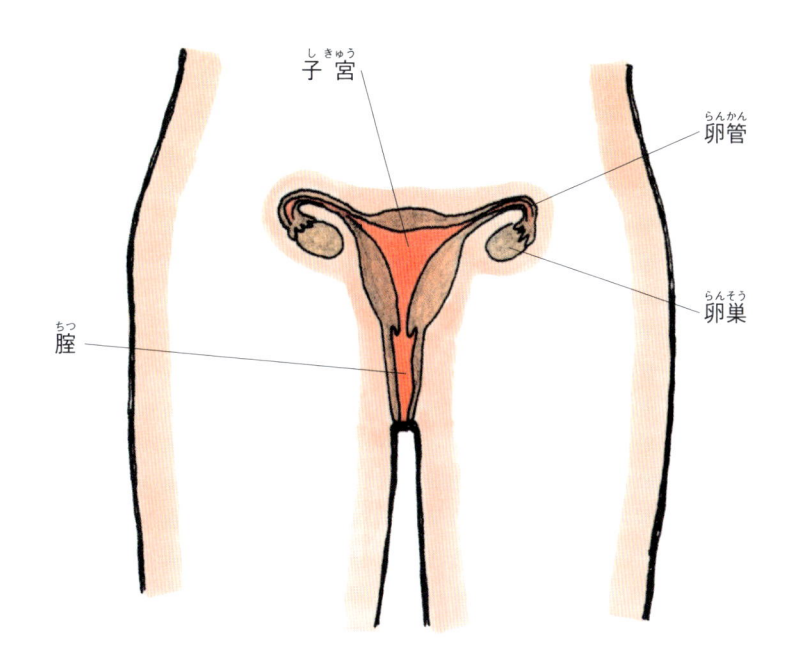

84-1　女性生殖器（1）

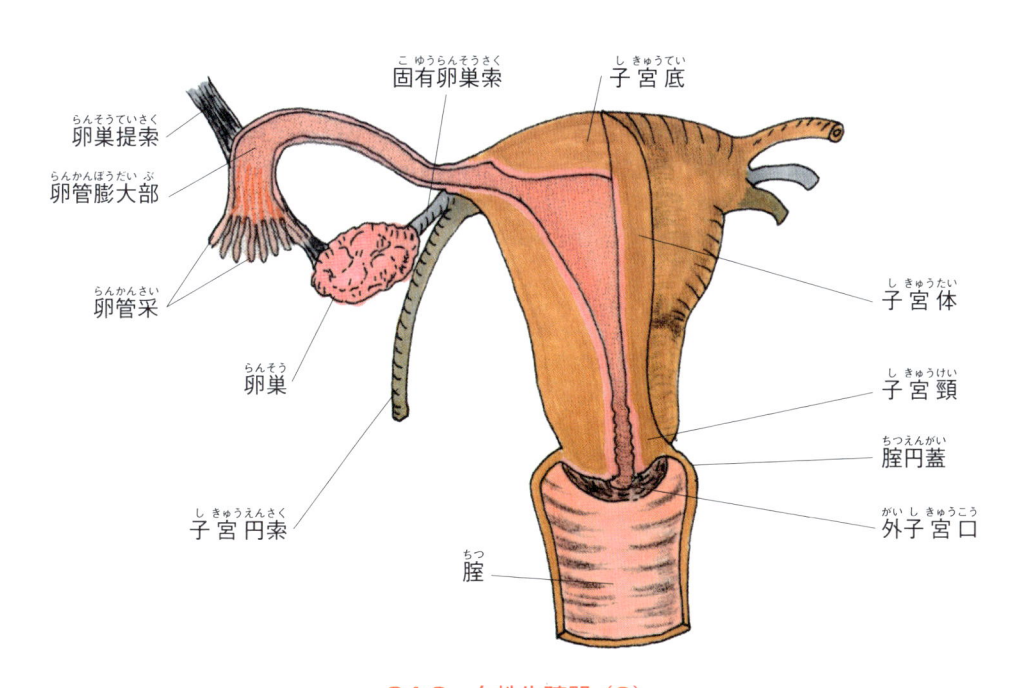

84-2　女性生殖器（2）

85 生殖器系 女性生殖器 2

1 骨盤腔の底は会陰体で支えられている．

1. 会陰は前方の尿生殖三角と後方の（①　　　）三角に分けられる．
2. 尿生殖隔膜は（②　　　）三角を閉じており，ここを尿道および腟が貫く．
3. 尿生殖隔膜を貫く尿道の周囲は（③　　　）括約筋となっている．
4. 会陰腱中心にある線維性結合組織の塊を（④　　　）体という．

2 女性の大陰唇は男性の陰嚢に相当する．

5. 左右の大陰唇が恥骨結合前で合わさってふくらんだ部分を（⑤　　　）という．
6. 左右の小陰唇に囲まれた部分を（⑥　　　）という．
7. 左右の小陰唇が前方で合した所には男性の陰茎に相当する（⑦　　　）がある．
8. 腟前庭には男性の尿道球腺（カウパー腺）に相当する（⑧　　　）の導管が開口している．

解説

1. 会陰は骨盤の出口のことで，恥骨結合下縁，尾骨先端および左右の坐骨結節によって囲まれる菱形の領域である．左右の坐骨結節を結ぶ線により，前方の尿生殖三角と後方の肛門三角に分けられる．
2. 尿生殖三角は尿生殖隔膜により閉じられ，ここを尿道（および腟）が貫く．肛門三角は骨盤隔膜により閉じられ，ここを直腸が貫く．
3. 尿生殖隔膜は恥骨弓を閉じるように張っている膜状構造物で，2枚の膜の間に骨格筋がサンドイッチ状に挟みこまれている．この膜を，女性では尿道と腟が通過する．筋の大部分は深会陰横筋であるが，尿道を輪状に取り囲む筋は尿道括約筋となっている．女性では尿道括約筋は腟も取り囲んでいる．
4. 左右の坐骨結節を結んだ中間点が会陰腱中心であり，ここに線維性結合組織の塊である会陰体がある．会陰体は浅会陰横筋や外肛門括約筋，肛門挙筋などの筋の付着となっており，骨盤腔の底を支える重要な構造物である．
5. 左右の大陰唇が恥骨結合前で合わさってふくらんだ部分を恥丘といい，脂肪がよく発達している．思春期以後には陰毛を生じる．
6. 左右の小陰唇に囲まれた部分を腟前庭といい，ここに外尿道口と腟口が開口する．
7. 男性と女性では発生的に相当するものがある．精巣と卵巣，陰嚢と大陰唇，陰茎と陰核，カ

答 ①肛門　②尿生殖　③尿道　④会陰　⑤恥丘　⑥腟前庭　⑦陰核　⑧大前庭腺（バルトリン腺）

ウパー腺とバルトリン腺などが重要である．
8. 腟前庭には男性の尿道球腺（カウパー Cowper 腺）に相当する大前庭腺（バルトリン Bartholin 腺）の導管が開口している．大前庭腺はダイズ豆大の腺で，性交時に腟口を潤すアルカリ性粘液を分泌する．

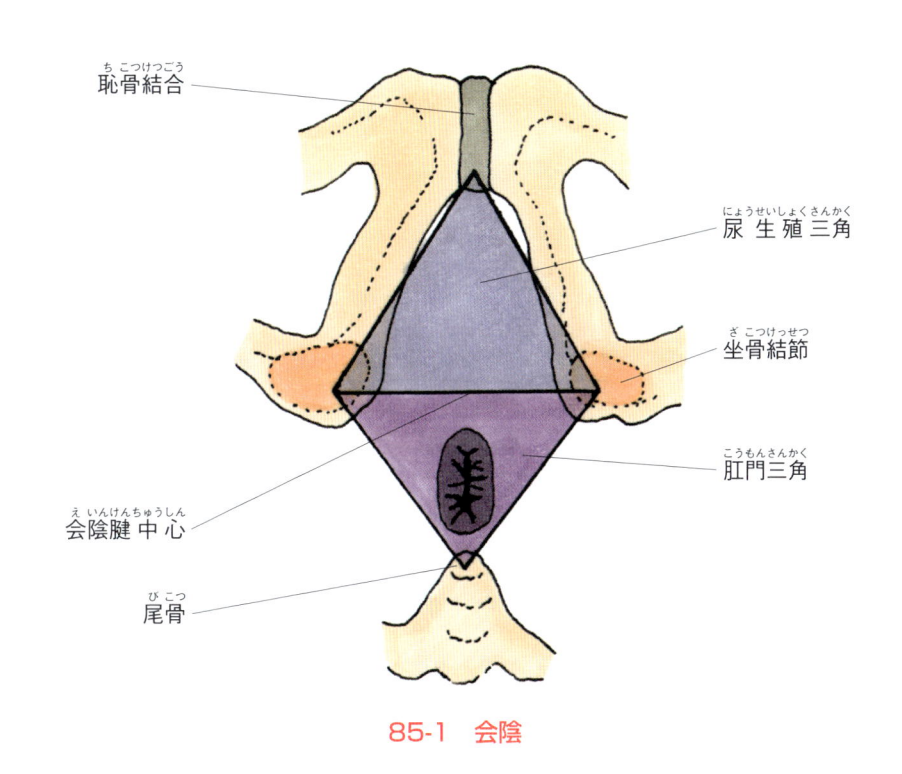

85-1 会陰

85-2 女性外陰部

86 生殖器系 ヒトの発生

1 ヒトの身体を作る体細胞の染色体は46で生殖細胞の染色体は23である．

1. ヒトの染色体は（①　　　）染色体と性染色体からなる．
2. 男性の性染色体はXと（②　　　）である．
3. 卵子は性染色体として1個の（③　　　）染色体を持っている．
4. 精子は性染色体として1個のX染色体を持つものと（④　　　）染色体を持つものがある．
5. 卵子がX染色体を持つ精子と受精すれば（⑤　　　）性が生まれる

2 身体の器官は外胚葉，中胚葉，内胚葉のいずれかから発生する．

6. 皮膚や神経系は（⑥　　　）葉から発生する．
7. 心臓や腎臓は（⑦　　　）葉から発生する．
8. 受精後2カ月までの胚を胎芽といい，3か月以降は（⑧　　　）という．

解説

1. 細胞の核内に含まれる染色体は生物によって固有の数と形を持っている．ヒトの染色体は，22対（44本）の常染色体と，性別を決める1対（2本）の性染色体からなる．卵子や精子は生殖細胞といわれ，染色体は半分である．
2. 男性の性染色体はXYで，女性はXXである．
3. 卵子の持つ性染色体はXである．卵子や精子は通常の細胞の半分の遺伝子を持っている．したがって，卵子と精子が合体することで，44＋2の染色体が揃う．
4. 精子はX染色体を持つものと，Y染色体を持つものの2種類ある．X染色体はY染色体より大きく重いため，これを利用して2種類の精子を分離することが出来る．
5. 卵子の持つ性染色体はXであるが，精子にはX染色体を持つものと，Y染色体を持つものの2種類ある．したがって，卵子がX染色体を持つ精子と受精すれば女が，Y染色体を持つ精子と受精すれば男が生まれる．
6. 受精後第2週までに胚盤から2胚葉，第3週までに3胚葉が形成される．基本的に身体を形づくる様々な組織や器官は3胚葉のいずれかから発生する．
6，7．それぞれの胚葉から発生する主な組織・器官は右の表の通りである．
8. 受精から着床までの1週間を卵期，着床から8週（2カ月）までを胎芽期と呼ぶ．以降，出産までを胎児期と呼ぶ．

> **答** ①常 ②Y ③X ④Y ⑤女 ⑥外 ⑦中 ⑧胎児

生殖器系

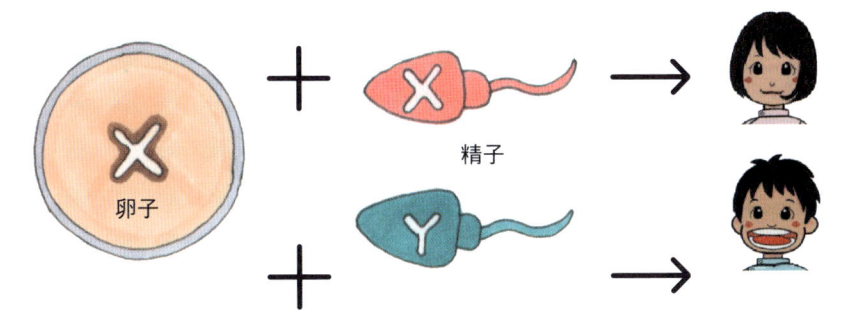

86-1 精子による性の決定

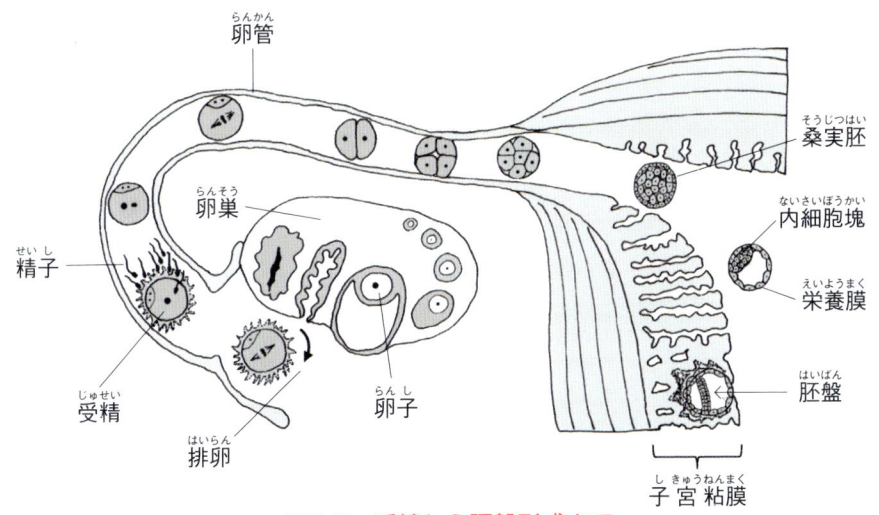

86-2 受精から胚盤形成まで

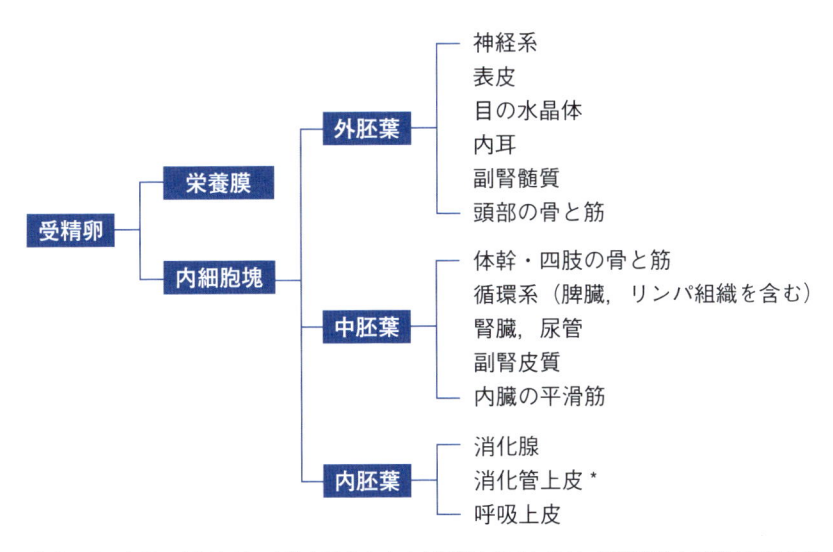

```
受精卵 ─┬─ 栄養膜
        └─ 内細胞塊 ─┬─ 外胚葉 ─┬─ 神経系
                    │          ├─ 表皮
                    │          ├─ 目の水晶体
                    │          ├─ 内耳
                    │          ├─ 副腎髄質
                    │          └─ 頭部の骨と筋
                    ├─ 中胚葉 ─┬─ 体幹・四肢の骨と筋
                    │          ├─ 循環系（脾臓，リンパ組織を含む）
                    │          ├─ 腎臓，尿管
                    │          ├─ 副腎皮質
                    │          └─ 内臓の平滑筋
                    └─ 内胚葉 ─┬─ 消化腺
                               ├─ 消化管上皮＊
                               └─ 呼吸上皮
```

＊食道，胃，小腸，大腸などの内腔を覆う上皮は内胚葉由来であるが，平滑筋は中胚葉由来である

86-3 胚葉の分化

157

87 神経系の区分

1 神経系は，中枢神経系と末梢神経系に区分される．

1. 中枢神経系は，脳と（①　　　）からなる．
2. 脳は（②　　　）内に収められている．
3. 脊髄は（③　　　）管内に収められている．
4. 末梢神経系は（④　　　）神経と自律神経に分けられる．
5. 自律神経は交感神経と（⑤　　　）神経に分けられる．

2 末梢神経は遠心性神経と求心性神経に分けられる．

6. 中枢に向かって情報を運ぶ神経を（⑥　　　）神経という．
7. 中枢から末梢に向かって命令を運ぶ神経を（⑦　　　）神経という．
8. 神経細胞体が中枢の外にあるのは（⑧　　　）ニューロンである．
9. 神経細胞体が中枢の中にあるのは（⑨　　　）ニューロンである．

解説

1. 脳と脊髄を合わせて中枢神経系という．CNS は central nervous system の略．
2. 頭蓋腔の中で，髄膜に包まれて収まっている．
3. 椎骨が重なり合うことで，椎孔はひと続きとなり，管（脊柱管）となる．
4. 脳脊髄神経は，さらに脳に出入りする脳神経と，脊髄に出入りする脊髄神経に分けられる．
5. 自律神経は交感神経と副交感神経に分けられる．内臓諸器官は，その機能を自動的あるいは無意識的に高めたり，弱めたりする自律神経によって支配されている．
6. 図では神経を1つのニューロンで示しているが，実際の神経は，多くの神経線維が束ねられたものである．
　　求心性神経は感覚（性）神経あるいは知覚神経と言い換えてもよい．
7. 遠心性神経には，骨格筋に命令を送る運動神経と，自律神経の2種類がある．
8. 末梢から中枢に向かって最初に情報を伝えるニューロンを1次感覚ニューロンというが，このニューロンの細胞体は中枢（脳と脊髄）の外にある．
9. 遠心性ニューロンの細胞体は脳や脊髄の中にあり，細胞体から伸びる神経線維（軸索）は中枢の外に向かって伸びて行き，神経を形作る．

答 ①脊髄　②頭蓋腔　③脊柱　④脳脊髄　⑤副交感　⑥求心性　⑦遠心性　⑧求心性　⑨遠心性

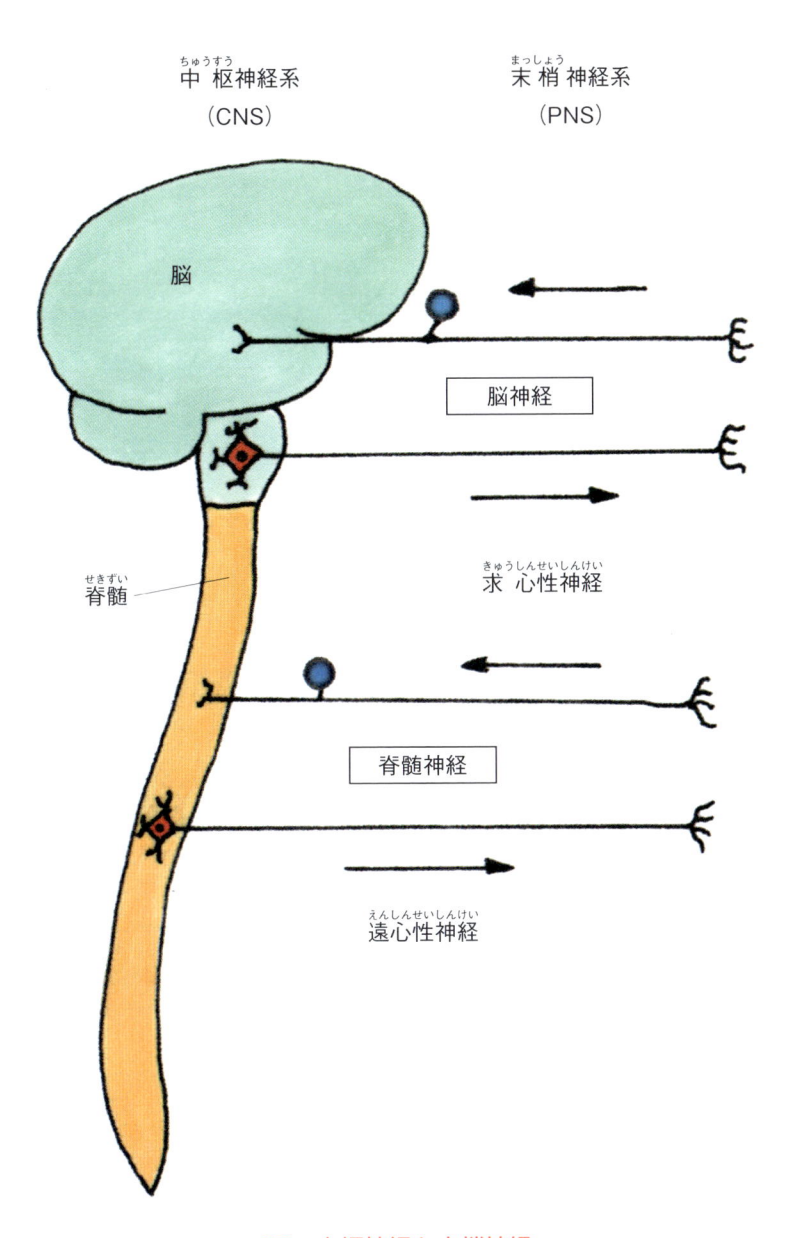

中枢神経系　　　末梢神経系
（CNS）　　　　（PNS）

脳

脳神経

脊髄

求心性神経

脊髄神経

遠心性神経

87　中枢神経と末梢神経

神経系

159

88 神経系 髄膜

1 脳と脊髄は3枚の膜（髄膜）で包まれている．

1. 脳と脊髄の表面を密着して包む薄い膜を（①　　）膜という．
2. 軟膜の外側を包むのは（②　　）膜である．
3. 髄膜の最外層は最も厚く，（③　　）膜という．
4. 軟膜とクモ膜の間には（④　　）腔がある．

2 脳の硬膜は大部分2枚からなるが，2枚の間に空洞が作られる場所がある．

5. 脳硬膜は内外2葉からなる膜で，外葉は本来，頭蓋骨内面の（⑤　　）膜である．
6. 脳硬膜の内外2葉が分かれてトンネル状になった部分を（⑥　　）洞という．
7. 脳硬膜が大脳縦裂にはまり込んだ部分を（⑦　　）鎌という．
8. 脳硬膜が大脳と小脳の間にはまり込んだ部分を（⑧　　）テントという．

解説

1. 軟膜は非常に薄い膜で肉眼では確認しにくい．脳や脊髄の表面をぴったりと覆っている．
2. クモ膜は，軟膜と硬膜の間にある．
3, 5, 6. 硬膜は厚い膜である．脳の硬膜は2葉からなっており，外葉は本来，頭蓋骨内面を覆う骨膜である．大部分では外葉と内葉が合して1枚となっているが，特定の部分では2葉が分かれ，その間に硬膜静脈洞を作っている．
4. 軟膜とクモ膜の間にはクモ膜下腔というスペースがある．クモ膜下腔には脳脊髄液がある．クモ膜下腔を脳や脊髄に分布する血管が走っている．クモ膜下腔の特に広がった所をクモ膜下槽という．
5. 頭蓋骨の内面と外面は骨膜で覆われている．内面を覆う骨膜は，脳の本来の硬膜である内葉と大部分癒着して1枚となっている．
6. 硬膜静脈洞には，脳の静脈が注ぐ．硬膜静脈洞の血液は横静脈洞から続くS状静脈洞に集まり，頸静脈孔から出て内頸静脈に行く．
7. 脳の硬膜は左右の大脳半球や，大脳と小脳の間などに入り込み，それぞれ大脳鎌，小脳テントと呼ばれる．これらは頭蓋腔をいくつかに仕切る板となっており，脳の位置を固定するのに役立っている．大脳縦裂は左右の大脳半球を分ける大きな溝で，ここに大脳鎌がはまり込んで

答　①軟　②クモ　③硬　④クモ膜下
⑤骨　⑥硬膜静脈　⑦大脳　⑧小脳

いる．大脳鎌の上端に作られた硬膜静脈洞を上矢状静脈洞といい，下端に作られた硬膜静脈洞を下矢状静脈洞という．

8． 左右の大脳半球と小脳の間（大脳横裂）にはまり込んだ硬膜を小脳テントという．

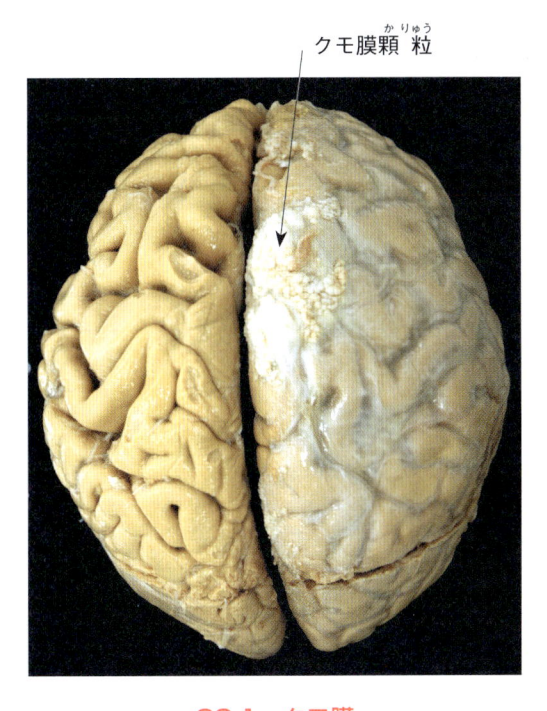

88-1　クモ膜

左半球はクモ膜をはがしてある．軟膜はあるが，薄くて肉眼では見えない．

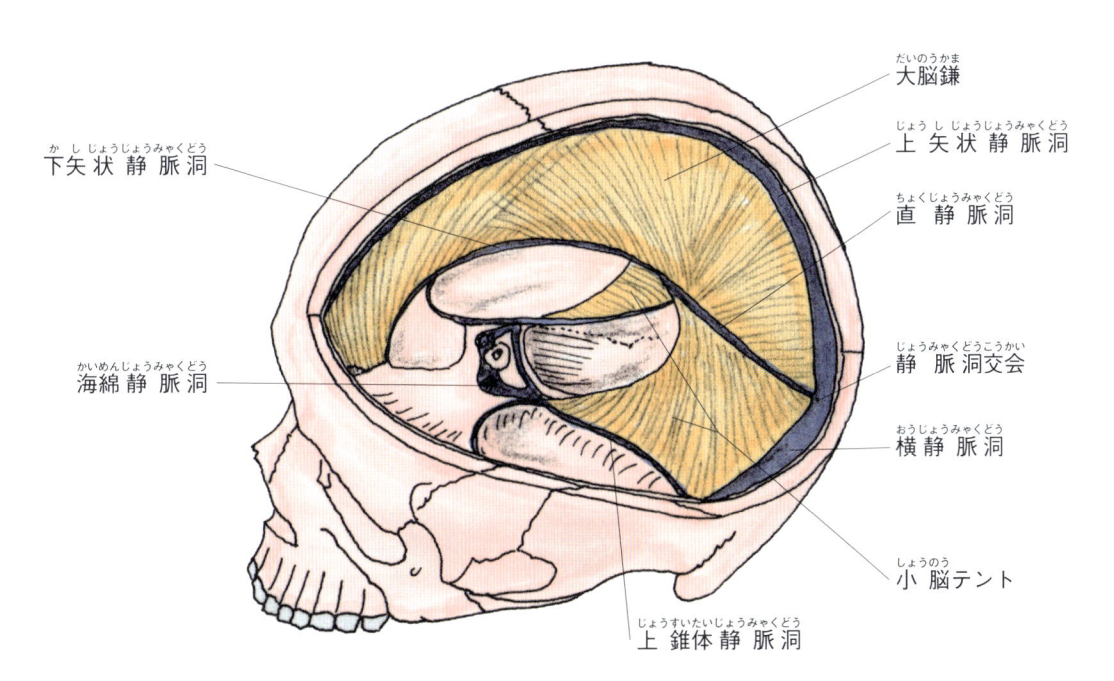

88-2　脳硬膜と硬膜静脈洞

89 脳室と脳脊髄液 （神経系）

1 中枢神経の内部には脳脊髄液で満たされた空所がある．

1. 左右の大脳半球内部にある脳室を（①　　）室という．
2. 左右の間脳の間にある脳室を（②　　）室という．
3. 第3脳室と第4脳室を連絡するのは（③　　）水道である．
4. 第4脳室には，（④　　）腔と連絡する3つの孔がある．
5. 第4脳室は，下方で脊髄の（⑤　　）管に続く．
6. 側脳室と第3脳室の間の交通孔を，（⑥　　）孔という．

2 脳脊髄液（髄液）は脈絡叢から分泌される．

7. 髄液を分泌する脈絡叢は，側脳室，第3脳室と（⑦　　）室にある．
8. 脳室内の髄液はクモ膜下腔に流れ出し，（⑧　　）顆粒によって硬膜静脈洞に流れ込む．

解説

1. 側脳室は左と右の大脳半球内にある．神経管から外側に膨れ出した大脳半球は，次いで，後方に向かって膨らみ，さらに前下方に向かって成長する．従って，大脳半球は「つ」の字型を呈するが，これに伴って側脳室も「つ」の字型となる．
2. 神経管の先端部にある脳室は第3脳室で，この両側に間脳が発生する．
3. 中脳の内部には細い管である中脳水道が1本，通っている．
4. 第4脳室の左右には外側口（ルシュカ Luschka 孔）が，背側中央部には1つの正中口（マジャンディー Magendie 孔）があり，第4脳室とクモ膜下腔を連絡している．
5. 第4脳室は，橋，延髄，小脳に囲まれた部屋で，下は延髄の続きである脊髄の中心管に続いている．
6. 左右の側脳室と第3脳室の間は小さな孔（室間孔あるいはモンロー Monro 孔）となっている．
7. 左右の側脳室，第3脳室，第4脳室には脳脊髄液（単に髄液あるいはCSFともいう）を分泌する脈絡叢がある．側脳室と第3脳室の脈絡叢は繋がっており，室間孔を通る．第4脳室の脈絡叢は一部，マジャンディー孔からクモ膜下腔の中に飛び出している．CSFは cerebro spinal fluid の略．
8. クモ膜顆粒は，クモ膜下腔の髄液を硬膜静脈洞に汲み上げるポンプの働きをしている．主に，上矢状静脈洞に流れ込む．

答 ①側脳 ②第3脳 ③中脳 ④クモ膜下 ⑤中心 ⑥室間（モンロー） ⑦第4脳 ⑧クモ膜

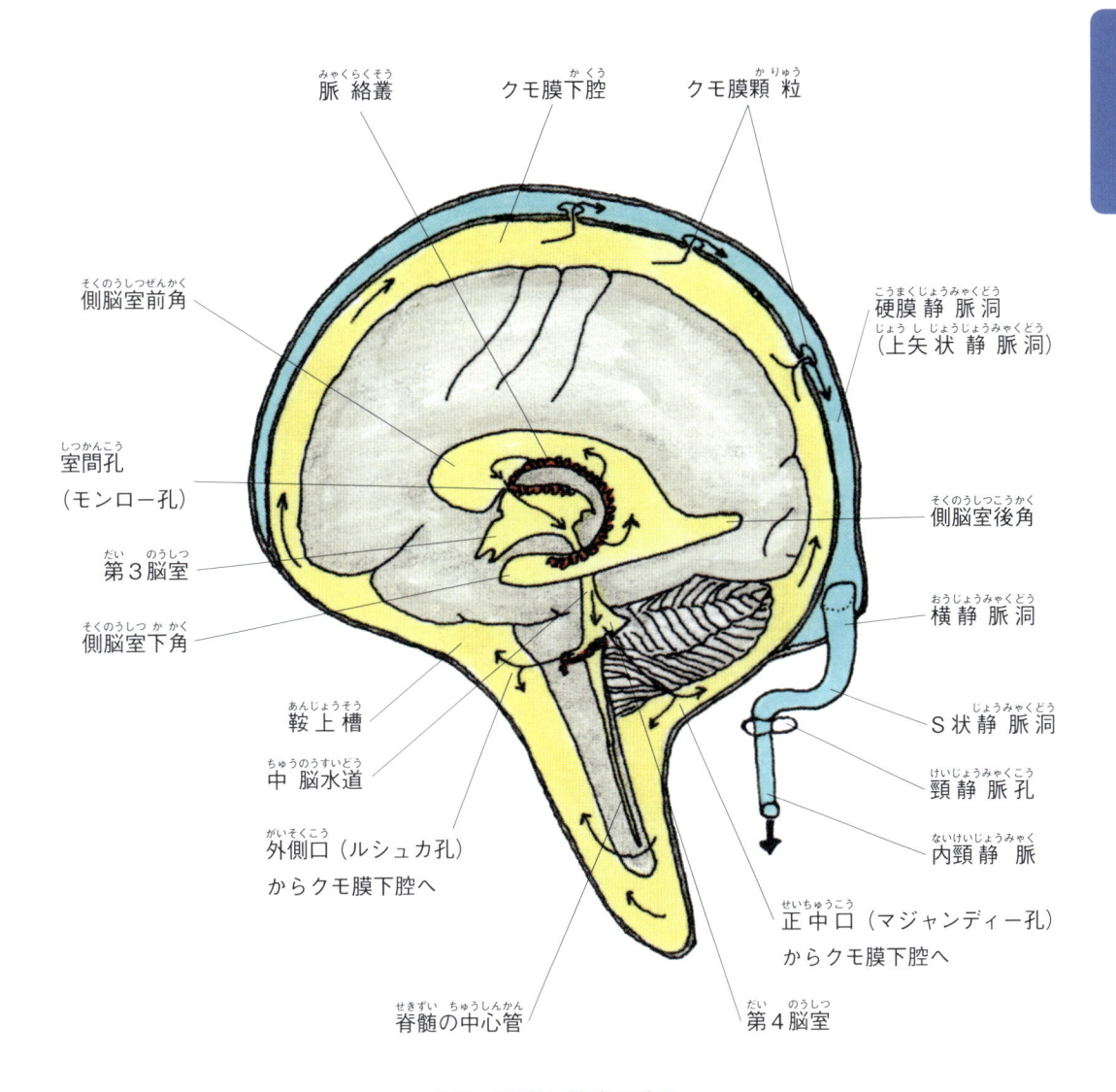

89 脳室と髄液の流れ

90 神経系 灰白質，白質，核，神経節

1 神経細胞体は多くの場合，集合して存在する．

1. 脳や脊髄の断面で白く見える部分を（①　　　）質という．
2. 大脳皮質や小脳皮質は（②　　　）質である．
3. 大脳髄質の中に見られる灰白質を（③　　　）という．
4. 脊髄は表面が白質で，内部にH型をした（④　　　）質がある．

2 脳や脊髄の外にも神経細胞体の集合部がある．

5. 中枢神経系の外に見られる神経細胞体の集合部を（⑤　　　）という．
6. 神経節は発生的に外胚葉からできる（⑥　　　）に由来する．
7. 神経節には感覚神経節と（⑦　　　）神経節がある．
8. 脊髄神経節（後根神経節）は（⑧　　　）神経節である．

解説

1. 脳や脊髄を切ってみると，灰色にみえる部分（灰白質）と白く見える部分（白質）がある．灰白質は主にニューロンの細胞体が集合している所で，白質は細胞体から出る神経線維が集まった所である．
2. 大脳や小脳の表面に沿って，灰白質がある．言い換えれば神経細胞体の集合部がある．これをそれぞれ大脳皮質および小脳皮質という．
3. 大脳や小脳の皮質よりも深部を，それぞれ大脳髄質，小脳髄質という．髄質にも大小さまざまの灰白質が見られるが，それぞれの灰白質には同じような働きを持つ神経細胞の細胞体が集合しており，これを核という．
4. 脊髄は表面が白質で内部のH型をした灰白質を覆っている．この灰白質の中にさらに神経細胞体の集合部があり，これも核といわれる．
5. 中枢神経，すなわち脳と脊髄以外の場所にも神経細胞体の集合部が見られる．これらを神経節という．
6. 外胚葉にまず，神経溝ができる．神経溝を川とみなせば，その堤防にあたる所が，神経堤である．神経溝は次いで，神経管となるが，神経堤の部分は神経管から離れる．神経堤の細胞は移動して，その一部は神経節となり，そこにニューロンが発生する．
7. 自律神経節には副交感神経節と交感神経節がある．自律神経節から発生したニューロンが節

答　①白　②灰白　③核　④灰白
　　　⑤神経節　⑥神経堤　⑦自律　⑧感覚

後ニューロンである．

8. 三叉神経に付属した三叉神経節や脊髄神経に付属した脊髄神経節などは1次感覚ニューロンの細胞体がある感覚神経節である．1次感覚ニューロンとは末梢から中枢（脳と脊髄）に感覚情報を伝えるニューロンである．感覚神経節は知覚神経節といってもよい．

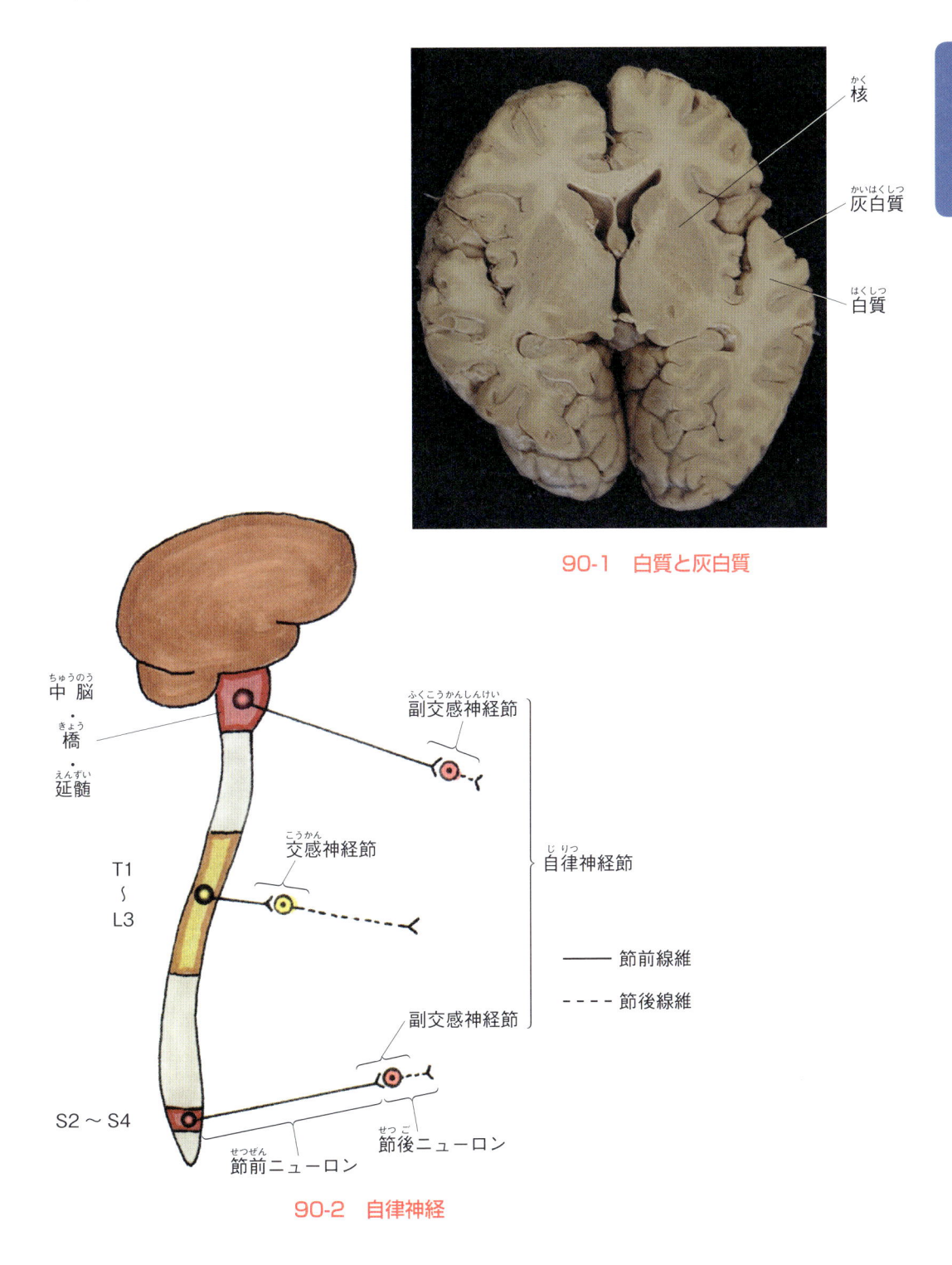

90-1　白質と灰白質

90-2　自律神経

91 神経系 脊髄

1 脊髄は脊柱管の中にある．

1. 脊髄は頭蓋骨の大孔で脳の（①　　）に続く．
2. 脊髄の下端は第（②　　）腰椎の高さで終わる．
3. 脊髄は髄膜，すなわち，硬膜，（③　　）膜，軟膜で包まれている．
4. 脊髄は頸膨大と（④　　）膨大の2か所，太くなった所がある．
5. 脊髄の下端はしだいに細くなっており（⑤　　）という．

2 脊髄は内部の灰白質が，外部の白質で囲まれた構造となっている．

6. 脊髄の内部にあるH型をした灰白質の後方への突出部を（⑥　　）柱という．
7. 脊髄の内部にあるH型をした灰白質の中央には（⑦　　）がある．
8. 脊髄の前柱には（⑧　　）ニューロンの細胞体がある．
9. 脊髄の白質は，前索，側索および（⑨　　）索に分けられる．

解説

1. 脊髄は脳の延髄に続く部分で，脳は頭蓋腔内にあるが，脊髄は脊柱管の中にある．延髄と脊髄の境は，後頭骨の大孔である．
2. 胎児期の脊髄は，脊柱管全長に渡ってある．成人では脊柱の発達が，脊髄の発達より大きいため，脊髄の下端は上部腰椎のレベルである．
3. 脊髄も脳と同じく3枚の髄膜で包まれており，軟膜とクモ膜の間にはクモ膜下腔があり脳脊髄液がある．脊髄の硬膜は脳硬膜と異なり，脊柱管内部の骨膜と，脊髄硬膜は離れており，間に静脈叢が存在する硬膜上腔が作られている．
4. 脊髄の太さはほぼ小指ぐらいであるが，頸部と腰部では太くなっており，これらは頸膨大，腰膨大と呼ばれる．頸膨大からは上肢に行く神経が，腰膨大からは下肢に行く神経が出る．
5. 下端は円錐型をなしており，脊髄円錐と呼ばれる．脊髄円錐の先端から細い糸が尾骨まで延びており，これを終糸という．
6. H型をした灰白質の前方への突出部は前柱（前角）と呼ばれ，後方への突出は後柱（後角）と呼ばれる．
7. 脊髄の横断面では中央に細い中心管があり，上方で第四脳室に連なり，下方では脊髄円錐の中で終室となって終わる．

答 ①延髄 ②1～2 ③クモ ④腰 ⑤脊髄円錐
⑥後 ⑦中心管 ⑧運動 ⑨後

8．前柱には運動ニューロンの細胞体があり，これらから出た神経線維は骨格筋に終わっている．
9．脊髄の白質を構成するのは大部分，脊髄を上下に走る神経線維である．

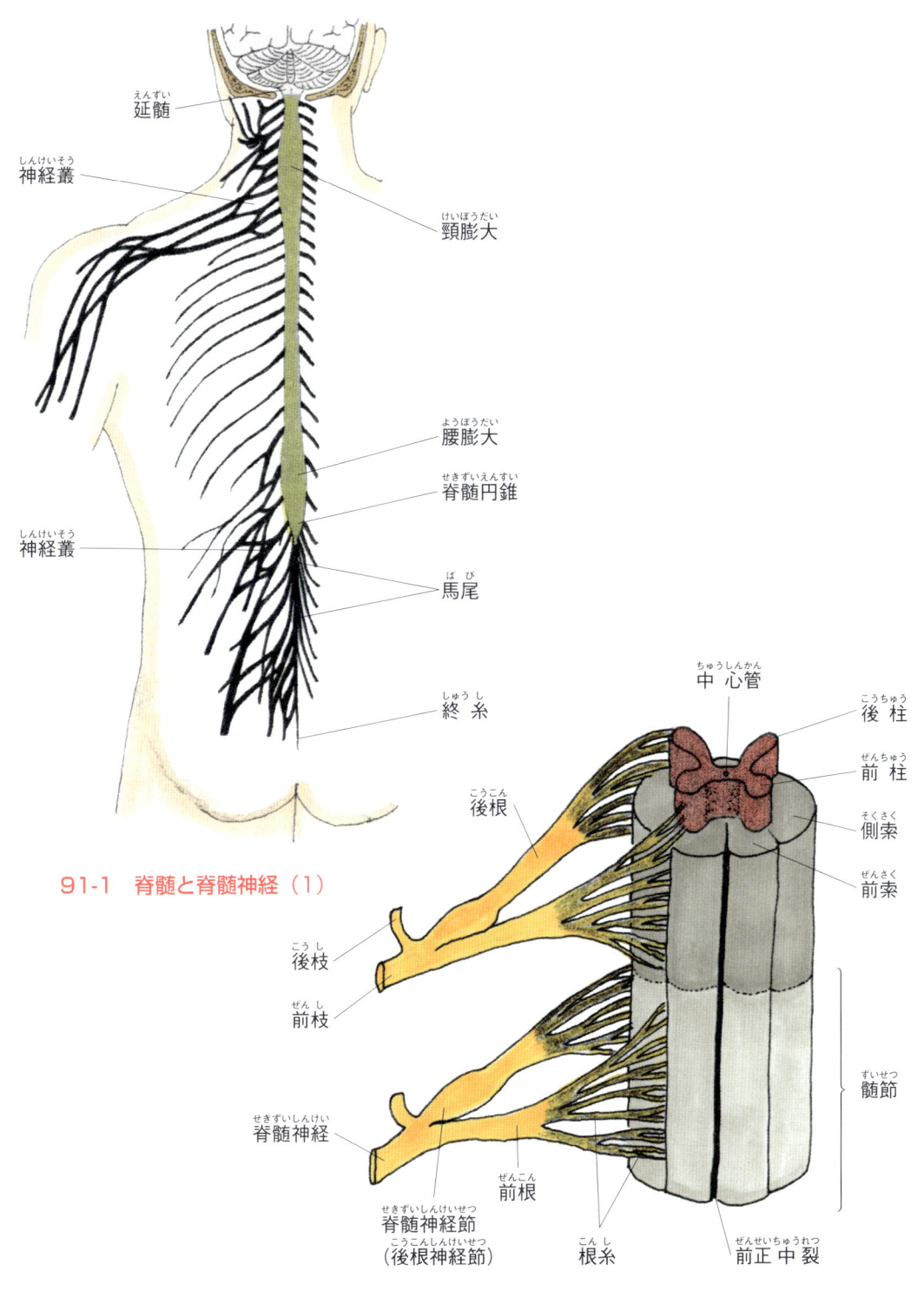

91-1　脊髄と脊髄神経（1）

91-2　脊髄と脊髄神経（2）

92 神経系 脳

1 脳は大脳，間脳，小脳，中脳，橋および延髄からなる．

1. 脳はおよそ（①　　）g あり，頭蓋腔の中に収まっている．
2. 中脳，橋，延髄を合わせて（②　　）という．
3. 大脳は間脳を包みこんで一つとなり，左右の（③　　）半球を形づくる．
4. 延髄は下方で（④　　）につながる．
5. 大脳と間脳を上位脳，脳幹を（⑤　　）脳という．

2 脳は画像診断などでさまざまな方向から切断される．

6. 脳を吻側から尾側に向かって垂直に切断することを（⑥　　）断という．
7. 脳を大脳縦裂に沿って平行な面で切断することを（⑦　　）断という．
8. 脳を大脳縦裂に沿って左右均等に切断することを（⑧　　）断という．

解説

1. 脳は成人男性で約1350g．女性は約150g少ないが，これは男性と女性の筋肉量の違いによるもので，知能とは関係がない．
2. 幹があり，そこから左右に大脳半球が出ている感じがするので，脳幹という．
3. 大脳は終脳ともいわれる．間脳と終脳は発生の途中で一つになる．従って，中脳以下の脳幹を取り除いた半分が，大脳半球と呼ばれる．しかし，一般に大脳半球という用語は，間脳を含めないで用いられることが多い．
4. 脳と脊髄は一続きであり，脳の延髄の下方に脊髄が続く．
5. 下位脳，すなわち中脳，橋，延髄からなる脳幹は動物の生命維持に必要な基本部分である．哺乳類からはこの基本部分にさらに高次の処理を行うために新たな部分が追加されたが，これが大脳と間脳からなる上位脳で，特に霊長類では大脳（終脳）が極度に発達した．
6. 吻側とは脳の前方を指す用語．吻側の吻は動物の口を意味する．口づけを意味する「接吻」もここからきている．吻側を前方の意味で使用した場合は，尾側を後方の意味で使用する．
7, 8. 大脳を左右の大脳半球に分けている大脳縦裂に沿って切断するのは，全て矢状断であり，矢状断された面，矢状断面は無数にできる．しかし，左右均等に分ける面は1つしかなく，これを正中矢状断面という．

答 ① 1350　② 脳幹　③ 大脳　④ 脊髄　⑤ 下位
　　　⑥ 前頭（前額）　⑦ 矢状　⑧ 正中矢状

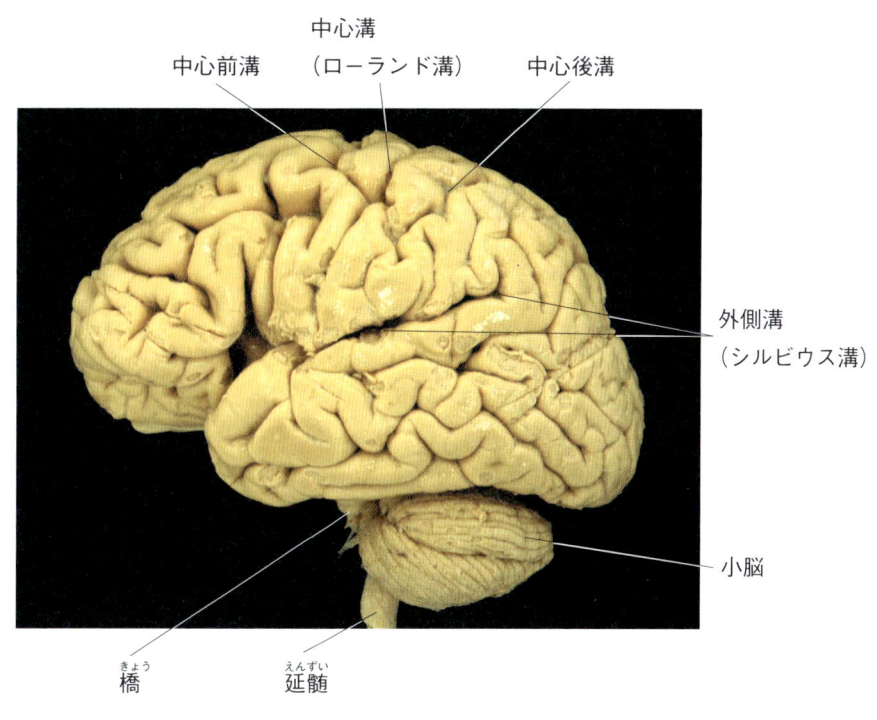

中心溝
中心前溝　（ローランド溝）　中心後溝

外側溝
（シルビウス溝）

小脳

橋　延髄

92-1　脳（左外側面）

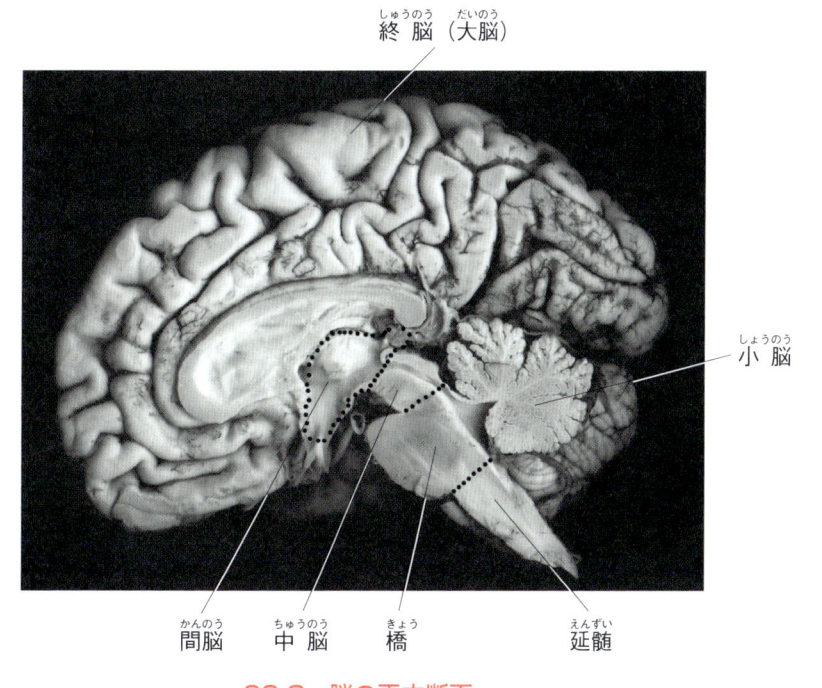

終脳（大脳）

小脳

間脳　中脳　橋　延髄

92-2　脳の正中断面

93 神経系 大脳 1

1 大脳（終脳）はいくつかの葉に分けられる．

1. 大脳の表面には多くの溝があるが，前頭葉と頭頂葉を分ける溝を（①　　　）溝という．
2. 外側溝は頭頂葉と（②　　　）葉を分ける．
3. 大脳の表面には数ミリの厚さの灰白質があり，（③　　　）質と呼ばれる．
4. 外側溝の奥には，（④　　　）と呼ばれる大脳皮質がある．
5. 大脳新皮質は（⑤　　　）層構造をしている．
6. 大脳皮質は場所による層構造の違いによって，52の（⑥　　　）野に分けられる．

2 大脳髄質には3種類の神経線維が存在する．

7. 左右の大脳半球を連絡する神経線維を（⑦　　　）線維という．
8. 同じ大脳半球内のいろいろな場所を連絡する神経線維を（⑧　　　）線維という．
9. 大脳皮質と間脳や脳幹，脊髄などと連絡する神経線維を（⑨　　　）線維という．
10. 内包は（⑩　　　）線維の集合部である．

解説

1. 中心溝（ローランド Rolando 溝）より前を前頭葉，後ろを頭頂葉という．
2. 外側溝はシルビウス Sylvius 溝ともいう．頭頂葉より後方の後頭葉を分けるのは，頭頂後頭溝である．
3. 大脳の表面を大脳皮質と呼び，それより深いところを大脳髄質という．
4. 島は周囲の大脳部分が大きく盛り上がるように発達するため，外面からは覆い隠されて見えない．外側溝を押し広げると見える．島を覆う部分を弁蓋という．
5. 大脳皮質は新皮質と古皮質に分けられる．動物の進化の過程で，哺乳動物になって発達した部分を新皮質と呼び，それ以下の脊椎動物でも見られる皮質を古皮質と呼ぶ．ヒトの大脳は大部分が新皮質である．古皮質に含まれるのは，嗅脳，帯状回，海馬などである．新皮質は表面から，Ⅰ．分子層，Ⅱ．外顆粒層，Ⅲ．外錐体細胞層，Ⅳ．内顆粒層，Ⅴ．内錐体細胞層，Ⅵ．多形細胞層が区別できる．
6. 完成した大脳皮質の構造は場所によって異なる．ドイツの神経学者ブロードマン Brodmann は大脳半球の皮質を52の野に区分し，番号をつけた．大脳皮質の場所を場所を示すのに都合

答 ①中心（ローランド） ②側頭 ③大脳皮 ④島 ⑤6
⑥ブロードマン ⑦交連 ⑧連合 ⑨投射 ⑩投射

の良いことから広く使われる．

7, 8, 9. 大脳皮質を中心として考えると，右と左の大脳皮質を連絡する神経線維（交連線維），同じ大脳半球内のいろいろな場所の大脳皮質を連絡する神経線維（連合線維），および大脳皮質と間脳や，中脳，橋，延髄，脊髄など，脳の上下を連絡する線維（投射線維）がある．

9. 投射線維には大脳皮質に向かう線維（上行性投射線維）と，大脳皮質から下位の中枢に向かう線維（下行性投射線維）の2種類がある．

10. 内包は大脳皮質に出入りする投射線維が集まったもので，尾状核，レンズ核，視床で囲まれた白質である．

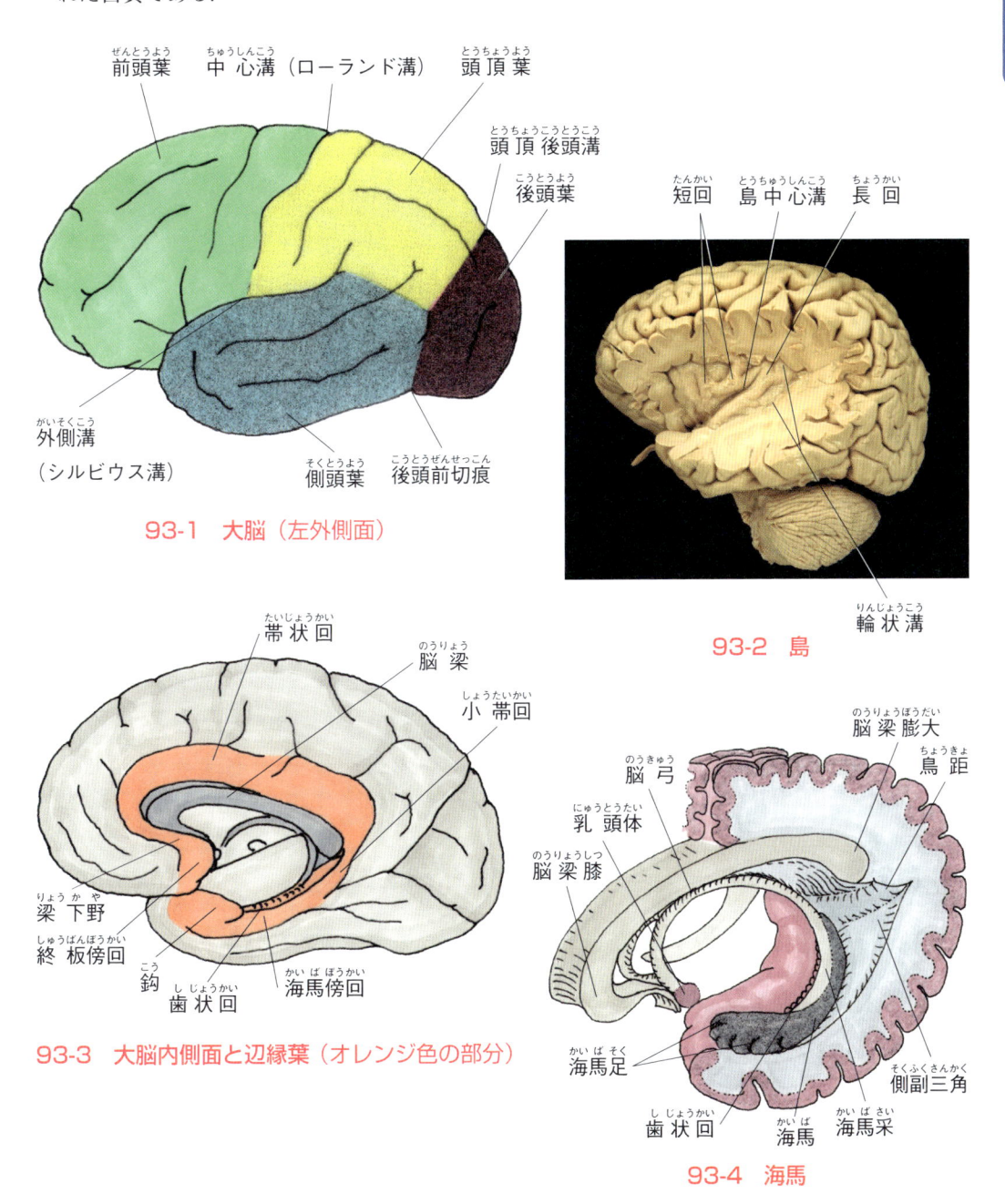

93-1 大脳（左外側面）

93-2 島

93-3 大脳内側面と辺縁葉（オレンジ色の部分）

93-4 海馬

94 神経系 大脳 2

1 海馬は辺縁葉に含まれる．

1. 帯状回，海馬傍回，歯状回などは（① 　　　）葉に含まれる．
2. 海馬は（② 　　　）室の内部に見られる．
3. 海馬から出る神経線維は（③ 　　　）を作り，視床下部の乳頭体に行く．

2 大脳髄質の中に，数個の大きな灰白質からなる大脳基底核がある．

4. 白質の中にうもれた灰白質塊を（④ 　　　）という．
5. 基底核は尾状核，レンズ核，（⑤ 　　　）の3つからなる．
6. レンズ核はさらに被殻と（⑥ 　　　）球からなる．
7. 尾状核と被殻を合わせて（⑦ 　　　）体という．
8. 海馬傍回前端の鈎の中にある核は（⑧ 　　　）体である．

解説

1. 辺縁葉は脳梁を囲む領域で，嗅覚と深い関係がある．摂食，飲水，性行動など動物の本能的な行動を司る部分である（図93-3を参照）．
2. 側脳室下角の内側壁に盛り上がりとして見られる（図93-4を参照）．
3. 海馬から海馬采を経て，視床下部の乳頭体と連絡する．脳弓は大脳と間脳を連絡する神経線維の集合体であるので，この神経線維は投射線維である（図93-4を参照）．
4. 灰白質は主にニューロンの細胞体が集合しているところで，白質は細胞体から出る神経線維が集まったところである．白質に囲まれた灰白質の塊を核という．
5. 以前は扁桃体も大脳基底核に含められていた．
6. 前障とレンズ核は島の奥にある．従って，島の皮質を削って行くと，まず前障が出て，レンズ核の被殻が出て，次いで淡蒼球が現れる．前障と被殻の間の白質を外包という．
7. レンズ核と被殻とは数本の灰白質でつながっているため，断面を作ると数本の灰白質が線のように見える．
8. 扁桃体は鈎の中で，ちょうど側脳室下角のすぐ前に位置しており，尾状核の尾と続いている．扁桃体にはさまざまな感覚（喜怒哀楽や嗅覚）が入る．さまざまな感覚が扁桃体から自律神経系の中枢でもあり，内分泌系のコントロールも行う中枢でもある間脳の視床下部に働きかけ，交感神経や副交感神経を刺激し，あるいはホルモンを介して体の状態を変化させる．

答 ①辺縁 ②側脳 ③脳弓 ④核 ⑤前障 ⑥淡蒼 ⑦線条 ⑧扁桃

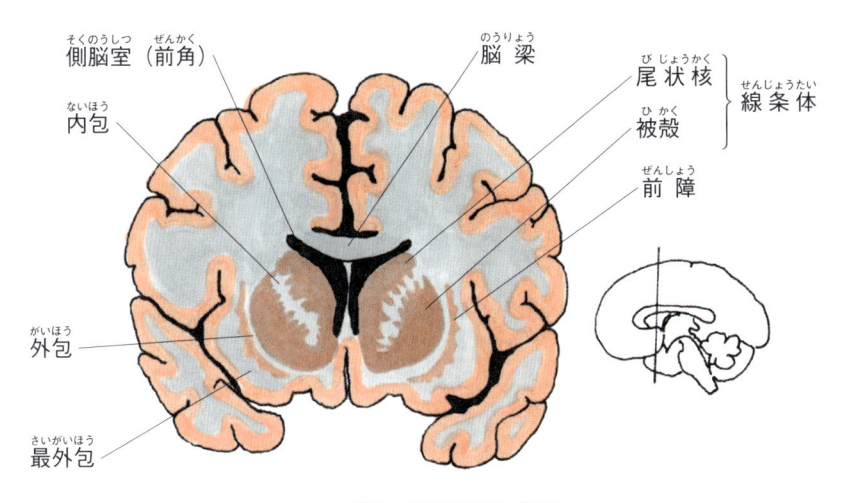

94-1　脳の前額断面（1）

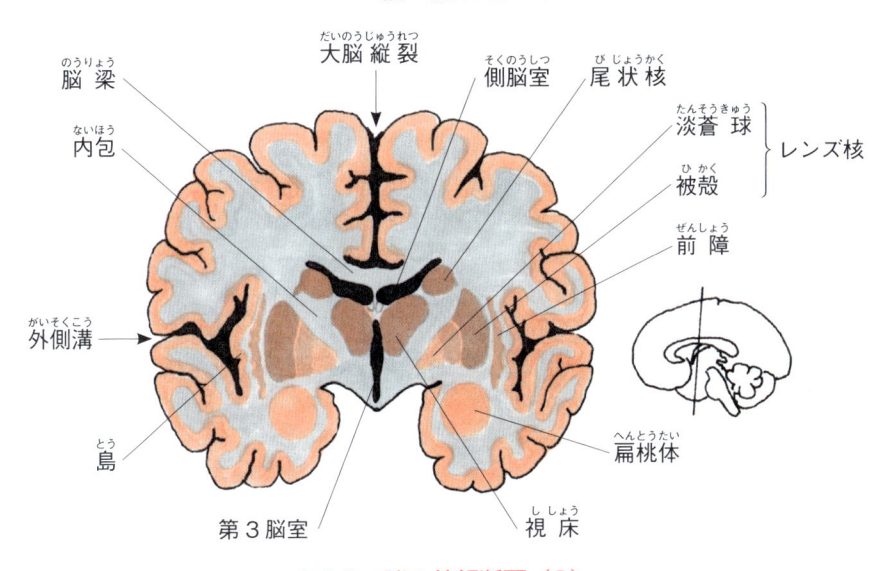

94-2　脳の前額断面（2）

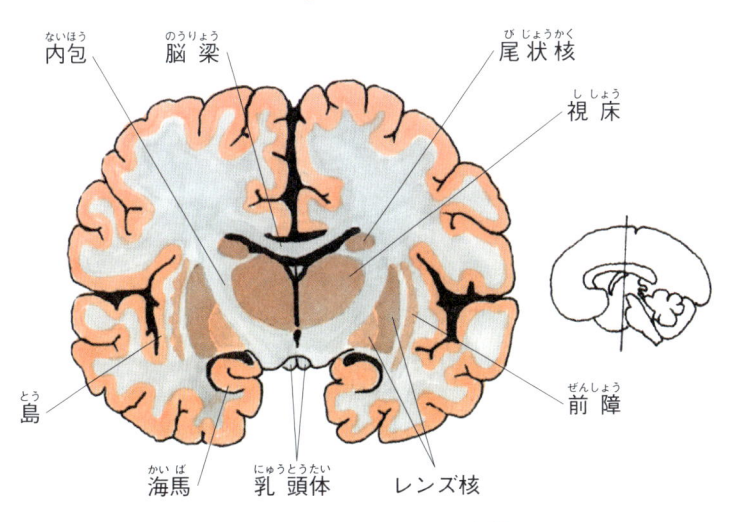

94-3　脳の前額断面（3）

神経系

173

95 神経系 間脳と脳幹

1 間脳は第3脳室の側壁に左右あり，大きく視床と視床下部からなる．

1. 視覚の情報は視床の（①　　　）体を経由して大脳皮質に向かう．
2. 聴覚の情報は視床の（②　　　）体を経由して大脳皮質に向かう．
3. 視床下部の下端は，内分泌器官である（③　　　）体に続いている．
4. 視床下部は脳や脊髄の（④　　　）神経細胞に影響を及ぼす．

2 脳幹は中脳・橋・延髄からなる．

5. 中脳は間脳の下方にあり，下は（⑤　　　）に続く．
6. 中脳蓋には4つの膨らみがあり，それぞれ上丘，（⑥　　　）丘という．
7. 上丘は（⑦　　　）覚の体反射に関係する．
8. 中脳被蓋には赤く見える赤核と黒く見える（⑧　　　）質がある．
9. 大脳脚中央部には（⑨　　　）路の線維が走る．

解説

1. 嗅覚を除くすべての感覚情報は，一旦，視床に集まり，視床から大脳皮質に向かう．網膜から来た視覚の情報は視神経，視索を経て，外側膝状体に入り，視放線を通って後頭葉のブロードマン17野の一次視覚中枢に行く．
2. 内耳の蝸牛からの聴覚の情報は，聴神経（蝸牛神経）を経て，蝸牛神経核でニューロンを変え，中脳の下丘から視床の内側膝状体に入り，聴放線を通って側頭葉のブロードマン41，42野の一次聴覚中枢に行く．
3. 視床下部にはホルモンを分泌するニューロンがある．このホルモンは下垂体（脳下垂体）の内分泌細胞の働きを調節する．なお，下垂体後葉ホルモンは，視床下部のニューロンから分泌されたものである．視床下部と下垂体は下垂体漏斗で結ばれている（図66-2を参照）．
4. 視床下部は脳と脊髄にある自律神経細胞と連絡しており，自律神経を介して内臓機能を調節している．
5. 中脳は間脳と橋の間に位置する．小脳とは上小脳脚で連絡する．
6. 中脳蓋には4つの膨らみ（丘）があるので，四丘体ともいう．上丘は視覚と関係があるので視蓋とも呼ばれる．
7. 上丘から出る線維は眼球の動きに関する脳神経（Ⅲ，Ⅳ，Ⅵ）の核に連絡（内側縦束），ある

答 ①外側膝状　②内側膝状　③脳下垂　④自律
　　　⑤橋　⑥下　⑦視　⑧黒　⑨錐体

いは頸髄前柱細胞と連絡する（視蓋脊髄路）．これらの経路により，光の来る方向に眼球や頭が向いたり，突然の光をさえぎるような手の運動が反射的に起こる．下丘は聴覚の体反射に関係する．

8. 赤核は錐体外路系に属する核である．被蓋と大脳脚の間にはメラニンを持った細胞の集団である黒質がある．黒質は筋緊張の制御に関与している．特に黒質線条体路はドーパミンを神経伝達物質としており，線条体の働きを抑制する．

9. 錐体路は皮質延髄路（皮質核路）と皮質脊髄路からなるが，皮質脊髄路の線維は橋を素通りして，延髄の錐体を作る．

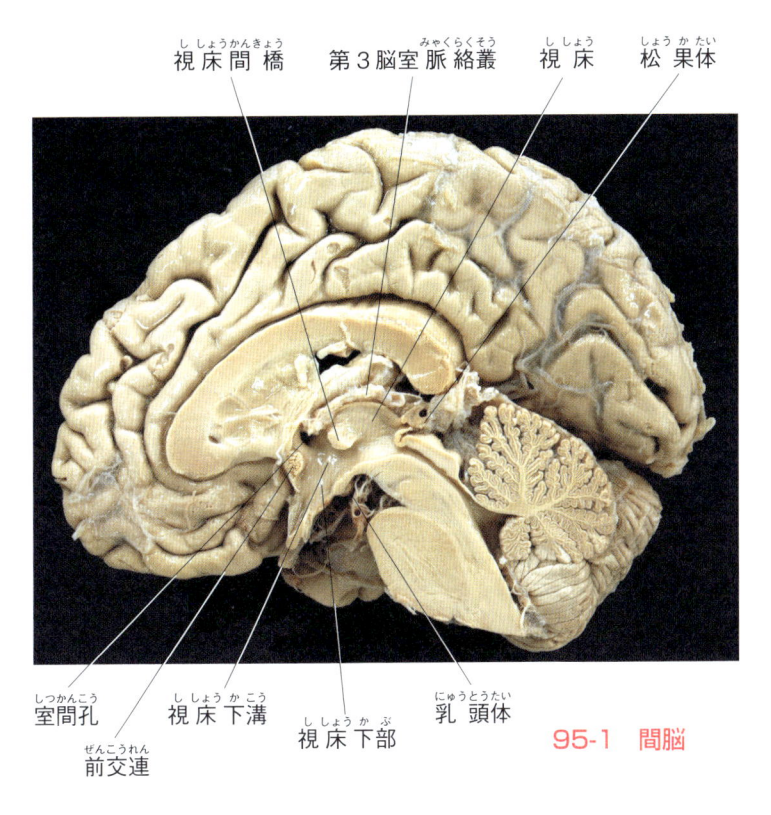

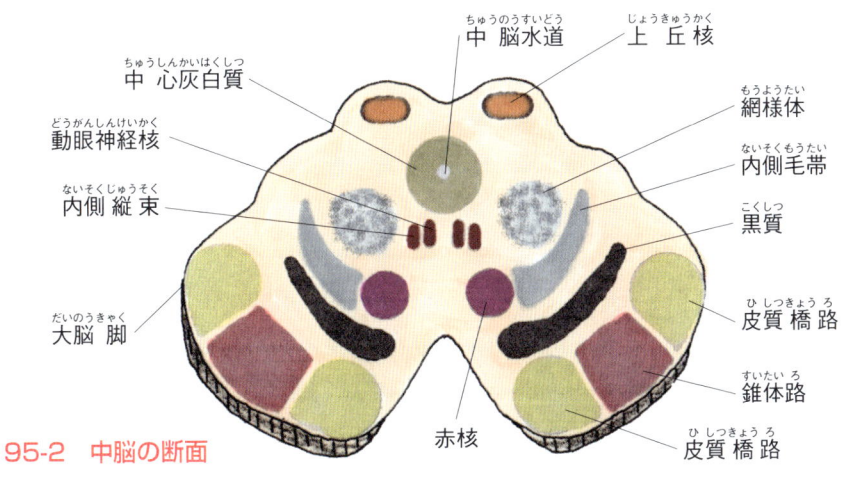

95-1 間脳

95-2 中脳の断面

96 神経系 脳幹と小脳

1 橋は大脳皮質から来た線維を反対側の小脳に渡す役割がある．

1. 橋の底部には大脳皮質から来る錐体外路系の線維を受ける（①　　）核がある．
2. 橋と小脳は（②　　）脚で連絡されている．
3. 延髄の腹側には左右1対の（③　　）体と呼ばれる膨らみがある．
4. 延髄の背側には左右2個ずつの小さな膨らみ，薄束結節と（④　　）結節がある．
5. 延髄は（⑤　　）脚で小脳と連絡している．

2 小脳は脳幹の背側にあり，後頭蓋窩に位置する．

6. 小脳は大脳の後下方にあり大脳とは硬膜のヒダである（⑥　　）テントで分けられている．
7. 小脳は左右の小脳半球と，中央部の（⑦　　）部に分けられる．
8. 小脳皮質は分子層，（⑧　　）層，顆粒細胞層の3層よりなる．
9. 小脳で原小脳に相当するのは小節と（⑨　　）である．

解説

1, 2．大脳皮質全体から下行した皮質橋核路の線維は橋核でニューロンを変え，反対側に渡って中小脳脚を作り，小脳に行く．これらの経路を皮質橋小脳路という．無意識的な随意運動に関係している．訓練により，新しい運動が出来るのも，この神経路が使われるためである．

3．延髄では脊髄の前索にあたる部分が発達して錐体という膨らみを作っている．これは皮質脊髄路の線維によって出来た膨らみである．錐体のすぐ下方に錐体交叉が見られる．

4．薄束結節および楔状束結節の中には薄束核（ゴル核），楔状束核（ブルダッハ核）がある．薄束核と楔状束核から出た線維が反対側に交叉するのを毛帯交叉と呼ぶ．交叉した線維は視床に向かう内側毛帯となる．

5．下小脳脚は固有感覚を伝える後脊髄小脳路の線維が大部分である．

6．大脳と小脳は大脳横裂で分けられている．この間に脳硬膜のヒダである小脳テントが入り込んでいる．

7．小脳は蝶に見立てることが出来る．蝶の体の部分が虫部で羽の部分が小脳半球である．蝶は左右で6本の足を持っているが，小脳も上小脳脚，中小脳脚，下小脳脚を左右に持っている．

8．プルキンエ Purkinje 細胞層は神経細胞層ともいわれる．プルキンエ細胞は非常に大型の神

答 ①橋 ②中小脳 ③錐 ④楔状束 ⑤下小脳 ⑥小脳
⑦虫 ⑧プルキンエ細胞（神経細胞） ⑨片葉

経細胞体を持っており，その樹状突起は分子層に向かって広がっている．軸索は小脳核に行く．
9. 小脳は原小脳，古小脳，新小脳に区分される．原小脳は前庭小脳路によって前庭神経核からの平衡覚の情報を受ける部分で，片葉と小節が原小脳に相当する．両者を合わせて片葉小節葉ともいわれる．

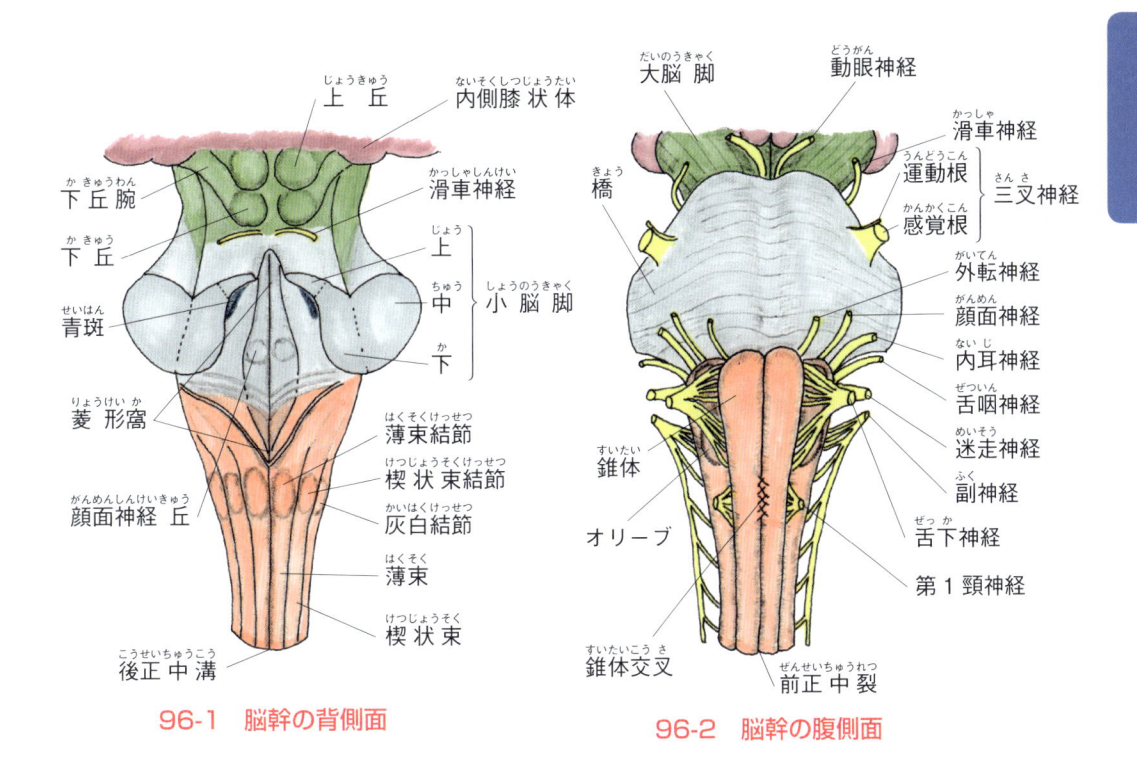

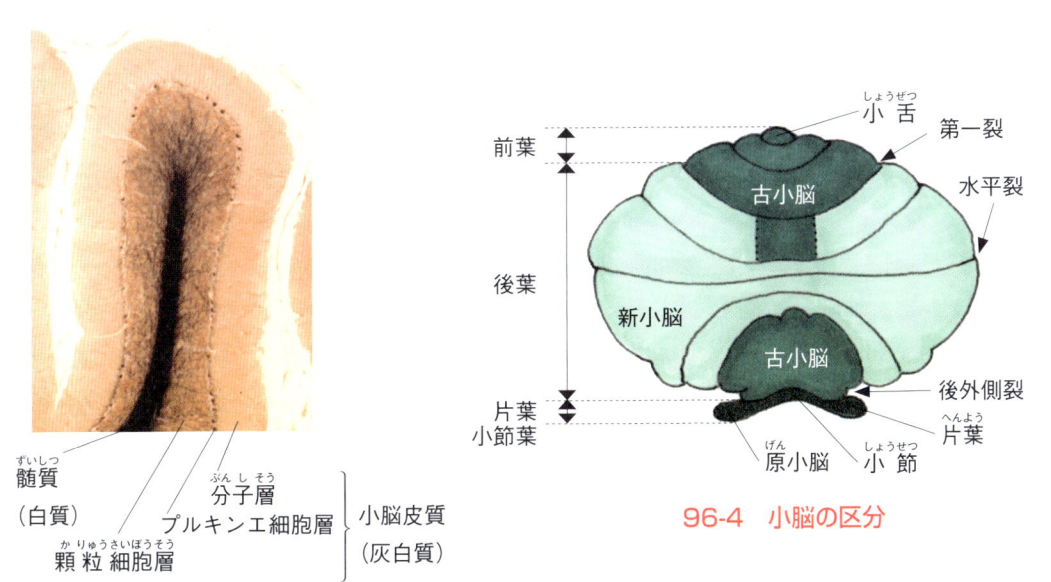

96-1　脳幹の背側面

96-2　脳幹の腹側面

96-3　小脳の組織：髄鞘染色

96-4　小脳の区分

97 運動系の生理 1

1 小脳の役割は部位により異なる．

1. 小脳は発生的に，（①　　　）小脳，古小脳および新小脳にわけられる．
2. 原小脳は前庭入力を受けるため，（②　　　）小脳と呼ばれている．
3. 古小脳は脊髄からの入力を受けるため，（③　　　）小脳と呼ばれている．
4. 新小脳は大脳皮質から橋をへて入力が入るため，（④　　　）小脳と呼ばれている．

2 小脳の主な役割は運動の調節である．

5. 前庭小脳は，頭が回転すると眼球を逆方向に回転させて視野の変動を抑える（⑤　　　）反射の微調整を行っている．
6. 古小脳の虫部は，体幹と四肢の近位部の調節や，体の平衡，姿勢の維持に関わっており，特に（⑥　　　）することに関与する．
7. 虫部以外の古小脳は，四肢の遠位部の細かな調節に関与しており，特に（⑦　　　）に関与する．
8. 新小脳からの投射は，小脳核を介して大脳皮質の運動野と運動前野に行くが，特に（⑧　　　）領域の運動に関与する．

解説

1. 小脳の役割は運動の協調であり，小脳疾患患者は異常な運動や姿勢を示す．片葉小節葉は系統発生的に古いため原小脳と呼ばれる．虫部と小脳半球の一部は古小脳と呼ばれ，小脳半球の大部分は系統発生的に新しいため新小脳と呼ばれている（図96-4を参照）．
2, 3, 4. 原小脳（片葉小節葉）は前庭入力を受けるため前庭小脳と，古小脳は脊髄からの入力を受けるため脊髄小脳と，新小脳は大脳皮質から橋をへて入力が入るため橋小脳と呼ばれている．
5. 前庭小脳では，前庭器官からの入力と視覚入力を統合することで，前庭動眼反射を正確におこすよう微調整を行っている．
6. 古小脳のうち虫部は皮膚感覚・筋感覚入力を受け，体幹部と肢の近位部の筋緊張を制御し，静止および歩行時の身体の平衡維持にあずかる．
7. 虫部以外の古小脳は皮膚・筋感覚入力を元に，遠位部の筋緊張の制御に関わっている．
8. 新小脳の小脳核である歯状核は手領域の投射部位であり，動物が高等になると歯状核の細胞数が増える．小脳半球の障害では，企図振戦，推尺異常，協調運動不能などが生じる．

答　①原　②前庭　③脊髄　④橋
⑤前庭動眼　⑥起立　⑦歩行　⑧手

98 神経系 運動系の生理 2

1 大脳基底核では運動の程度を調節する．

1. 基底核の入力部は（①　　）であり，大脳皮質からの入力が入る．
2. 線条体から淡蒼球と黒質に達する経路は（②　　）経路と呼ばれる．
3. 線条体から淡蒼球，視床下核をへて淡蒼球および黒質に戻る経路は（③　　）経路と呼ばれる．
4. ドーパミンは黒質のニューロンに含有され，その変成により（④　　）病をおこす．
5. 間接経路での GABA ニューロンの機能不全により，（⑤　　）病が生じる．

2 大脳皮質の一次運動野から錐体路がはじまる．

6. Brodmann6 野の大脳半球内側面にある（⑥　　）運動野は，一次運動野，運動前野とともに狭義の運動野に属す．
7. 一次運動野には（⑦　　）細胞という巨大錐体細胞がある．
8. 錐体路は主として一次運動野より起始し運動司令に直接関わる出力投射路であり，（⑧　　）路とも呼ばれる．

解説

1. 基底核は大脳皮質の入力を受け，不要な運動を排除するフィルターの役割をしている．
2，3. 大脳皮質の興奮が起こると，直接経路では視床は興奮し，間接経路では抑制される．直接経路の興奮では視床が興奮して運動が増加し，間接経路の興奮では視床が抑制され運動が減少する．運動の程度は両経路のバランスで調節されている．
4. パーキンソン病ではドーパミンが不足するため，直接経路の機能の減少と間接経路の機能の亢進により視床への抑制作用が強まり，運動の減少をおこす．
5. 舞踏病（ハンチントン舞踏病）では間接経路の機能が失われるため，視床が興奮する．このため不随意に奇妙な運動が生じ，睡眠時以外には止められない．
6. 一次運動野を刺激すると単一筋の収縮が，補足運動野を刺激すると発声などの複雑な動作が生じる．また，運動前野は経験的に習得した熟練運動や，運動のプログラミングに関係する．
7. 一次運動野には，ベッツ細胞と呼ばれる長い神経線維を持った細胞が多く存在する．
8. 運動性皮質の出力投射線維群は 7 群存在する．主として一次運動野より起始し，運動司令に直接関わるのは皮質脊髄路であり，錐体路とも呼ばれる．これ以外は錐体外路と呼ばれる．

答 ①線条体 ②直接 ③間接 ④パーキンソン ⑤舞踏 ⑥補足 ⑦ベッツ ⑧皮質脊髄

99 神経系 脊髄神経 1

1 脊髄には31の髄節がある．

1. 脊髄は頸髄，胸髄，（①　　），仙髄，尾髄に分けられる．
2. 頸髄には（②　　）の頸髄節がある．
3. 胸髄には（③　　）の胸髄節がある．
4. 第1頸髄節はC1と略され，第1胸髄節は（④　　）と略される．
5. 第1頸髄節を表す略号C1は，脊柱を構成する（⑤　　）の略号と同じである．

2 脊髄からは31対の脊髄神経が出る．

6. 脊髄から出る末梢神経を（⑥　　）神経という．
7. 脊髄の1つの髄節からは左右1対の（⑦　　）神経が出る．
8. 頸髄から出る脊髄神経を（⑧　　）神経という．
9. 仙髄から出る脊髄神経を（⑨　　）神経という．

解説

1. 脊髄の成長と脊柱の成長を比べると，脊柱の方が大きいため，脊髄の下端は成人では第1腰椎から第2腰椎の間である．従って，胎児期には仙椎部分に位置していた仙髄は，成人では胸椎下部の位置にある．しかし，脊髄は胎児期にあった脊髄の位置により，上から頸髄，胸髄，腰髄，仙髄および尾髄に分けられる．
2. 脊髄の一定の範囲から1対の脊髄神経が出る．この脊髄の範囲が髄節である．頸髄には8の髄節がある．頸椎の数7個と混同しないように注意が必要である．
3. 胸髄には12の髄節，腰髄には5，仙髄には5，尾髄には1の髄節がある．
4. 頸髄節はC，胸髄節はT，腰髄節はL，仙髄節はS，尾髄節はCoで表わされる．
5. 髄節を表す略号，骨である椎骨を表す略号，また，脊髄神経を表す略号も全部，同じ記号を用いるので，使用される略号が何を意味しているかに注意しなくてはいけない．
6. 脊髄から出る末梢神経を脊髄神経と呼び，全部で31対ある．
7. 脊髄神経は1つの髄節から左右1対出る．従って髄節の数は31で，脊髄神経の数は31対である．
8. 頸髄から出る脊髄神経をまとめて頸神経という．第1頸髄節から出るのは第1頸神経（C1），第8頸髄節から出るのは第8頸神経（C8）という．

答　①腰髄　②8　③12　④T1　⑤第1頸椎
　　　⑥脊髄　⑦脊髄　⑧頸　⑨仙骨

9. 仙髄から出る脊髄神経は，仙骨神経という．また，尾髄から出る神経は尾骨神経という．特に尾骨神経は1対しかないので，略号はCoであり，Co1とは書かない．また，Coはシーオーであり，シーゼロではない．

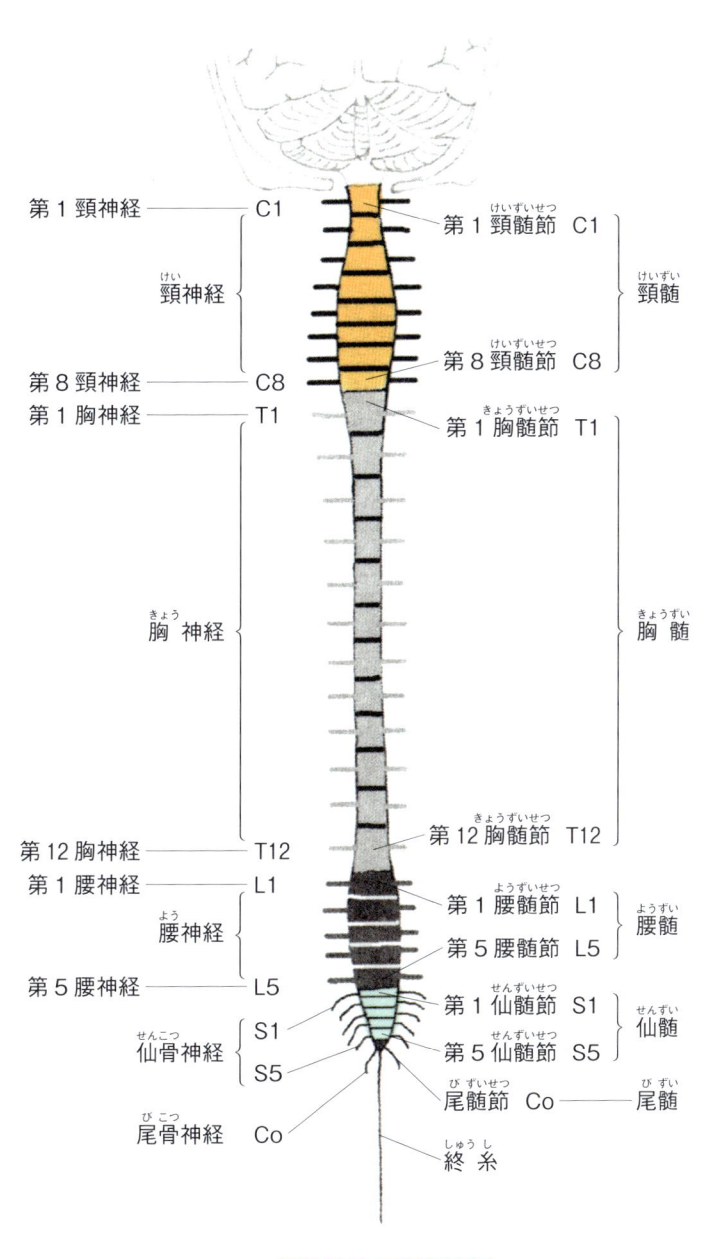

99 脊髄髄節と脊髄神経

100 脊髄神経 2

1 脊髄神経は前根と後根が合わさって作られる．

1．前根は脊髄前柱にある（①　　　）ニューロンの細胞体から出る神経線維の束である．
2．後根は脊髄後柱に入る（②　　　）神経線維の束である．
3．後根を作る神経線維を出す感覚ニューロンの細胞体は，（③　　　）にある．
4．前根と後根は合わさって（④　　　）神経となり，脊柱管を出る．

2 脊髄神経は運動神経線維と感覚神経線維の両方を含む．

5．脊髄神経の前根は運動神経線維のみからなり，後根は（⑤　　　）神経線維のみからなる．
6．脊髄神経は前根と後根が合わさって作られる（⑥　　　）神経である．
7．脊髄神経は脊柱管を出ると前枝と（⑦　　　）枝に分かれる．
8．脊髄神経後枝は後頭部から殿部の上部にかけての背部の筋と（⑧　　　）に分布する．

解説

1．骨格筋を支配する運動ニューロン（下位運動ニューロン）の細胞体は，脊髄前柱の中にある．この細胞体から出た運動神経線維（軸索）の束が前根を作っている．
2，3．末梢神経の感覚ニューロン（1次感覚ニューロン）は，その形から偽単極性ニューロンと呼ばれる（15 神経組織を参照）．このニューロンでは細胞体から1本の突起が出て，その突起は末梢に向かう突起（樹状突起）と中枢に向かう突起（軸索）に分かれている．この感覚ニューロンの細胞体は後根の膨らんだ部分，すなわち脊髄神経節（後根神経節）にある．神経節とは，脳と脊髄（中枢神経）の外に作られた神経細胞体の集合部をさす用語である．
4．仙骨神経では，神経が脊柱管の中で前枝と後枝に分かれて，それぞれ前仙骨孔と後仙骨孔から出る．
5．これを，ベル・マジャンディーの法則 Bell-Magendie law という．
6．全ての脊髄神経は，運動線維からなる前根と，感覚線維からなる後根が合わさって作られる混合神経である．
7．4で述べたように仙骨神経では，神経が脊柱管の中で前枝と後枝に分かれて，それぞれ前仙骨孔と後仙骨孔から出る．
8．後枝は背部の筋と皮膚を支配し，前枝は体幹の外側部と前部，そして四肢を支配する．

答　① 運動　② 感覚（知覚）　③ 脊髄神経節（後根神経節）　④ 脊髄
　　　⑤ 感覚（知覚）　⑥ 混合　⑦ 後　⑧ 皮膚

神経系

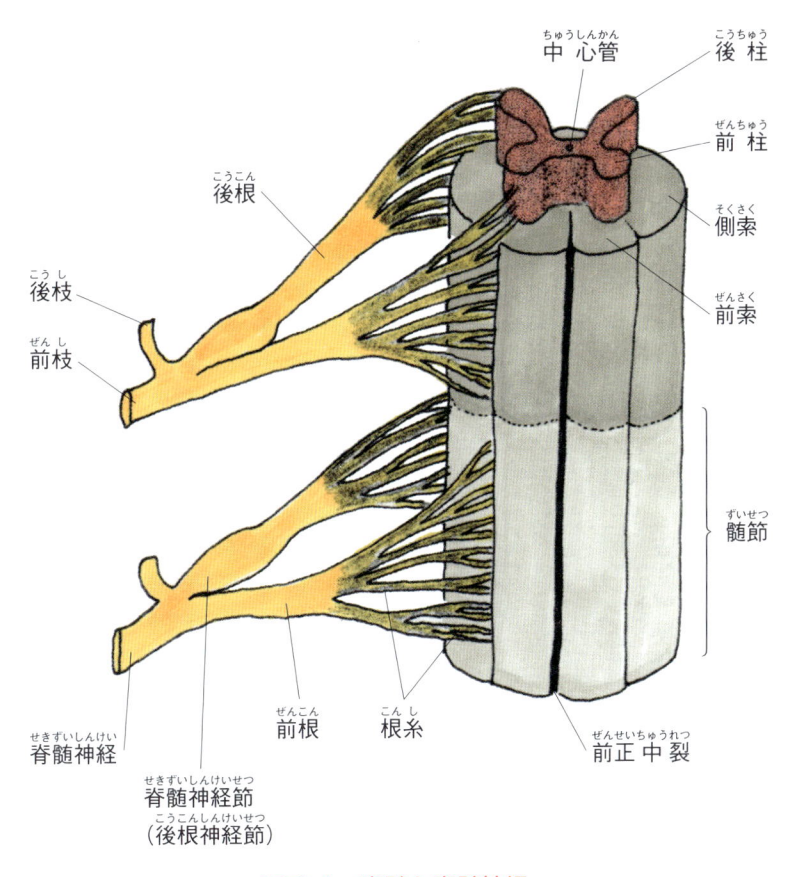

100-1　脊髄と脊髄神経

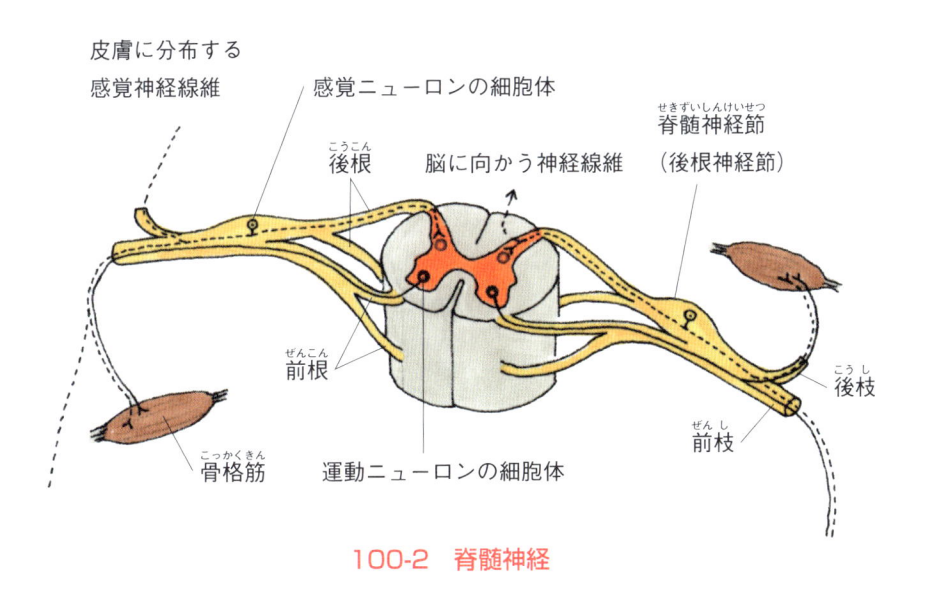

100-2　脊髄神経

101 脊髄神経後枝・頸神経叢

1 脊髄神経後枝は1本1本が独立して、一定の領域に分布する.

1. 神経は多くの枝に分かれるが、枝のうち骨格筋に分布するのを（①　　）枝という.
2. 神経の枝のうち皮膚に分布するのを（②　　）枝という.
3. C1の後枝である（③　　）神経は皮枝を出さず、後頭下筋群に分布する.
4. C2の後枝の内側枝は特に（④　　）神経と呼ばれ、後頭部の皮膚に分布する.
5. 後枝が、1本1本が独立して一定の領域に分布することを（⑤　　）的分布という.

2 脊髄神経前枝はいくつかの場所で神経叢を作る.

6. 神経叢は、神経がからみあい、（⑥　　）線維の再配列が起こる所である.
7. 頸神経叢はC1からC4の前枝からなり、（⑦　　）筋の深部にある.
8. C1の枝である上根と、C2とC3の枝である下根とが作るループを（⑧　　）ワナという.
9. 頸神経叢からは最大の呼吸筋である横隔膜を支配する（⑨　　）神経が出る.
10. 頸神経叢から小後頭神経、大耳介神経、頸横神経および（⑩　　）神経などの皮神経が出る.

解説

1. 1つの神経は多くの枝に分かれる. 枝のうち、骨格筋に分布するものを筋枝という. 筋に分布する枝には運動神経線維に加えて、筋の感覚を司る感覚神経線維も含まれていることに注意しよう.
2. 皮膚に分布する枝を皮枝という. この枝が、特に太く長い場合、皮神経として特別に名前を付けることがある.
3. 第1頸神経（C1）は、前枝・後枝とも皮膚には分布しない. 脊髄神経後枝には神経名の付けられていないものが多いが、C1の後枝には後頭下神経という名称が付けられている.
4. 後枝は一部を除いて、さらに、内側枝と外側枝に分かれる. C2の後枝は、前枝よりはるかに大きく、若干の筋に枝を出すが、その内側枝は特に大後頭神経と呼ばれ、後頭部の皮膚に分布する皮神経である.
5. 後枝は1本1本が独立して、一定の領域に分布する. これを分節的分布、あるいは分節的神経支配という.

答　①筋　②皮　③後頭下　④大後頭　⑤分節
　　⑥神経　⑦胸鎖乳突　⑧頸神経　⑨横隔　⑩鎖骨上

6. 多くの神経線維が束ねられて神経が作られている．1つの神経から一部の神経線維が分かれ，他の神経と合して神経線維の再配列が起こることもある．特定の場所でまとまってこのようなことが起こると，神経が網の目のようにからみ合った状態となる．これを神経叢と呼ぶ．前枝は神経叢を作るが，後枝は神経叢を作らない．
7. C1からC4の前枝からなり，胸鎖乳突筋の深部にある．
8. ワナとはループを意味する．頸神経ワナから出る枝は，舌骨下筋群とオトガイ舌骨筋を支配する．
9. 横隔膜神経ではなく，横隔神経であることに注意．横隔膜を支配する運動枝のほか，胸膜，心膜，腹膜に感覚枝を出す．横隔神経は主としてC4から起こり，C3とC5の一部がこれに加わる．
10. 胸鎖乳突筋の後縁中部から皮下に出る小後頭神経，大耳介神経，頸横神経および鎖骨上神経はすべて，皮神経である．

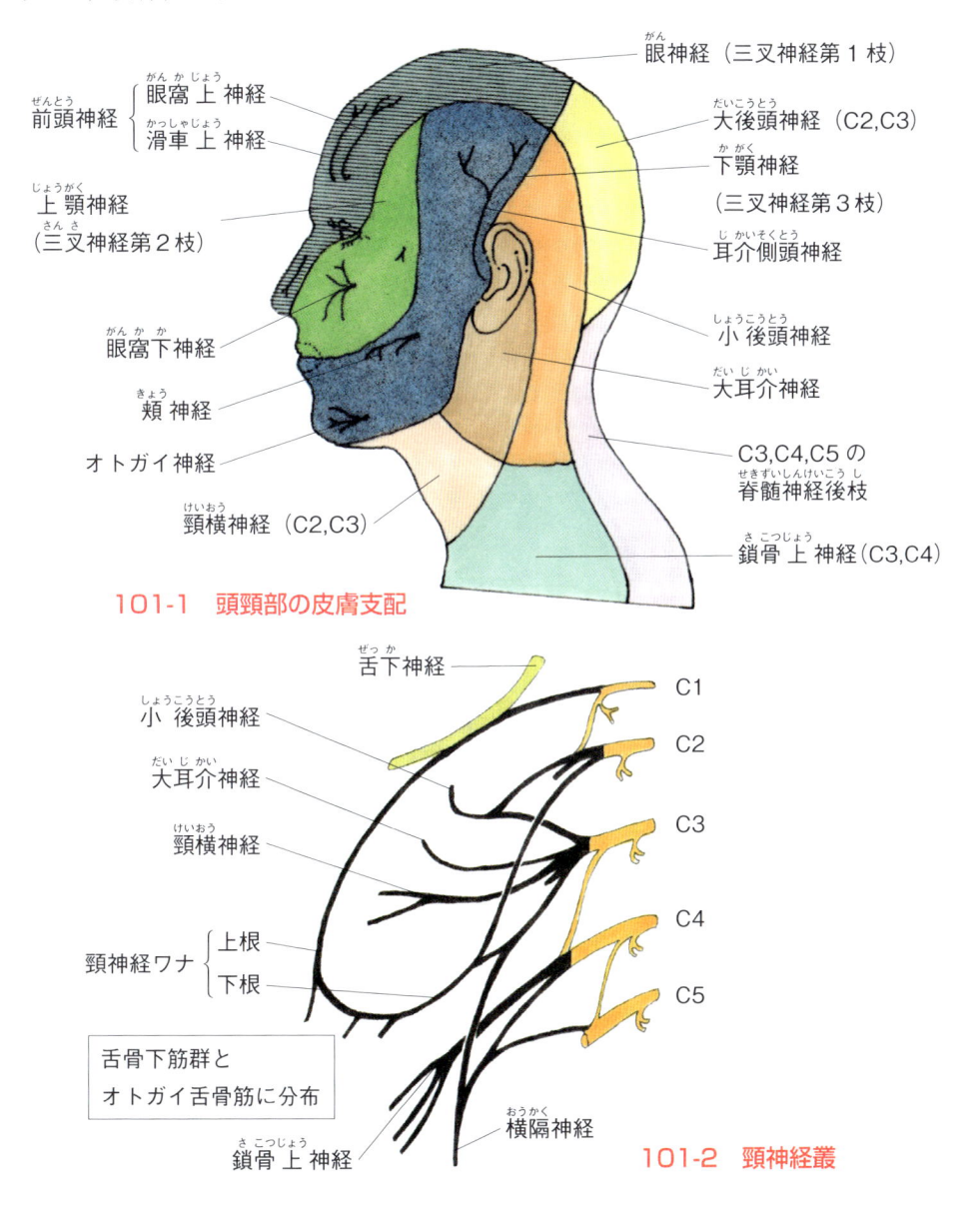

神経系

101-1　頭頸部の皮膚支配

101-2　頸神経叢

102 腕神経叢

神経系

1 腕神経叢はC5からC8の前枝とT1の前枝の一部で形成される．

1．腕神経叢を作るC5からT1の前枝は（①　　　）隙に位置する．
2．腕神経叢から出る神経は主として，上肢および（②　　　）帯の筋と皮膚を支配する．
3．腕神経叢は，（③　　　）動脈の周囲に神経束を作る．
4．腕神経叢の根からは前鋸筋に行く（④　　　）神経が出る．

2 上肢帯および上肢の筋と皮膚は腕神経叢からの神経で支配される．

5．外側神経束より出て，烏口腕筋を貫き，上腕二頭筋と上腕筋の間を走るのは（⑤　　　）神経である．
6．後神経束より起こり，外側腋窩隙を通って，上腕後面に出るのは（⑥　　　）神経である．
7．上腕および前腕後面の皮膚や筋を支配するのは（⑦　　　）神経である．
8．前腕前面の大部分の筋を支配し，手の筋および皮膚の一部を支配するのは（⑧　　　）神経である．
9．内側神経束より起こる最大の神経で，手では大部分の筋と皮膚の一部を支配するのは（⑨　　　）神経である．

解説

1．腕神経叢はC5からC8の前枝とT1の前枝の大部分からなる．これら前枝は，前斜角筋と中斜角筋の間（斜角筋隙）に位置している．
2．腕神経叢から出る神経は主として，上肢および上肢帯の筋と皮膚を支配する．その他，頸部で頸長筋と斜角筋群への枝を，椎間孔を出てすぐに出す．
3．腕神経叢は斜角筋隙の所から腋窩の所まで，広い範囲に及ぶ．場所ごとに根，幹，束と呼ばれる主要な部分があり，それぞれの所から個別の神経が分かれている．神経束の後，外側および内側は，腋窩動脈に対する各神経束の位置を意味している．
4．腕神経叢の根とは，腕神経叢を作る脊髄神経の前枝のことである．根からは，神経名は付けられていないが，頸長筋および斜角筋群を支配する筋枝が出る．
5．外側神経束より出る筋皮神経は烏口腕筋を貫き，上腕二頭筋と上腕筋の間を走る．この間に烏口腕筋，上腕二頭筋と上腕筋に枝を出す．さらにこの神経は，肘関節の直前で皮下に出て，外側前腕皮神経となり，前腕外側の皮膚を支配する．

答　①斜角筋　②上肢　③腋窩　④長胸
　　⑤筋皮　⑥腋窩　⑦橈骨　⑧正中　⑨尺骨

6. 外側腋窩隙とは小円筋, 大円筋, 上腕三頭筋の長頭, および上腕骨で囲まれた四角の部分である. 腋窩神経は小円筋と三角筋への筋枝を出した後, 上外側上腕皮神経となる.
7. 橈骨神経は, 後神経束の延長である. 腕神経叢から出る最大の神経である. 上腕および前腕後面の皮膚や筋を支配する. 手では皮膚の一部を支配する.
8. 正中神経は前腕では, 前面の大部分の筋を支配する. 手では筋および皮膚の一部を支配する.
9. 尺骨神経は上腕では枝を出さない. 上腕骨の尺骨神経溝を通って前腕に入り, 尺側手根屈筋と深指屈筋の尺骨頭を支配する. 手に入ると浅枝と深枝の2本に分かれる. 浅枝は皮筋である短掌筋と, 手の皮膚の一部に分布する. 深枝は小指外転筋, 短小指屈筋, 小指対立筋に枝を出したあと, 深掌動脈弓に伴行して母指側に行き, 第3, 第4虫様筋および掌側と背側の骨間筋と母指内転筋, 短母指屈筋深頭を支配する.

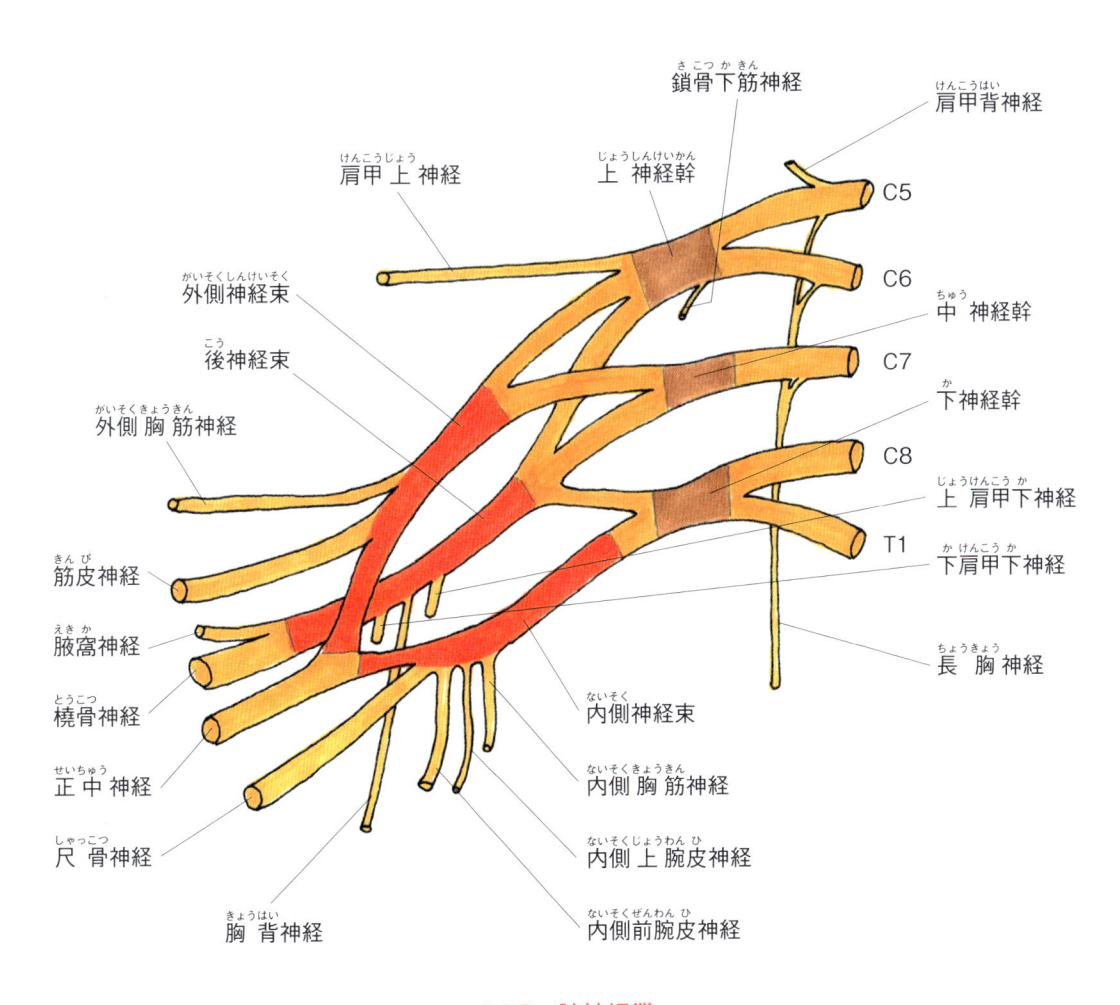

102　腕神経叢

103 神経系 腰神経叢

1 腰神経叢はL1からL3の前枝とL4の前枝の一部で形成される．

1. 腰神経叢は（①　　　）筋の中で形成されている．
2. 腸骨鼠径神経は精索とともに浅（②　　　）を通り，大腿内側上部の皮膚に分布する．
3. 陰部大腿神経の陰部枝は鼠径管内を通り，（③　　　）筋を支配する．
4. 外側大腿皮神経は鼠径靱帯の下を通過して，大腿外側部の皮膚に分布する（④　　　）神経である．

2 大腿神経は腰神経叢から出る最大の神経である．

5. 閉鎖神経は骨盤腔から（⑤　　　）管を通って大腿内側部に出る．
6. 閉鎖神経は大腿の内転筋群と（⑥　　　）筋を支配する．
7. 大腿神経は腰神経叢からの最大の枝で，（⑦　　　）靱帯の下を通過して，大腿前部に出る．
8. 下腿と足の内側半分の皮膚に分布する皮神経である（⑧　　　）神経は大腿神経の枝である．

解説

1. 腰神経叢はL1からL3の前枝とL4の前枝の一部からなる．約50％の例では，T12の前枝（肋下神経）の一部がL1に入り，腰神経叢の構成に参加する．腰神経叢は大腰筋の中にあり，その枝は腹壁下部，外陰部および下肢の一部に分布する．
2. 大腰筋外側縁で腸骨下腹神経のすぐ下より現れる．男性では精索とともに浅鼠径輪を通って大腿内側上部の皮膚，陰嚢前部の皮膚に分布する．女性では子宮円索に伴って走り，大腿内側上部の皮膚，恥丘，大陰唇の皮膚に分布する．
3. 大腰筋を貫き，その上を走り，陰部枝と大腿枝に分かれる．陰部枝は鼠径管内を走り，男性では精巣挙筋を支配する．また皮枝を陰嚢に出す．大腿枝は鼠径靱帯の下を通り大腿前面の皮膚に分布する．
4. 腸骨筋の表面を斜めに前下方に下り上前腸骨棘に向かう．鼠径靱帯外側端の下を通り，大腿の外側面に出て，その部分の皮膚に分布する．
5，6．閉鎖神経は閉鎖孔の閉鎖管（閉鎖孔は大部分閉鎖膜で閉じられているが，閉鎖膜で閉じられていない部分を閉鎖管という）を通って大腿に出る．大腿に出ると前枝と後枝に分かれる．閉

答 ①大腰　②鼠径輪　③精巣挙　④皮　⑤閉鎖　⑥外閉鎖　⑦鼠径　⑧伏在

鎖神経は外閉鎖筋と大腿の内転筋群（恥骨筋，薄筋，長内転筋，短内転筋，大内転筋）を支配し，大腿内側面の皮膚に分布する．

7，8． 大腿神経は大腰筋を貫き，腸骨筋に枝を出す．ついで鼠径靱帯の下を通り大腿前面に出る．大腿三角で大腿神経は数多くの枝に分かれる．筋枝は縫工筋，大腿四頭筋と恥骨筋を支配する．皮枝は大腿前面および下腿と足の内側半分に分布する．この皮枝のうち，下腿と足の内側半分に分布する枝は伏在神経と呼ばれ，大腿神経の最大の枝となっている．

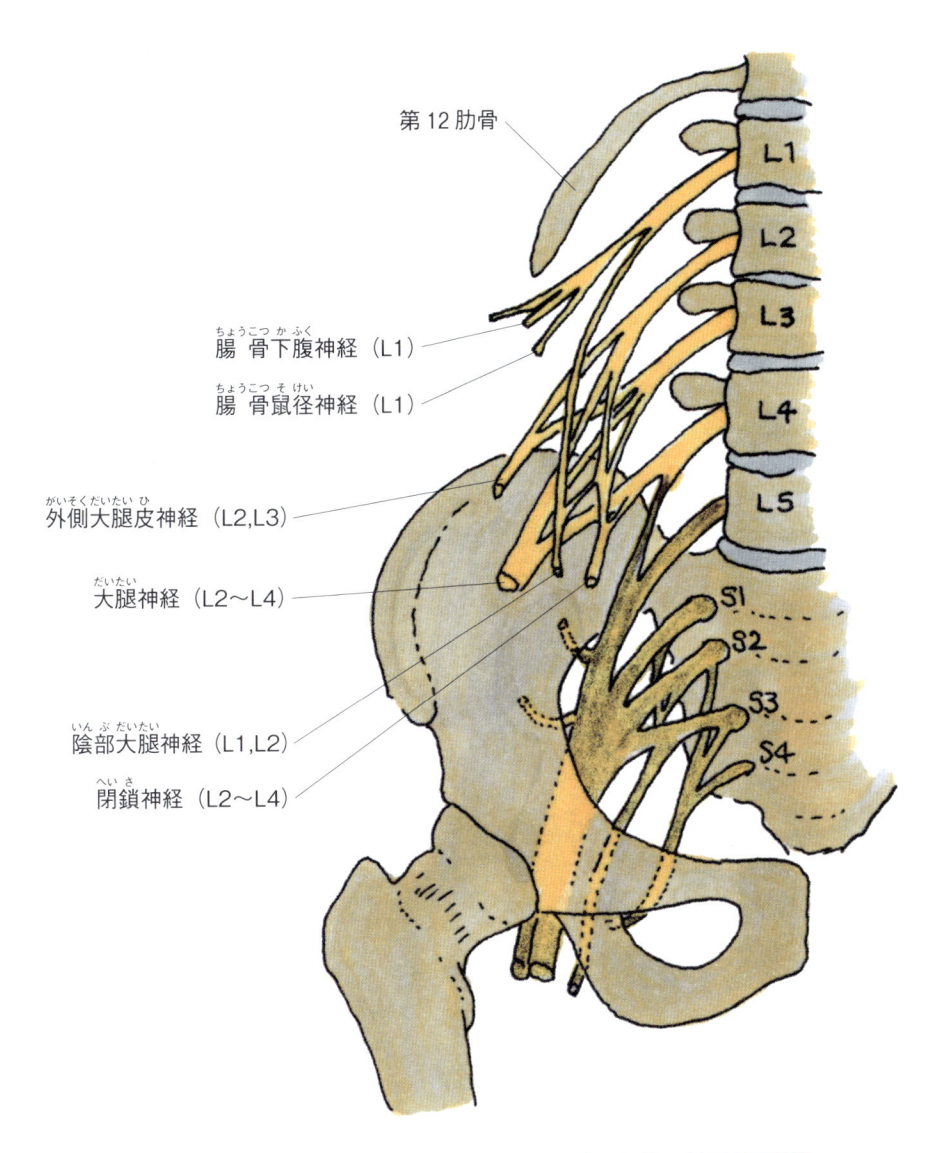

103 腰神経叢（下半分は仙骨神経叢）

104 神経系 仙骨神経叢

1 仙骨神経叢はL4, L5, S1からS4の前枝からなる.

1. L4の前枝の一部は腰神経叢に入り，残りのL4とL5の前枝が合したものを，(①　　　)幹という．
2. 上殿神経は大坐骨孔の（②　　　）孔を通って殿部に出る．
3. 陰部神経は小坐骨孔から（③　　　）窩に入り，すべての会陰の筋を支配する．
4. 仙骨神経叢からは（④　　　）筋を除く，大腿の外旋筋を支配する神経が出る．

2 坐骨神経は人体最大の神経で，仙骨神経叢から出る.

5. 坐骨神経は大坐骨孔の（⑤　　　）孔を通って大腿後面に出る．
6. 坐骨神経は膝窩の上方で脛骨神経と（⑥　　　）神経とに分かれる．
7. 坐骨神経の大腿部での枝はハムストリングスと（⑦　　　）筋への枝である．
8. 脛骨神経は内果の後方を通って足底に入り，内側と外側の（⑧　　　）神経となる．

解説

1. 仙骨神経叢は仙骨の前面から大坐骨孔にかけて存在する．仙骨神経叢はL4, L5, S1からS4の前枝からなる．L4の前枝の一部は腰神経叢に入るが，残りのL4前枝とL5の前枝が合したものを腰仙骨神経幹という．
2. 上殿神経は梨状筋の上で大坐骨孔を通って骨盤を出て，小殿筋，中殿筋，ならびに大腿筋膜張筋に分布する．
3. 陰部神経は，骨盤内から梨状筋下孔を通り殿部に出る．ついで小坐骨孔から坐骨直腸窩に入る．陰部神経が麻痺すると，尿道括約筋や外肛門括約筋の不全により，尿や便の失禁をきたす．
4. 大腿外旋6筋とは外閉鎖筋，内閉鎖筋，梨状筋，上双子筋，下双子筋，大腿方形筋．その他，骨盤隔膜を構成する肛門挙筋や尾骨筋に行く神経も仙骨神経叢から出る．
5. 坐骨神経は，足と下腿のほとんどの皮膚，大腿後面の筋，下腿と足のすべての筋に分布する．大坐骨孔で梨状筋の下（梨状筋下孔）を下殿神経とともに通って殿部に出て大腿後面に行く．
6. 坐骨神経は，もともと2つの神経が1つに束ねられたものである．これが2つの神経，すなわち総腓骨神経と脛骨神経に分かれる位置は大坐骨孔から膝窩までさまざまである．
7. 坐骨神経の大腿部での枝はハムストリングス（大腿屈筋群）と大内転筋への枝である．ハムストリングスへの枝のうち，大腿二頭筋短頭を除いては，坐骨神経の脛骨神経部分からの枝で

答 ①腰仙骨神経　②梨状筋上　③坐骨直腸　④外閉鎖　⑤梨状筋下　⑥総腓骨　⑦大内転　⑧足底

ある．大腿二頭筋短頭は総腓骨神経部分からの枝によって支配されている．

8. 脛骨神経は下腿の後面の筋を支配した後，内果の後面で足根管を通り足底に行く．

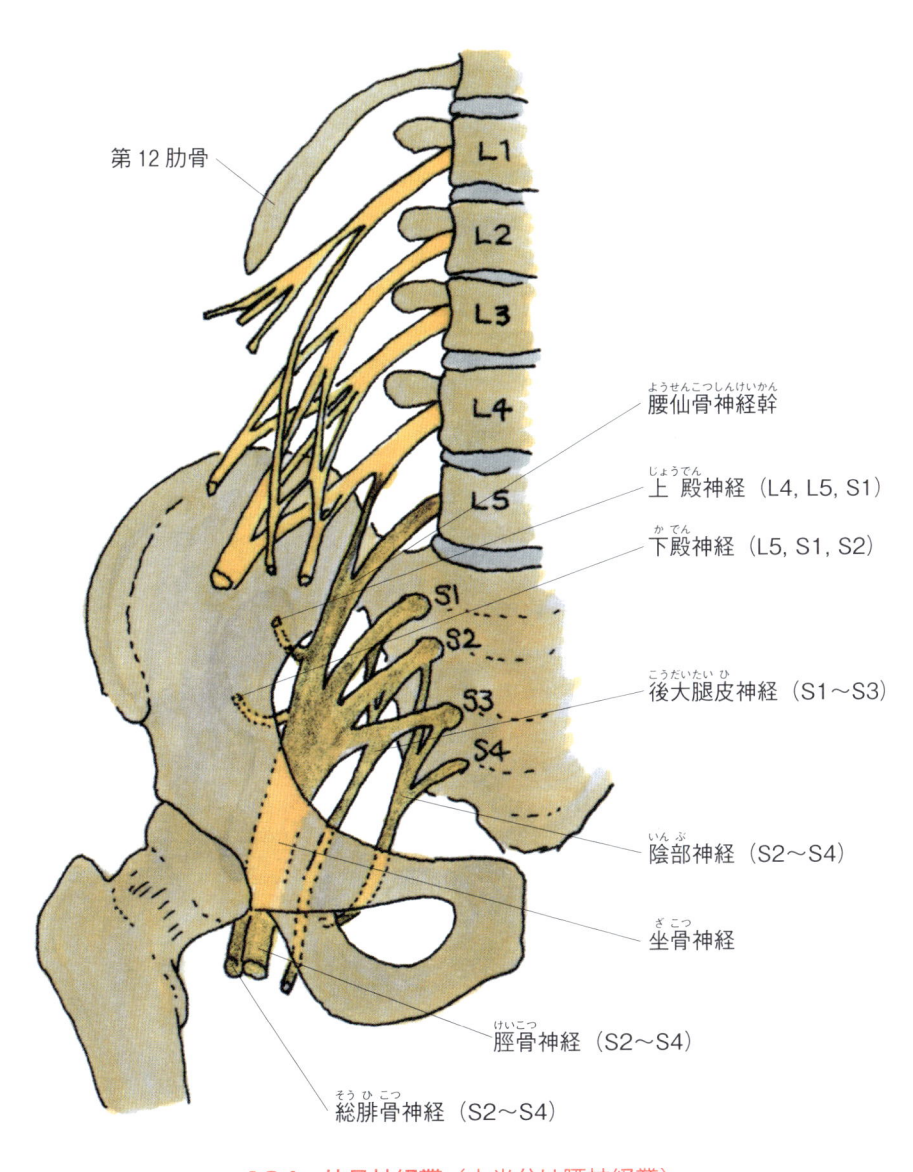

104　仙骨神経叢（上半分は腰神経叢）

105 神経系 自律神経 1

1 自律神経は交感神経と副交感神経に分けられる．

1. 自律神経は内臓や血管などの（①　　）筋および心筋，腺を支配する．
2. 交感神経と副交感神経は中枢神経系の外に（②　　）節を作る．
3. 自律神経節より中枢側のニューロンを節前ニューロン，末梢側を（③　　）ニューロンと呼ぶ．
4. 交感神経の節前ニューロンは脊髄の（④　　）髄と腰髄から出る．

2 交感神経は全ての脊髄神経とともに，あるいは単独でほぼ全身に分布する．

5. 交感神経の節前線維は（⑤　　）根を通って脊髄を出る．
6. 交感神経の節前線維は（⑥　　）交通枝を通って交感神経幹に入る．
7. 交感神経幹に入った節前線維は，（⑦　　）神経節にある節後ニューロンとシナプスする．
8. 幹神経節からの節後線維は灰白交通枝を通って近くの（⑧　　）神経に入る．
9. 幹神経節からの節後線維の一部は，単独あるいは（⑨　　）にまとわりついて分布する．

解説

1. 自律神経系は，無意識的，反射的に，呼吸，消化，排泄，循環，分泌，生殖といった生体の諸機能を調節する神経系である．すなわち，内臓や血管などのすべての平滑筋および心筋，腺が直接，自律神経系によって調節される．
2. 交感神経，副交感神経とも，中枢神経系の外で一度ニューロンを変える．すなわち，2つのニューロン間のシナプスが脳あるいは脊髄の外にある．このシナプスが集まった場所を自律神経節という．
3. 自律神経節より中枢側のニューロンを節前ニューロン，末梢側を節後ニューロンと呼ぶ．神経線維だけを指す場合は，節前線維，節後線維という．
4. 交感神経の節前ニューロンの細胞体は，脊髄髄節 T1 から L3 までの側柱にある．
5. T1 から L3 までの脊髄側柱にある交感神経節前ニューロンから出た節前線維は，前根を通って脊髄神経に入る．

答　①平滑　②（自律）神経　③節後　④胸
　　　⑤前　⑥白　⑦幹　⑧脊髄　⑨動脈

6. 交感神経節前線維は，前根を通って T1 から L3 の脊髄神経に入るが，それぞれの脊髄神経から分かれて交感神経幹に入る．脊髄神経から交感神経幹に行く交通枝を白交通枝，交感神経幹から脊髄神経に戻る交通枝を灰白交通枝という．白交通枝を作る交感神経節前線維は肉眼的に白く見える髄鞘を持っている．
7. 交感神経幹に入った節前線維は，すぐ近くの，あるいは数個上，あるいは数個下の幹神経節にある節後ニューロンとシナプスする．
8. 幹神経節から灰白交通枝を通って近くの脊髄神経に入り，これとともに末梢に分布する．すなわち，脊髄神経の中には，交感神経線維が含まれている．これらが脊髄神経とともに手や足などの末梢にまで分布し，血管や，皮膚の立毛筋あるいは汗腺などに分布している．
9. 幹神経節から出て，単独で，あるいは動脈にまとわりついて末梢に分布する．頭部に分布する交感神経節後線維は，総頸動脈にまとわりついて分布する．

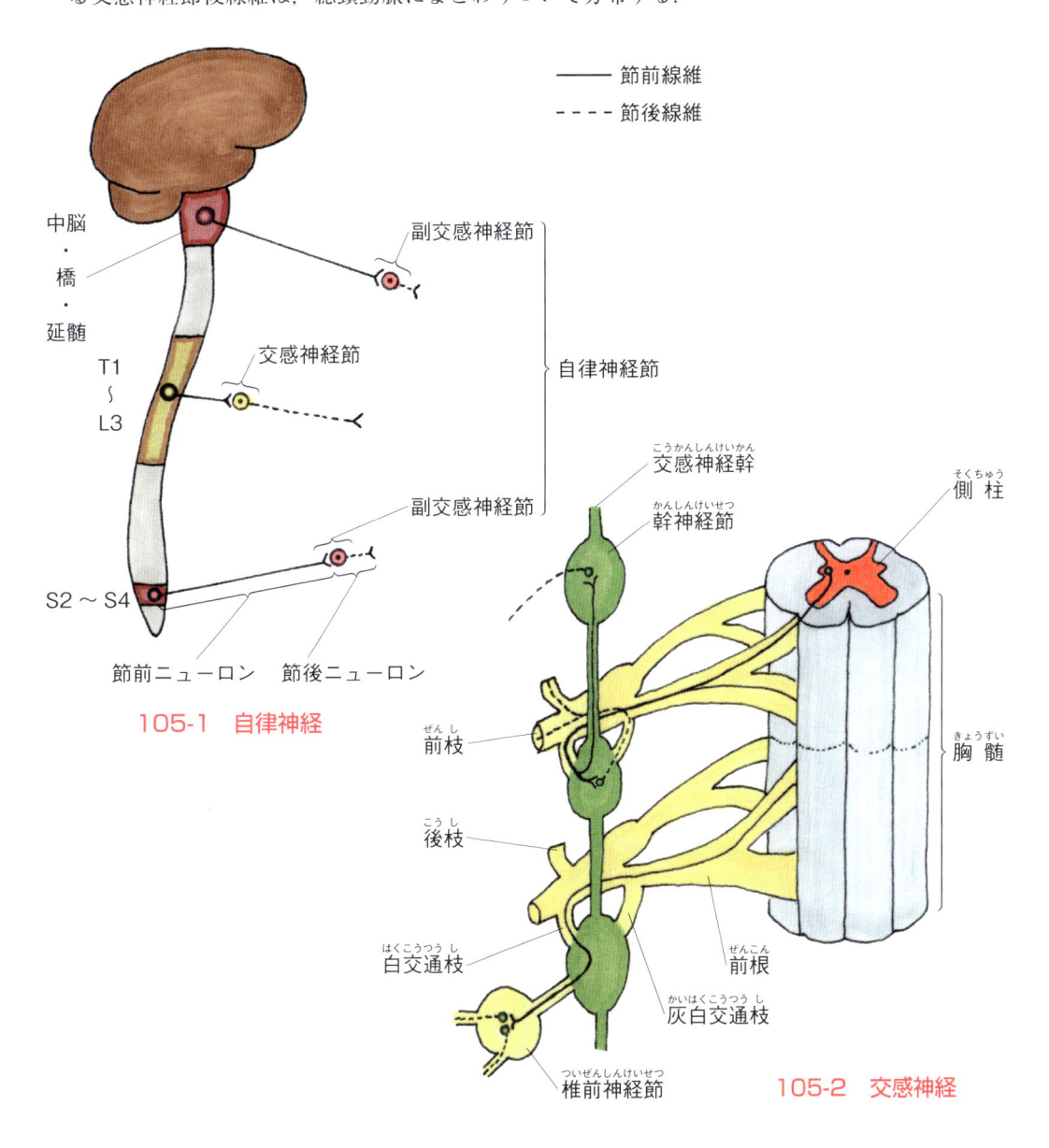

神経系

105-1 自律神経

105-2 交感神経

106 自律神経 2

1 交感神経幹は幹神経節がつながったもので，脊柱の両側にある．

1. 幹神経節中最大で，第1から第4頸神経に枝を出すのは（①　　）神経節である．
2. 下頸神経節と第1胸神経節が1つになった場合，（②　　）神経節を作る．
3. 交感神経幹の3つの頸神経節から心臓に分布する（③　　）神経が出る．
4. 幹神経節を素通りした節前線維は（④　　）神経節でニューロンを変える．

2 多くの副交感線維は脳神経とともに分布する．

5. S2からS4の側柱から出た副交感節前線維は（⑤　　）神経を作る．
6. 脳神経のうち，動眼，顔面，舌咽，（⑥　　）神経は副交感線維を含む．
7. 動眼神経に含まれる副交感節前線維は，（⑦　　）神経節にある節後ニューロンとシナプスする．
8. 顔面神経に含まれる副交感節前線維は，眼窩に入り（⑧　　）の分泌を司る．
9. 舌咽神経に含まれる副交感節前線維は，唾液腺である（⑨　　）腺の分泌に関与する．

解説

1. 幹神経節は存在する位置により，頸部，胸部，腰部，仙骨部，尾骨部に分けられている．頸部には上・中・下の3対の頸神経節がある．上頸神経節からの節後線維は ① 第1から第4頸神経に入る．② 総頸動脈に伴って上行し，頭部に分布する．③ 上心臓神経として心臓に行く．
2. 下頸神経節は，しばしば第1胸神経節と合わさって，大きな星状神経節を形づくる．
3. 上頸神経節から上心臓神経が，中頸神経節から中心臓神経が，下頸神経節から下心臓神経が出る．
4. 交感神経幹に入った節前線維の一部は，交感神経幹を素通りして，大動脈あるいは大動脈の枝（腹腔動脈，上腸間膜動脈，腎動脈など）のそばにある椎前神経節にある節後ニューロンとシナプスする．椎前神経節には腹腔神経節や上腸間膜動脈神経節，下腸間膜動脈神経節がある．腹腔神経節や上腸間膜動脈神経節，下腸間膜動脈神経節から出た節後線維はそれぞれ腹腔動脈，上腸間膜動脈，下腸間膜動脈に伴って分布する．
5. 骨盤内臓神経は，骨盤内臓器に分布する．一部の枝は下行結腸やS状結腸などの腹部内臓にも分布する．
6. 迷走神経の副交感線維は心臓，食道，気管，気管支などの胸部内臓と胃，腸（横行結腸まで），

答
① 上頸　② 星状　③ 心臓　④ 椎前
⑤ 骨盤内臓　⑥ 迷走　⑦ 毛様体　⑧ 涙腺　⑨ 耳下

肝臓，膵臓，腎臓，副腎などの腹部内臓に分布している．
7. 毛様体神経節で節後ニューロンとシナプスし，節後線維は毛様体筋と瞳孔括約筋に分布する．
8. 顔面神経に含まれる副交感神経は ① 大錐体神経を通って翼口蓋神経節に入り，ここからの節後線維は涙腺，鼻腺，口蓋の腺に分布する．② 鼓索神経を通って下顎神経の枝である舌神経に合し，顎下神経節に入る．ここからの節後線維は顎下腺，舌下腺，舌腺に分布する．
9. 舌咽神経から分かれた鼓室神経から小錐体神経を通り，耳神経節に入る．節後線維は下顎神経の枝の耳介側頭神経とともに走り，耳下腺に分布する．

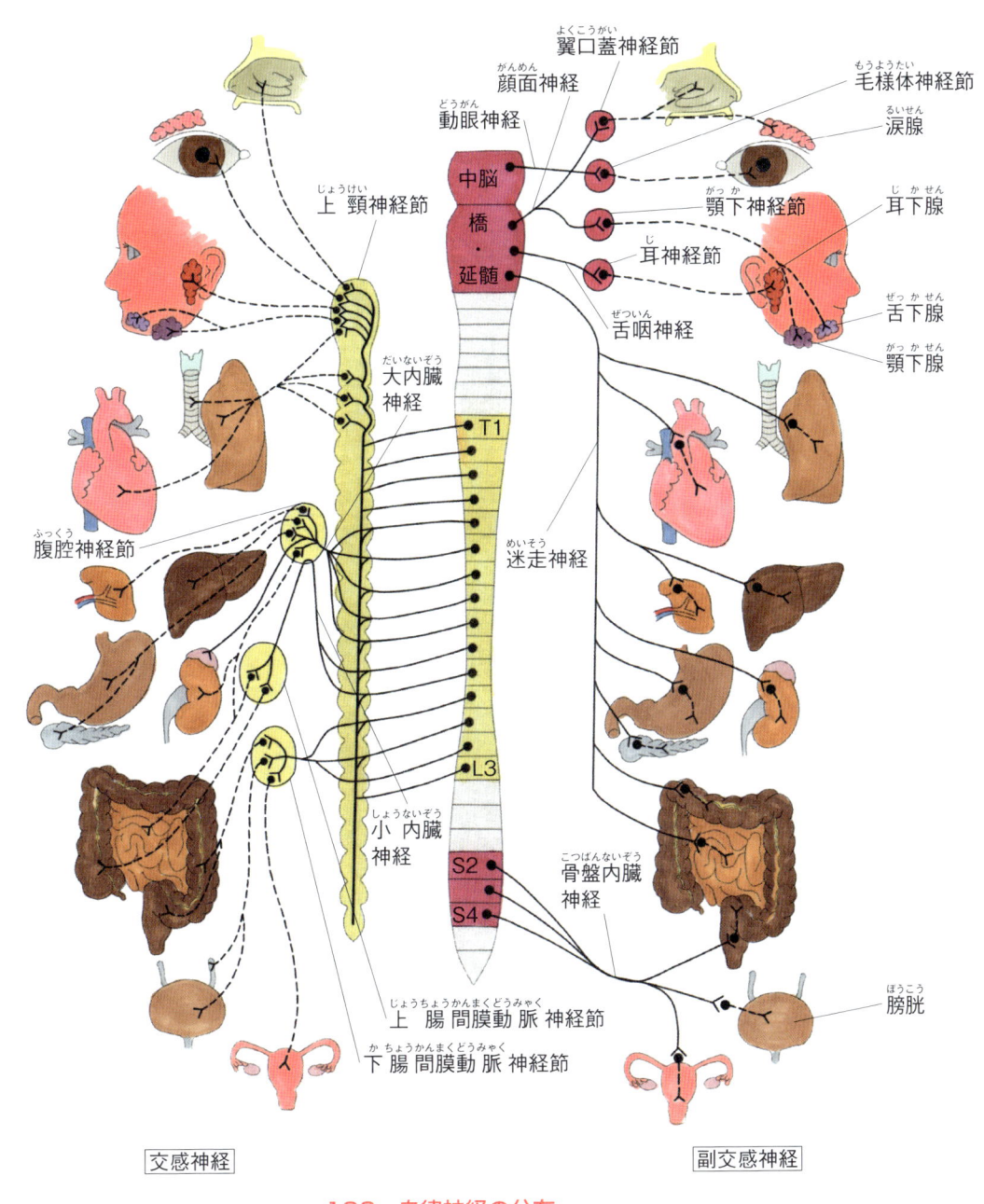

106 自律神経の分布

107 自律神経の生理 (神経系)

1 自律神経には交感神経と副交感神経がある．

1. 脳神経と第2～4仙髄神経の中には，交感神経と反対の働きをする（①　　　）神経が含まれている．
2. 交感神経の細胞体は，脊髄の中ほどのレベルにある（②　　　）髄の側柱にある．
3. 交感神経と副交感神経は，消化・吸収・血液循環・代謝・体温調節などを自動調節しているので，（③　　　）神経といわれる．
4. 交感神経と副交感神経の節前線維末端，および副交感神経の節後線維末端からは，（④　　　）が放出される．
5. 交感神経節後線維末端からは（⑤　　　）が放出される．

2 交感神経と副交感神経の働きは拮抗的である．

6. 交感神経は，組織・器官に貯えられたエネルギーを（⑥　　　）する方向に作用する．
7. 交感神経は心臓に対しては心拍数を（⑦　　　）させ，心筋収縮力を増大する．
8. 交感神経は消化管運動を（⑧　　　）させ，消化液の分泌を抑制する．
9. 交感神経は瞳孔を（⑨　　　）させ，副交感神経は縮小させる．
10. 交感神経は細気管支を拡張し，末梢血管を（⑩　　　）させる．

3 交感神経と副交感神経の受容体は複数存在し，臓器によりその発現が異なる．

11. 組織のカテコールアミン受容体は，（⑪　　　）受容体とβ受容体に大別される．
12. β受容体は（⑫　　　）や気管支に分布する．
13. アセチルコリン受容体は，チャネルとして働くニコチン性受容体と，代謝型の（⑬　　　）性受容体に大別できる．

解説

1. 副交感神経線維を含む脳神経は動眼，顔面，舌咽，迷走神経である．
2. 交感神経の細胞は胸髄の側柱（角）と，上部腰髄（$L_{1～3}$）の側柱にも存在する．胸髄からの交感神経は顔面，胸腔内，腹腔内器官を支配し，腰髄からの交感神経は骨盤内器官を支配する．
3. 交感神経と副交感神経は生体における自律機能を調節しているために，自律神経と呼ばれる．

答 ①副交感 ②胸 ③自律 ④アセチルコリン ⑤ノルアドレナリン ⑥消費 ⑦増加 ⑧低下 ⑨散大 ⑩収縮 ⑪α ⑫心臓 ⑬ムスカリン

自律神経には交感神経と副交感神経の他，内臓の情報を伝える求心性神経を含むこともある．迷走神経では約90％が求心性神経である．

4. 交感神経と副交感神経は脳幹および脊髄からの節前線維が自律神経節に達し，ここで節後線維とシナプスを介して連絡する．自律神経節における神経伝達物質はアセチルコリンである．副交感神経節後線維末端からはアセチルコリンが放出される．

5. 交感神経節後線維からは一般にノルアドレナリンが放出されるが（アドレナリン作動性），汗腺や骨格筋の血管を支配する節後線維ではアセチルコリンが放出されるものもある（コリン作動性）．

6. 一般に交感神経は，痛み，出血，体温変動，低血糖，水分欠乏，細菌感染，精神活動時に作用するとされている．交感神経は主として昼間働き，副交感神経は夜間に働くともいえる．

7. 興奮時には交感神経緊張が高まり，心拍数の上昇と心筋収縮力の増加が生じる．副交感神経は，これと反対に心拍数を減少させる．

8. 交感神経は緊張状態で興奮するため，消化管の運動や消化液の分泌を停止し，危険回避に適した状態に身体を制御する．

9. 緊張しているときは，周囲の状態がよくわかるように散瞳が生じる．これは，瞳孔散大筋が交感神経に支配されているためである．逆に，副交感神経の活動時には瞳孔括約筋が収縮して，縮瞳が生じる．

10. 緊張時は身体が活発に活動できるよう（たとえば，走るなど），十分肺に空気を取り入れるために気管支は開いていなければならない．また，内臓血管は交感神経の作用により収縮するが，冠動脈と骨格筋の血管は弛緩する．

11, 12. ノルアドレナリンは交感神経末端から，アドレナリンは副腎髄質から分泌され，両者をあわせてカテコールアミンと呼ぶ．α受容体は血管平滑筋や腸平滑筋に，β受容体は心臓，脂肪組織，肝臓，細気管支などに分布する．α受容体はα_1受容体とα_2受容体に，β受容体は$\beta_{1\sim3}$受容体に分けられている（下の表を参照）．

13. ニコチン性アセチルコリン受容体は自律神経節に存在し，興奮性シナプス後電位を発生して活動電位を伝達する．ムスカリン性アセチルコリン受容体は自律神経節のみならず，心臓，消化管の平滑筋，各種の分泌腺などに存在する．ムスカリン性受容体は$M_{1\sim5}$受容体に区別されている．

カテコールアミン受容体	主な存在部位	存在部位
α_1受容体	血管平滑筋 腸平滑筋	収縮 弛緩
α_2受容体	血管平滑筋	収縮
β_1受容体	心臓 脂肪組織	心拍数上昇・収縮力増加 分解促進
β_2受容体	気管支 肝臓	拡張 グリコーゲン分解

アセチルコリン受容体	主な存在部位	存在部位
ニコチン性受容体	自律神経節	興奮性シナプス後電位発生
M_1受容体	自律神経節	興奮性シナプス後電位発生
M_2受容体	心臓	心拍数低下
M_3受容体	腸平滑筋 分泌腺	収縮 分泌促進

107　主なカテコールアミン受容体とアセチルコリン受容体

108 神経系　脳神経：嗅神経

1 脳に出入りする末梢神経を脳神経といい，全部で12対ある．

1. 嗅神経は嗅覚を司るだけの（①　　　）神経である．
2. 嗅神経を作るのは，左右の鼻腔天井部を覆う（②　　　）上皮の中にある嗅細胞の軸索である．
3. 嗅細胞の軸索は（③　　　）骨にある多数の小さな孔を通って頭蓋腔に入る．
4. 嗅神経は脳の一部である（④　　　）球に終わる．

2 嗅覚だけは視床を経ずに大脳皮質の一次嗅覚野に行く．

5. 嗅球に入った嗅神経は，そこにある2次ニューロンである（⑤　　　）細胞とシナプスする．
6. 嗅索を通って嗅覚の情報は大部分，鉤の皮質や，（⑥　　　）体に行く．
7. 一次嗅覚野からは直接，あるいは視床を経由して（⑦　　　）皮質に行く．
8. 嗅覚の情報は，間脳の（⑧　　　）下部に行き自律神経機能に影響を及ぼす．

解説

1. 脳神経を構成している神経線維はさまざまで，ある脳神経は感覚線維のみ，あるものは運動線維のみで構成されている．また，他の脳神経は両者の線維が混じった混合神経である．
2. 嗅覚の1次感覚ニューロンは左右の鼻腔天井部を覆う粘膜の上皮（嗅上皮という）の中にある嗅細胞である．
3，4. 嗅細胞の突起（軸索）は篩骨の篩板にある片側20ほどの小さな孔を通って頭蓋腔に入る．頭蓋腔の中に入って，これらの嗅糸と呼ばれる約20本の突起は脳の一部である嗅球に終わる．嗅神経とは約20本の嗅糸全体を指す．
5. 2次ニューロンは僧帽細胞と呼ばれ，僧帽細胞の軸索の束になったものが嗅索である．
6. 嗅索は後方に伸びて直接，海馬傍回の鉤の皮質（一次嗅覚野）や扁桃体に終わる．
7. 鉤の皮質（梨状野）あるいは扁桃体からは，直接または視床を経て，嗅覚の連合野である前頭葉眼窩面の皮質（眼窩前頭皮質）に行き，匂いが識別される．
8. 嗅覚の情報は，自律神経系の中枢でもあり，内分泌系のコントロールも行う中枢である間脳の視床下部に働きかけ，交感神経や副交感神経を刺激し，あるいはホルモンを介して内臓の状態を変化させる．例えば，食べ物の腐敗臭を嗅ぐと，嘔吐が起こる．

答　①感覚（知覚）　②嗅　③篩　④嗅
　　　⑤僧帽　⑥扁桃　⑦眼窩前頭　⑧視床

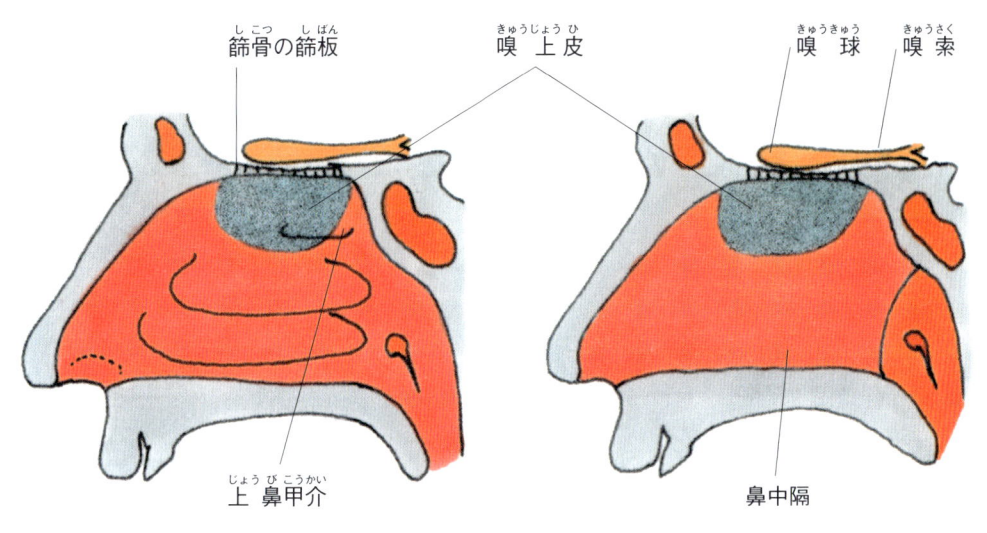

108-1　嗅上皮

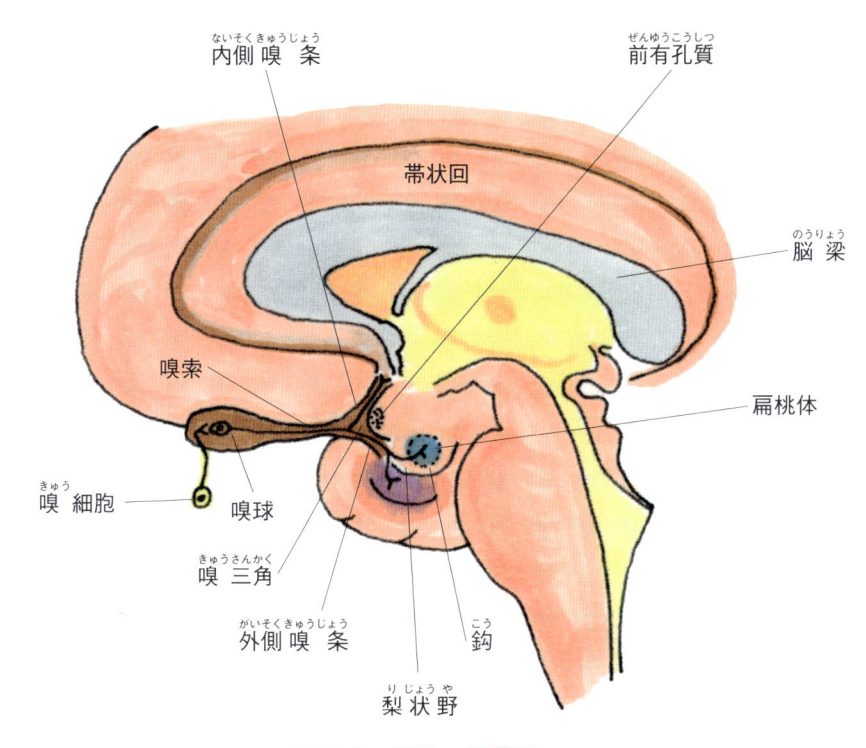

108-2　嗅覚の伝導路

109 脳神経：視神経

1 視神経は網膜からの情報を伝えるが，途中で半分の線維が交叉する．

1. 視神経は視覚を司るだけの（①　　　）神経である．
2. 視神経を作るのは，網膜内にある（②　　　）細胞の突起である．
3. 視交叉では網膜の鼻側半・耳側半のうち（③　　　）からの線維のみが交叉する．
4. 視交叉からの神経線維は（④　　　）索となり外側膝状体に向かう．

2 外側膝状体からの経路は3つに分かれる．

5. 外側膝状体でニューロンを変えた線維は（⑤　　　）線を作り，一次視覚野に行く．
6. 対光反射に関する線維は外側膝状体を通りぬけて（⑥　　　）核に終わる．
7. 体反射に関する線維は外側膝状体を通りぬけて（⑦　　　）に終わる．

解説

1. 視神経は視覚を伝えるだけの純感覚（知覚）神経である．
2. 一般に，末梢神経を構成する感覚神経は，1次感覚ニューロンであり，1次感覚ニューロンは中枢神経内の2次感覚ニューロンと連絡する．しかし，網膜の発生的な理由により，脳の外に3次ニューロンまである．網膜内の光を感じる2種類の細胞，杆（状）体細胞と錐（状）体細胞が1次ニューロンであり，2次ニューロン（双極細胞）および3次ニューロン（神経節細胞）も網膜内にある．3次ニューロンの突起が束になって眼球の後面から出るが，これが視神経を作る．
3. 視交叉で，網膜の鼻側半より来た線維のみが交叉する．視交叉では網膜の鼻側（内側）からの神経線維のみが交叉するため，視交叉は半交叉であるといわれる．
4. 視交叉からは視索と名前を変え，視床の外側膝状体に向かう．
5. 視床の外側膝状体に達し，ここでニューロンを変えて視放線を形成し，大脳後頭葉の鳥距溝周囲の一次視覚野（ブロードマン17野）に行く．
6. 眼球に入る光の量の調節に関する経路である．間脳と中脳の境目にある視蓋前核で中継され，中脳にある動眼神経副核（エディンガー・ウエストファル Edinger Westphal 核）に終わる．
7. 中脳の上丘に終わる．上丘から出る線維は眼球の動きに関する脳神経（Ⅲ，Ⅳ，Ⅵ）の核に連絡（内側縦束），あるいは頸髄前柱細胞と連絡する（視蓋脊髄路）．

答 ①感覚（知覚） ②神経節 ③鼻側半 ④視
⑤視放 ⑥動眼神経副（エディンガー・ウエストファル） ⑦上丘

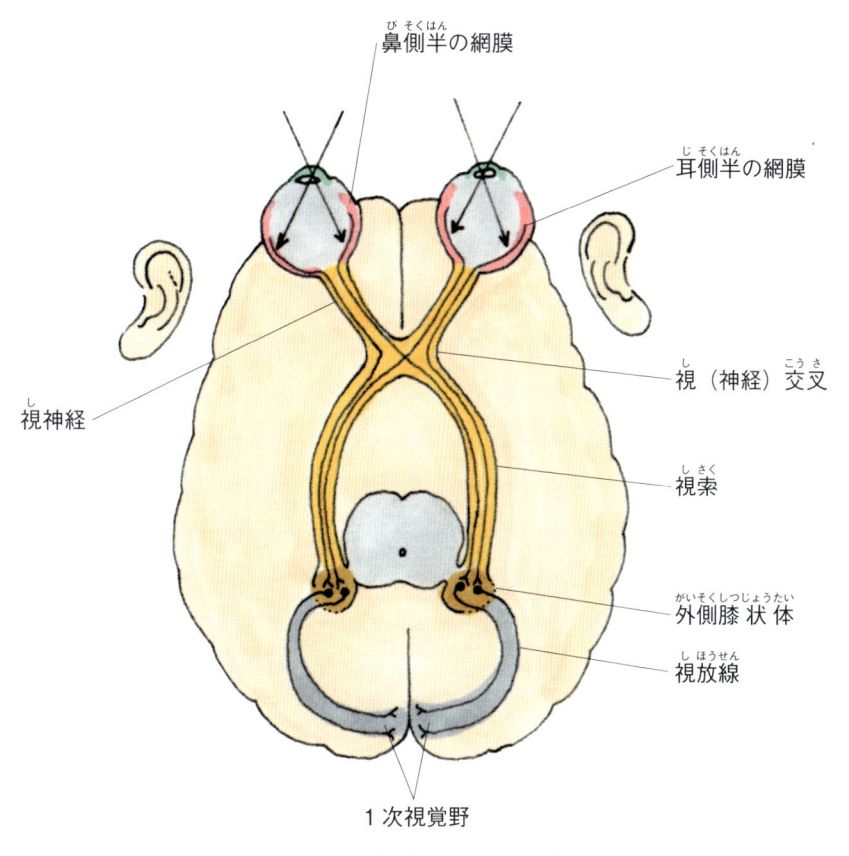

109-1 視神経と視覚の伝導路

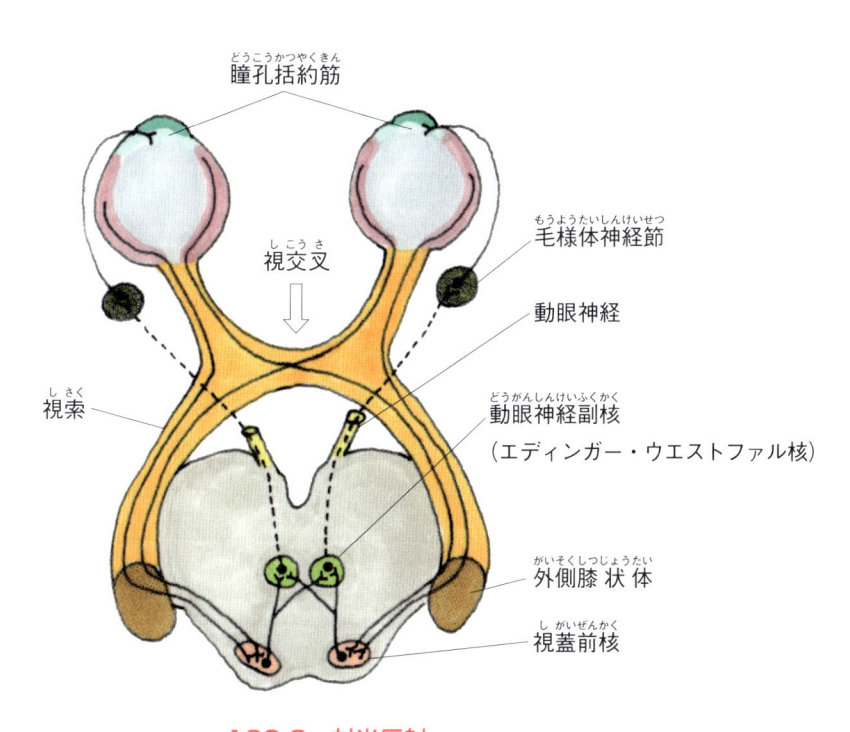

109-2 対光反射

110 神経系 脳神経：動眼・滑車・外転神経

1 動眼・滑車・外転神経は眼球運動に関与する．

1. 動眼・滑車・外転神経は頭蓋腔から（①　　　）を通って眼窩に入る．
2. 眼球に付着し，眼球を動かす筋を（②　　　）筋という．
3. 滑車神経は下丘のすぐ尾方から出る細い神経で（③　　　）筋を支配する．
4. 外転神経は（④　　　）筋を支配する．

2 動眼神経は眼球内の平滑筋に分布する副交感線維を含んでいる．

5. 動眼神経は外眼筋のうち，上斜筋と（⑤　　　）筋以外のすべてを支配する．
6. 動眼神経は目を開くために働く（⑥　　　）筋を支配する．
7. 動眼神経に含まれる副交感線維は（⑦　　　）神経節でニューロンを変える．
8. 動眼神経に含まれる副交感線維は瞳孔括約筋と（⑧　　　）筋に分布する．

解説

1. 上眼窩裂は蝶形骨の小翼と大翼の間の裂孔で，その他三叉神経第1枝の眼神経も上眼窩裂を通る．
2. 4つの直筋（外側直筋，内側直筋，上直筋，下直筋）と2つの斜筋（上斜筋と下斜筋）がある．
3. 滑車神経は外眼筋のうちの上斜筋のみに分布する最も細い脳神経である．中脳背面の下丘下端より出て，上眼窩裂より眼窩内に入る．
4. 外転神経は外眼筋のうちの外側直筋だけを支配する．橋と延髄との前面境界部より出る．上眼窩裂を通って眼窩に入る．
3，4. 滑車神経や外転神経はそれぞれ骨格筋である上斜筋と外側直筋のみに分布するので純運動神経といわれる．しかし，骨格筋を支配する神経は，その骨格筋の感覚を司る感覚線維を有していることは注意すべきである．
5，6. 眼球を動かす骨格筋，すなわち外眼筋のうち，上斜筋と外側直筋以外のすべて（下斜筋，上直筋，下直筋，内側直筋）と，上眼瞼（上まぶた）を引き上げる上眼瞼挙筋を支配する．
7. 副交感神経線維は動眼神経副核（エディンガー・ウエストファル Edinger Westphal 核）より出て動眼神経内を走り，毛様体神経節でニューロンを変えて眼球内に入る．
8. 眼球内にある筋は平滑筋で，外眼筋に対して内眼筋といわれる．眼球内にあるもう一つの平滑筋である瞳孔散大筋は交感神経で支配されている．

答　①上眼窩裂　②（外）眼　③上斜　④外側直　⑤外側直　⑥上眼瞼挙　⑦毛様体　⑧毛様体

110-1 脳神経

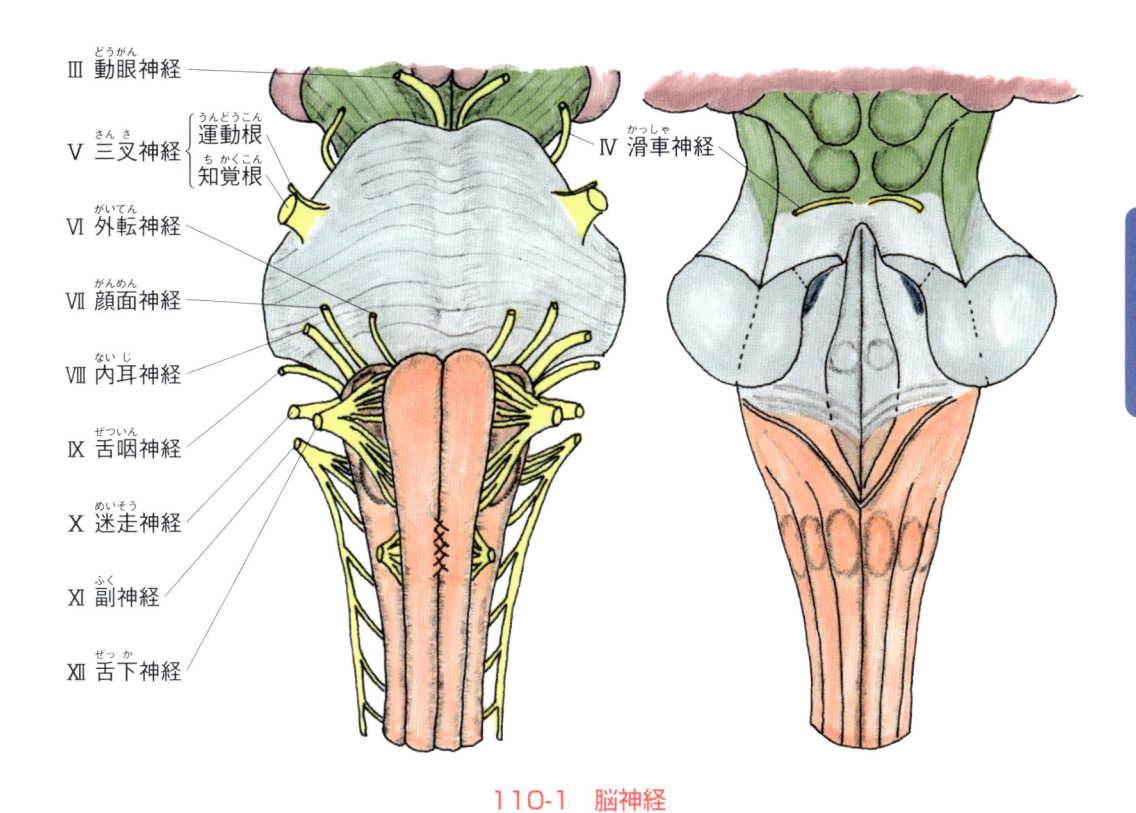

- III 動眼神経（どうがん）
- V 三叉神経（さんさ）
  - 運動根（うんどうこん）
  - 知覚根（ちかくこん）
- VI 外転神経（がいてん）
- VII 顔面神経（がんめん）
- VIII 内耳神経（ないじ）
- IX 舌咽神経（ぜついん）
- X 迷走神経（めいそう）
- XI 副神経（ふく）
- XII 舌下神経（ぜっか）
- IV 滑車神経（かっしゃ）

第1脳神経（嗅神経）と第2脳神経（視神経）は描かれていない

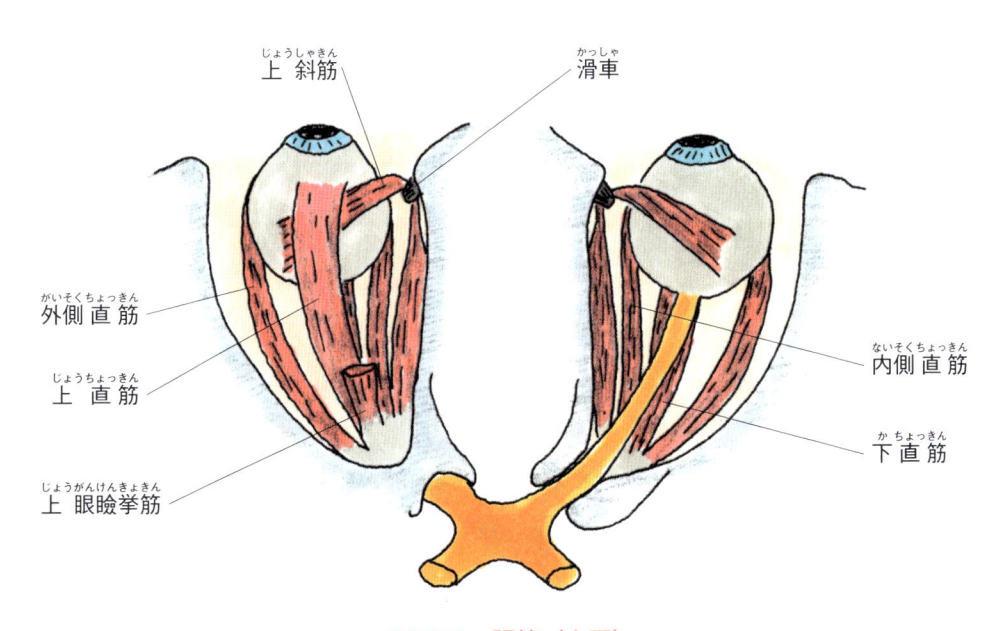

神経系

110-2 眼筋（上面）

- 上斜筋（じょうしゃきん）
- 滑車（かっしゃ）
- 外側直筋（がいそくちょっきん）
- 上直筋（じょうちょっきん）
- 上眼瞼挙筋（じょうがんけんきょきん）
- 内側直筋（ないそくちょっきん）
- 下直筋（かちょっきん）

下斜筋は描かれていない

111 脳神経：三叉神経 1

神経系

1 三叉神経は最も太い脳神経で，橋より出て三叉神経節の所で3枝に分かれる．

1. 三叉神経は第（①　　　）番目の脳神経である．
2. 三叉神経節で，（②　　　）神経，上顎神経，下顎神経の3枝に分かれる．
3. 三叉神経節は（③　　　）神経節である．
4. 三叉神経第1枝である（④　　　）神経は上眼窩裂を通って眼窩に入る．
5. 三叉神経第2枝である上顎神経は（⑤　　　）孔を通って頭蓋腔を出る．

2 眼神経と上顎神経は感覚神経である．

6. 眼神経は眼窩内で（⑥　　　）球や涙腺に分布する．
7. 眼神経は眼窩を出て，前頭部や（⑦　　　）部の皮膚感覚を司る．
8. 上顎神経は下眼窩裂近くで上顎骨内に入り，上顎の（⑧　　　）や歯肉に分布する．
9. 上顎神経は顔面の中3分の1の（⑨　　　）感覚を司る．

解説

1. 脳神経は脳の吻側（前方）から出る順番に番号が付けられている．第5（Ⅴ）脳神経といえば三叉神経と言えるようにならなくてはいけない．記号でV1とは三叉神経第1枝，すなわち眼神経を指す．同様にV2は第2枝の上顎神経，V3は第3枝の下顎神経のこと．
2. 三叉神経節はガッセル神経節あるいは半月神経節とも呼ばれる．三叉神経の第1枝と第2枝はいずれも純感覚神経で，運動神経線維は含んでいない．
3. 三叉神経節は1次感覚ニューロンの細胞体で作られる感覚性神経節である．
4, 6. 眼神経は感覚性である．上眼窩裂を通って眼窩に入り眼球の結膜，角膜や涙腺に分布する．一部は眼窩内にある小孔から鼻腔や副鼻腔に行く．
5. 上顎神経も感覚性である．正円孔を通って頭蓋腔を出て翼口蓋窩に行く．
7. 眼神経は眼窩を出ると，前頭神経と名前を変えて，眼窩上孔（切痕）を通って前頭部に出て前頭部や頭頂部の皮膚感覚を司る．
8. 下眼窩裂から眼窩に入る直前に，上顎骨の中に入り込む枝を出す（上歯槽神経）．上顎の歯，歯肉に分布する．
9. 翼口蓋窩を通って下眼窩裂から眼窩に入った上顎神経は，さらに眼窩下溝を前方に向かい，眼窩下孔より出て眼窩下神経となり，眼と口唇の間の皮膚に分布する．

答 ①5 ②眼 ③感覚（知覚）④眼 ⑤正円
⑥眼 ⑦頭頂 ⑧歯 ⑨皮膚

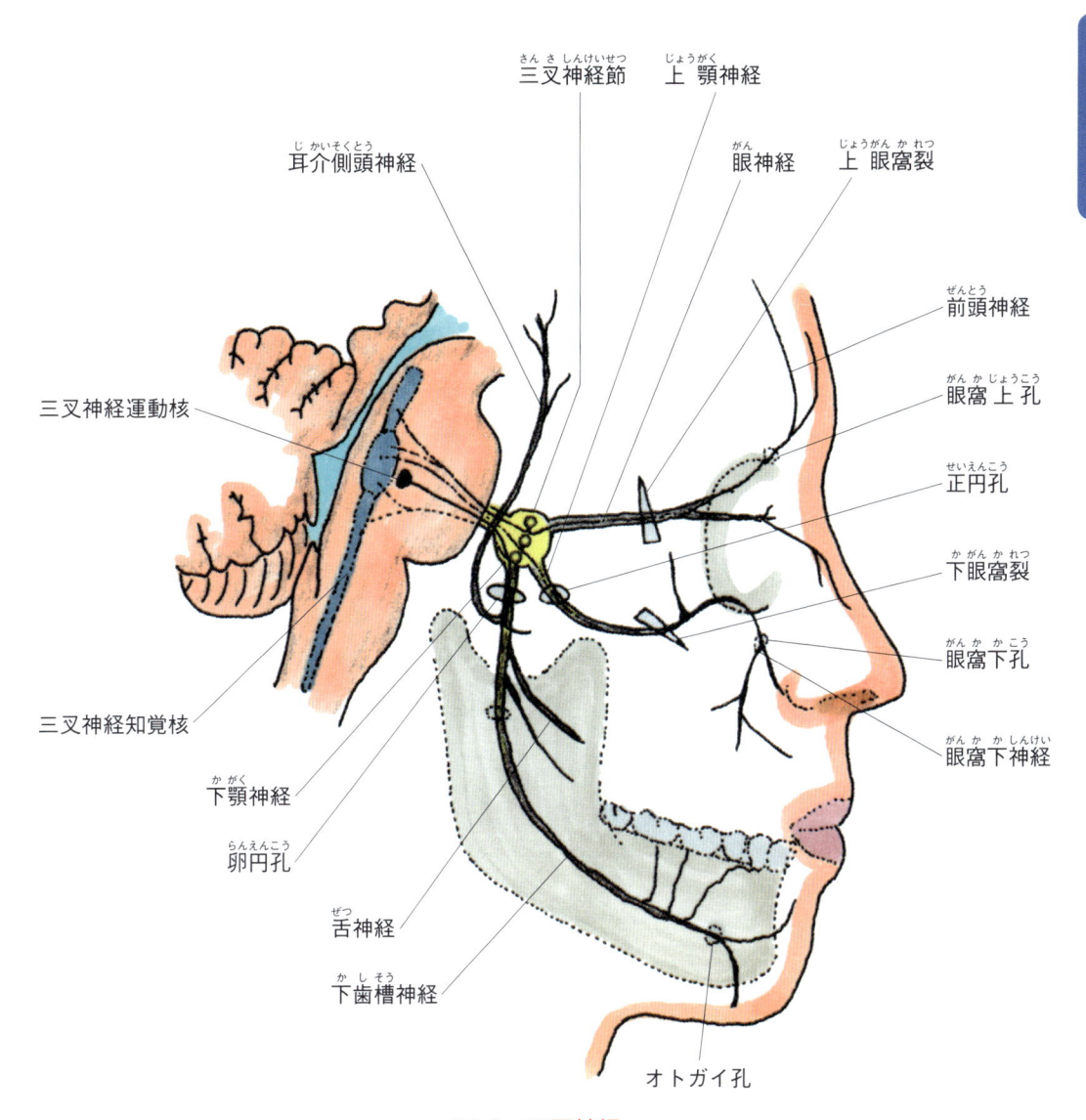

111　三叉神経

112 脳神経：三叉神経 2

1 下顎神経は感覚線維を含んでいる．

1. 三叉神経第3枝である下顎神経は（①　　　）孔を通って頭蓋腔を出る．
2. 下顎の歯に分布する神経は（②　　　）神経である．
3. 下顎神経の枝で，舌の前3分の2に分布し感覚を司るのは（③　　　）神経である．
4. 顔面の下3分の1の皮膚感覚を司るのは（④　　　）神経である．
5. 下顎神経の枝で外耳と側頭部の皮膚に分布するのは（⑤　　　）神経である．

2 下顎神経は感覚線維に加えて運動線維を含んでいる．

6. 下顎神経は下顎骨に付着する（⑥　　　）筋のすべてを支配する．
7. 下顎神経は舌骨上筋のうち顎舌骨筋と（⑦　　　）筋の前腹を支配する．
8. 下顎神経からは鼓膜の振動を調節する（⑧　　　）筋の支配神経が出る．

解説

1. 第3枝は三叉神経の最大の枝で，運動線維を伴うため，混合性である．卵円孔より側頭下窩に出て，いくつかの枝に分かれる．
2. 下歯槽神経は下顎骨内の下顎管を通り，下顎の歯，歯肉に感覚線維を出す．
3. 舌神経は舌の前3分の2に分布し感覚を司る．舌神経は顔面神経の枝である鼓索神経と合流する．舌の前3分の2の味覚を司るのは顔面神経から舌神経に入る味覚線維である．
4. 下歯槽神経は下顎骨内の下顎管を通るが，下顎管を通ってオトガイ孔を出た感覚線維はオトガイ神経となり，顔面の下3分の1の皮膚に分布する．
5. 耳介側頭神経は外耳と側頭部の皮膚に分布する．この神経には耳下腺に分布する舌咽神経からの副交感線維が合流する．
6. 咀嚼筋は，咬筋（咬筋神経），外側・内側翼突筋（外側・内側翼突筋神経），側頭筋（深側頭神経）の4つで，いずれも下顎骨に付着して咀嚼運動に関与する．
7. 下歯槽神経が下顎管に入る前に顎舌骨筋神経が分かれ，顎舌骨筋と顎二腹筋前腹を支配する．
8. 鼓膜張筋は鼓膜に付着するツチ骨を引っ張ることで，鼓膜の振動を抑え，内耳への過大な振動伝達を抑制する．

答　①卵円　②下歯槽　③舌　④オトガイ　⑤耳介側頭　⑥咀嚼　⑦顎二腹　⑧鼓膜張

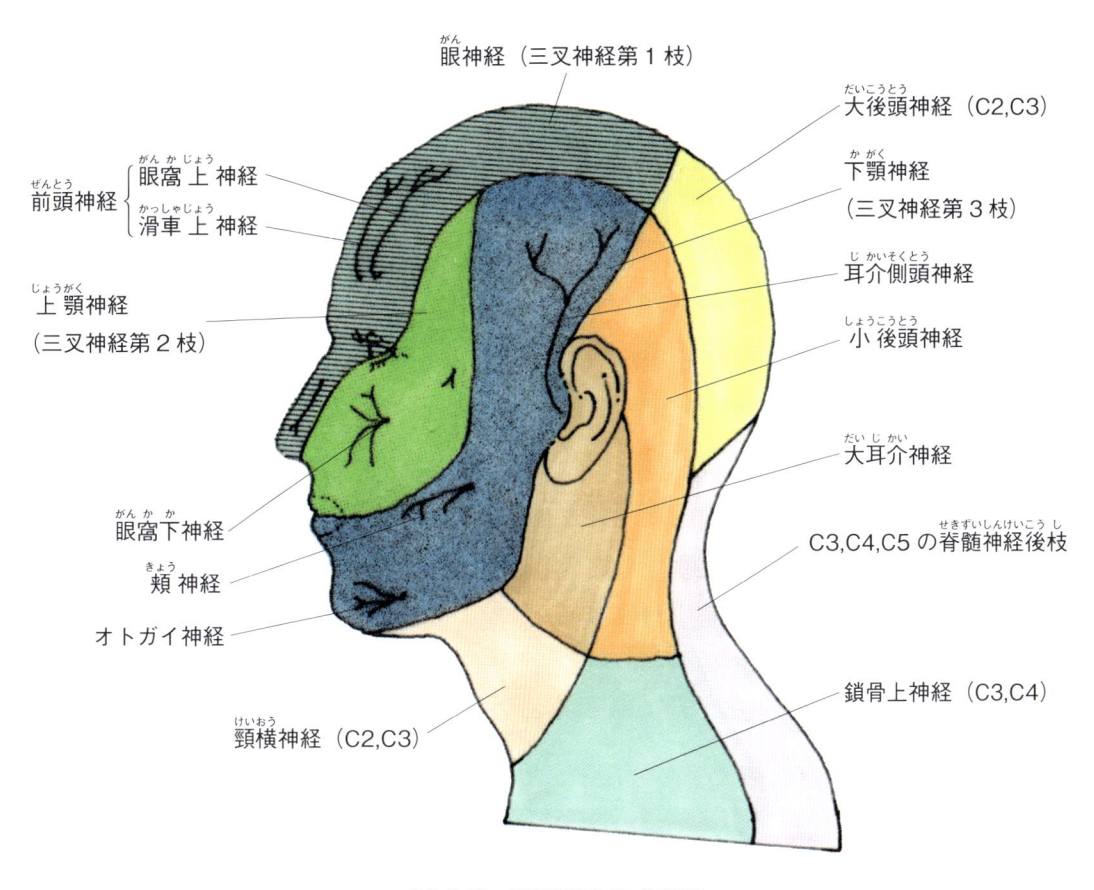

112-1　頭頸部の皮膚支配

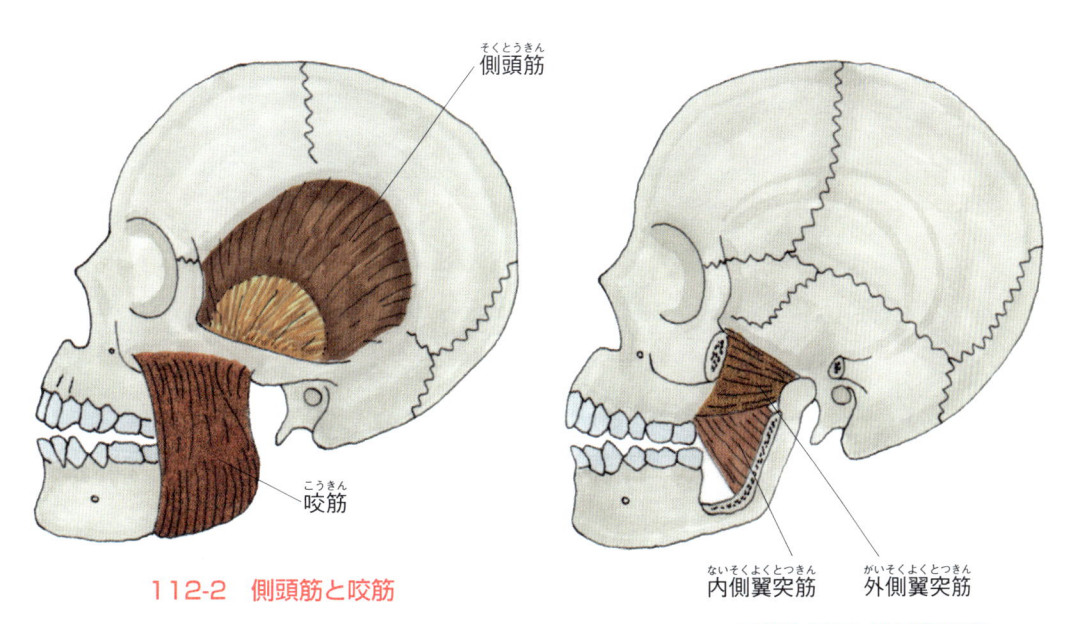

112-2　側頭筋と咬筋

112-3　内側翼突筋と外側翼突筋

113 脳神経：顔面神経

1 第Ⅶ脳神経である顔面神経は，側頭骨内のトンネルである顔面神経管を通る．

1. 顔面神経は（①　　）神経とともに内耳孔に入る．
2. 内耳孔からは側頭骨内にできたトンネルである顔面神経管を通り（②　　）孔から出る．
3. 顔面神経は茎乳突孔を出た後，表情筋と顎二腹筋後腹，および（③　　）筋に分布する．
4. 顔面神経は人体最小の骨格筋である（④　　）筋を支配する．

2 顔面神経は副交感線維を含んでいる．

5. 顔面神経管内で最初に分かれる神経は大錐体神経で，（⑤　　）腺の分泌を司る．
6. 大錐体神経は（⑥　　）神経節でニューロンを変える．
7. 鼓索神経に含まれる味覚線維は（⑦　　）神経とともに走り，舌前3分の2の味覚を司る．
8. 鼓索神経に含まれる副交感線維は（⑧　　）神経節でニューロンを変える．

解説

1，2．顔面神経は橋と延髄の間から出て，内耳孔から内耳道に入り，さらに顔面神経管の中を走る．顔面神経管は側頭骨内で複雑な走行をとる管で，茎乳突孔に終わる．内耳神経は顔面神経とともに，内耳孔から内耳道に入るが，顔面神経管には入らない．内耳道の突き当たりを内耳道底というが，内耳神経が分布する内耳は内耳道底のすぐ近くである．

2．顔面神経管は内耳と鼓室の間の骨の中を走行する．

3．茎乳突孔を出た顔面神経は，運動線維のみで構成されており，耳下腺の中で多数の枝に分かれ，顔面の表情筋や，顎二腹筋後腹および茎突舌骨筋に分布する．

4．アブミ骨筋神経は顔面神経管の中で，2番目に出る枝である．アブミ骨筋を支配する運動線維からなる．

5．大錐体神経は涙腺や鼻腔および口腔の腺の分泌を支配する副交感線維と，口蓋粘膜からの味覚を伝える感覚線維とからなる．

6．副交感線維は，翼口蓋窩の中にある翼口蓋神経節で節後ニューロンとシナプスし，上顎神経の枝に入った後，涙腺に行く．顔面神経管の中で，大錐体神経が分かれる所に膝神経節があるが，

答 ①内耳　②茎乳突　③茎突舌骨　④アブミ骨　⑤涙　⑥翼口蓋　⑦舌　⑧顎下

これは顔面神経に含まれる味覚に関与する感覚ニューロンの神経節（感覚ニューロンの細胞体がある所）である．

7. 顔面神経管の中で，3番目に顔面神経から分かれた鼓索神経は，鼓室の中を通り抜けて，三叉神経第3枝の枝である舌神経に入る．鼓索神経は舌前3分の2の味覚を司る味覚線維を含んでいる．

8. 副交感線維は，顎下神経節でニューロンを変える．副交感線維は顎下腺，舌下腺および舌腺の分泌を支配する．

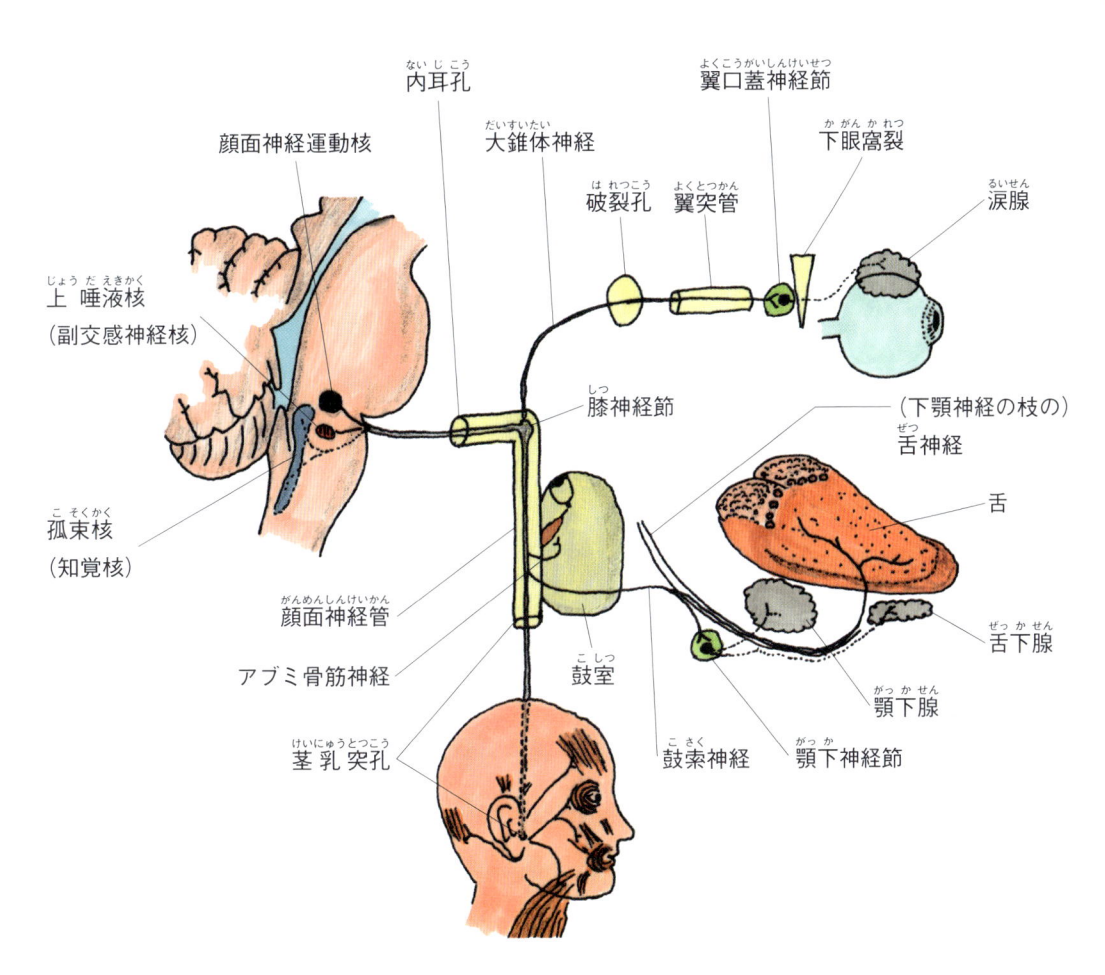

113　顔面神経

114 脳神経：内耳神経

1 内耳神経は，聴覚と平衡覚を伝える感覚神経である．

1. 内耳神経は第（①　　）脳神経である．
2. 内耳神経は（②　　）神経とともに内耳孔に入る．
3. 内耳神経は聴覚を伝える蝸牛神経と平衡覚を伝える（③　　）神経に分かれる．
4. 蝸牛神経は内耳の蝸牛にある（④　　）器で受容した聴覚刺激を伝達する．

2 聴覚は大脳皮質に，平衡覚は小脳に伝えられる．

5. コルチ器からの1次ニューロンは橋にある（⑤　　）神経核に終わる．
6. 聴覚の2次ニューロンは外側毛帯となり下丘を経て視床の（⑥　　）体に終わる．
7. 平衡覚の受容器からの1次ニューロンは延髄にある（⑦　　）神経核に行く．
8. 平衡覚の情報は内側縦束を経て外眼筋の運動核に行くほか（⑧　　）脳にも伝えられる．

解説

1，2．第Ⅷ脳神経である内耳神経は前庭蝸牛神経ともいう．顔面神経のすぐ外側より出て，顔面神経とともに内耳孔から内耳道に入る．

3．内耳神経は，聴覚を司る神経である蝸牛神経（聴神経ともいう）と平衡覚を司る前庭神経の2つの異なった感覚を司る神経からなる．

4．聴覚の受容器は内耳の蝸牛にあるコルチ器である．

5，6．蝸牛神経核からの2次ニューロンは反対側に渡り（台形体），外側毛帯となり，上オリーブ核，外側毛帯核，下丘などを経て視床の内側膝状体に終わる．内側膝状体からのニューロンは聴放線を作って側頭葉の横側頭回にある一次聴覚中枢（ブロードマンの41，42野）に行く．

7．平衡覚の受容器は内耳の球形嚢と卵形嚢にある平衡斑と三半規管にある膨大部稜である．これからの1次ニューロンは延髄にある前庭神経核に行く．

8．前庭神経核でニューロンを変えて，平衡覚の情報は，外眼筋を支配する動眼神経，滑車神経，外転神経の核と連絡（内側縦束）する．内側縦束は脊髄前柱の運動細胞とも連絡する（前庭脊髄路）．内側縦束は，頭の向いている方向の変化に応じて，眼と頭部の位置を維持するのに関与している．平衡覚の情報は，小脳でも最も古い原小脳（前庭小脳）に行き，運動の調節にかかわる（前庭小脳路）．

答　①Ⅷ（8）　②顔面　③前庭　④コルチ
　　　⑤蝸牛　⑥内側膝状　⑦前庭　⑧小

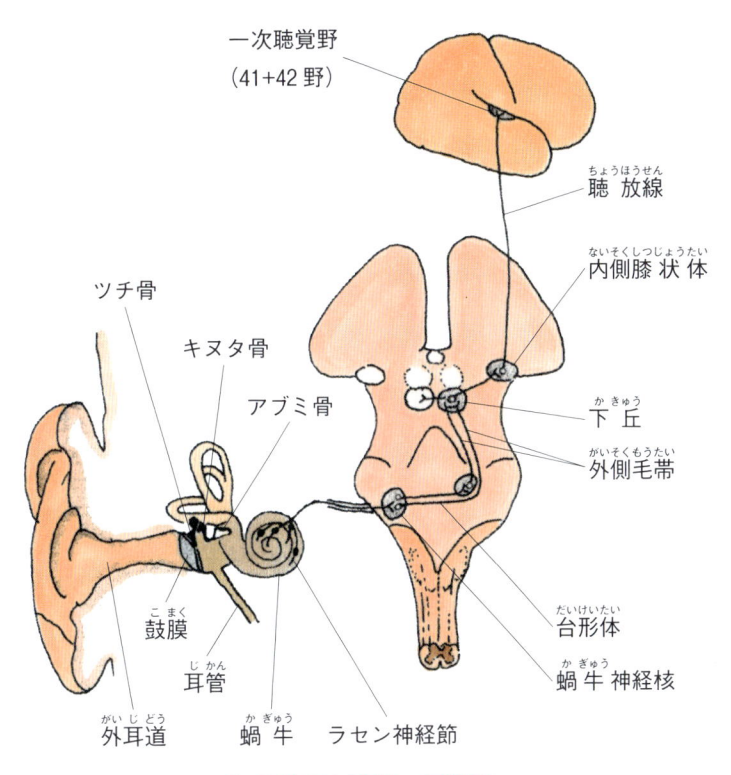

114-1 蝸牛神経と聴覚の伝導路

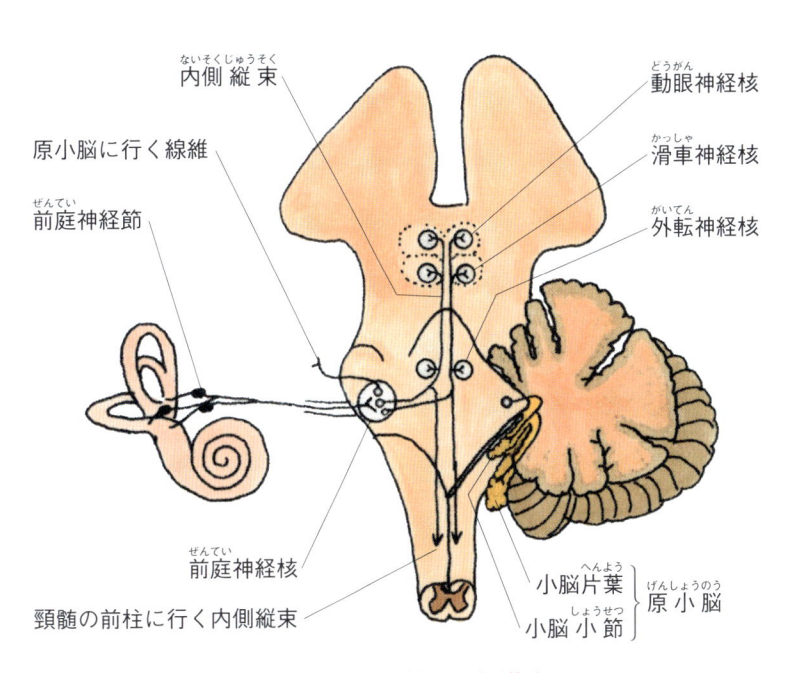

114-2 前庭神経と伝導路

115 脳神経：舌咽神経・舌下神経

1 第Ⅸ脳神経である舌咽神経は，感覚，運動，副交感線維を持つ．

1. 舌咽神経は（①　　　）孔を通り，頭蓋腔外に出る．
2. 舌咽神経は舌の後3分の1の感覚と（②　　　）覚を司る．
3. 舌咽神経の副交感線維は（③　　　）腺の分泌を司る．
4. 舌咽神経の運動線維は（④　　　）筋に分布する．
5. 舌咽神経の感覚線維は頸動脈洞や（⑤　　　）小体に分布している．
6. 味覚の1次ニューロンは延髄の（⑥　　　）核のニューロンと接続する．
7. 味覚の一次中枢は，ブロードマン（⑦　　　）野である．

2 舌下神経は舌の筋を支配する運動神経である．

8. 舌下神経は第（⑧　　　）脳神経で延髄より起こる．
9. 舌下神経は，（⑨　　　）管を通って頭蓋腔を出て，舌に行く．
10. 舌下神経は（⑩　　　）筋以外の内舌筋と外舌筋を支配する．

解説

1. 舌咽神経は延髄から出て迷走神経および副神経とともに，頸静脈孔を通り，頭蓋腔外に出る．
2. 舌咽神経は舌の後3分の1の感覚と味覚および咽頭粘膜の感覚を司る．舌の前3分の2の味覚は顔面神経の枝である鼓索神経が，感覚は三叉神経から分かれた下顎神経の枝である舌神経が司る．味覚は特殊感覚であるので痛覚や，触覚，圧覚，温度覚などの体性感覚とは分けて考える．
3. 舌咽神経は，耳下腺への副交感線維を含む．耳下腺への副交感線維は，鼓室神経から小錐体神経を経て，耳神経節でニューロンを変え，下顎神経の枝である耳介側頭神経の中を走り，耳下腺に分布する．鼓室神経は鼓膜や耳管，乳突蜂巣の粘膜などに分布する感覚線維を含む．
4. 舌咽神経の運動線維は嚥下や会話の時に咽頭を持ちあげる働きをする茎突咽頭筋に分布する．
5. 頸動脈洞は内頸動脈の基部にあり，血圧の受容器がある．また，頸動脈小体は総頸動脈が内頸動脈と外頸動脈に分かれる所にあり，血液中の CO_2 や酸素濃度の受容器がある．
6, 7. 舌の前3分の2に分布する味覚の受容器である味蕾からの線維は，① 顔面神経の枝である鼓索神経を通って，② 舌の後3分の1からの線維は舌咽神経を通って，また，③ 口蓋や

答 ①頸静脈 ②味 ③耳下 ④茎突咽頭 ⑤頸動脈 ⑥孤束 ⑦43
⑧Ⅻ(12) ⑨舌下神経 ⑩口蓋舌

咽頭，喉頭蓋からの線維は迷走神経を通って延髄の孤束核で次のニューロンにシナプスする．孤束核からの2次ニューロンは，内側毛帯に入り，視床に終わる．視床からの3次ニューロンは，大脳皮質の一次味覚野（43野）に行く．

8．舌下神経は延髄腹側の錐体の外側より出る．
9．舌下神経は，舌下神経管を通って頭蓋腔を出て，舌に行く．
10．舌の筋は内舌筋と外舌筋に分類されるが，舌下神経は口蓋舌筋を除くすべての舌筋を支配する．

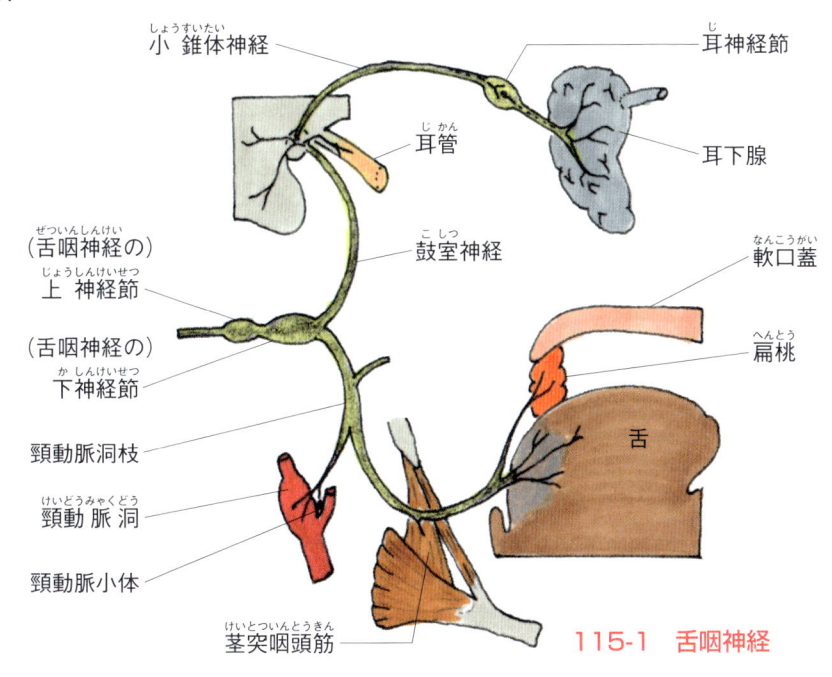

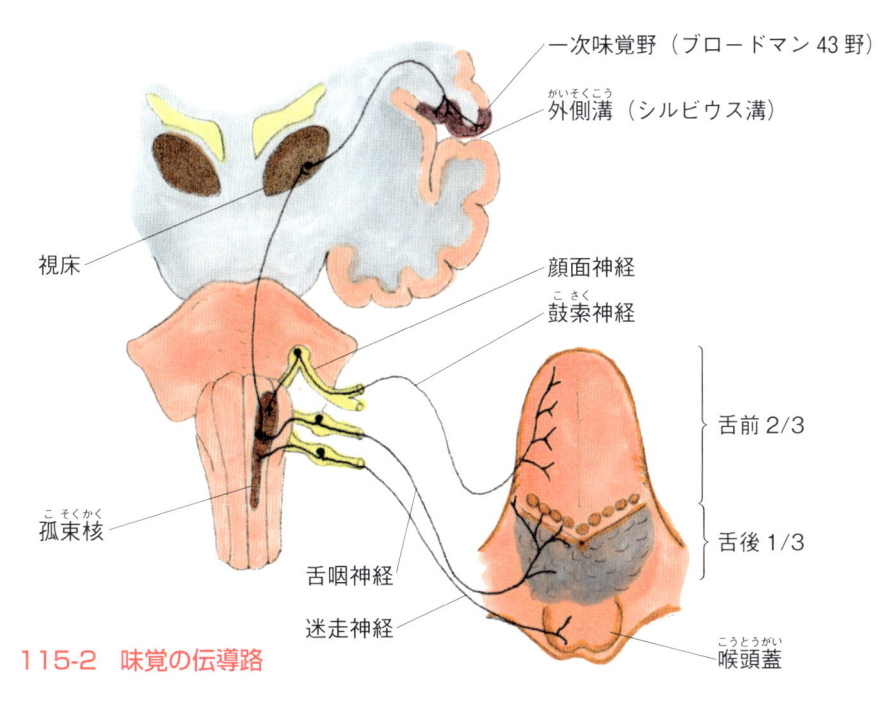

115-1　舌咽神経

115-2　味覚の伝導路

116 脳神経：迷走神経

神経系

1 迷走神経は，脳から出て腹部内臓にまで分布する．

1. 迷走神経は感覚線維，運動線維，および（①　　　）線維を含む．
2. 迷走神経は舌咽神経で支配される（②　　　）筋以外の咽頭の筋を支配する．
3. 迷走神経の枝で喉頭前庭と，声帯ヒダの粘膜感覚や輪状甲状筋を支配するのは（③　　　）神経である．
4. 右反回神経は右迷走神経から分かれて，右（④　　　）動脈の後方を上行し，右下喉頭神経となる．

2 迷走神経は副交感線維を含んでいる．

5. 左反回神経は左迷走神経から分かれて，（⑤　　　）弓の後方を上行し，左下喉頭神経となる．
6. 下喉頭神経は上喉頭神経で支配される（⑥　　　）筋を除くすべての喉頭筋を支配する．
7. 迷走神経は心臓枝を出し，心臓の拍動を（⑦　　　）させる．
8. 迷走神経は横隔膜の（⑧　　　）裂孔を通って腹腔に行く．

解説

1. 迷走神経は主として咽頭，喉頭に感覚線維と運動線維を送り，頸部，胸部と腹部内臓に副交感線維を送る．
2. 迷走神経は茎突咽頭筋（舌咽神経支配）を除くすべての咽頭筋，口蓋帆張筋（三叉神経第３枝支配）を除くすべての口蓋の筋に運動線維を出す．また咽頭と口蓋の粘膜に分布する．
3. 上喉頭神経は内枝（感覚と副交感神経線維からなる）と外枝（運動神経線維からなる）に分かれる．内枝は外枝よりも太く，上喉頭動脈とともに，甲状舌骨膜を貫いて喉頭前庭と，声帯ヒダの粘膜に分布する．外枝は胸骨甲状筋の後ろを上甲状腺動脈に伴って下行し，輪状甲状筋を支配する．
4. 反回神経は右では右鎖骨下動脈の前方を下行する右迷走神経から分かれて，右鎖骨下動脈の後方を上行し，右下喉頭神経となる．
5. 左では大動脈弓の前方を下行する左迷走神経から分かれて，大動脈弓の後方を上行し，左下喉頭神経となる．
6. 下喉頭神経は輪状甲状筋（上喉頭神経支配）を除くすべての喉頭筋を支配し，声帯より下の

答 ①副交感　②茎突咽頭　③上喉頭　④鎖骨下　⑤大動脈　⑥輪状甲状　⑦低下　⑧食道

喉頭粘膜の感覚を司る．
7．心臓に副交感線維を送る．心臓の拍動を抑制する．
8．左右の迷走神経は食道とともに横隔膜の食道裂孔を通って腹腔に入る．腹腔内で出る枝には胃枝，肝枝，腹腔枝，腎臓枝などがある．これらの大部分は副交感線維であり，腹腔内臓器に分布する．

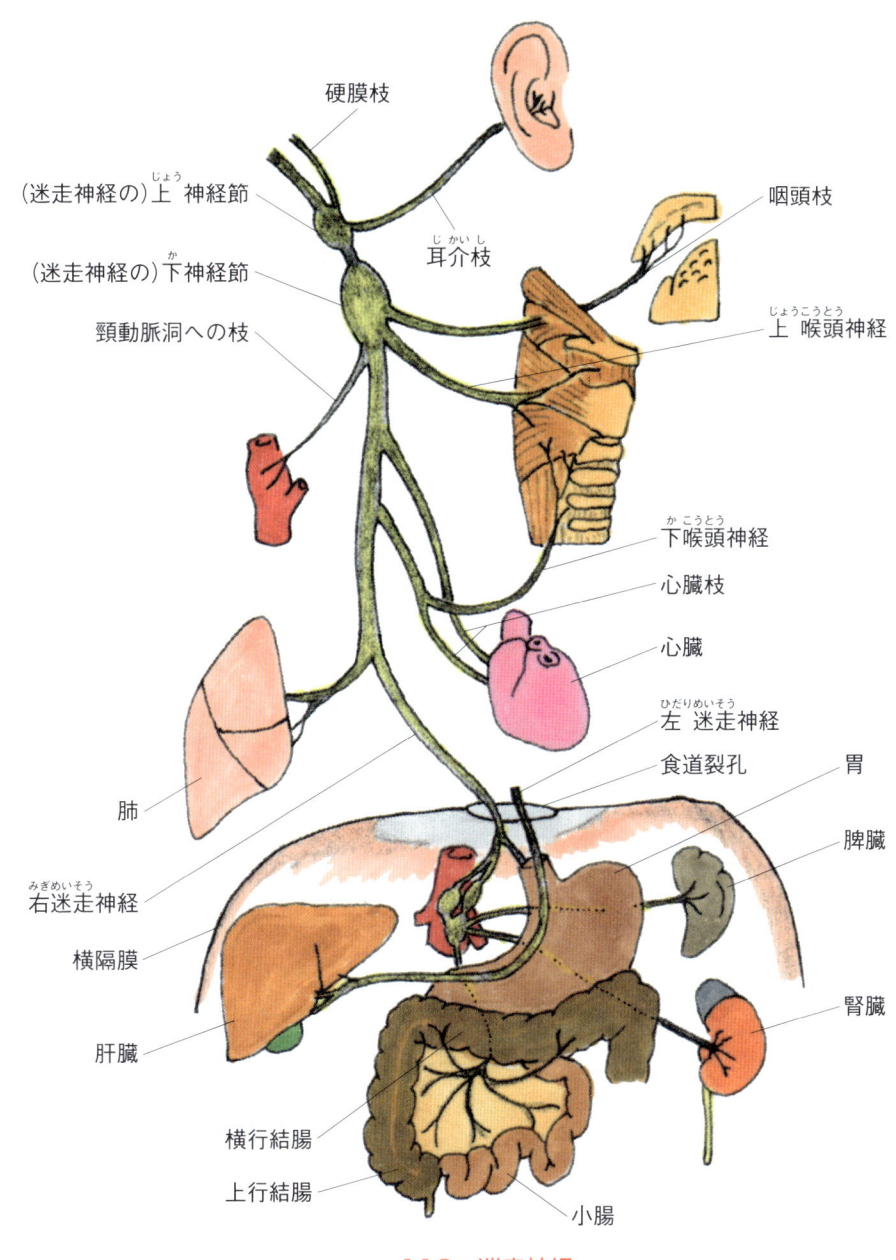

116　迷走神経

117 脳神経：副神経

神経系

1 副神経は，延髄と脊髄から出る．

1. 副神経は第（①　　）脳神経である．
2. 副神経は，延髄および脊髄の（②　　）髄から出る線維で作られる．
3. 延髄から出る線維を副神経の（③　　）根といい，脊髄から出る線維を脊髄根という．
4. 脊髄根は脊柱管内を上行し，（④　　）孔から頭蓋腔に入る．

2 副神経は骨格筋だけに分布する．

5. 副神経は（⑤　　）孔を通って頭蓋腔を出る．
6. 脊髄根は胸鎖乳突筋と（⑥　　）筋に分布する．
7. 延髄根は迷走神経に合流し，（⑦　　）頭の筋に分布する．

解説

1. 副神経は第XI（11）脳神経で，舌咽神経，迷走神経とともに，頸静脈孔を通って頭蓋腔を出る．
2. 副神経は，延髄および脊髄の頸髄から出る線維で作られる（それぞれ延髄根，脊髄根という）．
3. 延髄根は迷走神経と同じ運動核（疑核）から起こるので，迷走神経の一部とも考えられる．
4. 脊髄根は副神経外枝ともいわれる．第1から第5（6）頸髄節（C1からC5）の前柱より起こり，脊柱管内を上行し，大孔から頭蓋腔内に入る．
5. 脊髄根は大孔から頭蓋腔内に入り，頸静脈孔より頭蓋腔外に出る．
6. 脊髄根は頸静脈孔を出た後，胸鎖乳突筋の上部に達する．ついでこの筋を斜め下方に貫き，僧帽筋に達する．この間に胸鎖乳突筋と僧帽筋に支配枝を出す．胸鎖乳突筋と僧帽筋の感覚線維は，脊髄根が頸静脈孔を出た後，第2から第4頸神経（C2からC4）からの枝として合流する．
7. 延髄根は頸静脈孔を出ると，副神経の脊髄根から離れて迷走神経に合流し，喉頭の筋に分布する．延髄根は迷走神経と同じ運動核（疑核）から起こるので，迷走神経の一部とも考えられている．

答 ① XI（11） ② 頸 ③ 延髄 ④ 大（後頭） ⑤ 頸静脈 ⑥ 僧帽 ⑦ 喉

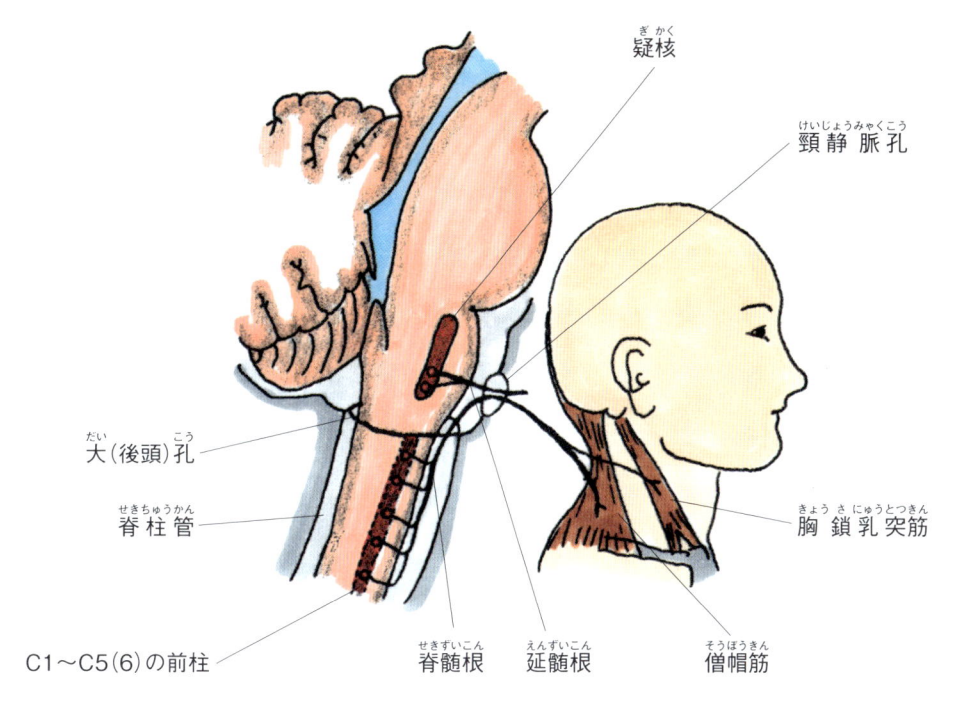

117-1 副神経

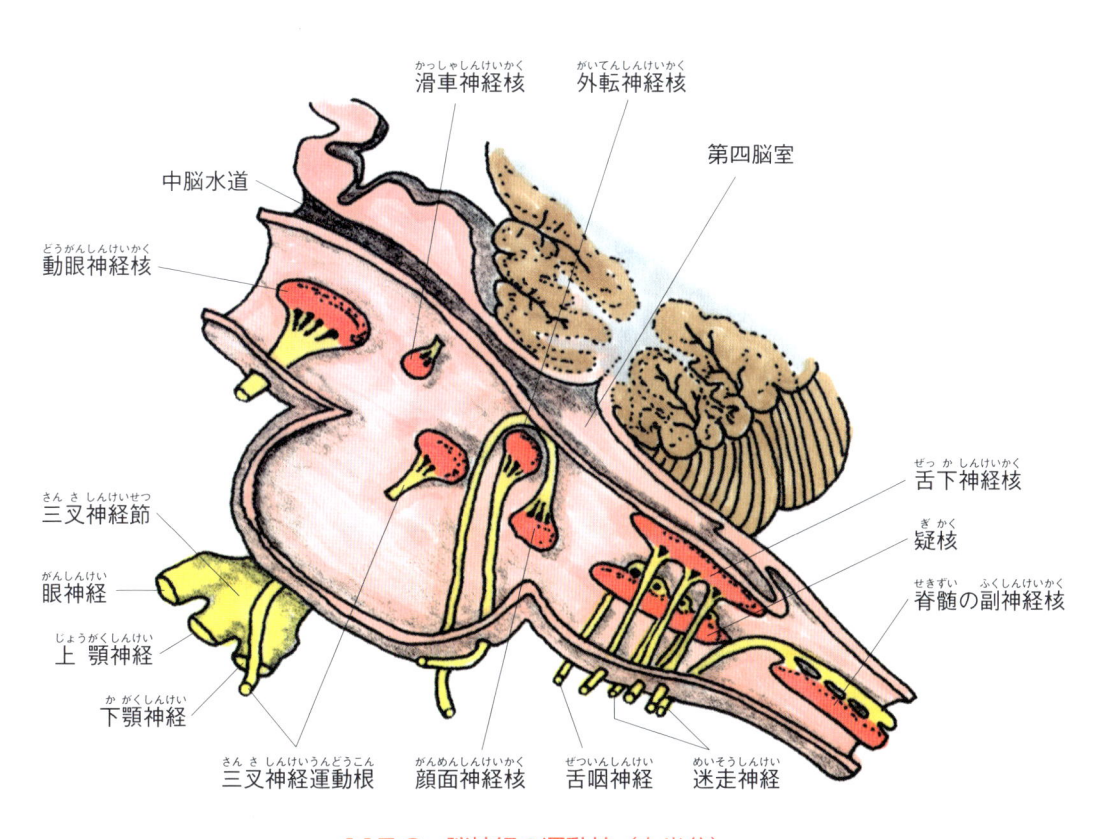

- 疑核
- 頸静脈孔
- 大(後頭)孔
- 脊柱管
- 胸鎖乳突筋
- C1〜C5(6)の前柱
- 脊髄根
- 延髄根
- 僧帽筋

117-2 脳神経の運動核（右半分）

- 滑車神経核
- 外転神経核
- 第四脳室
- 中脳水道
- 動眼神経核
- 舌下神経核
- 三叉神経節
- 疑核
- 眼神経
- 脊髄の副神経核
- 上顎神経
- 下顎神経
- 三叉神経運動根
- 顔面神経核
- 舌咽神経
- 迷走神経

118 神経系 運動系の生理 3

1 筋肉には錘外筋線維と錘内筋線維がある．

1. 運動神経には太い（①　　　）運動ニューロンと，細いγ運動ニューロンがある．
2. 骨格筋の錘内筋線維には，筋長の受容器である（②　　　）がある．
3. 筋紡錘より出る感覚神経には，（③　　　）群線維とⅡ群線維がある．
4. 筋の伸展時には，③群線維およびⅡ群線維からの（④　　　）発射頻度が増加する．
5. γ運動ニューロンの活動は，筋紡錘の筋長受容器としての感度を（⑤　　　）させる．
6. ゴルジ腱器官は（⑥　　　）群線維に支配され，張力を受容する．

2 筋紡錘からの求心性神経は，筋の反射性収縮をおこす．

7. 筋の伸張を刺激として受容しその筋を収縮させる反射を伸張反射と呼び，（⑦　　　）腱反射がその典型例である．
8. ⑦腱反射では腱をハンマーで叩くことで大腿四頭筋の筋紡錘が伸展され，（⑧　　　）群線維の興奮が起こる．
9. ⑦腱反射では筋紡錘の興奮が脊髄に伝わり，同名筋の（⑨　　　）運動ニューロンを興奮させる．

解説

1. α運動ニューロンは錘外筋を支配し軸索が太く，γ運動ニューロンは錘内筋を支配し軸索が細い．
2. 骨格筋には通常の筋収縮をつかさどる錘外筋線維と，筋長受容器である筋紡錘の構成要素である錘内筋線維に分けられる．1本の運動神経が支配する錘外筋線維を運動単位と呼ぶ．
3, 4. Ia群線維は筋の伸展進行中にインパルス発射頻度が著明に増加し，Ⅱ群線維は筋長に比例してインパルス発射頻度が増加する．
5. γ運動ニューロンの興奮は錘内筋線維の収縮をおこし，Ia群線維およびⅡ群線維のインパルス発射頻度を増加させる．
6. 筋と腱の移行部に存在するゴルジ腱器官が変形すると，Ib群線維にインパルスが発生する．
7. 脊髄反射である伸張反射には，筋が伸張されつつあるときに現れる相動性伸張反射と，伸張が続いている間持続して現れる緊張性伸張反射がある．
8, 9. 膝蓋腱反射やアキレス腱反射は，筋が伸張されつつある時期に生じる相動性伸張反射で，Ia群線維の働きによる．これらの反射は筋長を一定にする方向に働くので，姿勢保持に役立つ．

答　①α　②筋紡錘　③Ia　④インパルス　⑤上昇　⑥Ib　⑦膝蓋　⑧Ia　⑨α

119 神経系 運動系の生理 4

1 脊髄には上行路と下行路がある．

1. 脊髄上行路は主として小脳と大脳に至り，（①　　　）路，脊髄視床路，脊髄小脳路に分けられる．
2. 運動に関する脊髄下行路は，（②　　　）路と，これ以外の全ての下行路である錐体外路とに大別できる．

2 脳幹における反射は姿勢を制御する．

3. 耳石器が頭の偏位を検出することで頭の位置を補正する反射は（③　　　）反射である．
4. 頭部が傾くことにより，反対側の頸筋が引き伸ばされて起こる姿勢反射を（④　　　）反射と呼ぶ．
5. 倒れかかったときに頭部や身体を立て直す反応にかかわるのは（⑤　　　）反射である．
6. 物を見るときには常に対象物が網膜の中心に来るように眼球を動かしており，これは（⑥　　　）反射により生じる．

解説

1. 後索路は触覚・圧覚・運動覚・位置覚を，脊髄視床路は侵害受容器，温度受容器よりの情報を大脳皮質に伝える．また，筋の長さや張力，皮膚の状態などの感覚情報や，反射経路の介在ニューロンの活動状態は，脊髄小脳路（後脊髄小脳路と前脊髄小脳路）を介して小脳へ伝えられる．
2. 脊髄下行路は運動に関する大脳からの主な伝導路として働く．背側（外側皮質脊髄路，赤核脊髄路）は四肢の遠位部の運動に関与し，腹側は体幹と四肢の近位部の運動に関与する．
3. 頭部の動きや傾きを最も鋭敏に感知するのは前庭器官であり，例えば，頭が右に傾くと耳石器が頭の偏位を検出し，右肢伸展，左肢屈曲することで頭の位置を補正する．
4. 頭と頸の位置関係は，上部頸椎の関節，靱帯，頸筋筋紡錘で検知される．緊張性頸反射では，頭を一側にねじるとその側の前肢と後肢が伸展し，対側の肢が屈曲する．
5. 立ち直り反射は前庭反射と頸反射の両者の複合により起こり，この二つの反射は中脳で統合されて起こるため区別しにくい．猫の落下時の姿勢変化がこれに相当する．
6. 半規管が回転運動を受容すると前庭神経を介して前庭核に信号が送られる．前庭核ニューロンの興奮は外眼筋を支配する運動ニューロンに伝えられ，視野の変動を抑制する．

答　① 後索　② 錐体　③ 緊張性迷路　④ 緊張性頸　⑤ 立ち直り　⑥ 前庭動眼

120 神経系 伝導路 1

1 感覚は，体性感覚，内臓感覚，特殊感覚に分けられる．

1. 体性感覚は表在感覚と（①　　　）感覚に分けられる．
2. 表在感覚には痛覚，触覚，圧覚，（②　　　）覚がある．
3. 筋や腱，靱帯，関節からの感覚を（③　　　）感覚という．
4. 嗅覚，視覚，聴覚，平衡覚，味覚を（④　　　）感覚という．

2 表在感覚の伝導路は視床を経由して大脳皮質に行く．

5. 1次感覚ニューロンの細胞体は（⑤　　　）神経節にある．
6. 外側脊髄視床路は痛覚と（⑥　　　）覚の伝導路である．
7. 下半身からの精細触圧覚の2次ニューロンは延髄の（⑦　　　）核にある．
8. 精細触圧覚の2次ニューロンの軸索は交叉して（⑧　　　）帯となる．

解説

1. 求心性（感覚）神経は，空腹感や満腹感，排尿や排便の感覚，心臓や胃の痛みといった内臓からの感覚を伝える内臓感覚系と，特殊感覚，その他の感覚を受け持つ体性感覚系に分けられる．したがって，皮膚や筋肉，腱，関節からの感覚を伝える神経は体性感覚神経である．筋肉，腱，関節からの感覚を特に固有感覚(深部感覚)という．感覚という用語は知覚と置き換えてもよい．
2. 身体の表面を覆う皮膚（および粘膜）からの感覚を表在感覚あるいは皮膚感覚という．皮膚感覚には痛覚，触覚，圧覚，温度覚がある．
3. 皮膚よりも深い筋肉，腱，関節からの体性感覚を特に固有感覚（深部感覚）という．
4. 視覚，聴覚，平衡覚，味覚，嗅覚は特殊感覚といわれる．
5. 嗅神経と視神経を除いて，求心性神経（感覚神経）の細胞体は集合して，感覚神経節を作っている．脊髄神経に関しては，31対の脊髄神経の後根に見られる脊髄神経節（後根神経節）が感覚神経節である．脳神経に付随する感覚神経節には三叉神経では三叉神経節（ガッセルの半月神経節）が最も大きい感覚神経節である．
6. 痛覚と温度覚は同じ神経路を形成する．頸から下のものは，脊髄神経を通り，後根から脊髄の後柱に入り，脊髄後柱の2次ニューロンと接続する．2次ニューロンの軸索は反対側の側索に入り，外側脊髄視床路として視床まで上行する．
7. 精細触圧覚はまた，識別力のある触覚ともいわれる．これは，どのような物が皮膚のどこに

答　① 固有　② 温度　③ 深部(固有)　④ 特殊
⑤ 感覚(知覚)　⑥ 温度　⑦ 薄束　⑧ 内側毛

触れたかというはっきりとした情報を伝える．頸から下のものは，脊髄神経を通り，後根から脊髄の同側の後索に入り，後索を延髄に向かって上行する．後索は延髄に近づくに連れて，下半身からの精細触圧覚を伝える線維からなる薄束と，上半身からの線維からなる外側の楔状束に分かれる．

8. 2次ニューロンの軸索は反対側に移る．この線維を内弓状線維と呼ぶが，左右の内弓状線維が交叉するのを毛帯交叉という．次いでこの線維は内側毛帯として視床まで上行する．

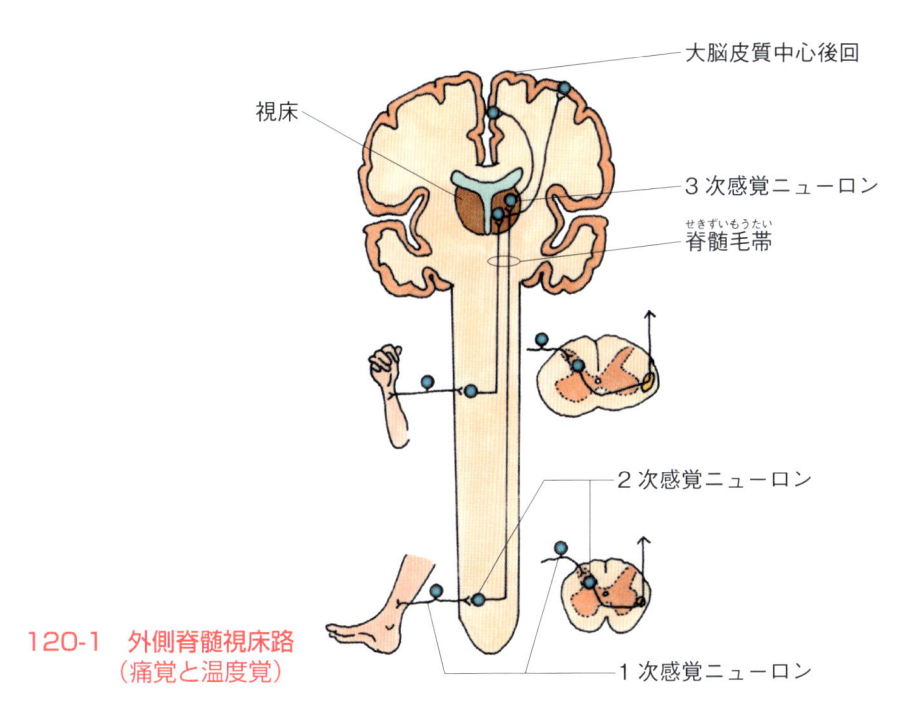

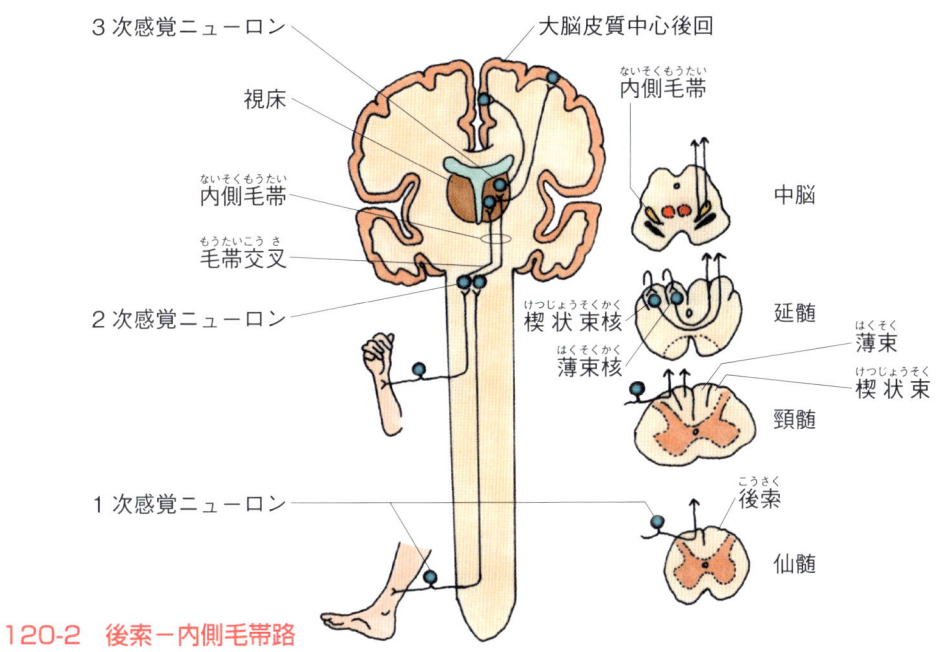

120-1 外側脊髄視床路（痛覚と温度覚）

120-2 後索－内側毛帯路

121 神経系 伝導路 2

1 表在感覚の伝導路は交叉して反対側の大脳皮質に行く．

1. 表在感覚を伝える3次ニューロンの軸索は，（①　　　）包を通る．
2. 前脊髄視床路は粗大触覚と（②　　　）覚の伝導路である．
3. 右半身からの表在感覚の伝導路は左の大脳皮質（③　　　）回に行く．
4. 頭部からの表在感覚はいくつかの（④　　　）神経を通って感覚脳神経核に行く．

2 固有感覚（深部感覚）の伝導路は主として小脳に行く．

5. 固有感覚は筋，腱，靱帯，（⑤　　　）などからの感覚である．
6. 下半身からの固有感覚は前・後の（⑥　　　）路によって小脳に運ばれる．
7. 後脊髄小脳路の2次ニューロンの細胞体は（⑦　　　）核にある．
8. 上半身からの固有感覚の2次ニューロンの細胞体は（⑧　　　）核にある．
9. 固有感覚は小脳でも（⑨　　　）小脳の皮質に行く．

解説

1. 視床から大脳皮質に向かう神経線維は上行性の投射線維であり，内包を通って大脳皮質に行く．
2. 粗大触圧覚はまた，軽い，あるいは識別力のない触覚ともいわれる．これは，ある物が皮膚に触れたことを知るだけで，物が触れた部位を正確に知ることはできない．また，どのような性質の物が触れたのかもわからない．頭から下の粗大触圧覚は，後根から脊髄の後柱に入り，脊髄後柱の2次ニューロンと接続する．2次ニューロンの軸索は反対側の前索に入り，前脊髄視床路として視床まで上行する．
3. 表在感覚（皮膚感覚）の伝導路は，視床に達するまでに交叉して，反対側の大脳皮質に行く．
4. 頭部からの表在感覚を伝える脳神経には，三叉神経，舌咽神経，迷走神経がある．
5. 固有感覚は深部感覚ともいわれる．
6. 筋，腱，関節などからの感覚は，筋がどの程度伸ばされているか（受容器は筋紡錘），腱がどの程度伸ばされているか，いい換えれば筋がどの程度収縮しているか（受容器は腱器官），関節の角度はどうか（受容器はパチニ小体）などの感覚で，固有感覚と呼ばれる．これには小脳に行く無意識的なものと大脳皮質に行く意識的なものがある．意識的なものは，精細触覚と圧覚の伝導路と同じである．
7. 後脊髄小脳路は脊髄神経の後根から脊髄に入り，同側の第1胸髄節から第2腰髄節にある胸

答　①内　②圧　③中心後　④脳
　　　⑤関節　⑥脊髄小脳　⑦胸髄（背，クラーク）　⑧副楔状束　⑨古

髄核（クラーク核あるいは背核ともいう）の2次ニューロンと接続する．

8. 上半身（上肢，体幹，頸）からの固有感覚を小脳に伝えるのは，副楔状束核小脳路で，後根から脊髄に入り，後索の楔状束内を上行し，副楔状束核の2次ニューロンと接続する．副楔状束核は楔状束核の外側にある．2次ニューロンの軸索は下小脳脚を通り，小脳の皮質に行く．
9. 小脳は新小脳，古小脳，原小脳に分けられるが，固有感覚は古小脳に入る．

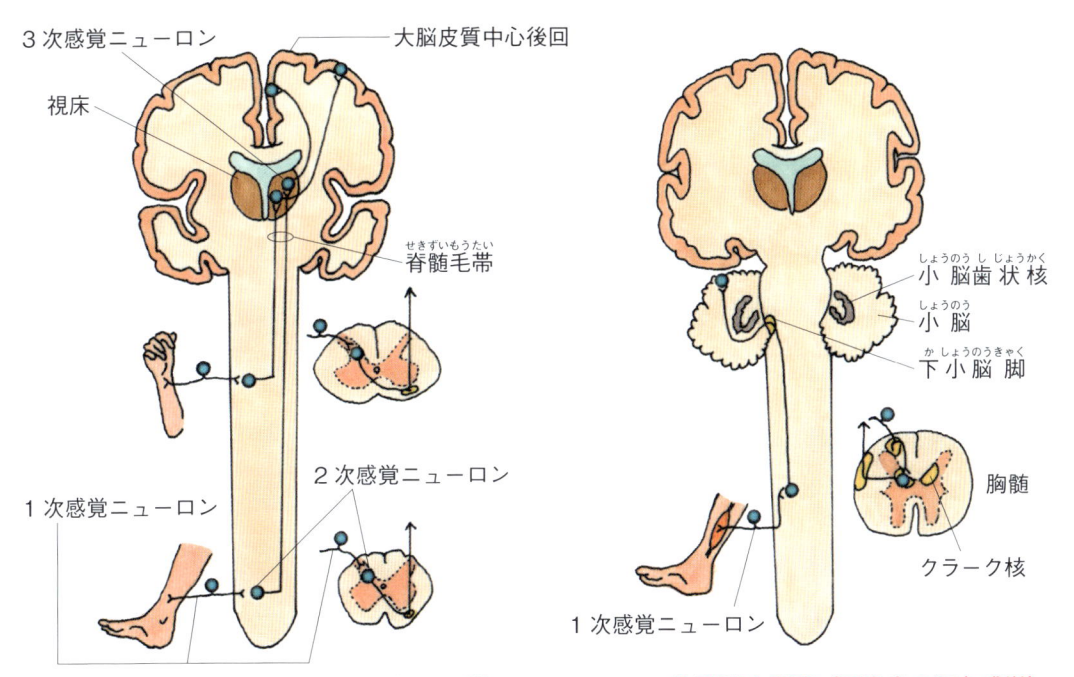

121-1　前脊髄視床路（粗大触覚と圧覚）

121-2　後脊髄小脳路（下半身の固有感覚）

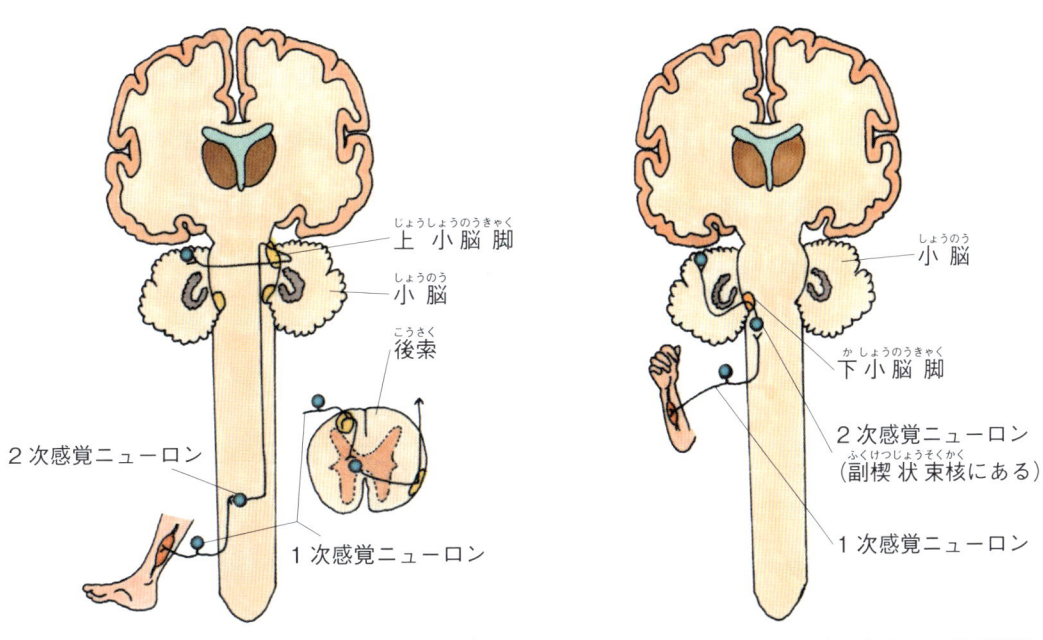

121-3　前脊髄小脳路（下半身の固有感覚）

121-4　副楔状束核小脳路（上半身の固有感覚）

122 神経系 伝導路 3

1 運動の伝導路には錐体路と錐体外路がある.

1. 大部分の無意識的な骨格筋の運動は，（①　　　）路により行われる.
2. 錐体路も錐体外路も（②　　　）運動ニューロンに命令を伝える.
3. 下位運動ニューロンは脊髄では（③　　　）にある.
4. 下位運動ニューロンは脳では（④　　　）神経核にある.

2 錐体路には皮質脊髄路と皮質核路がある.

5. 皮質脊髄路は大脳皮質から脊髄（⑤　　　）運動ニューロンに行く経路である.
6. 皮質脊髄路は大脳皮質から出て（⑥　　　）包を通り，延髄の錐体を作る.
7. 皮質脊髄路は錐体交叉で大部分が交叉して（⑦　　　）路となる.
8. 皮質核路は両側の（⑧　　　）核の運動ニューロンと接続する.
9. 舌咽，迷走，副神経の運動核を（⑨　　　）核という.

解説

1. 運動する場合，ある部分の運動は意識的であるが，それに付随する大部分の運動は意識しなくてもスムーズに行える．これは2つのシステムによってなされる．1つは大脳基底核や小脳による上位運動ニューロンの活動調節であり，他の1つは脳幹からの錐体外路による下位運動ニューロンの調節である．これらをまとめて錐体外路系という．
2. 骨格筋の運動に関する下行性伝導路は，最終的には脳神経や脊髄神経を構成する運動ニューロンに連絡する．これらの運動ニューロンを下位運動ニューロンという．
3, 4. 下位運動ニューロンの軸索が脳や脊髄から出て，直接，骨格筋に行く．下位運動ニューロンの細胞体は脊髄では前柱に，脳では運動脳神経核にある．
5. 皮質脊髄路は大脳皮質にある錐体細胞から出る．約3分の2は中心前回（4野），二次運動野および運動前野（6野）から，残り3分の1は中心後回（1野，2野と3野）から起こる．
6. 大脳皮質にある錐体細胞から出た軸索は内包を通り，中脳の大脳脚を通り，橋を貫いて延髄の錐体に至る．
7. 皮質脊髄路の線維のうち，延髄の錐体の下端部で約80％の線維は交叉する．これを錐体交叉という．交叉した線維は反対側の脊髄側索に入り，下行しながら，脊髄のさまざまな場所で前柱の運動ニューロンに直接あるいは介在ニューロンを介して連絡する．これを外側皮質脊髄

答 ①錐体外　②下位　③前柱　④運動脳
⑤前柱　⑥内　⑦外側皮質脊髄　⑧運動脳神経　⑨疑

路という．

8. 大脳皮質の主に中心前回の一部から出て，皮質脊髄路に伴って内包を通り，中脳から脊髄の頸髄上部にかけて存在する脳神経の運動核に，原則として両側性に介在ニューロンを介して連絡する．
9. 脳神経運動核には動眼神経核，滑車神経核，三叉神経運動核，外転神経核，舌下神経核と疑核がある．

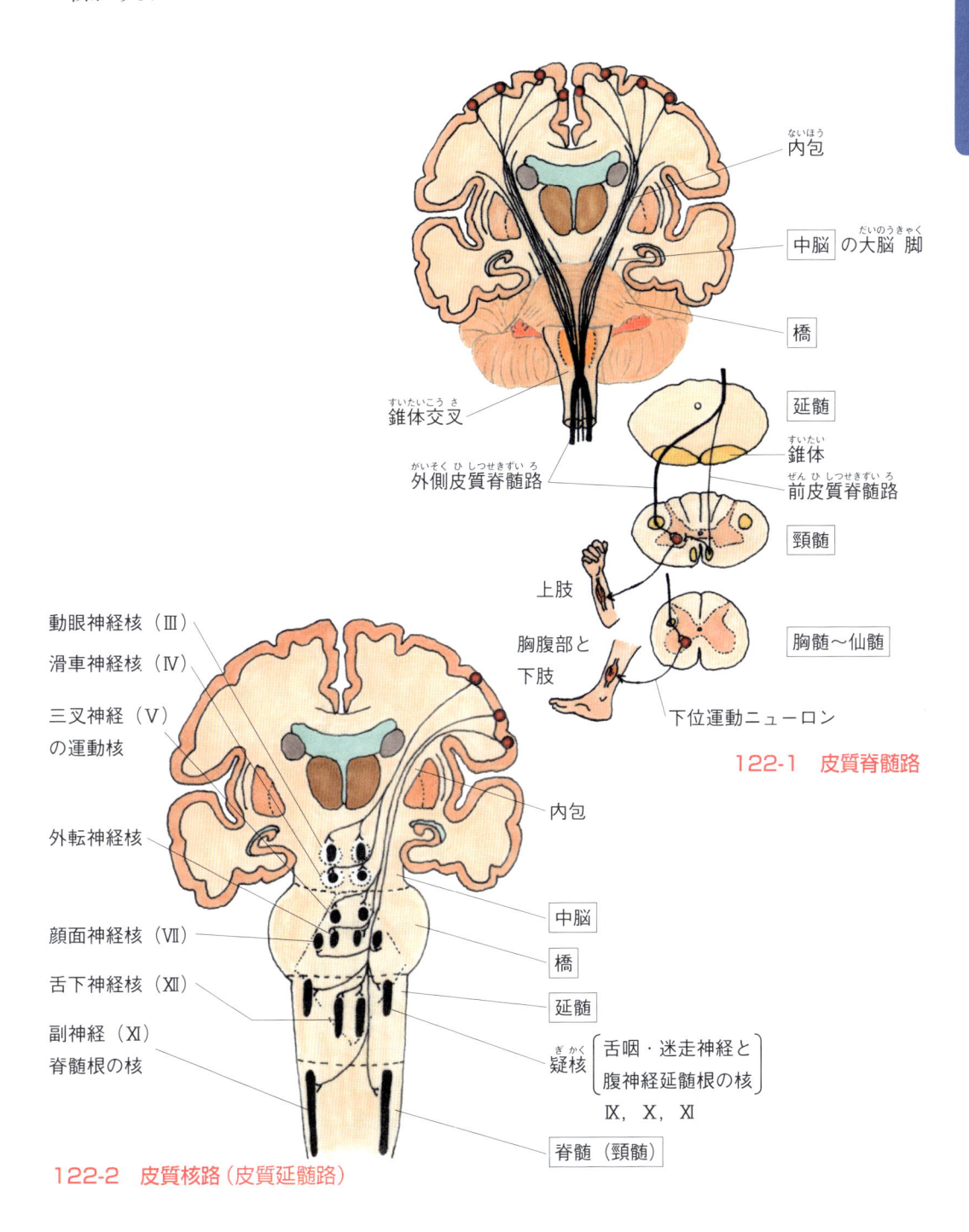

122-1　皮質脊髄路

122-2　皮質核路（皮質延髄路）

123 神経系 伝導路 4

1 錐体外路は大脳皮質から脳幹を介して，あるいは脳幹から下位運動ニューロンに行く．

1. 橋網様体からの線維は，（①　　　）路として脊髄の前索を下行する．
2. 皮質視蓋脊髄路は（②　　　）覚と運動を結び付ける経路である．
3. 赤核脊髄路は大脳および（③　　　）脳と運動を結び付ける．
4. 前庭脊髄路は（④　　　）覚と運動を結び付ける．
5. 前庭神経核と眼球運動を司る運動脳神経核を連絡するのは（⑤　　　）束である．

2 脊髄の下位運動ニューロンの活動は脊髄反射でも調節される．

6. 筋が引き延ばされると，その筋が反射的に収縮するのを（⑥　　　）反射という．
7. γ運動ニューロンが興奮すると，その筋は反射的に収縮するのを（⑦　　　）ループという．
8. 侵害刺激が生じると（⑧　　　）反射が起こる．

解説

1. 皮質網様体路が大脳皮質（6野）から下行し，両側の橋と延髄の網様体に連絡する．橋網様体のニューロンの軸索は前網様体脊髄路として前索を，延髄網様体のニューロンの軸索は外側網様体脊髄路として側索－前索を，いずれも交叉せずに下行して，介在ニューロンを介して下位運動ニューロンと連絡する．皮質網様体脊髄路は姿勢や歩行に関与している．
2. 大脳皮質の視覚連合中枢（18，19野）から起こり，中脳の上丘にあるニューロンに連絡する（皮質視蓋路）．上丘のニューロンの軸索は交叉し，脊髄前索を下行する．しかし，頸髄以下に下ることはない．この軸索の大部分は頸髄前柱の介在ニューロンと連絡する．この経路は眼球の動きと頭部の動きを協調させるのに働いている．
3. 赤核脊髄路は中脳の赤核から出て，交叉し，脊髄の側索を下行する．赤核のニューロンは，大脳皮質および小脳からの線維と連絡を持っている．
4. 前庭神経核は平衡覚を伝える前庭神経の線維と，小脳からの線維が連絡している．この核からの軸索は，交叉せず，延髄から脊髄の前索を通って下行して，脊髄の全長にわたって介在ニューロンを介して下位運動ニューロンと連絡する．
5. 前庭神経核から出て，眼球を動かす脳神経の核（動眼神経核・滑車神経核・外転神経核）と連

答　①前網様体脊髄　②視　③小　④平衡　⑤内側縦
　　⑥伸張　⑦γ（ガンマ）　⑧屈曲

絡を持っている．
6. 筋紡錘が関係する反射で，筋の緊張度や姿勢の維持に関係している．
7. γ運動ニューロンに影響を及ぼすことで筋紡錘の感度を調節し，その筋の緊張度を調節する．
8. 皮膚あるいは筋や関節などからの侵害刺激は感覚ニューロンによって脊髄に入り，介在ニューロンとシナプスする．これら介在ニューロンは屈筋を支配するα運動ニューロンを興奮させ，伸筋を支配するα運動ニューロンを抑制する．

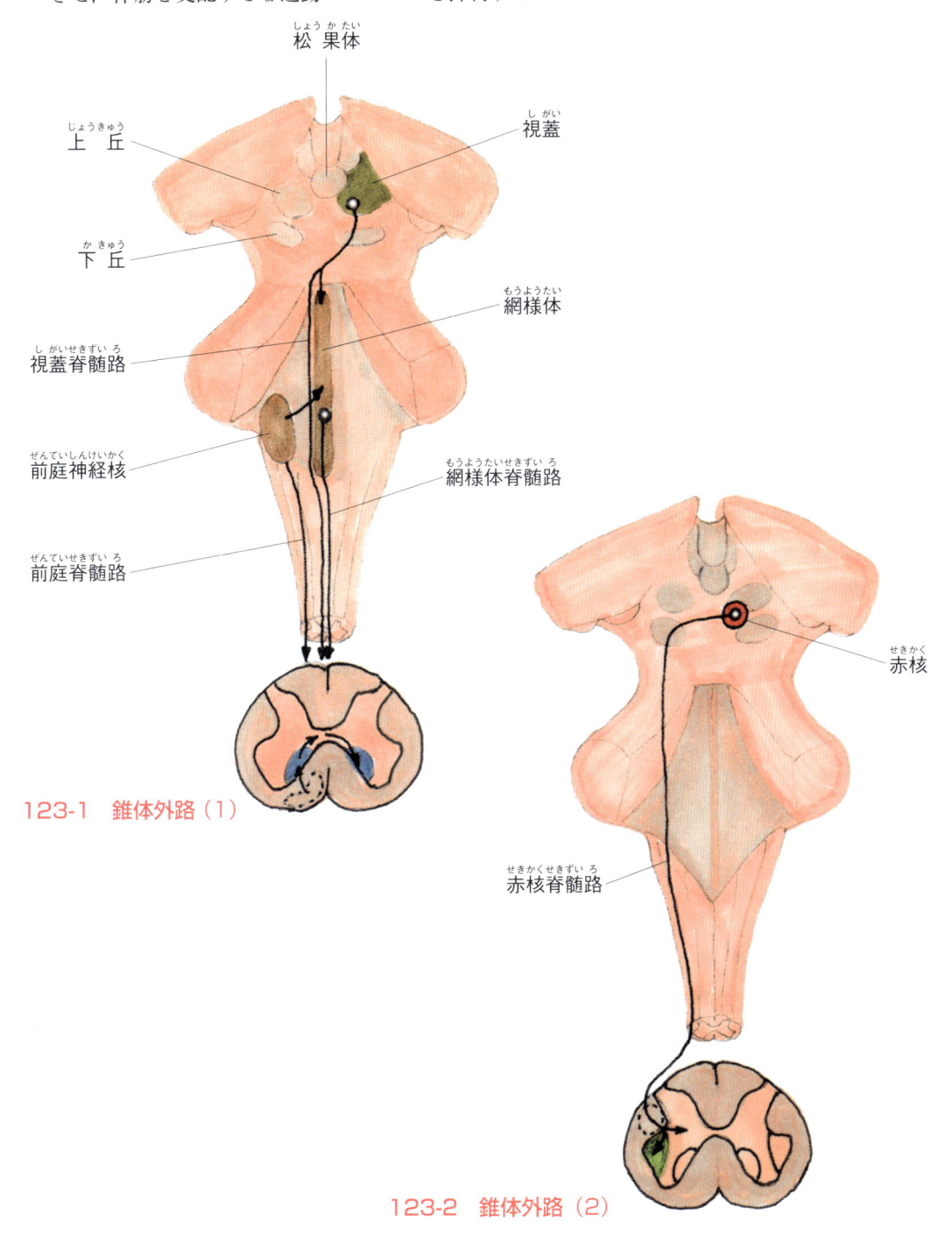

123-1 錐体外路（1）

123-2 錐体外路（2）

124 感覚器系　外皮・固有感覚

1 外皮は皮膚およびこれに付属する毛，爪，皮膚腺からなる．

1. 皮膚は表皮と真皮からなり，下層には（①　　　）組織がある．
2. 感覚は体性感覚，内臓感覚，（②　　　）感覚に分けられる．
3. 固有感覚は（③　　　）感覚の一つに分類される．
4. 皮膚からの痛覚刺激を受け取るのは（④　　　）である．
5. マイスネル小体は（⑤　　　）覚の受容器である．

2 筋紡錘は筋が引き延ばされたことを感覚する伸張受容器である．

6. 筋紡錘の中にある特殊な筋線維を（⑥　　　）線維という．
7. 筋の長さの変化に筋紡錘を合わせるために働くのは（⑦　　　）ニューロンである．
8. 筋の腱の中には筋が収縮した時に働く受容器である（⑧　　　）がある．

解説

1. 皮下組織は，皮膚と深筋膜の間にある層で，疎性結合組織からなり，その間に脂肪組織が分布し，体温保持，栄養貯蔵の働きをしている．また，この中に皮静脈や皮神経が走っている．顔面や頸部には皮下組織の中に骨格筋があるが，これを皮筋という．
2. 特殊感覚には，嗅覚，視覚，聴覚，平衡覚，味覚がある．
3. 体性感覚には痛覚，触覚，圧覚，温度覚，固有感覚があり，固有感覚（深部感覚）は皮膚より深い所，骨格筋，腱，関節，靱帯からの感覚である．
4. 感覚神経の末端（樹状突起の終末）が表皮内で髄鞘を失い，特別な装置を持たずに裸の神経終末として，表皮細胞間で終わっている．
5. 皮膚には圧覚の受容器であるパチニ小体や触覚の受容器であるマイスネル小体，メルケル盤などの感覚受容器がある．
6. 筋紡錘の中には，特殊な骨格筋線維である錘内（筋）線維が3～10本ほど入っている．錘内線維の周りに感覚神経線維が巻きついている．錘内線維に対して錘外線維という用語が使われるが，これは筋を構成する骨格筋線維のことである．
7. 錘内線維にはγ運動ニューロンが接続している．筋と，その筋内にある筋紡錘が釣り合って入れば，筋が引き延ばされると筋紡錘も同時に引き延ばされる．しかし，筋だけが収縮した状態では筋紡錘は直ちに反応できない．そのためにγ運動ニューロンによって錘内線維の長

答 ①皮下　②特殊　③体性　④自由終末　⑤触　⑥錘内（筋）　⑦γ-運動　⑧（ゴルジ）腱器官

さを調節する．

8. 腱器官は，腱を作っている膠原線維の間に感覚神経終末がからみついた構造で，筋が収縮すると腱を作っている膠原線維が引っ張られ，感覚終末が刺激される．これにより，筋が収縮したことを感覚する．

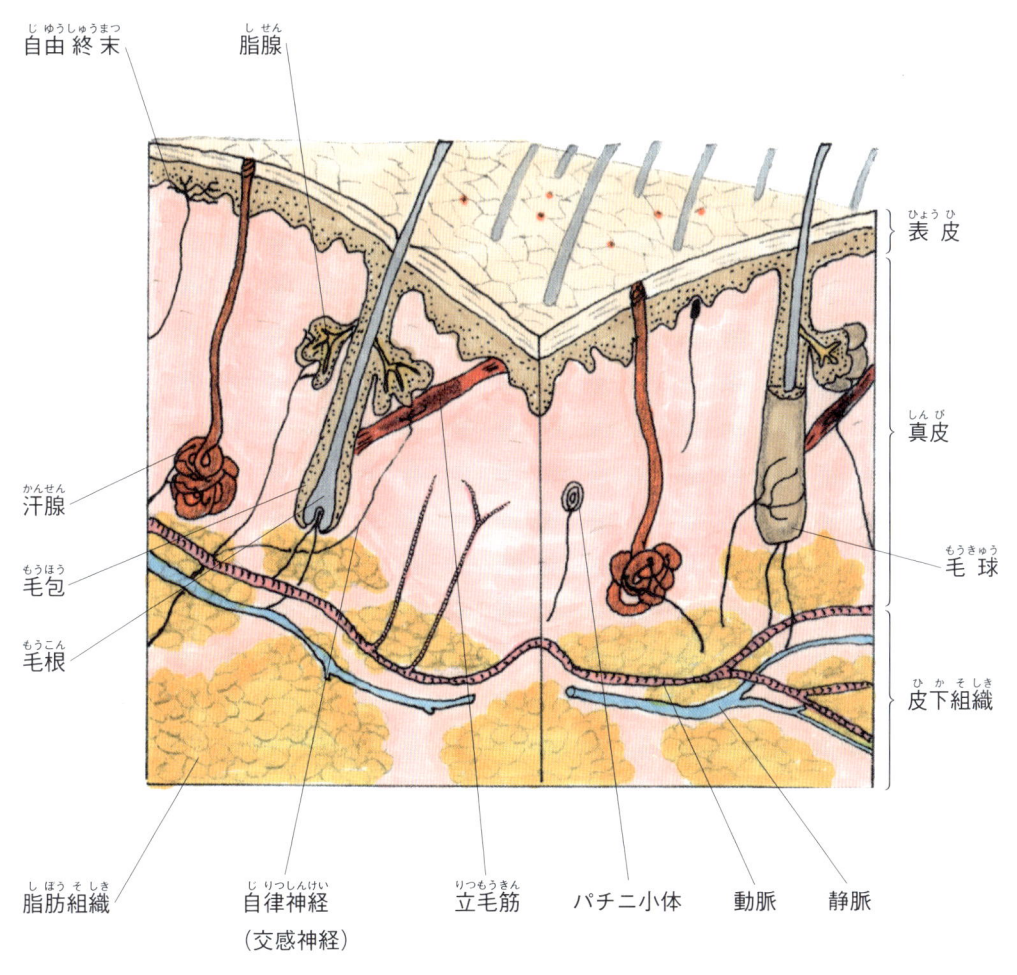

124　外皮

125 視覚器 感覚器系

1 視覚器は眼球とその付属器（眼瞼，結膜，涙器，眼筋）からなる．

1. 眼球壁は外側から眼球線維膜，眼球血管膜，（①　　）膜からなる．
2. 眼球線維膜は，角膜と（②　　）膜からなる．
3. 眼球血管膜は虹彩，（③　　）体，脈絡膜からなる．
4. 虹彩の中には2種類の平滑筋，瞳孔括約筋と（④　　）筋がある．
5. 網膜の黄斑の中央部を（⑤　　）という．
6. 毛様体から分泌された眼房水は（⑥　　）洞に排導される．

2 眼球には内頸動脈から分かれた眼動脈の枝が分布する．

7. 網膜には眼動脈から分かれた（⑦　　）動脈が分布する．
8. 眼球前面と眼瞼内面を覆う粘膜を（⑧　　）膜という．
9. 眼球を潤した涙は涙点から涙小管，涙嚢，（⑨　　）管を通って鼻腔内の下鼻道に流れ込む．

解説

1. 眼球内膜はさらに色素上皮層と網膜からなる．眼球は中に水晶体，硝子体，眼房水を入れている．
2. 角膜は眼球の前を覆う無色透明の厚さ約1mmの膜で，後方は強靭な白色不透明の強膜に移行する．いわゆる白目の部分は強膜である．角膜は血管を欠くが，感覚神経（三叉神経第1枝の眼神経）は豊富に分布している．
3. 眼球血管膜は血管に富む膜で，ブドウ膜ともいう．毛様体と水晶体との間には毛様体小帯（チン氏帯）が張っている．毛様体内部には平滑筋である毛様体筋があり，毛様体筋が収縮すると毛様体が膨らみ，毛様体小帯がゆるんで，水晶体の厚みが増す．すなわち，近くに焦点が合うことになる．
4. 虹彩に囲まれてできる孔を瞳孔という．虹彩には2種類の平滑筋，つまり瞳孔括約筋（動眼神経に含まれる副交感神経支配）と瞳孔散大筋（交感神経幹の上頸神経節から来る交感神経支配）があり，これらの筋により瞳孔の大きさを変えることで，眼球内に入る光の量を調節している．
5. 網膜には2種類の視細胞，錐（状）体と杆（状）体がある．錐（状）体細胞は強い光と色調を感じ，杆（状）体視細胞は弱い光のみを感じる．黄斑にある視細胞の大部分は錐（状）体細胞で，物

答 ①眼球内　②強　③毛様　④瞳孔散大　⑤中心窩　⑥強膜静脈（シュレム）
⑦網膜中心　⑧結　⑨鼻涙

体はここに結像した時，最も鮮明に見える．

6. 眼房水は毛様体上皮から分泌され，後眼房から虹彩と水晶体の間を通って前眼房へと流れ，ついで強膜静脈洞（シュレム管）に排導される．眼房水は角膜および水晶体を栄養する働きがある．

7. 眼動脈は網膜に分布する枝と脈絡膜に分布する枝の2系統に分かれる．網膜には網膜中心動脈が視神経の中に入り，分布する．脈絡膜には後毛様体動脈と前毛様体動脈が眼球内に入り，脈絡膜，毛様体，光彩に分布する．

8. 結膜は眼球結膜と眼瞼結膜に分けられる．眼球結膜は透明なため，その下の強膜が透けて見える．眼瞼結膜は血管に富むため，赤味を帯びている．

9. 涙は眼球前面を流れて内眼角（目がしら）に集り，上下の涙点から鼻涙管を通って下鼻道に流れる．

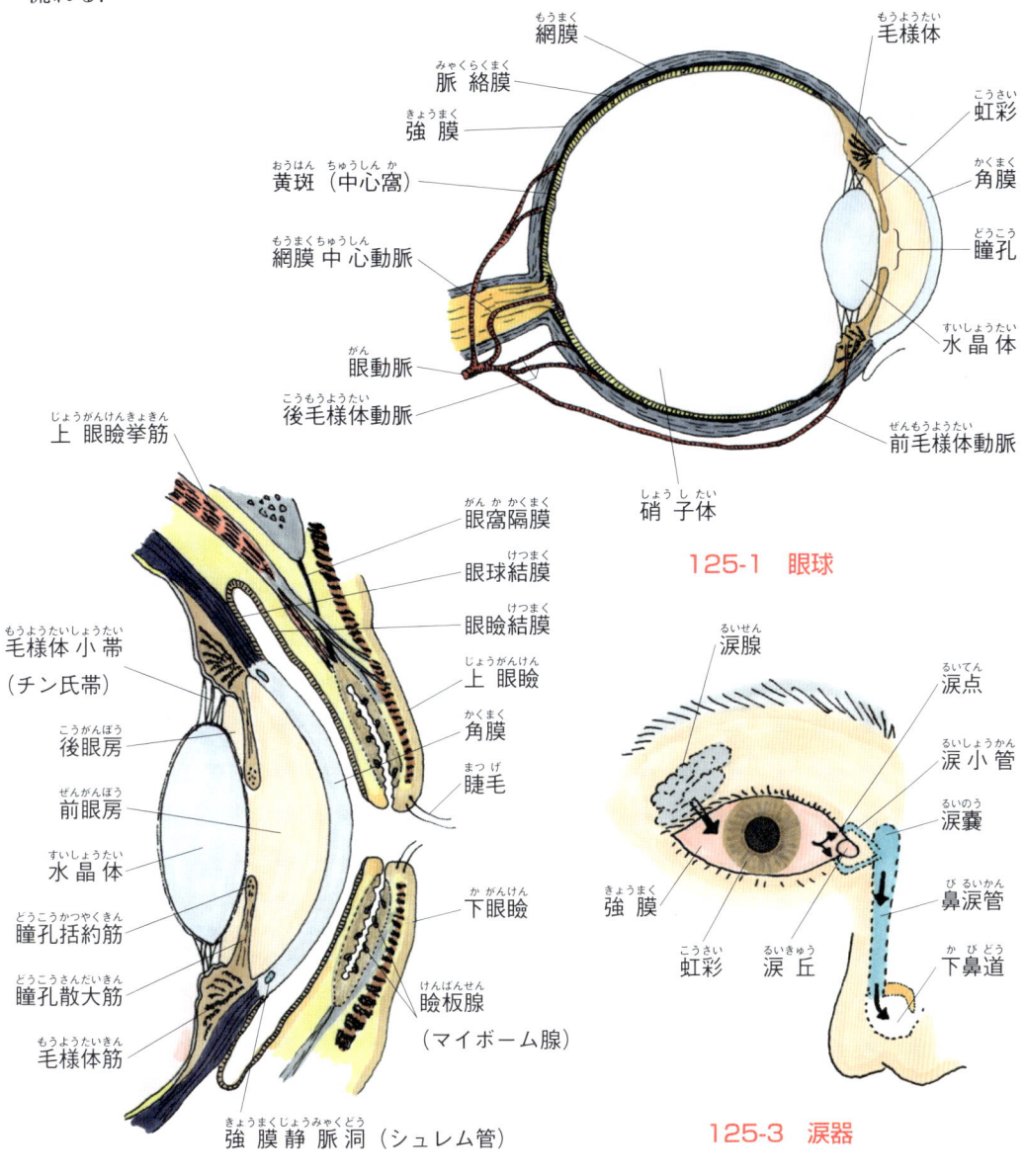

125-1 眼球

125-2 眼球前半部

125-3 涙器

231

126 平衡・聴覚器

感覚器系

1 外耳と中耳は，音を内耳に伝える部分である．

1．外耳は耳介と（①　　　）道からなる．
2．鼓室内にあるツチ骨，（②　　　）骨，アブミ骨が鼓膜の振動を内耳に伝える．
3．ツチ骨には（③　　　）筋が付着し，アブミ骨にはアブミ骨筋が付着している．
4．鼓室と咽頭鼻部を連絡する管である（④　　　）は中耳に含まれる．
5．蝸牛を縦断すると内腔は前庭階，（⑤　　　）管，鼓室階の3部に分けられる．

2 内耳には音の受容器の他，平衡覚の受容器がある．

6．卵形嚢，球形嚢の内部には（⑥　　　）という感覚受容器が入っている．
7．半規管の一端がふくれた中に（⑦　　　）稜という受容器が入っている．
8．平衡覚の情報は（⑧　　　）神経によって延髄や小脳に伝えられる．

解説

1．耳介はいわゆる耳のことで，耳介軟骨をほね組として，その表面を皮膚に覆われている．外耳道は外耳孔から鼓膜に達する長さ約2.5cmの管で，S字状に屈曲している．
2．ツチ骨は鼓膜に付着して鼓膜の振動をキヌタ骨に伝える．
3．ツチ骨には鼓膜張筋（三叉神経第3枝の支配）が付着し，鼓膜を緊張させる．アブミ骨にはアブミ骨筋（顔面神経支配）が付着して，内耳への音の伝達を調節している．
4．耳管は鼓室と咽頭鼻部を連絡する管である．耳管の咽頭開口部を耳管咽頭口という．耳管は平常閉じているが，嚥下運動（ものを飲み込む運動），あくびなどにより開き，鼓室の内圧と外圧を等しくする．
5．前庭階と鼓室階は外リンパを入れ，蝸牛管は内リンパを入れている．蝸牛管は膜迷路の一部である．蝸牛管の床上には音の受容器であるコルチ器が載っている．
6．平衡斑の有毛細胞の線毛の先端には平衡砂膜というコロイド様物質が乗っている．またこの膜には炭酸カルシウムからなる平衡砂（耳石）という小粒子が混じっている．
7．三半規管は前庭の後方に位置し，互いに直角に交わる3つの管（前半規管・後半規管・外側半規管）からなる．それぞれの半規管の一端はふくれて膨大部を形成し，この中に膨大部稜という受容器を入れている．
8．膨大部稜の有毛細胞には平衡斑の有毛細胞と同じく，前庭神経の終末が分布している．

答　①外耳　②キヌタ　③鼓膜張　④耳管　⑤蝸牛　⑥平衡斑　⑦膨大部　⑧前庭

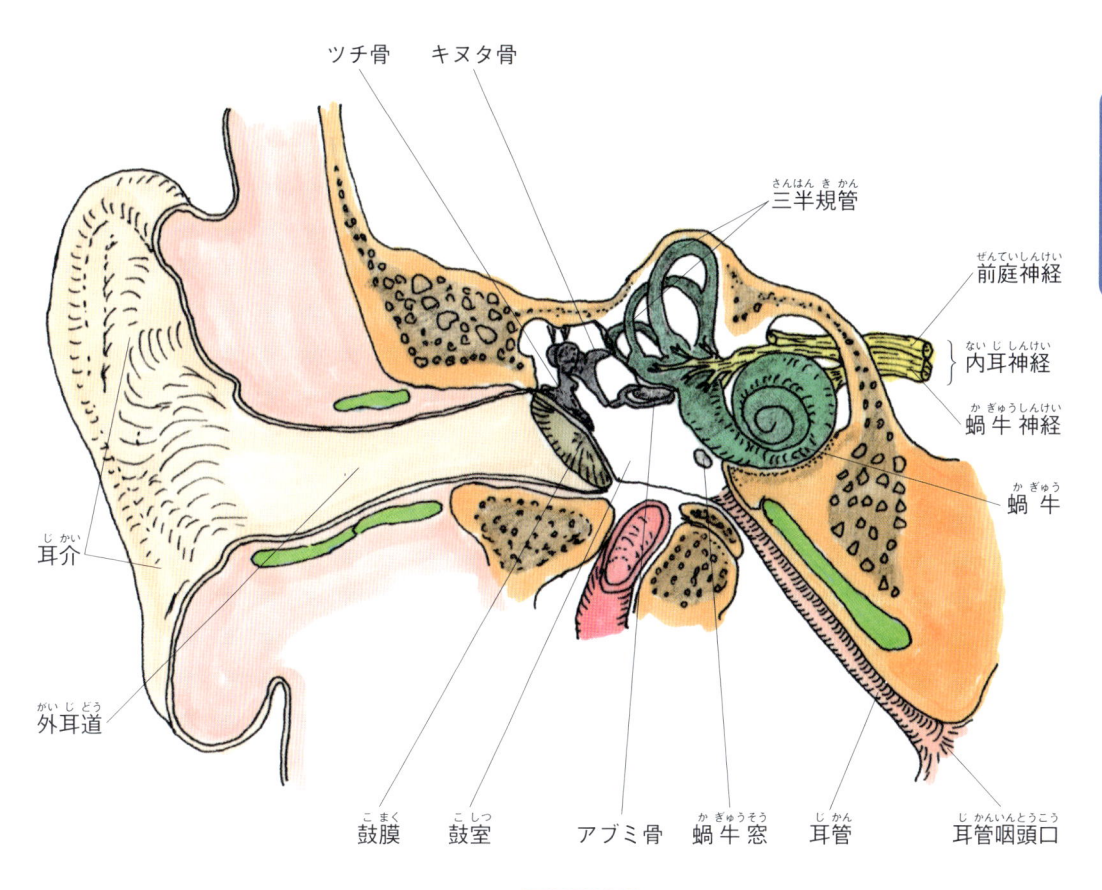

126 平衡聴覚器

127 感覚器系 感覚の生理 1

1 皮膚の感覚受容器は，触・圧覚，痛覚，温度覚などを感じる．

1. 皮膚には触・圧覚を感知する（①　　　）小体，パチニ小体，メルケル触板，ルフィニ終末などの受容器が存在する．
2. 皮膚の痛みを伝える求心性神経には，刺す痛みを感じる（②　　　）線維と，鈍い痛みを感じる C 線維がある．
3. 受容器に対する刺激が持続しても感覚が次第に弱くなることを（③　　　）という．
4. 皮膚の触圧覚受容器のうち順応の速いものは，毛包受容器，マイスネル小体，（④　　　）小体である．
5. 皮膚には冷たさを感じる（⑤　　　）受容器と温かさを感じる温受容器が存在する．

2 内臓の痛みは部位の局在が不明瞭である．

6. 内臓に病気があるとき，その内臓と同じレベルにある皮膚領域に痛みを感じることを（⑥　　　）痛という．
7. 狭心症，胆石症などの痛みは，血管・胆管などの（⑦　　　）筋のれん縮により生じる．
8. 痛み刺激がなくても痛みを感じることがあり，これを（⑧　　　）性の痛みという．

解説

1. 皮膚の触・圧覚受容器は機械刺激に応答し，これらのほとんどが A β 線維に支配される．
2. 痛覚の受容器は自由神経終末である．A δ 線維は機械的侵害受容器であり，機械刺激に応答する．C 線維は多様式侵害受容器であり，機械，熱，化学刺激に応答する．
3. 受容器には遅順応型受容器と，速順応型受容器が存在する．遅順応型受容器は長時間続く刺激でもインパルスを発生し続けるが，速順応型では一過性にしかインパルスを発生しない．
4. 速順応型受容器のうちマイスネル小体は 40 Hz 以下の振動を検出して粗振動覚を感知し，パチニ小体は 200 Hz 程度の振動を検出して振動覚を感知する．
5. 冷受容器は大部分が A δ 線維であり一部が C 線維である．温受容器は C 線維である．
6. 関連痛は，内臓からの感覚を同じ脊髄レベルの皮膚分節からの感覚情報と誤って中枢に伝えるために起こる．
7. 管状器官は強い収縮時に痛みを感じる．
8. 身体に与えられる実際的な刺激がなくても，心因性に非常に強い痛みを感じることがある．

答　①マイスネル（マイスナー）　②A δ　③順応　④パチニ
　　　⑤冷　⑥関連　⑦平滑　⑧心因

128 感覚器系 感覚の生理 2

1 内耳は聴覚と平衡覚を受容する．

1. 鼓膜の振動は耳小骨を介して，内耳の音受容器官である（①　　）に伝えられる．
2. ①には聴覚の受容器である（②　　）器官が存在する．
3. 大脳における聴覚の受容野は（③　　）葉に存在する．
4. 内耳は平衡感覚も感じ，これを受容するのは耳石器と（④　　）である．
5. 耳石器の卵形嚢は立位で水平方向の直線加速度を感知し，（⑤　　）嚢は垂直方向の加速度を感知する．

2 視細胞には錐体細胞と杆体細胞がある．

6. 視細胞には色相を感知する（⑥　　）細胞と，色相を感知しない杆体細胞の2種類が存在する．
7. 視物質としてロドプシンが存在するのは（⑦　　）細胞である．
8. 大脳における視覚の受容野は（⑧　　）葉に存在する．
9. 視野において，固視点より約15°外側に（⑨　　）点が存在する．
10. 視力とは，眼の（⑩　　）的分解能の良し悪しを表す指標である．

解説

1. 音波は空気中の分子の振動であり，これが鼓膜を振動させる．鼓膜の振動は，耳小骨であるツチ骨，キヌタ骨，アブミ骨を順番に振動させ，内耳の蝸牛に振動が伝わる．
2. 蝸牛の基底膜にはコルチ器官があり，この部位の有毛細胞の振動で受容器電位が発生する．
3. ヒトの聴覚野は側頭葉側頭回のBrodmann 41, 42野である．
4, 5. 耳石器には立位で垂直方向の直線加速度を感知する球形嚢と，水平方向の加速度を感知する卵形嚢がある．半規管には前，後，外側半規管が存在し，回転加速度を感知する．
6, 7. 色相を感知する錐体細胞には視物質としてアイオドプシンが存在し，青，緑，赤に応答する3種類の細胞がある．色相を感知しない杆体細胞には視物質としてロドプシンが存在する．
8. 一次視覚野はBrodmann 17野である．また，18および19野は視覚前野と呼ばれる．
9. 単眼の視野は外側に広い卵形を示し，固視点より約15°外側に（マリオットの）盲点が存在する．この部位には視神経乳頭が存在し，視細胞が存在しない．
10. 2本の線が2本として認知される最小距離を視角に換算し，その逆数で表す．

答　①蝸牛　②コルチ　③側頭　④半規管　⑤球形　⑥錐体　⑦杆体　⑧後頭　⑨盲　⑩空間

129 骨学総論 1

骨格系

1 全身骨格は約 200 の骨から作られ，軸骨格と付属骨格に分けられる．

1. 成人の骨格は約 200 の骨からなり，体重の約（①　　）％を占める．
2. 付属骨格は上肢骨と（②　　）骨からなる．
3. 上肢骨は上肢帯骨と（③　　）上肢骨に分けられる．
4. 上肢帯骨は肩甲骨と（④　　）骨からなる．
5. 下肢骨は（⑤　　）骨と自由下肢骨に分けられる．
6. 軸骨格を作るのは頭蓋，肋骨と肋軟骨，胸骨と（⑥　　）である．

2 骨がいくつか集まって一つの形を作ったものを骨格という．

7. 頭蓋骨は多くの骨で作られた（⑦　　）である．
8. 手や足の骨格は多くの（⑧　　）が集まって作られている．

解説

1. 骨の数としては約 200 とか，耳小骨（ツチ骨，キヌタ骨，アブミ骨）を入れて 206 とするのが一般的である．内訳は頭蓋 23，脊柱 26（仙骨 1，尾骨 1 として計算），肋骨 24，胸骨 1，上肢骨 64，下肢骨 62 の計 200 である．
2. 付属骨格は上肢と下肢を構成する骨である．
3. 上肢骨は上肢帯骨と自由上肢骨に分けられる．上肢帯は肩甲帯ともいわれ，胴体と肩から先の自由に動く上肢をつなぐ部分と理解すればよい．
4. 上肢帯骨は肩甲骨と鎖骨．肩から先の骨，すなわち自由上肢骨は上腕骨，前腕骨（橈骨と尺骨）および手の骨からなる．
5. 下肢骨は下肢帯骨と自由下肢骨に分けられる．下肢帯骨は上肢帯骨と違って，寛骨という 1 つの骨だけである．寛骨は腸骨，坐骨，恥骨が骨癒合（骨がひっつくこと）してできた骨である．自由下肢骨は股関節から先を構成する骨で，大腿骨，膝蓋骨，下腿骨（脛骨と腓骨）および足の骨からなる．
6. 軸骨格の中心をなすのは頭蓋骨と脊柱で，これに胸郭を構成するため，肋骨と胸骨が加わる．
7, 8. 骨格 skeleton という用語は，いくつかの骨が集まって，一定の形をなしたものを指す．骨盤というのも一つの骨格であり，脊柱というのも多くの椎骨が集まって作られる骨格である．体全体の骨格を表す時は，全身骨格という．

答　① 15〜18　② 下肢　③ 自由　④ 鎖　⑤ 下肢帯　⑥ 脊柱
　　⑦ 骨格　⑧ 骨

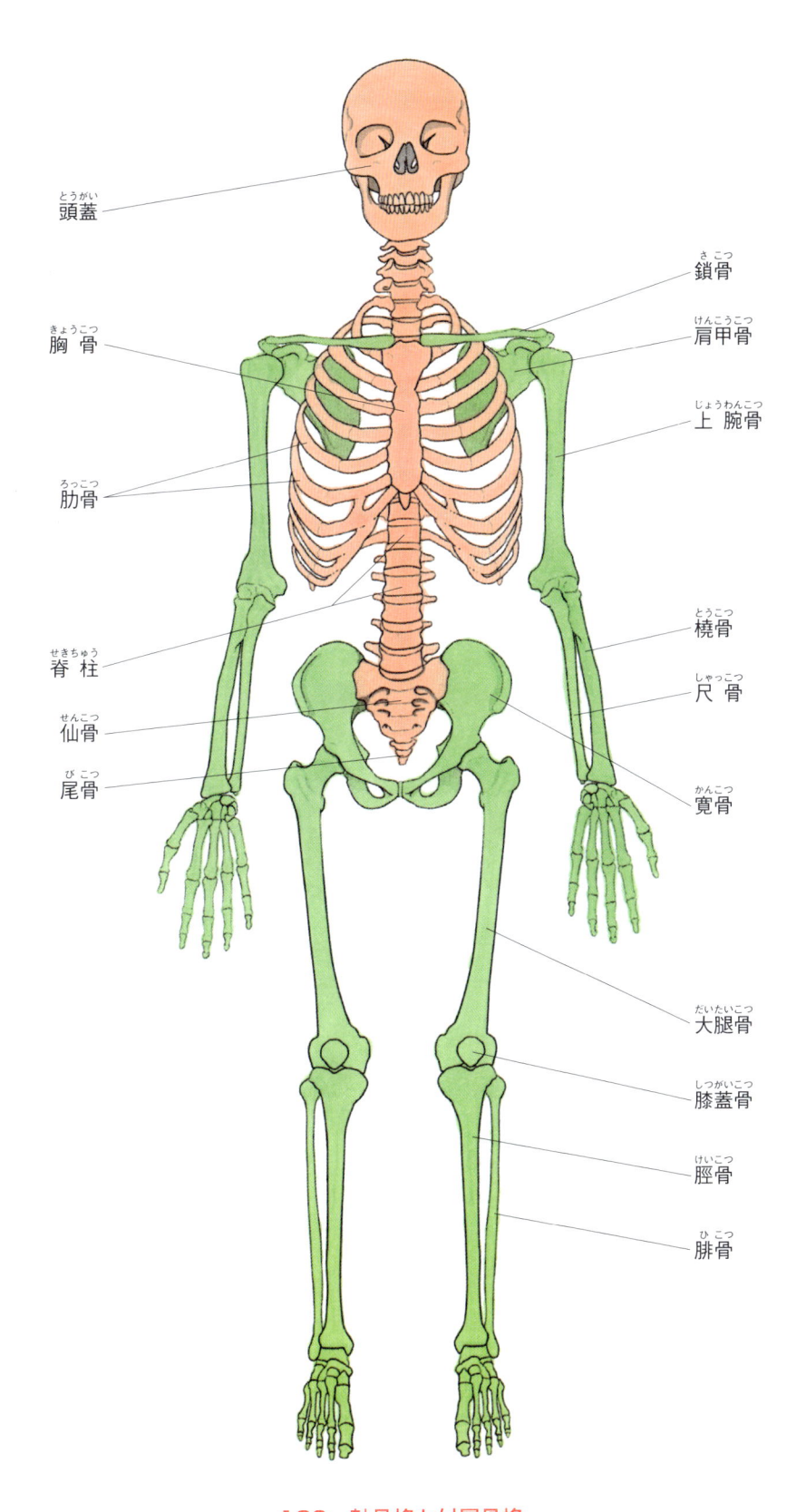

とうがい 頭蓋	
きょうこつ 胸 骨	さ こつ 鎖骨
ろっこつ 肋骨	けんこうこつ 肩甲骨
	じょうわんこつ 上 腕骨
せきちゅう 脊 柱	とうこつ 橈骨
せんこつ 仙骨	しゃっこつ 尺 骨
びこつ 尾骨	かんこつ 寛骨
	だいたいこつ 大腿骨
	しつがいこつ 膝蓋骨
	けいこつ 脛骨
	ひこつ 腓骨

骨格系

129 軸骨格と付属骨格

237

130 骨学総論 2

1 骨にはさまざまな分類がある．

1. 上腕骨や大腿骨はその形から（①　　　）骨に分類される．
2. 胸骨は薄く平らな骨であることから（②　　　）骨に分類される
3. ヒトの体には空気を含む骨があり，（③　　　）骨と呼ばれる．
4. 骨格筋の腱の中に発生した骨を（④　　　）骨という．

2 骨の発生には軟骨内骨化と膜性骨化の2種類がある．

5. 上腕骨や大腿骨などは（⑤　　　）骨化によって発生する．
6. 頭頂骨や前頭骨などは，（⑥　　　）骨化によって発生する．
7. 長骨の長さ方向の成長は（⑦　　　）軟骨の増殖によって起こる．
8. 骨の成長に伴い，骨の内部は（⑧　　　）細胞によって吸収される．

解説

1. 骨はその形から分類される．上腕骨のように長い骨は長骨といわれる．長骨の両端が膨らんだ部分を骨端という．骨端と骨端の間を骨幹という．短くても両骨端と中央の骨幹を持つ中手骨や中足骨も長骨に分類される．
2. 薄く平らな胸骨や肩甲骨，頭頂骨などは扁平骨に分類される．その他，手根骨などのようにサイコロのような形の骨は短骨に分類される．椎骨のように複雑な形の骨は不規則骨に分類される．
3. 頭蓋骨を構成する蝶形骨，上顎骨，篩骨，前頭骨の中には空気を含んだ空洞があるので，含気骨といわれる．頭部を軽くするためである．
4. 腱が関節の所で骨と接する場合，腱の損傷を防ぐために腱の中に骨が発生する．このような骨を種子骨という．種子骨で名前が付けられているのは，膝蓋骨と手根骨である豆状骨だけである．
5. 多くの骨は，まず軟骨で骨のミニチュアが作られ，次いでその軟骨の中に血管が侵入することで，軟骨が骨の細胞によって置き換えられる．このような骨形成を軟骨内骨化という．
6. 軟骨が作られず，骨膜と骨の間にある骨芽細胞から骨質が付加されるようにしてできる骨化を膜性骨化という．頭蓋骨の前頭骨，頭頂骨などの扁平骨や，下顎骨，鎖骨などが膜性骨化によって発生する．

答　①長　②扁平　③含気　④種子
　　　⑤軟骨内　⑥膜内（膜性）　⑦骨端　⑧破骨

7. 胎生期および生後の成長期の長骨では，骨幹両端の部分（骨端板）で軟骨細胞が盛んに増殖し，骨の長さを増している．軟骨細胞は，骨端板から遠ざかるにつれて膨化し，やがて変性して骨質に置き換わる．骨幹部と骨端部の間にある骨端板では，軟骨が増殖して骨の伸長に重要な役割を果たすが，ほとんどの骨で，25歳ころまでに骨端軟骨は骨組織に置き換わり，骨の伸長は終わる．骨端軟骨が骨組織に置き換わった所を骨端線という．骨端軟骨（成長軟骨）がある限り，骨の長さ方向の成長は続く．骨端軟骨はやがて骨化し，骨端線となる．

8. 骨の成長に伴い，骨の内部からは破骨細胞が骨組織を吸収していき，骨内部に空洞（骨髄腔）を形成していく．

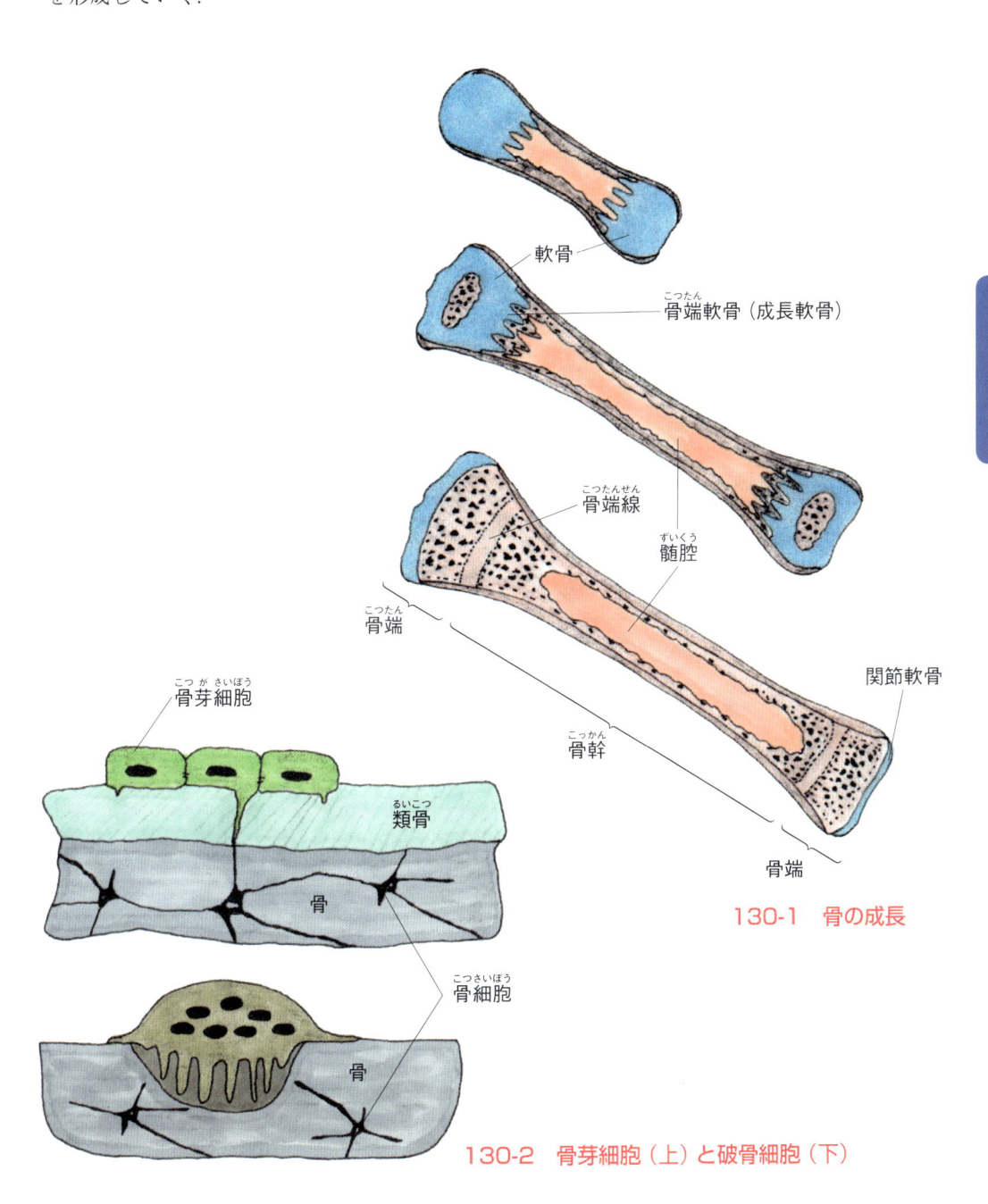

130-1　骨の成長

130-2　骨芽細胞（上）と破骨細胞（下）

131 骨の生理 (骨格系)

骨形成と骨吸収にはさまざまなホルモンが関わる．

1. カルシウムは小腸で吸収され（①　　）に貯蔵されるが，不必要なカルシウムは腎臓から排泄される．
2. 血液のカルシウム濃度は一定に保たれているが，この維持を調節しているのは，パラソルモン，（②　　），ビタミンDである．
3. パラソルモンは（③　　）よりカルシウムを遊離させ，腎臓および腸でのカルシウム吸収を増加させる．
4. カルシトニンは骨へのカルシウムの貯蔵を増し，（④　　）でのカルシウム排泄を増加させる．
5. ビタミンDは肝臓および腎臓で活性化され，（⑤　　）におけるカルシウム吸収を増加させる．
6. 成長ホルモンは（⑥　　）軟骨の増殖を促し，骨を長くする．骨の発育には甲状腺ホルモンなども関与する．
7. 過剰な糖質コルチコイドは骨芽細胞の活性を低下させ，骨の成長を抑制したり（⑦　　）症を引き起こす．
8. エストロゲンには骨吸収の抑制と，骨形成の（⑧　　）作用がある．

解説

1. 骨は必要に応じてカルシウムを出し入れする貯蔵庫の働きがある．
2. パラソルモンおよびビタミンDが働くと血中カルシウム濃度は上昇し，カルシトニンが働くと低下する．
3. パラソルモン（上皮小体ホルモン）は，骨芽細胞の活性を抑制して骨吸収を促進し，腎からのカルシウム排泄を抑制するとともに腸からのカルシウム吸収を増加させ，血中カルシウム濃度を上昇させる．
4. カルシトニンは甲状腺から分泌されるホルモンで，破骨細胞の活性を抑制して骨新生を促進し，腎からのカルシウム排泄を増加させ，血中カルシウム濃度を低下させる．
5. ビタミンDは肝臓でOH基が付加され25-(OH)-ビタミンDとなり，さらに腎臓でOH基が付加され1,25-(OH)$_2$-ビタミンDとなり活性化される．
6. 骨端軟骨は，発育期の長骨の骨端と骨幹の間にある軟骨で，骨の長さの成長に関与する．甲

答 ①骨 ②カルシトニン ③骨 ④腎臓 ⑤小腸 ⑥骨端 ⑦骨粗鬆 ⑧促進

状腺機能低下症では，成長期の骨発育が障害される．
7. 副腎皮質ホルモンであるコルチゾルの大量投与は，骨粗鬆症（こつそしょうしょう）の原因となる．
8. このため，閉経後の骨粗鬆症の治療に女性ホルモン剤が用いられている．

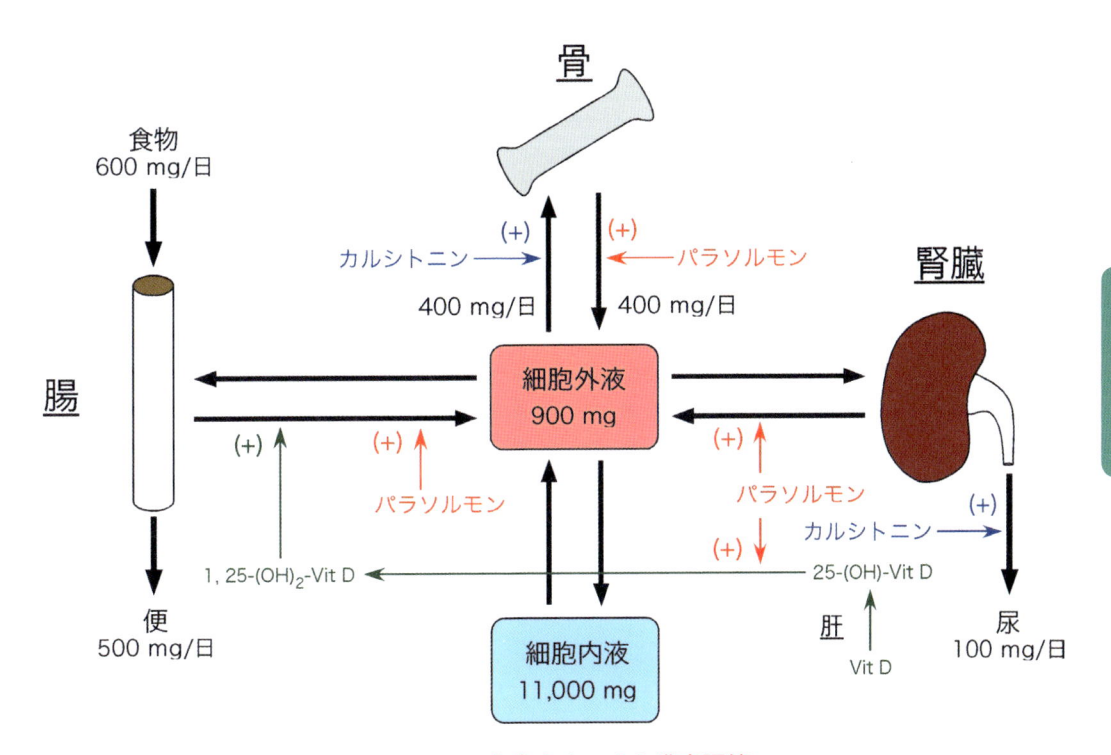

131　血中カルシウム濃度調節

132 脊柱 1 （骨格系）

1 脊柱は，椎骨が重なって作られる骨格である．

1. 成人の脊柱は，側面から見ると頸部と腰部で（① 　　）弯している．
2. 椎骨の基本構造は，椎体と椎弓，および椎弓から出る（② 　　）個の突起である．
3. 椎弓から出る突起には上下の関節突起，横突起と後方に突き出る（③ 　　）突起がある．
4. 椎体と椎弓で囲まれた孔を（④ 　　）孔という．
5. 脊柱管には（⑤ 　　）が入っている．

2 椎骨は部位（体の場所）によって名称が違う．

6. 頸部にある椎骨を（⑥ 　　）といい，7個ある．
7. 胸部にある椎骨を胸椎といい，（⑦ 　　）個ある．
8. 腰部にある腰椎の数は（⑧ 　　）個である．
9. 殿部にある椎骨は仙椎で5個あるが，成人では癒合して1つの（⑨ 　　）骨となっている．
10. 仙椎の下方には3～4個の尾椎があるが，これも癒合して1つの（⑩ 　　）骨となる．

解説

1. 脊柱の弯曲は，ヒトが直立したために生じた．歩行様式の完成度合いによって変化する．頸部と腰部で前弯，胸部では後弯している．腰部前弯は男より女で著しい．
2, 3. 椎弓からは1本の棘突起，2本の横突起，2個の上関節突起，2個の下関節突起が出る．
4, 5. 椎孔は，縦に連なって脊柱管となり，内に脊髄を入れる．
6. 頸椎は7個ある．上から順に第1頸椎，第2頸椎……となるが，略号を用いることが多い．第1頸椎はC1，第2頸椎はC2……と表す．
7. 胸椎は12個ある．第1胸椎，第2胸椎……となるが，T1，T2……と表す．
8. 腰椎は5個ある．第1腰椎，第2腰椎……となるが，L1，L2……と表す．
9. 仙椎は5個ある．第1仙椎，第2仙椎……となるが，S1，S2……と表す．
10. 尾椎は3～4個ある．第1尾椎，第2尾椎……となるが，Co1，Co2……と表す．CoはCゼロではなくCオーである．

   仙椎や尾椎は成人になると癒合して，それぞれ1つの仙骨あるいは尾骨となる．尾骨のことを一般に尾骶骨というが，これは医学用語ではなく俗称である．

答　①前　②7　③棘　④椎　⑤脊髄　⑥頸椎　⑦12　⑧5　⑨仙　⑩尾

132-1　脊柱（左側面）

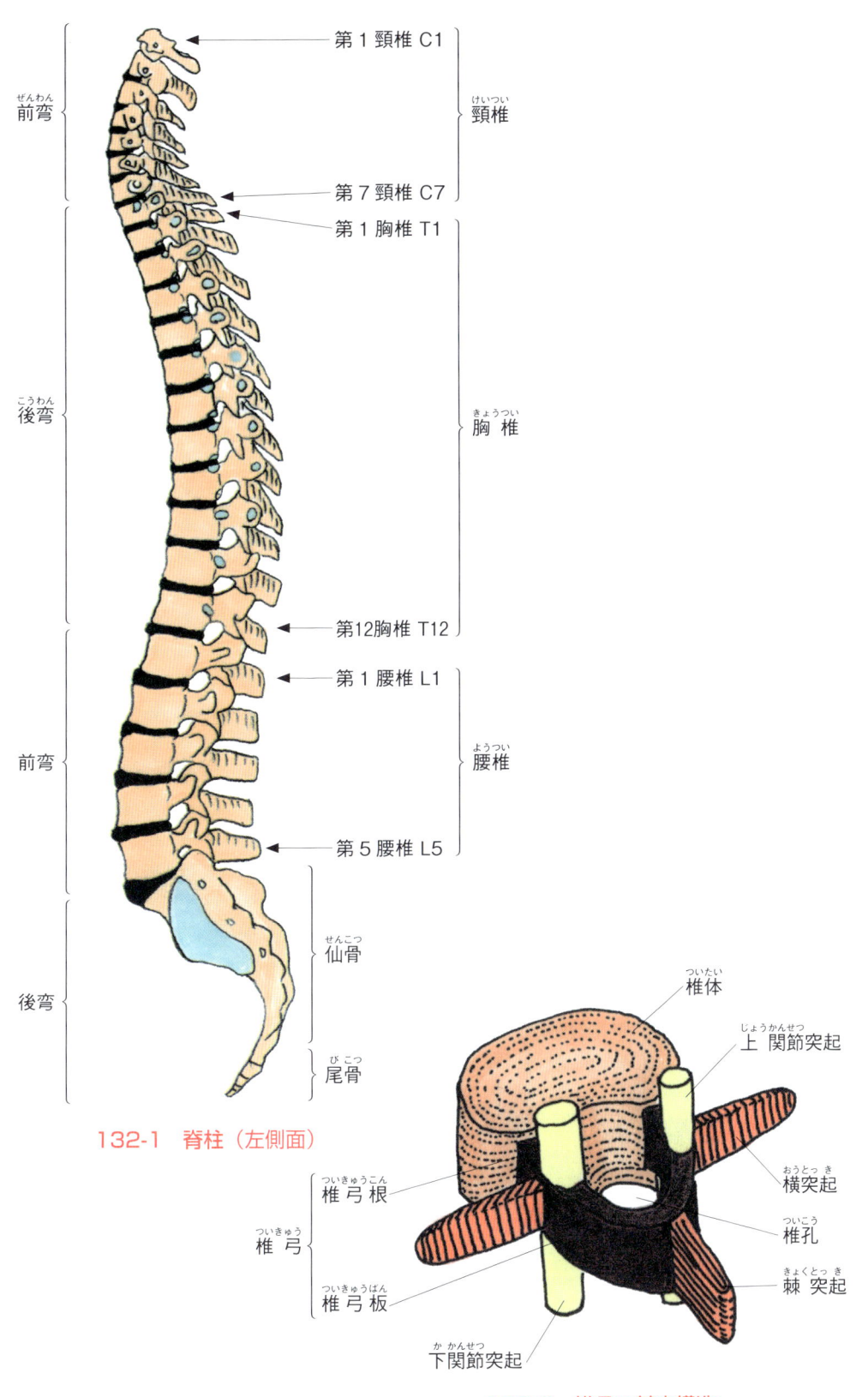

132-2　椎骨の基本構造

骨格系

133 骨格系 脊柱 2

1 椎骨は部位による特徴がみられる．

1. 第1頸椎は（①　　）椎とも呼ばれる．
2. 第2頸椎の（②　　）突起は第1頸椎との間で正中環軸関節を作る．
3. 頸椎には（③　　）孔があることで他の椎骨と区別が出来る．
4. 第7頸椎は（④　　）椎とも呼ばれる．
5. 胸椎には（⑤　　）骨との関節面がある．
6. 左右の腸骨稜上端を結んだ線をヤコビー線といい，線上に（⑥　　）の棘突起が位置する．

2 成人では5つの仙椎は合体（癒合）して1つの仙骨となる．

7. 仙骨は左右の寛骨と関節する（⑦　　）面を持っている．
8. 仙骨底の前端にある突出部を（⑧　　）角という．

解説

1. 第1頸椎は椎体がなくリング状であるため，環椎と言われる．環椎の英語名はatlasであるが，これは環椎の上に乗る頭蓋骨を地球とみなし，ギリシャ神話で地球を支えている神様がatlasであることに由来している．また，第2頸椎は軸椎，第7頸椎は隆椎という．
2. 歯突起は第1頸椎の椎体であったものが，進化に伴って頭部の運動範囲を大きくするため，第2頸椎の椎体の上に癒合し，椎間円板もなくなって，関節に変化したと考えられる．正中環軸関節は1軸性の車軸関節であり，軸椎の歯突起を運動軸として環椎が回旋する．しかし，その動きはいくつかの靱帯で制限されているため小さい．
3. 横突起の基部には脳を栄養する重要な動脈である椎骨動脈が通る（正しくは第6頸椎の横突孔から上のみが普通で，第7頸椎の横突孔には椎骨静脈だけが通っている）．
4. 第7頸椎の棘突起は二又にはなっておらず，胸椎の棘突起と同じ形で，かつ長いのが特徴である．首を屈曲すると体表面に盛り上がり良く分かることから隆椎（りゅうつい）と呼ばれる．従って，他の椎骨を同定する目安となる．
5. 胸椎は12個あるが，これらの胸椎は12対の肋骨と関節し，1個の胸骨とともに胸郭を形づくる．
6. ヤコビー線，あるいは稜上平面と呼ばれる線上に第4腰椎の棘突起が位置する．これを目安

答 ①環 ②歯 ③横突 ④隆 ⑤肋 ⑥第4腰椎（L4） ⑦耳状 ⑧岬

に何番目の腰椎かを棘突起を触れることによって確認できる．

7. 仙骨と左右の寛骨とで骨盤が形づくられる．仙骨と寛骨との関節を仙腸関節と言う．動きの少ない平面関節である．動きからの関節分類（不動関節，半関節，可動関節）では半関節に分類される．
8. 仙骨底は仙骨の上面で，広くなったところ．岬角は骨盤計測のポイントとなる．

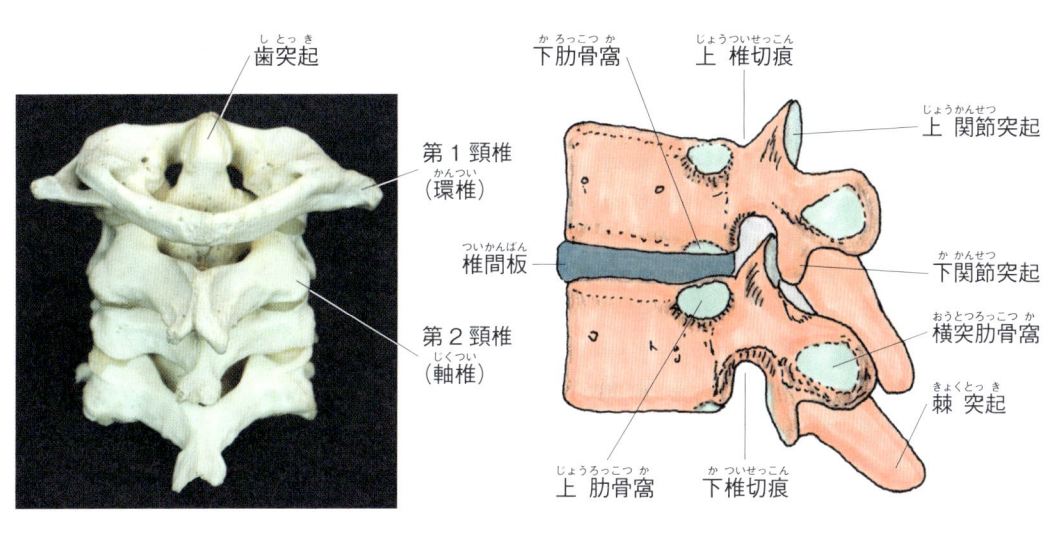

133-1　頸椎（後面）

133-2　胸椎

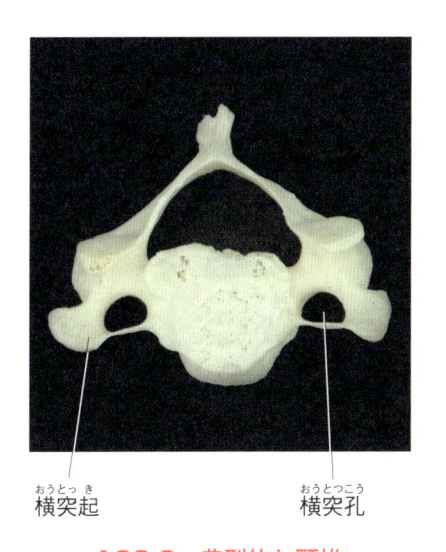

133-3　典型的な頸椎

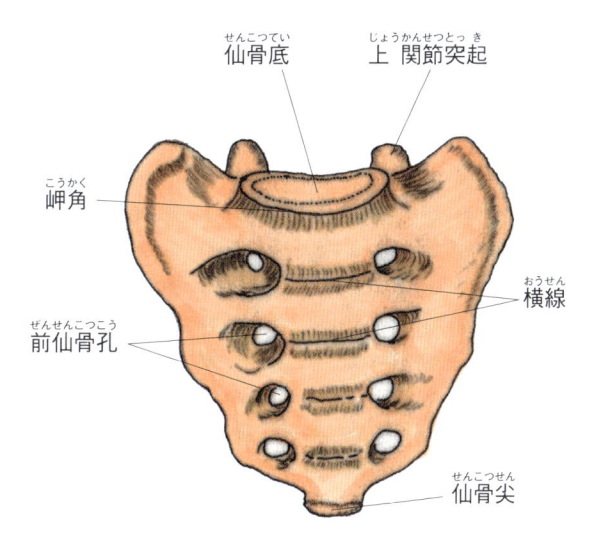

133-4　仙骨（前面）

骨格系

134 骨格系 上肢の骨 1

1 上肢の骨は，上肢帯骨と自由上肢骨に分けられる．

1. 上肢帯骨は，肩甲骨と（①　　）骨からなる．
2. 鎖骨は胸骨と（②　　）骨の間にある．
3. 鎖骨が肩甲骨と関節する骨端を（③　　）端という．
4. 肩甲骨背面にある肩甲棘は，外側に向かって膨らんだ肩峰に続く（④　　）棘である．
5. 肩甲骨には小胸筋や上腕二頭筋短頭が付着する（⑤　　）突起がある．

2 自由上肢骨は，上腕の骨，前腕の骨，手の骨に分けられる．

6. 上腕骨の上端には半球状の膨らみである上腕骨（⑥　　）がある．
7. 上腕骨大結節と小結節の間の溝は（⑦　　）溝である．
8. 上腕骨の下端には2つの関節面，滑車と（⑧　　）がある．
9. 上腕骨下端の内側上部には（⑨　　）顆が見られる．
10. 前腕の母指側にあるのは（⑩　　）骨である．
11. 尺骨の上端後部は，いわゆる肘を作る部分で（⑪　　）と呼ばれる．

解説

1. 上肢帯骨は肩甲骨と鎖骨からなり，体幹と自由上肢骨を結ぶ働きがある．
2, 3. 鎖骨には胸骨端と肩峰端があり，それぞれ胸骨の鎖骨切痕と肩甲骨の肩峰と関節する．
4. 肩甲棘によって肩甲骨背面は棘上窩と棘下窩に分けられる．肩甲棘は外側で幅広く広がった肩峰となる．
5. 烏口突起には，これらのほか，烏口腕筋が付着する．また，烏口鎖骨靱帯や烏口肩峰靱帯も付着する．烏口突起や肩峰と烏口鎖骨靱帯などは，肩関節の上方への脱臼を防ぐ役割がある．
6. 上腕骨の上端（近位端）である上腕骨頭には肩甲骨と関節する大きな関節面がある．
7. 結節間溝には上腕二頭筋長頭の腱が通る．
8. 上腕骨の下端（遠位端）には尺骨との関節面である滑車と，橈骨との関節面である小頭がある．
9. 内側上顆は前腕の屈筋群（手関節や指の関節を屈曲する筋）の起始部となる．また，外側上顆は前腕伸筋群の起始部となる．
10. 前腕の母指側，すなわち外側にあるのが橈骨．小指側，すなわち内側にあるのが尺骨である．
11. 尺骨上端は，前方から見ると大きく口を開けた蛇のように見える．この蛇の口の上顎にあ

答 ①鎖 ②肩甲 ③肩峰 ④肩峰 ⑤烏口 ⑥頭
⑦結節間 ⑧小頭 ⑨内側上 ⑩橈 ⑪肘頭

たるのが肘頭で下顎にあたるのが鉤状突起である.

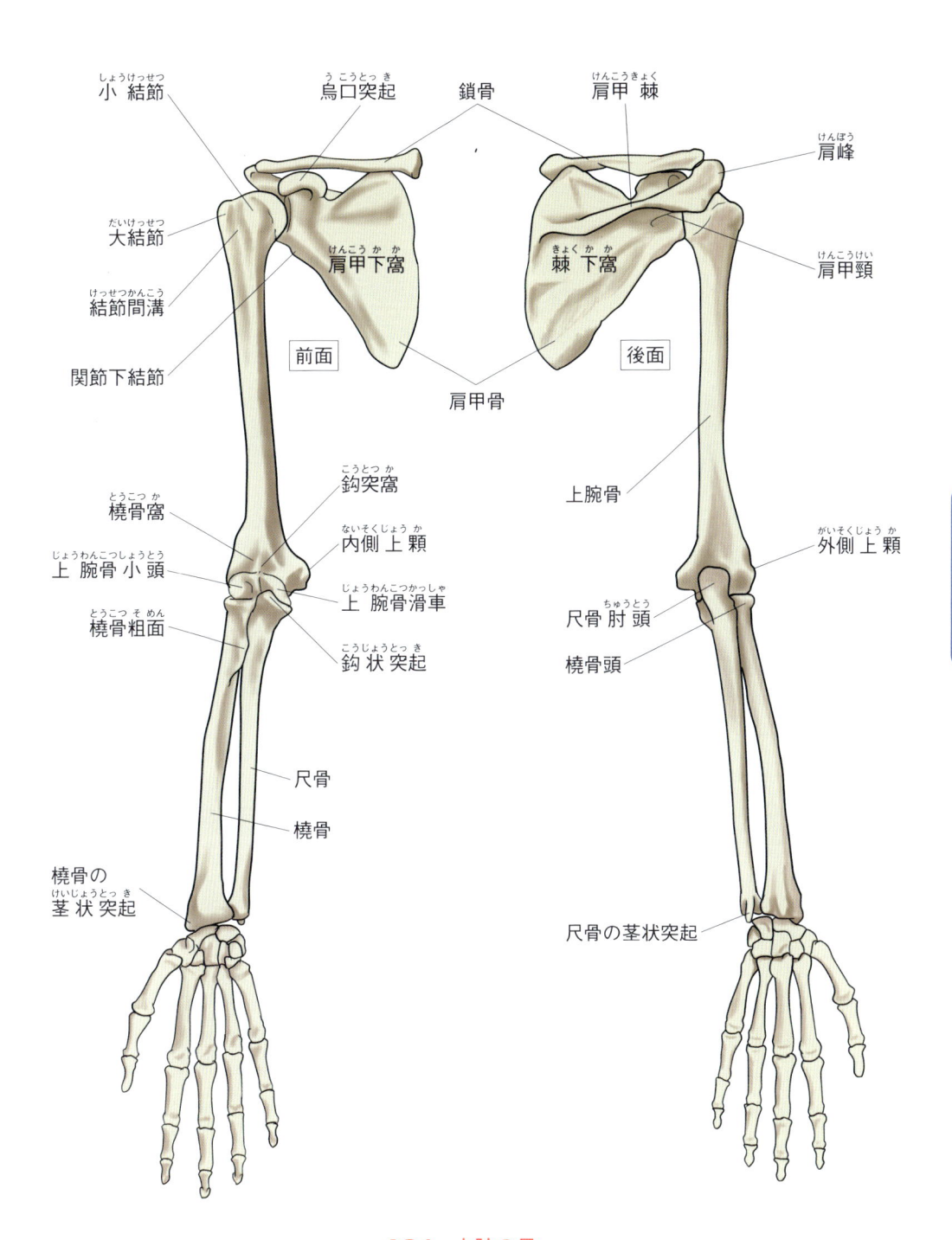

134　上肢の骨

135 骨格系 上肢の骨 2

1 橈骨の頭は近位端であり，尺骨の頭は遠位端である．

1. 橈骨頭の周囲には尺骨の橈骨切痕と関節する（①　　　）面がある．
2. 橈骨と尺骨の遠位端にはそれぞれ（②　　　）突起がある．
3. 橈骨粗面には（③　　　）筋が停止する．
4. 尺骨の肘頭には（④　　　）筋が停止する．

2 手の骨は，手根骨，中手骨，指骨（指節骨）に分けられる．

5. 手根骨の数は（⑤　　　）個である．
6. 中手骨の数は（⑥　　　）本である．
7. 一番母指側の近位手根骨は（⑦　　　）骨である．
8. 豆状骨は尺側手根屈筋の腱の中に発生した（⑧　　　）骨である．
9. 指には基節骨，中節骨，末節骨があるが，母指には（⑨　　　）がない．

解説

1. 尺骨近位端には橈骨頭の関節環状面と関節するための橈骨切痕があり，橈骨遠位端には尺骨頭の関節環状面と関節するための尺骨切痕がある．
2. それぞれ，橈骨の茎状突起，尺骨の茎状突起と表現しないと区別がつかない．
3. 橈骨頭の下方内側にある隆起で，上腕二頭筋の腱が停止する．上腕二頭筋は非常に強力な筋であるため，停止部には強い力がかかる．そのため，腱がしっかりと骨に付着するため，停止部は骨が隆起して骨を丈夫にしている．上腕二頭筋は肘関節を屈曲・回外する．
4. 尺骨肘頭の先端部には肘関節を伸展（伸ばす）上腕三頭筋が停止する．
5. 手根骨は8個あるが，近位の4個（近位列）と遠位の4個（遠位列）に分けられる．遠位列の4個は中手骨と関節する．
6. 中手骨の数は5本．手掌の大部分を形作る．
7. 近位手根骨は小指側から「父さんの月収」（豆状骨，三角骨，月状骨，舟状骨）と覚えると良い．遠位手根骨は母指側から「大小有有」（大菱形骨，小菱形骨，有頭骨，有鈎骨）と覚えると良い．
8. 骨格筋の腱の中に発生した骨を種子骨という．大部分の種子骨はゴマの種子のように小さいが，特に大きい豆状骨と膝蓋骨だけ，名前が付けられている．
9. 指の骨の間の関節は IP 関節（指節間関節）であるが，母指以外の指には基節骨，中節骨，末

答 ①関節環状　②茎状　③上腕二頭　④上腕三頭
⑤8　⑥5　⑦舟状　⑧種子　⑨中節骨

節骨と指節骨が3つあるため，IP関節はPIP関節（近位指節間関節）とDIP関節（遠位指節間関節）の2つに分けられる．

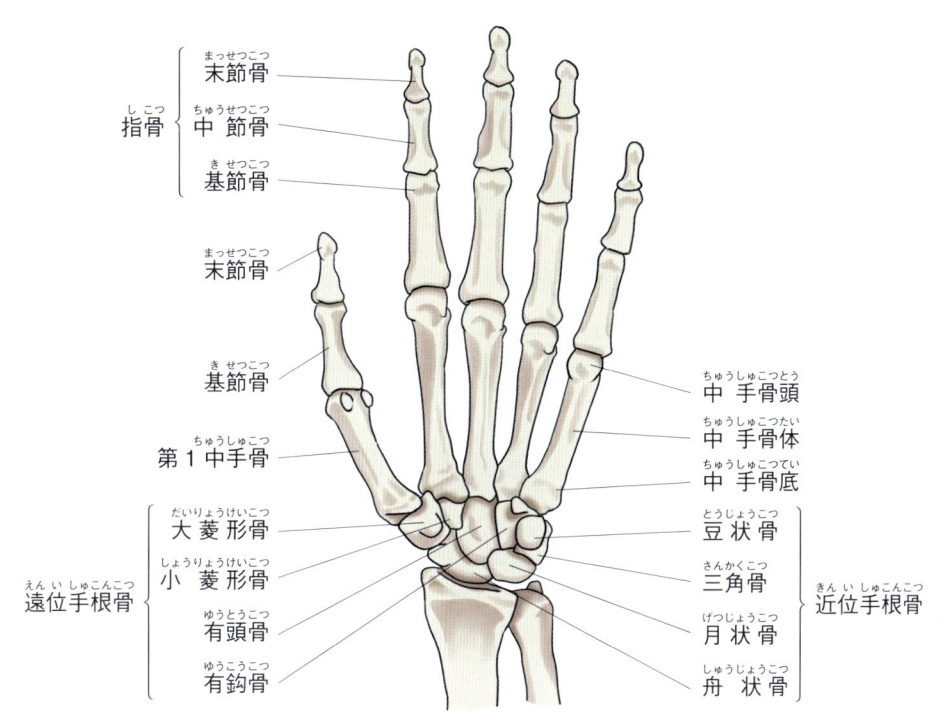

135-1 手の骨（1）（左手掌面）

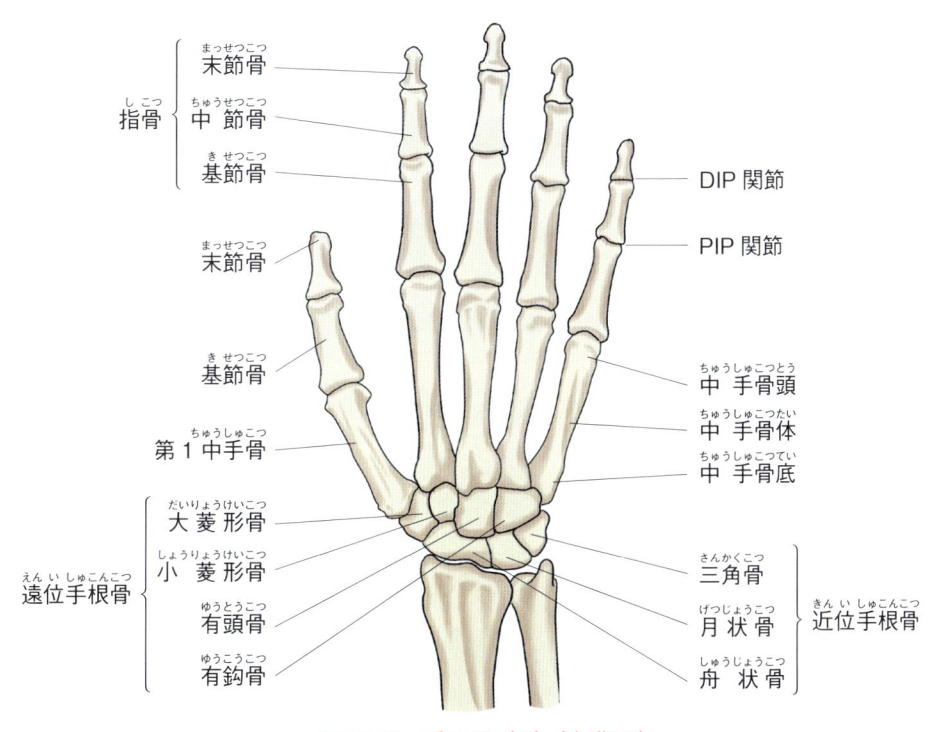

135-2 手の骨（2）（右背面）

骨格系

136 骨格系 下肢の骨 1

1 下肢の骨は，下肢帯骨と自由下肢骨に分けられる．

1. 下肢帯骨は1つの骨，（①　　）骨からなる．
2. 寛骨は発生的には，腸骨，恥骨，（②　　）骨からなる．
3. 寛骨の外側面には，大腿骨頭がはまり込む，（③　　）がある．
4. 寛骨には仙骨との関節面である（④　　）面がある．
5. 下後腸骨棘と坐骨棘の間の切れ込みを（⑤　　）切痕という．

2 大腿骨は人体で最大・最強の骨であるが，頸部骨折は良く見られる．

6. 自由下肢骨は大腿骨，（⑥　　）骨，脛骨，腓骨および足の骨からなる．
7. 大腿骨頭と大腿骨体との間には比較的長い（⑦　　）部がある．
8. 大腿骨近位端には大きな膨らみである大（⑧　　）が見られる．
9. 大腿骨小転子には（⑨　　）筋が停止する．
10. 大腿骨下端には膝蓋骨と（⑩　　）骨が関節する．

解説

1，2．大きな骨である1つの寛骨が，軸骨格である脊柱と自由下肢骨を結ぶ下肢帯骨である．寛骨は仙骨と大腿骨の間に位置する．寛骨は腸骨，恥骨，坐骨の3つの骨が癒合して出来る．

3．寛骨臼の内面は，大腿骨頭との関節面である月状面がある．寛骨臼全体が関節面ではないのは，大腿骨の頭には大腿骨頭靱帯が付着しており，寛骨臼全体が関節面であれば，この靱帯が関節面に挟まれるからである．この靱帯は，寛骨臼窩に収まっている．

4．寛骨の耳状面と仙骨の耳状面が関節する．耳状面は関節軟骨で覆われているが，平坦ではなくでこぼこしている．この関節は仙腸関節といわれ，平面関節に属すが，動きは非常に少ない．

5．大坐骨切痕は仙骨と坐骨棘との間に張る仙棘靱帯によって，大坐骨孔となる．大坐骨孔は骨盤腔と臀部との間の通路（血管や神経が通る）となっている．

6．膝蓋骨は大腿四頭筋の腱の中に発生した，人体最大の種子骨である．

7．大腿骨の頸部は長い．大腿骨頭は股関節の関節包の中にあり，骨膜に覆われていないため，骨折すると治癒しにくい．特に老人では転倒時に大転子を打ち付け，頸部骨折を起こすことが多く，寝たきりの原因ともなる．

8．大転子は，体表面からも良く観察できる．中殿筋が停止する．

答 ①寛 ②坐 ③寛骨臼 ④耳状 ⑤大坐骨
⑥膝蓋 ⑦頸 ⑧転子 ⑨腸腰 ⑩脛

9. 小転子には，大腰筋と腸骨筋を合わせた腸腰筋が停止する．
10. 大腿骨の下端には大腿骨顆と呼ばれる膨らみがあり，膝蓋骨と脛骨との関節面を持つ．腓骨は大腿骨とは関節しないことに注意すること．

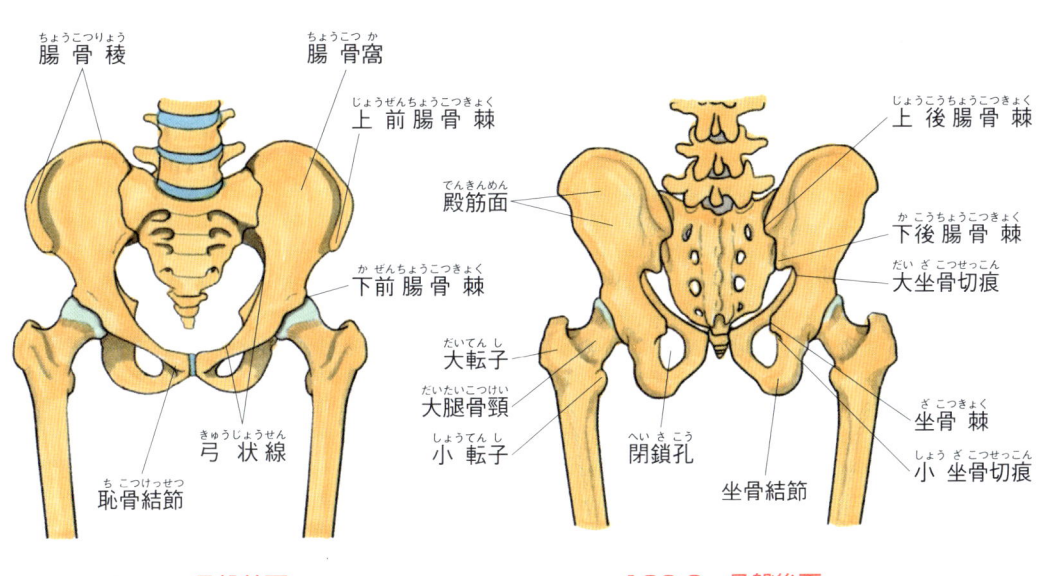

136-1　骨盤前面

136-2　骨盤後面

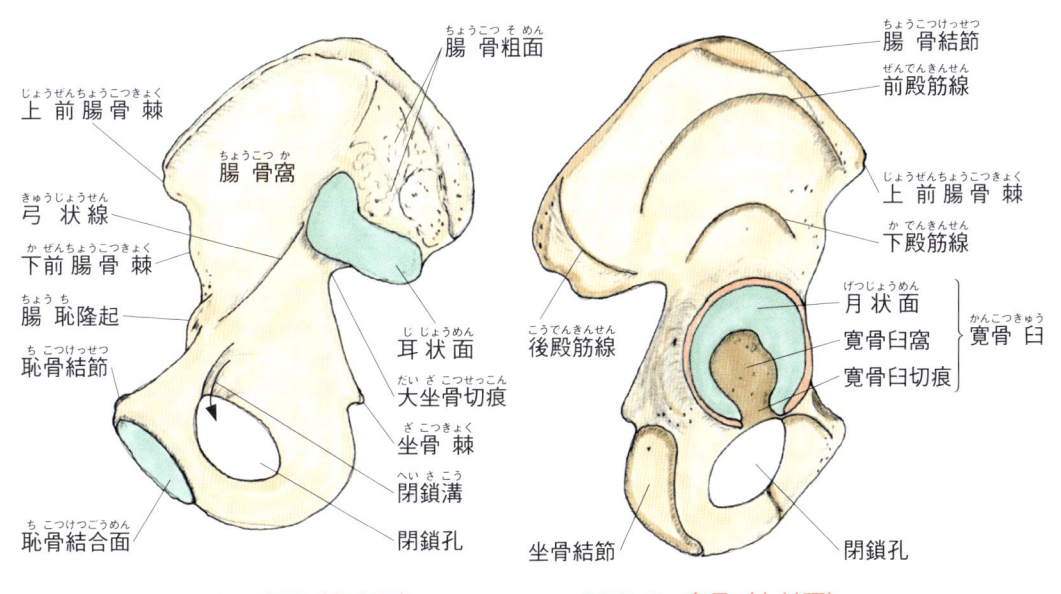

136-3　寛骨（右内面）

136-4　寛骨（右外面）

骨格系

251

137 骨格系 下肢の骨 2

1 下腿の外側には細い腓骨が，内側には太い脛骨がある．

1. 脛骨上端は上方に向かって広がっており，（①　　　）骨と関節する関節面がある．
2. 脛骨上端の上面には，内側と外側の関節面の間に（②　　　）隆起がある．
3. 顆間隆起の前方に見られる粗面を（③　　　）区という．
4. 脛骨上端の前面には膝蓋靱帯が付着する（④　　　）粗面が見られる．
5. 内くるぶしは脛骨の（⑤　　　）のことである．
6. 外くるぶしは腓骨の（⑥　　　）のことである．

2 足の骨は，足根骨，中足骨，趾骨（趾節骨）に分けられる．

7. 足の骨格は足根骨，中足骨，足指の骨からなるが，足根骨の数は（⑦　　　）個である．
8. 下腿骨と関節する足根骨は（⑧　　　）骨である．
9. 足根骨中最大の骨で，「かかと」を形づくるのは（⑨　　　）骨である．

解説

1. 脛骨の上端（近位端）には大腿骨の内側顆と外側顆が関節する脛骨の内側顆と外側顆がある．
2. 脛骨内側顆と外側顆の関節面の間にある隆起なので，顆間隆起と呼ぶ．
3. 顆間隆起の前方に見られる粗面を前顆間区といい，後方に見られる粗面を後顆間区という．前顆間区には前十字靱帯が付着する．後顆間区には後十字靱帯が付着する．
4. 大腿四頭筋の腱の中に種子骨である膝蓋骨が発生する．その為に，大腿四頭筋の腱は膝蓋骨より遠位は膝蓋靱帯と呼ばれるようになる．これは脛骨粗面に停止する．
5. 脛骨は下腿の2本の骨のうち，内側に位置する．従って，内くるぶしは脛骨の内果のことである．足底に行く動脈や神経は内果の後面を通る．
6. 腓骨は下腿の2本の骨のうち，外側に位置する細長い骨である．従って，外くるぶしは腓骨の外果のことである．長・短の腓骨筋腱は外果の後面を通って足に行く．
7. 手根骨の数は8個であるが，足根骨は7個の骨からなる．手根骨と同様に近位列と遠位列に分けられるが，舟状骨は中間に位置する．従って，近位の足根骨は距骨と踵骨で，遠位の足根骨は3つの楔状骨と立方骨である．遠位列の足根骨はいずれも中足骨と関節する．
8. 下腿骨，すなわち脛骨と腓骨に関節するのは距骨だけである．
9. 踵骨は後方に大きく突出して「かかと」を作っている．この部分を踵骨隆起という．踵骨隆

答　①大腿　②顆間　③前顆間　④脛骨　⑤内果　⑥外果　⑦7　⑧距　⑨踵

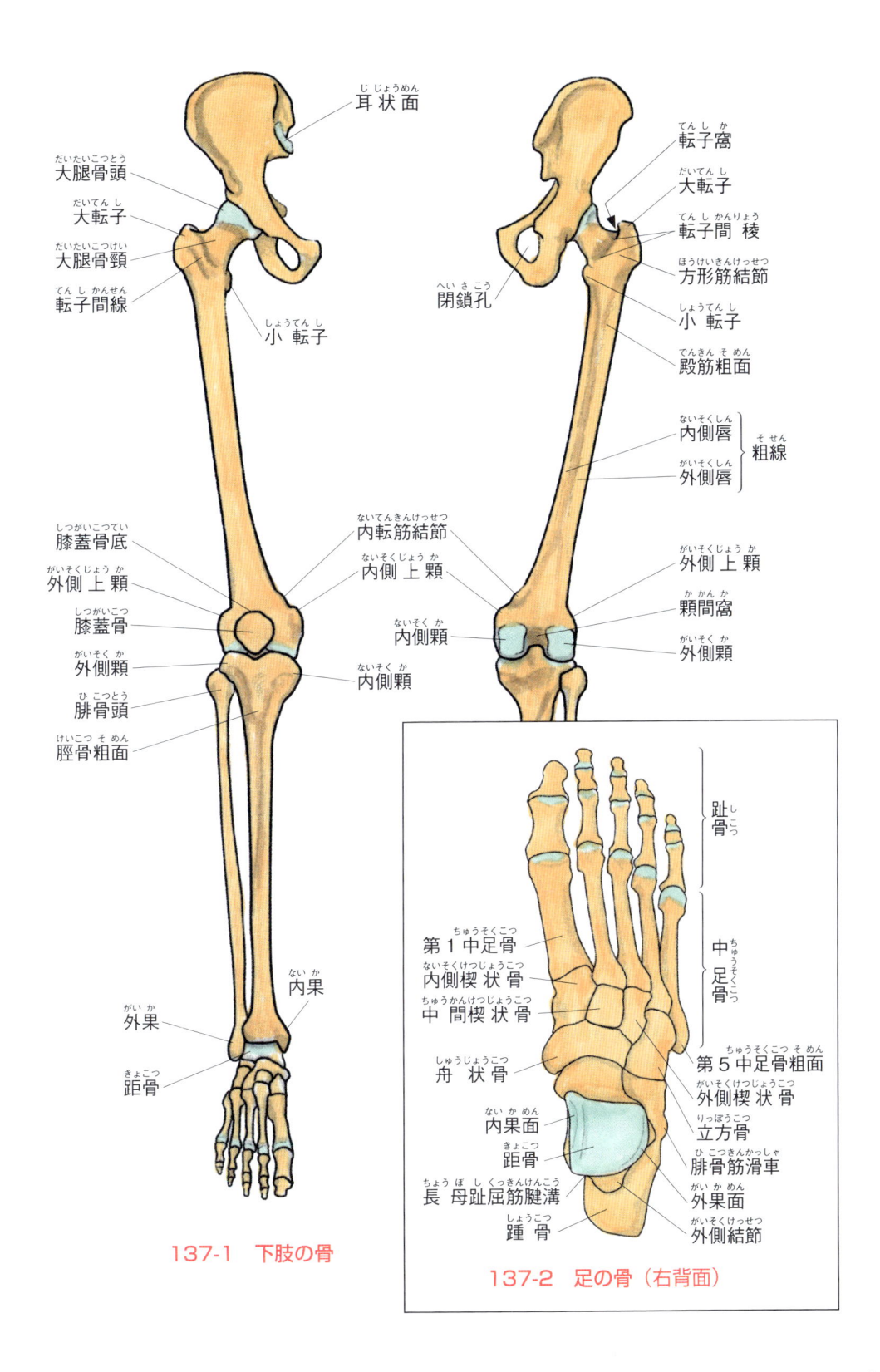

起の後上部には踵骨腱（アキレス腱）が付着する．

137-1　下肢の骨

137-2　足の骨（右背面）

骨格系

138 骨格系 胸郭と骨盤

1 胸郭は，12個の胸椎，12対の肋骨と肋軟骨，1個の胸骨で作られる骨格である．

1. 胸郭は内部に心臓や（①　　　）などを入れて保護している．
2. 胸郭の上方への開口部を胸郭（②　　　）口という．
3. 第8〜10肋軟骨は，それぞれ上の肋軟骨に連結して，全体として（③　　　）弓を作る．
4. 胸骨は柄，体，および（④　　　）突起の3部から成る．
5. 胸骨柄と体の間は前方に向かってわずかに突出し（⑤　　　）角を作る

2 骨盤は，左右の寛骨，仙骨，尾骨で作られる骨格である．

6. 骨盤は大骨盤と（⑥　　　）盤に分けられる．
7. 岬角から弓状線に沿って恥骨結合に至る線を（⑦　　　）線という．
8. 小骨盤の上方への開口部を骨盤（⑧　　　）口という．
9. 骨盤は男女差が大きく，特に（⑨　　　）角は女性の方が男性より大きい．
10. 産科的真結合線は岬角と（⑩　　　）の後面を結んだ線である．

解説

1. 胸郭は胸部内臓を保護するだけではなく，肝臓，膵臓，脾臓や消化管の上部および腎臓の一部などの腹腔内臓器も保護している．
2. 胸郭上口は胸骨柄，第1肋軟骨と肋骨および第1胸椎で囲まれた部分で，胸腔と頸部，上肢との交通する場所（部位）となっている．胸郭は胸腔から上部への出口にあたる場所で，胸郭出口とも言われる．
3. 1番目から7番目までの肋骨は，自分の肋軟骨で胸骨と連結している．8, 9, 10番目の肋軟骨は，それぞれ一つ上の肋軟骨に連結することで，間接的に胸骨と連結している．これらの肋軟骨をいわゆる，水落（みずおち）から斜め下方に体表から触れられるが，これを肋骨弓という．
4. 胸骨は胸郭の前部にある骨で，柄，体，剣状突起の3部からなる．3部は老齢まで骨癒合することは少ない．
5. ルイ角ともいう．側面に肋軟骨を介して，第2肋骨が連結するため，体表から何番目の肋骨かを知る目安となる．
6, 7, 8. 岬角から左右の弓状線に沿って恥骨結合に至る線を分界線というが，この線によっ

答　①肺　②上　③肋骨　④剣状　⑤胸骨（ルイ）　⑥小骨
⑦分界　⑧上　⑨恥骨下　⑩恥骨結合

254

て囲まれた部分は骨盤上口に相当する．この線より上方を大骨盤といい，下方を小骨盤と呼ぶ．
9. 骨盤腔には子宮があり，骨盤腔は胎児が娩出されるときの産道となるため，女性骨盤は男性骨盤に比べて，胎児が通過しやすいようになっている．その一つとして膣が開口する尿生殖三角の面積を広くするため，恥骨結合の下に作られる角度（恥骨下角）は女性では男性より大きい．また，骨盤腔全体の長さを少なく，かつ広くするために，骨盤腔面を構成する仙骨は高さが低く横幅が広くなっている．
10. 産科的真結合線は骨盤腔の中で最も狭いところであり，ここを胎児の頭が通過できるかどうかが重要となる．約 10.5cm 〜 12.0cm である．

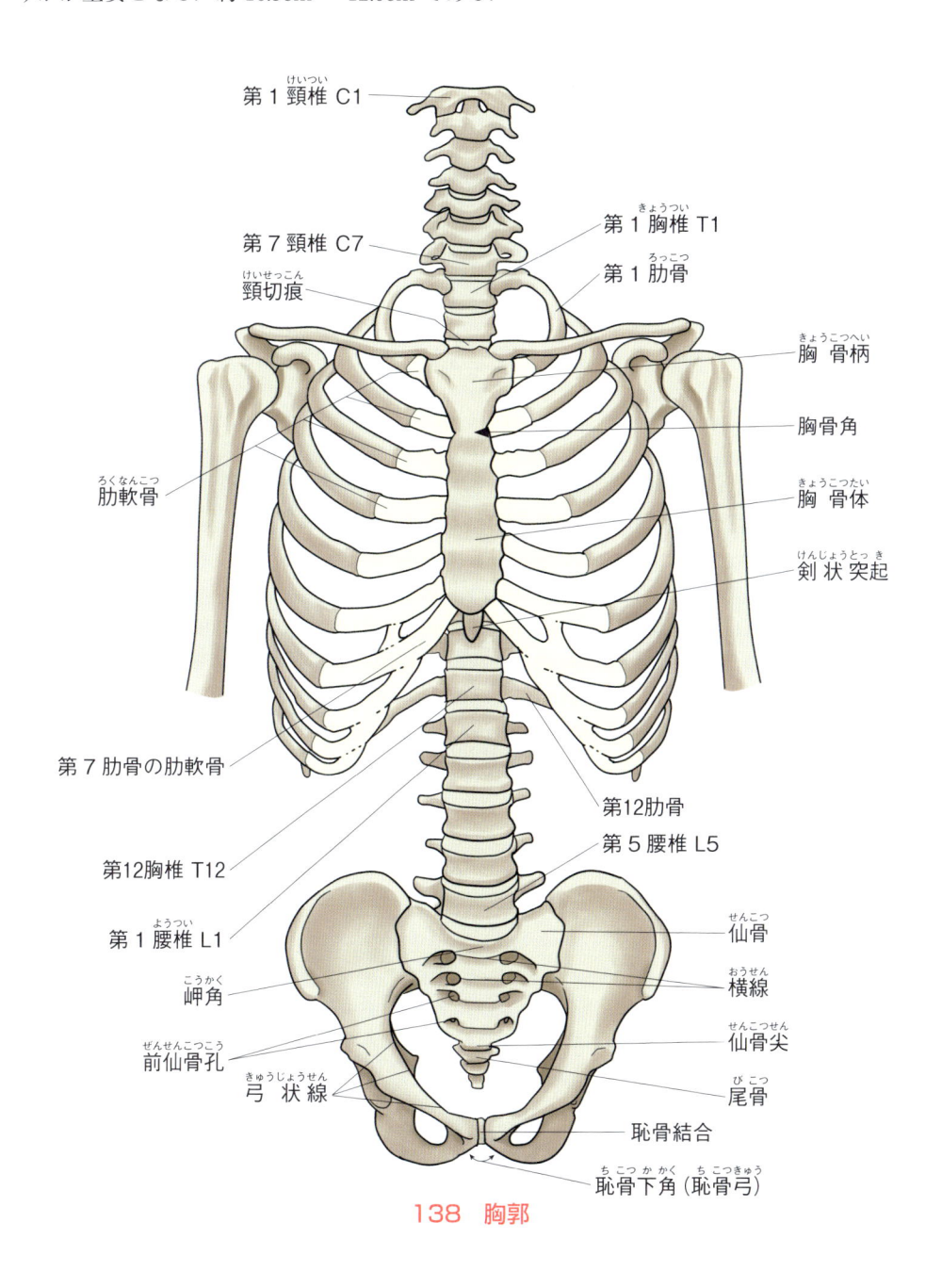

138 胸郭

骨格系

139 骨格系 頭蓋骨 1

1 頭蓋骨は脳頭蓋と顔面頭蓋にわけられる．

1. 脳をいれる頭蓋腔をつくる頭蓋骨を，（①　　　）頭蓋という．
2. 頭蓋骨は下顎骨を除いて（②　　　）で連結している．
3. 脳頭蓋を構成する骨で1対あるのは頭頂骨と（③　　　）骨である．
4. 顔面頭蓋を構成する骨で1つしかないのは舌骨，下顎骨と（④　　　）骨である．

2 頭蓋前面には大きな左右の眼窩と梨状口がある．

5. 頭蓋の前面には眼球とその付属器をいれる（⑤　　　）がある．
6. 頭蓋の前面中央部には鼻腔の開口部である（⑥　　　）口がある．
7. 鼻腔は（⑦　　　）隔によって左右に分けられている．
8. 鼻腔の側壁には骨の棚である3つの鼻（⑧　　　）がある．
9. 上顎骨の内部には副鼻腔の一つである（⑨　　　）洞がある．

解説

1. 頭蓋は多くの骨で構成される骨格で，頭蓋腔を作る脳頭蓋（神経頭蓋）と顔を形づくる顔面頭蓋（内臓頭蓋）からなる．舌骨は顔面頭蓋に分類されるが，他の骨とは離れて存在するので，頭蓋骨に分類しない場合もある．
2. 頭蓋骨は滑膜性連結(関節)で側頭骨と連結する下顎骨を除いて，線維性連結である縫合によって連結している．
3. 脳頭蓋を構成するのは，1つの前頭骨，後頭骨，蝶形骨，篩骨と1対（2個）ある頭頂骨と側頭骨である．
4. 顔面頭蓋を構成するのは，1対ある上顎骨，頬骨，鼻骨，下鼻甲介，口蓋骨，涙骨と，1つの鋤骨，下顎骨と（舌骨）である．
5. 眼窩は開口部が四角で奥に向かって狭くなった四角錐の窪みと理解され，上壁，下壁，外側壁，内側壁がある．
6. 鼻の形を作っているのは大部分，軟骨であり，骨だけにすると西洋ナシの形をした大きな開口部が出来る．
7. 鼻中隔は篩骨の垂直板と鋤骨，および軟骨からなる．鼻中隔は左右の何れかにゆがんでいることが多く，狭くなった鼻腔に鼻づまりが生じやすい．

答
①脳（神経）　②縫合（線維性連結）　③側頭　④鋤
⑤眼窩　⑥梨状　⑦鼻中　⑧甲介　⑨上顎

8. 鼻腔の側壁は上鼻甲介，中鼻甲介，下鼻甲介の3つの骨性の棚がある．上鼻甲介と中鼻甲介は篩骨の一部であるが，下鼻甲介は独立した骨である．
9. 鼻腔の周囲にある上顎骨，篩骨，蝶形骨と前頭骨の内部には，鼻腔と通じている空洞があり，空気が入っている．これらの空洞をまとめて副鼻腔という．

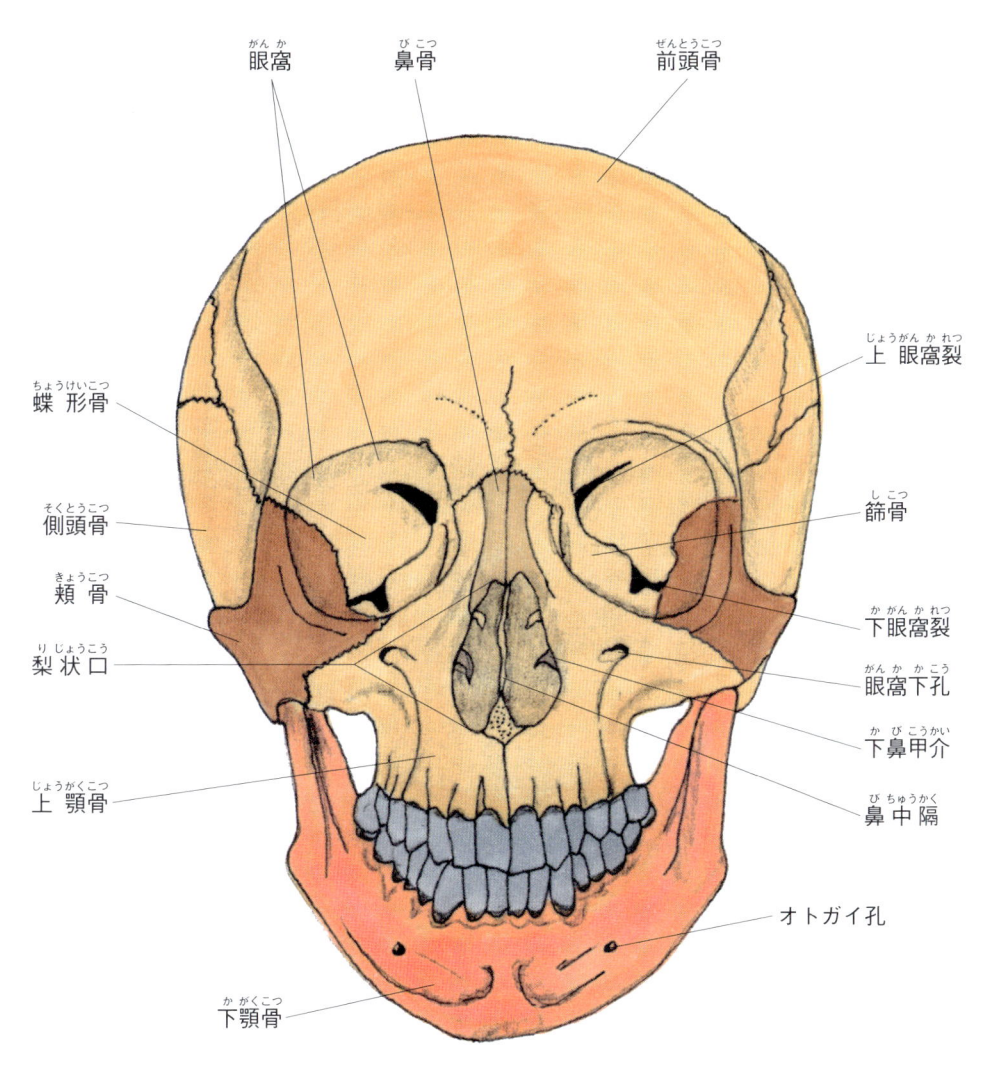

139　頭蓋前面

140 骨格系 頭蓋骨 2

1 頭蓋骨には神経や血管などを通す孔が多く開いている．

1. 下眼窩裂には正円孔，翼口蓋窩を通ってきた（①　　　）神経が通る．
2. 眼窩は鼻腔と（②　　　）管で交通している．
3. 篩骨の篩板には多くの小孔が開いているが，ここには（③　　　）神経が通る．
4. 卵円孔には三叉神経の枝である（④　　　）神経が通る．
5. 舌咽神経や迷走神経を通すのは（⑤　　　）孔である．
6. 脳の延髄の続きである脊髄は（⑥　　　）孔を通る．

2 頭蓋を構成する側頭骨の内部には平衡聴覚器が収められている．

7. 側頭骨の外側には外耳道につながる（⑦　　　）孔が開口している．
8. 外耳道の奥には鼓膜がありその奥は（⑧　　　）室となっている．
9. 内耳孔には内耳神経と（⑨　　　）神経が通る．

解説

1. 上顎神経は三叉神経第2枝である．三叉神経節で分かれた上顎神経は正円孔から翼口蓋窩に出て，下眼窩裂を通って眼窩に入る．眼窩の下に見られる眼窩下孔から出る眼窩下神経は上顎神経の続きである（図111を参照）．
2. 涙腺から分泌された涙は，眼球表面を潤した後，鼻涙管を通って鼻腔の下鼻道に流れ出る．
3. 篩骨の篩板にある小孔は前頭蓋窩と鼻腔との交通孔で，正しくは多くの嗅糸が通る．嗅糸とは20本ほどの細い神経であるが，これらをまとめて嗅神経（第1脳神経）という．従って篩骨の篩板の上に脳の一部である嗅球が載っている（図108を参照）．
4. 三叉神経は三叉神経節で3つの神経に分かれる．卵円孔を通るのは3番目の枝（第3枝）の下顎神経である．
5. 頸静脈孔には舌咽神経・迷走神経・副神経も通るが，頸静脈孔の前半分には脳からの静脈血を集める硬膜静脈洞の最終部であるS状静脈洞が来ており，S状静脈洞は頸静脈孔を出ると内頸静脈となる（図89を参照）．
6. 大孔は後頭骨に開いた大きな孔であるので，大後頭孔ともいう．大孔は下方では脊柱管に続く．脊髄のほか，脳を栄養する重要な血管である椎骨動脈や，副神経の脊髄根が通る．
7. 側頭骨外側面には外耳孔が開口している．外耳孔のすぐ後ろに見られる突起は乳様突起，外

答 ①上顎 ②鼻涙 ③嗅 ④下顎 ⑤頸静脈 ⑥大（後頭） ⑦外耳 ⑧鼓 ⑨顔面

耳孔のすぐ前に見られる関節窩は下顎骨との関節面で顎関節（側頭下顎関節）を形成する．
8．鼓膜の奥は鼓室という部屋で，中耳に属する．中にツチ骨，キヌタ骨，アブミ骨が入っている．
9．内耳神経は聴覚を伝える蝸牛神経（聴神経）と平衡覚を伝える前庭神経に分かれ，それぞれ内耳に行く．顔面神経も内耳孔から側頭骨錐体の中に入るが，顔面神経は細いトンネルである顔面神経管を通り，側頭骨底部の外表面にある茎乳突孔から出る．茎乳突孔は側頭骨の乳様突起と茎状突起の間に見られる孔である．

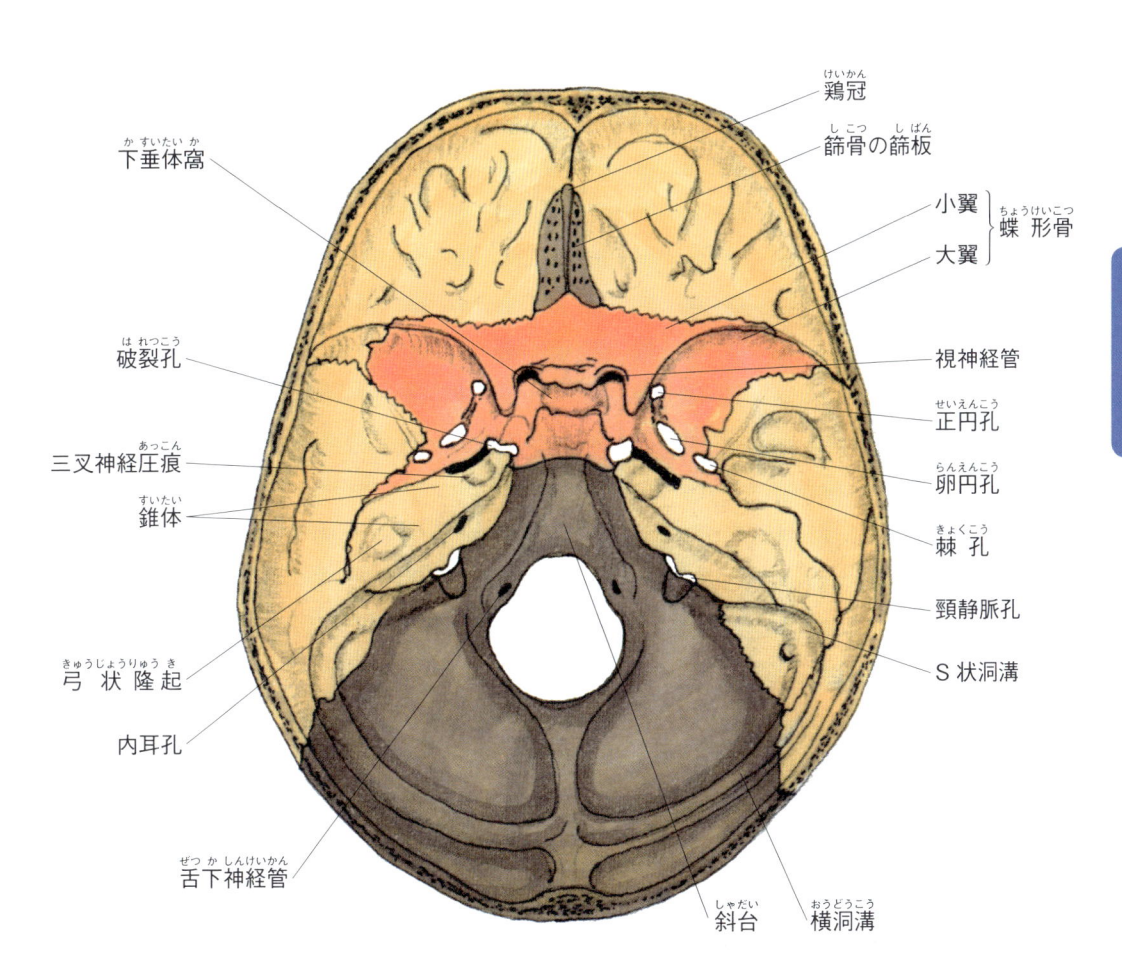

140　内頭蓋底

141 骨格系 頭蓋骨 3

1 下顎骨は頭蓋骨を構成する骨のうち唯一，動く骨である．

1. 下顎骨の関節突起は側頭骨と（①　　）関節を作る．
2. 顎関節には線維軟骨でできた（②　　）円板がある．
3. 下顎骨には，成体で16本の永久歯をいれる16個の（③　　）がある．
4. 下顎骨の中には神経と血管が通る（④　　）管がある．

2 新生児の頭蓋には泉門が見られる．

5. 頭蓋骨の上半分を（⑤　　）冠という．
6. 頭頂骨，前頭骨や後頭骨は（⑥　　）骨化により発生する．
7. 新生児の前頭骨と頭頂骨の間には（⑦　　）門が見られる．
8. 新生児の頭頂骨と後頭骨の間には（⑧　　）門が見られる．

解説

1. 下顎骨には側頭骨と関節するための関節突起と側頭筋が停止する筋突起がある．
2. 顎関節には厚い関節円板がある．関節円板があることで，関節円板上面と側頭骨の間，関節円板下面と下顎骨関節突起の間という2つの異なった動きをする関節を1つの関節で行うことを可能にしている．
3. 歯を抜いた場合，下顎骨にみられる凹みを歯槽（しそう）という．
4. 下顎管の入り口は下顎枝の内面にある下顎孔で，出口はオトガイ孔である．下顎管には下顎神経の枝である下歯槽神経と顎動脈の枝である下歯槽動脈が通る．これらの神経や血管は下顎の歯に分布している．オトガイ孔から出た後は，それぞれオトガイ神経，動脈となる．
5. 頭蓋冠は頭蓋の上半分の部分で，頭蓋腔の天井を作っている．頭蓋冠は眼窩上縁と外後頭隆起を結ぶ線で頭蓋骨を切断した場合，線より上の部分で，前頭骨，左右の頭頂骨および後頭骨の一部で作られている．
6. 頭蓋冠を構成している扁平骨である前頭骨，頭頂骨，後頭骨などは，膜性骨化により骨が発生する．四肢の骨は，まず軟骨が出来て，それが骨に置き換えられる軟骨内骨化によって発生する．
7. 新生児の頭蓋骨は完全に骨化しておらず，骨と骨の間には膜の部分がある．この膜の部分を泉門という．泉門のなかで，左右の頭頂骨と未だ1つの骨になっていない前頭骨の間にある大

答 ①顎（側頭下顎）　②関節　③歯槽　④下顎
⑤頭蓋　⑥膜性　⑦大泉　⑧小泉

泉門（前泉門）が一番大きい．1歳半くらいで閉じる．
8. 左右の頭頂骨と後頭骨の間にある泉門を小泉門（後泉門）という．出生後6カ月から1年くらいで閉じる．

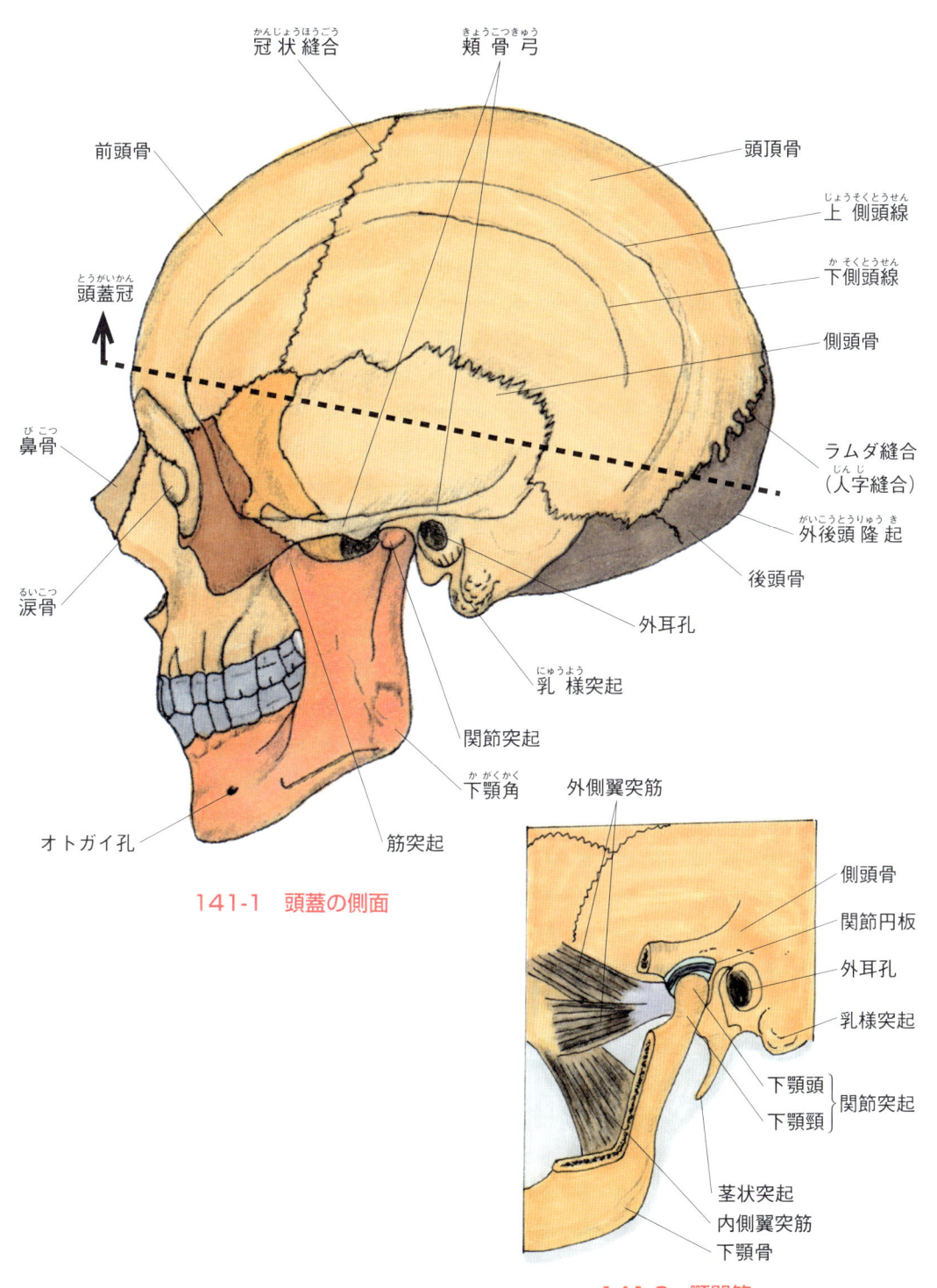

141-1 頭蓋の側面

141-2 顎関節

142 骨の連結様式

関節・靱帯

1　2個またはそれ以上の骨のつながりを骨の連結という．

1．連結は線維性，軟骨性および（①　　　）性連結の3種類に分類される．
2．頭蓋骨だけに見られる縫合は（②　　　）連結である．
3．軟骨性連結は，軟骨結合と（③　　　）結合に分けられる．
4．第一肋骨と胸骨は（④　　　）結合により連結されている．
5．隣り合う椎骨の椎体間は椎間板による（⑤　　　）結合により連結されている．

2　滑膜性連結を一般に関節という．

6．関節面の凸側を関節頭，凹側を（⑥　　　）という．
7．関節の周囲は（⑦　　　）で包まれている．
8．関節面を覆う関節軟骨は多くの場合（⑧　　　）軟骨で作られている．
9．関節腔内は（⑨　　　）膜から分泌された滑液で満たされている．
10．滑液の役割は関節面の摩擦を少なくしたり，（⑩　　　）軟骨を栄養したりすることである．

解説

1．骨と骨を結び付けている組織の種類によって線維性連結，軟骨性連結および滑膜性連結の3種類に分類される．
2．縫合は，骨と骨とが線維性結合組織で結合された連結であり，頭蓋だけに見られる．頭蓋の内外面を覆う骨膜と，連結する骨間にあるごくわずかな結合組織（縫合靱帯）によって連結されている．動きはほとんどできない．
3．軟骨結合は骨と骨とが軟骨で結合されたもの．軟骨には弾性があるため，わずかの運動が可能である．軟骨の種類によって軟骨結合（硝子軟骨による結合）と線維軟骨結合（線維軟骨による結合）に分けられる．
4．第一肋骨と胸骨は硝子軟骨である肋軟骨で連結された軟骨結合である．
5．脊柱の各椎体間に見られる椎間円板（椎間板）は，中心部の髄核を線維軟骨が包んだ構造をしている．第1頸椎と第2頸椎の間と完成した仙骨や尾骨を除いて，椎体は椎間板で連結されている．
6．関節面は一方が凸で，他方は凹のことが多い．凸の側を関節頭と呼び，凹の側を関節窩と呼

答　①滑膜　②線維性　③線維軟骨　④軟骨　⑤線維軟骨
　　　⑥関節窩　⑦関節包　⑧ガラス（硝子）　⑨滑　⑩関節

7. 骨を包んでいる骨膜は，関節部では骨から離れ，関節を囲む線維性の関節包となっている．
8. 関節面は，通常，硝子軟骨からなる関節軟骨に覆われ，極めて平滑である．例外的に胸鎖関節，肩鎖関節，顎関節の関節軟骨は線維軟骨である．
9, 10. 関節包の内面を構成している膜．関節軟骨の表面は覆わない．滑膜で囲まれたところを関節腔という．滑膜は血管に富む結合組織からなり，滑液の分泌と吸収をする．滑液は卵白のような液で，ヒアルロン酸と糖タンパク質が多い．滑液は関節面の摩擦を軽減させると共に，血管を持たない関節軟骨に栄養を補給している．

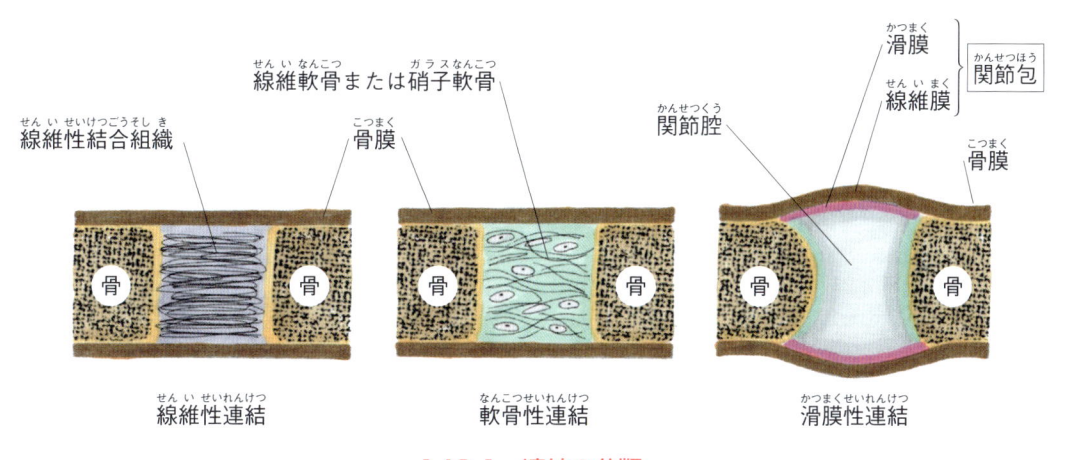

142-1 連結の分類

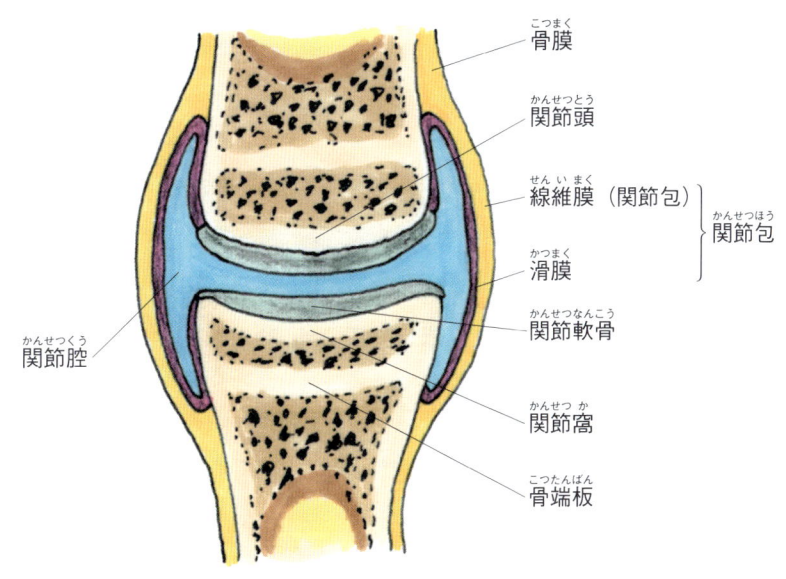

142-2 関節の一般構造

143 関節の分類・関節の構造

関節・靱帯

1 関節は構成する骨の数，運動軸の数，および関節の形から分類される．

1. ２つの骨で形成される関節を（①　　　）関節という．
2. 手指の骨の間の関節（指節間関節）の運動軸は（②　　　）である．
3. 肩関節はその形から，（③　　　）関節に分類されている．
4. 指節間関節はその形から，（④　　　）関節に分類されている．

2 靱帯とは骨と骨を結ぶ結合組織である．

5. 関節を安定させるため，関節の周囲には（⑤　　　）が見られる．
6. 靱帯を作るのは多くの場合，腱と同じく（⑥　　　）線維である．
7. 関節面の間に線維軟骨の板である関節円板や（⑦　　　）が見られることがある．
8. 関節円板を持つ関節としては顎関節や（⑧　　　）関節などがある．
9. 関節円板は血管分布が乏しく，また表面は関節軟骨と同じく（⑨　　　）膜に覆われていない．

解説

1. 関節は①構成する骨の数，②関節の運動軸の数，③関節面の形態などによって分類されている．３個以上の骨より構成される関節は複関節といわれる．
2. 指節間関節では運動軸が１で，１方向のみの運動が可能であるので一軸性関節といわれる．
3. 肩関節は関節頭が半球状の凸面で，それを受ける関節窩が凹面をなしており，関節窩が浅いためきわめて自由で広い可動性を持った多軸性関節である．このような形をした関節を球関節という．
4. 手の指の間の関節は，一方の関節面には溝（導溝）があり，他方の関節面には隆起（導稜）がある．この溝と隆起により関節運動の方向が規制される一軸性関節である．このような形をした関節を蝶番関節という．
5. 靱帯は，骨と骨を結合する強靱な密生結合組織である．滑膜性の連結は可動性に富む反面，結合が不十分である．その結合力を補うため，多くの靱帯が関節にそなわっている．
6. 靱帯は密生結合組織で作られている．多くの靱帯は膠原線維（コラーゲン線維）で作られているが，項靱帯のように弾性線維で作られている靱帯もある．
7, 8. 線維軟骨性の板が，関節面の間にはさまっていることがある．その板が完全に関節腔を

答 ①単 ②１ ③球 ④蝶番 ⑤靱帯 ⑥コラーゲン（膠原）
⑦関節半月 ⑧胸鎖 ⑨滑

二分している時はこれを関節円板（例：顎関節，胸鎖関節，下橈尺関節）といい関節腔を不完全に二分している時には関節半月（例：膝関節）と呼ぶ．

9. 関節円板や関節半月は血管分布が乏しく，また，その表面には滑膜がない．これらへの栄養補給は，滑液を介して行われる．

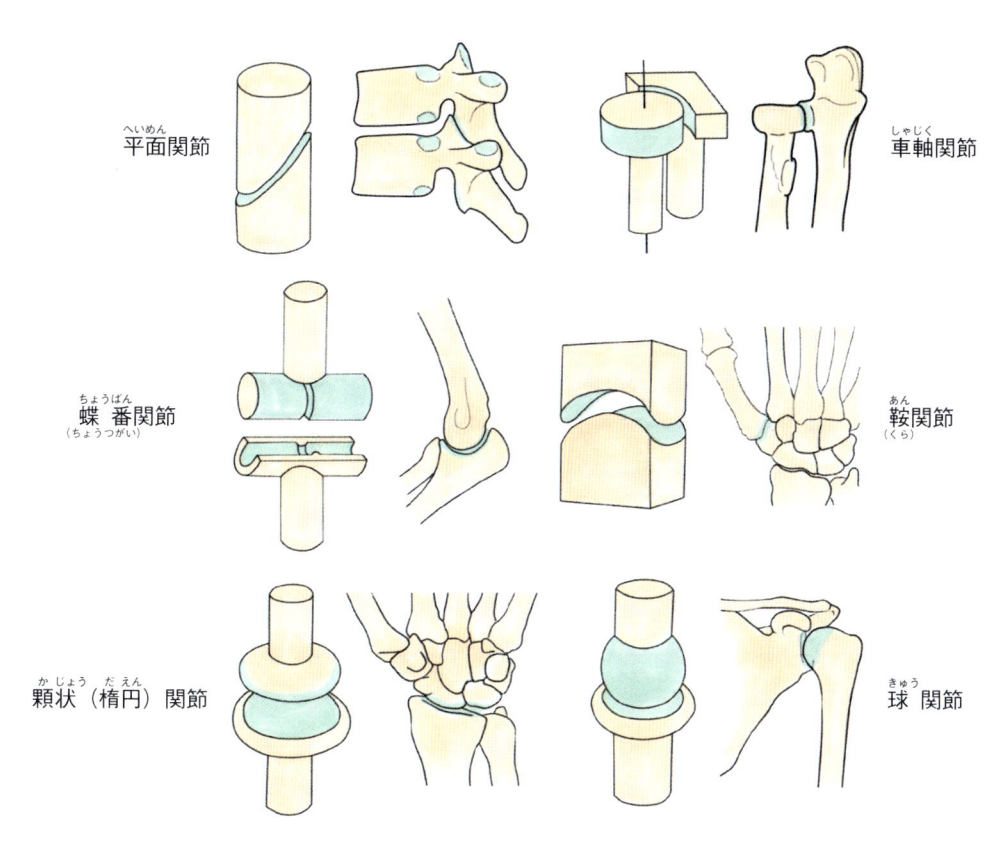

143 関節の分類（関節の面の形態による分類）

144 頭頸部・脊柱・骨盤の関節

関節・靱帯

1 頭蓋骨を支えて頭部の動きを可能にするのは脊柱の頸部である．

1. 後頭骨と第一頸椎の間の関節を（①　　　）関節という．
2. 環軸関節は２つの外側環軸関節と１つの（②　　　）関節からなる．
3. 隣り合う椎骨の椎体間には（③　　　）がある．
4. 椎間関節は形態からは（④　　　）関節である．
5. 脊柱の動きから見て一番大きいのは（⑤　　　）領域である．

2 骨盤を作る寛骨と仙骨は関節で，左右の寛骨は線維軟骨結合で連結している．

6. 寛骨と仙骨はそれぞれの（⑥　　　）面で関節している．
7. 仙腸関節は，形からは（⑦　　　）関節に分類されている．
8. 左右の恥骨間の連結は（⑧　　　）円板による線維軟骨結合である．
9. 寛骨の閉鎖孔は大部分（⑨　　　）膜で閉ざされている．
10. 腸骨の上前腸骨棘と恥骨の恥骨結節の間には（⑩　　　）靱帯が張る．

解説

1. 環椎外側塊上面にある上関節窩と後頭骨の後頭顆の関節で左右１対あり，楕円関節に属する．
2. 頭部は，正中環軸関節の椎椎の歯突起を軸として回転する．正中環軸関節は車軸関節である．
3. 椎間板は椎骨を連結する働きとともに，脊柱にかかる重力を吸収する役割や，少しの軟らかさがあるため，脊柱に可動性を与える働きがある．
4. 上関節突起と下関節突起との間に椎間関節（滑膜性連結）をつくっている．椎間関節は平面関節である．
5. 脊柱全体の動きは，各椎骨間の動きが総合されたものである．各椎骨間の動きは小さくとも，全体としては大きな動きとなる．頸椎領域は何れの動きにおいても最も可動域が大きい．
6. 仙骨の耳状面と，腸骨の耳状面が平面関節により関節している．
7. 仙腸関節の関節面は不規則であるが，わずかの滑り運動だけか可能なので平面関節に分類されている．仙腸関節はしばしば半関節であると言われるが，これは関節の動きからの不動関節，半関節，可動関節の分類によっている．半関節は「わずかに動く関節」の意味である．
8. 恥骨結合は，線維軟骨の板である恥骨間円板で連結された，線維軟骨結合である．

答　① 環椎後頭　② 正中環軸　③ 椎間(円)板　④ 平面
　　　⑤ 頸椎　⑥ 耳状　⑦ 平面　⑧ 恥骨間　⑨ 閉鎖　⑩ 鼠径

9. 閉鎖孔には一部，閉鎖膜の張らない所があり，閉鎖管となっている．骨盤腔と大腿内側部との通路となっている．閉鎖動静脈と閉鎖神経が通る．
10. 鼠径靱帯の下は，腹腔および骨盤腔と大腿前面との交通孔で，外側半分に作られる筋裂孔には大腰筋，腸骨筋と外側大腿皮神経と大腿神経が通り，内側の血管裂孔には大腿動静脈とリンパ管が通る．

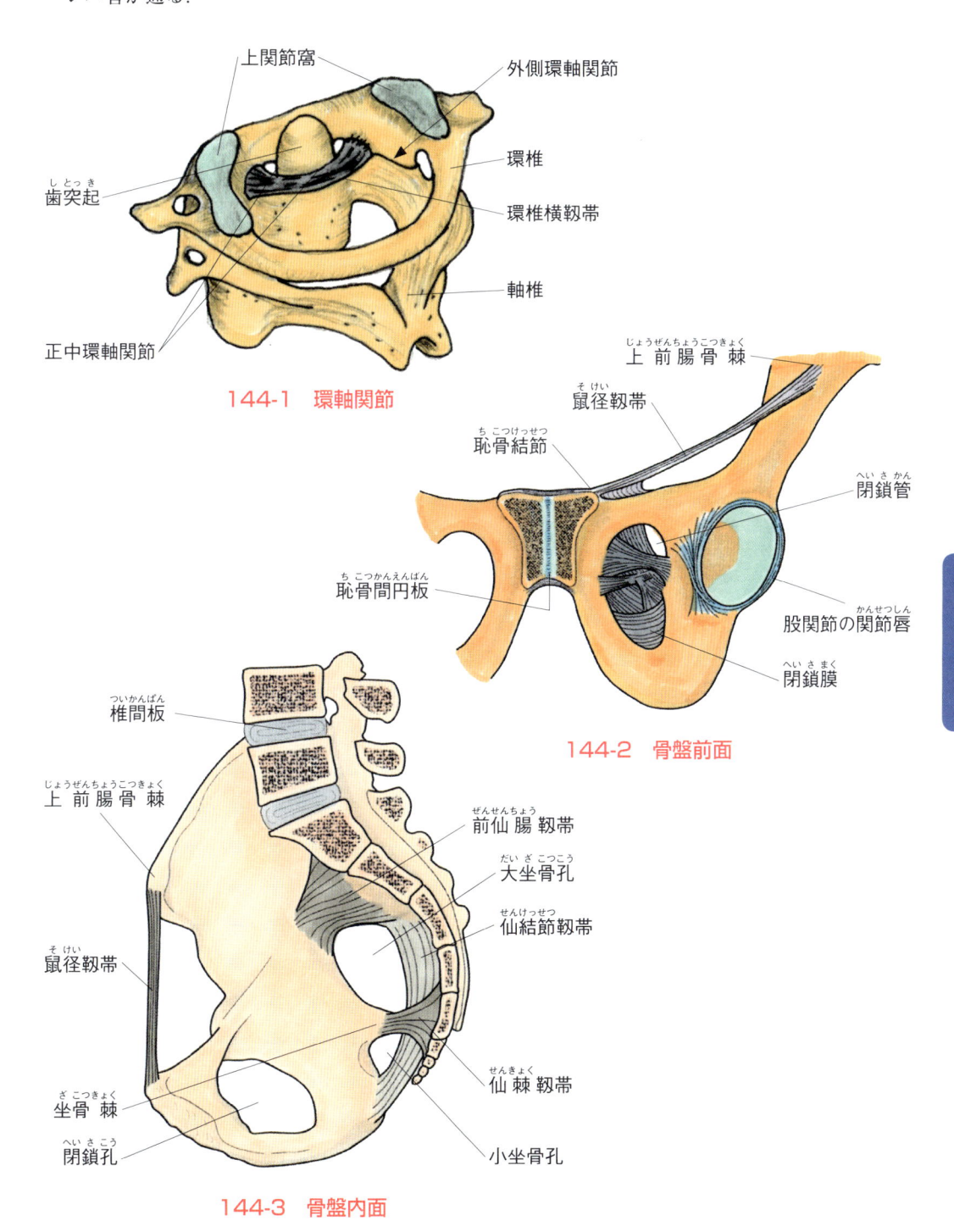

144-1 環軸関節

144-2 骨盤前面

144-3 骨盤内面

関節・靱帯

145 上肢帯と上肢の関節

関節・靱帯

1 鎖骨は胸骨と第1肋軟骨，および肩甲骨と関節する．

1. 鎖骨，胸骨，第1肋軟骨でつくられるのは（①　　　）関節である．
2. 鎖骨と胸骨の間にある（②　　　）板は，鎖骨の運動を大きくしている．
3. 鎖骨と肩甲骨との間に作られるのは（③　　　）関節である．
4. 肩関節は上腕骨と（④　　　）骨で作られる．

2 肩関節は非常に可動域の大きい球関節である．

5. 上肢を前方に上げる運動を肩関節の（⑤　　　）という．
6. 上肢を外方に上げる運動を肩関節の（⑥　　　）という．
7. 肘関節は上腕骨，橈骨および（⑦　　　）骨で作られる関節である．
8. 前腕の2本の骨の間の関節を（⑧　　　）関節という．
9. 肘を90°屈曲して，手のひらを上に向ける運動を（⑨　　　）という．

解説

1. 胸鎖関節は鎖骨の胸骨端と胸骨柄の鎖骨切痕および第1肋軟骨の上面とで構成される鞍関節である．
2. 胸鎖関節では前後方向，上下方向，および回旋運動が可能で，肩の運動の中心となっている．鎖骨と胸骨の間にある関節円板は，鎖骨の運動を大きくしている．
3. 肩鎖関節は，鎖骨の肩峰端と肩甲骨の肩峰との間に作られる関節で，平面関節である．この関節は肩鎖関節とは離れているが，鎖骨と肩甲骨の烏口突起を結ぶ強い靱帯である烏口鎖骨靱帯で補強されている．
4. 肩関節は肩甲骨の関節窩と上腕骨頭の関節面とで作られる球関節である．
5. 上肢を前方に動かす運動を屈曲，反対の運動を伸展という．このときの運動軸は，両肩を結ぶ軸である．
6. 上肢を外側に向かって上げて行く運動を外転，反対の運動を内転という．このときの運動軸は，肩を前から後ろに向かって貫く軸である．これ以外に，上腕骨の中央を上から下に向かって貫く軸に沿って，上腕骨を回転させる運動を，上腕骨の回旋と呼び，内旋と外旋がある．従って肩関節の運動軸は3つある．
7. 肘関節は，肘の屈曲・伸展だけが可能な蝶番関節である．

答　①胸鎖　②関節円　③肩鎖　④肩甲　⑤屈曲　⑥外転　⑦尺　⑧橈尺　⑨回外

8. 橈骨と尺骨のそれぞれ上端と下端に関節があり，それぞれ上橈尺関節，下橈尺関節という．いずれも1軸性（単軸性）の車軸関節である．
9. 手のひらを上に向ける運動を回外，下に向ける運動を回内という．肘を直角に曲げるのは，上腕骨の回旋運動を起こさせないためである．

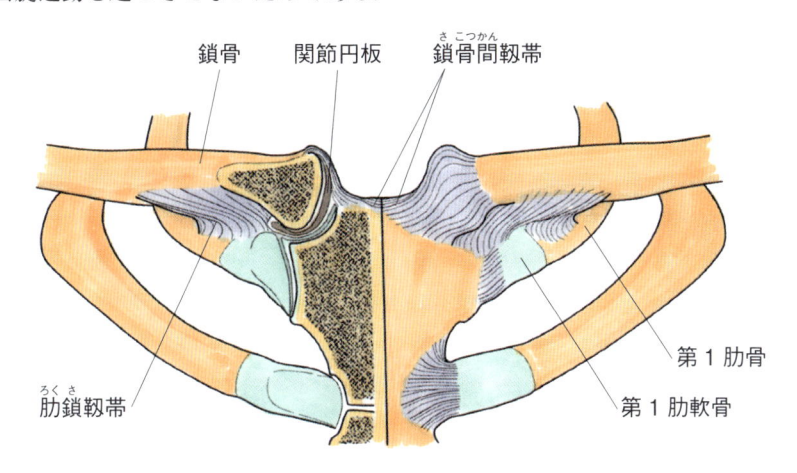

145-1　胸鎖関節

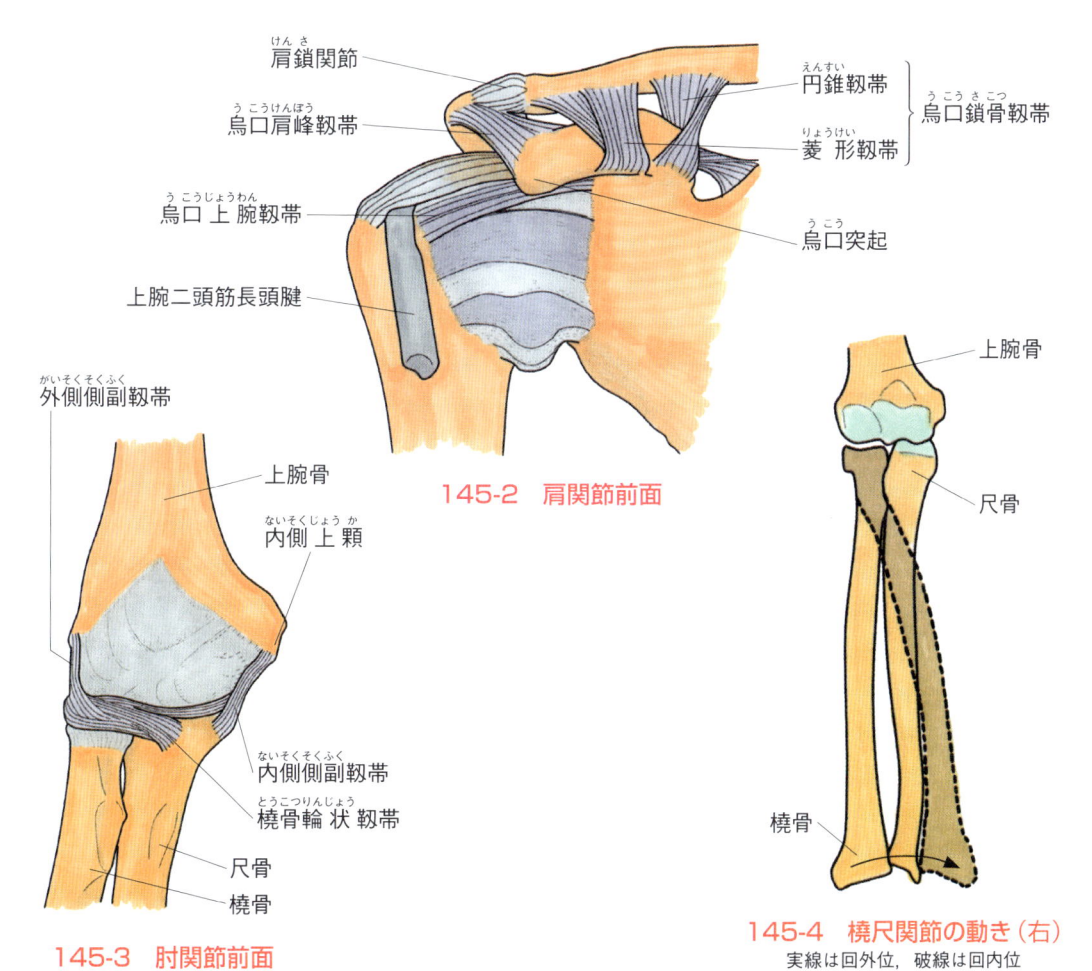

145-2　肩関節前面

145-3　肘関節前面

145-4　橈尺関節の動き（右）
実線は回外位，破線は回内位

関節・靱帯

146 手関節・手の関節

関節・靱帯

1 手関節は橈骨手根関節といわれるように尺骨は参加していない．

1. 手関節は（①　　）関節に分類される．
2. 尺骨と手根骨は（②　　）板により隔てられている．
3. 手関節の橈側と尺側はそれぞれ外側と内側の（③　　）靱帯で補強されている．
4. 手関節では屈曲・伸展と（④　　）が可能である．

2 手の関節では母指の動きが特徴的である．

5. 手根骨の近位列の骨と遠位列の骨との間を（⑤　　）関節という．
6. 第1中手骨と大菱形骨との間は（⑥　　）関節に分類されている．
7. 第3指のMP関節では，屈曲・伸展の他（⑦　　）運動が出来る．
8. 母指のMP関節での運動は（⑧　　）だけである．
9. 母指以外のIP関節は近位と（⑨　　）位のIP関節がある．

解説

1. 橈骨下端の関節面と，それに連続して尺側にある関節円板を関節窩とし，舟状骨，月状骨，三角骨を関節頭とした楕円関節である．
2. 尺骨と手根骨は関節円板により隔てられているので，尺骨はこの関節には参加していない．また，近位手根骨のうち，豆状骨も参加していない．
3. 橈骨と尺骨の茎状突起から手根骨の間に，外側と内側の手根側副靱帯がある．これらは手関節の橈側と尺側を補強している．
4. 手関節（橈骨手根関節）は楕円関節であり二軸性で，掌屈（屈曲），背屈（伸展）と橈屈（外転），尺屈（内転）が可能である．また，その複合運動である，分回し運動も行える．
5. 橈側では舟状骨が凸となって大菱形骨，小菱形骨と関節し，尺側では有頭骨と有鈎骨が凸となって舟状骨，月状骨，三角骨と関節している．関節腔は，手根の中央をS字状にうねっている．
6. 第1中手骨と大菱形骨との間を母指の手根中手関節（母指のCM関節）といい，典型的な鞍関節である．
7. 中手指節関節（MP関節）は骨だけで見た場合，この関節は球関節である．しかし，靱帯などにより，回旋はできないので顆状関節に分類されている．よって，屈曲と伸展，外転と内転，それらの複合運動が行える．MP関節での外転・内転は第3指の中央を通る線から離れる運動

答 ①楕円　②関節円　③手根側副靱帯　④内転・外転
⑤手根中央　⑥鞍　⑦内転・外転　⑧屈曲・伸展　⑨遠

が外転で，近づく運動が内転である．従って，第3指は母指側にも小指側にも外転する．

8．母指のMP関節での運動は屈曲と伸展だけであり，母指の外転と内転（解剖用語ではそれぞれ伸展と屈曲）はCM関節で行われる．

9．指節間関節は略してIP関節という．各指の指節骨間の関節で，蝶番関節である．

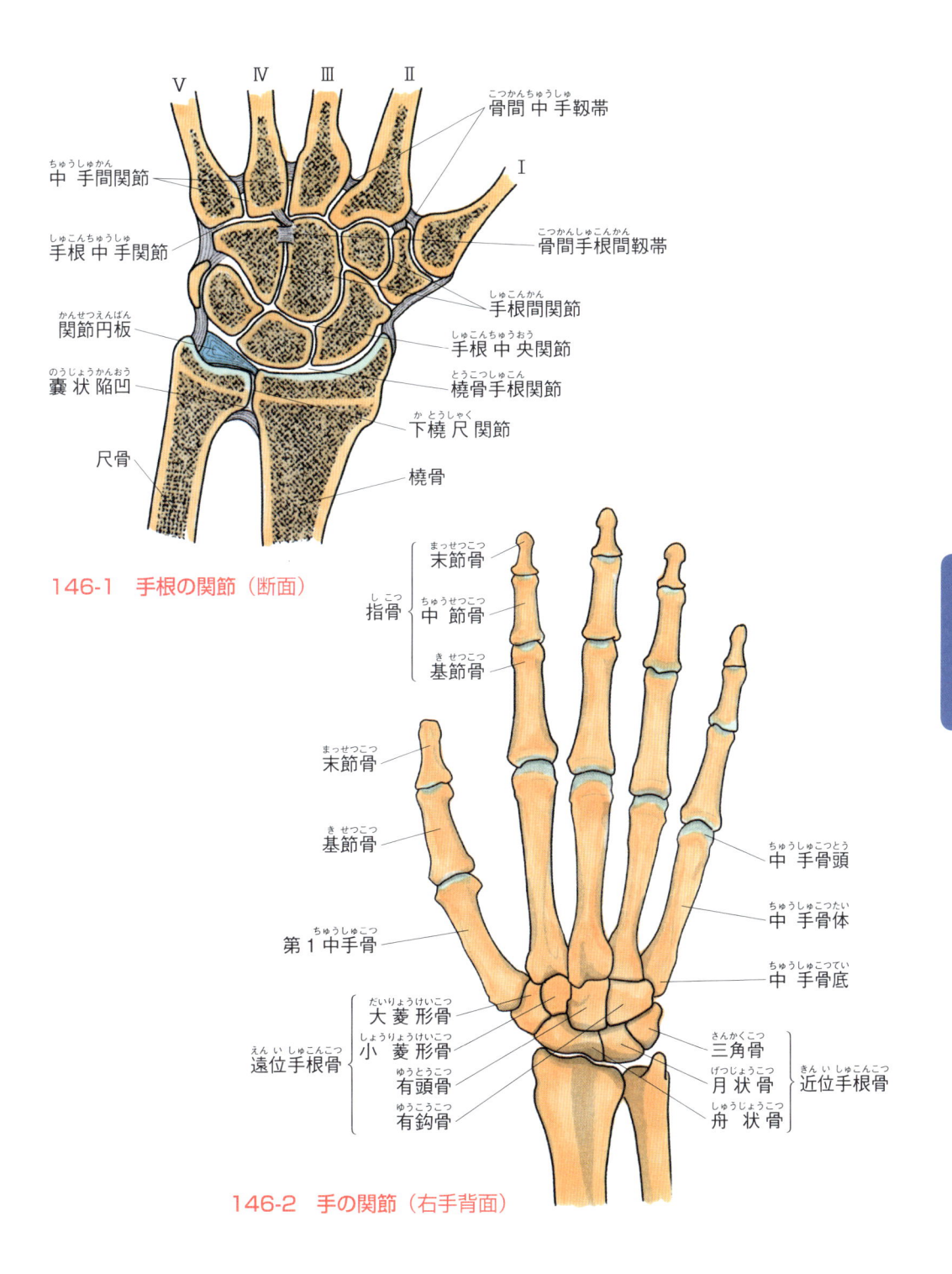

146-1　手根の関節（断面）

146-2　手の関節（右手背面）

147 股関節と膝関節

1 股関節は肩関節に比べてはるかに安定性が高い．

1. 股関節は寛骨の寛骨臼と大腿骨頭でつくられる（①　　　）関節である．
2. 股関節を作る大腿骨頭には（②　　　）靱帯が付着している．
3. 寛骨臼の周囲は，線維軟骨でできた（③　　　）で保護されている．
4. 大腿を前方に上げる運動を股関節の（④　　　）という．

2 膝関節の安定性を高め，可動域を広げるために関節半月がある．

5. 膝関節は，大腿脛骨関節と（⑤　　　）関節からなる．
6. 膝関節では屈曲・伸展に加え，（⑥　　　）運動が可能である．
7. 関節半月は，大腿骨と脛骨の関節面の間にある（⑦　　　）軟骨の板である．
8. 脛骨の上で大腿骨が後方に移動するのを防ぐのは（⑧　　　）靱帯である．
9. 膝関節の両側には，側方への動きを制限する（⑨　　　）靱帯がある．

解説

1. 股関節は典型的な球関節（肩関節）に比べ，大腿骨頭が寛骨臼に完全に入るために特に臼状関節といわれる．
2. 寛骨臼切痕の周囲と，大腿骨頭窩を結ぶ．この靱帯の強さは個体によりさまざまである．大腿骨頭への細い血管（閉鎖動脈の枝）を入れている．
3. 関節唇は，寛骨臼の周縁にある線維軟骨で，関節窩を一層深くし，大腿骨頭が抜けにくいようにしている．また，関節窩周縁を保護する役割もある（図144-2を参照）．
4. 屈曲の可動域は膝関節の状態によって異なる．膝関節伸展位ではハムストリングスの緊張で，90°まで，膝関節屈曲位では，大腿前面が腹部まで接触する．この他，股関節では，外転・内転，外旋・内旋が可能である．
5. 膝関節は大腿骨と脛骨，膝蓋骨で形成される．腓骨は膝関節に参加しないことに注意する．
6. 屈曲と伸展が主な運動である．ただし，屈曲位では脛骨のわずかの回旋も可能になる．
7. 軟骨には硝子軟骨，線維軟骨，弾性軟骨があるが，線維軟骨はコラーゲン線維を多く含むため強度が強い．
8. 前十字靱帯（ACL）は脛骨の上で大腿骨が後方に移動するのを防ぐ．膝関節を屈曲したときには，脛骨が前方に移動するのを防ぐ．

答　① 球（臼状）　② 大腿骨頭　③ 関節唇　④ 屈曲　⑤ 大腿膝蓋　⑥ 回旋　⑦ 線維　⑧ 前十字　⑨ 側副

9．膝関節の内側と外側への動きを制限するとともに，膝関節を補強するために内側と外側の側副靱帯がある．

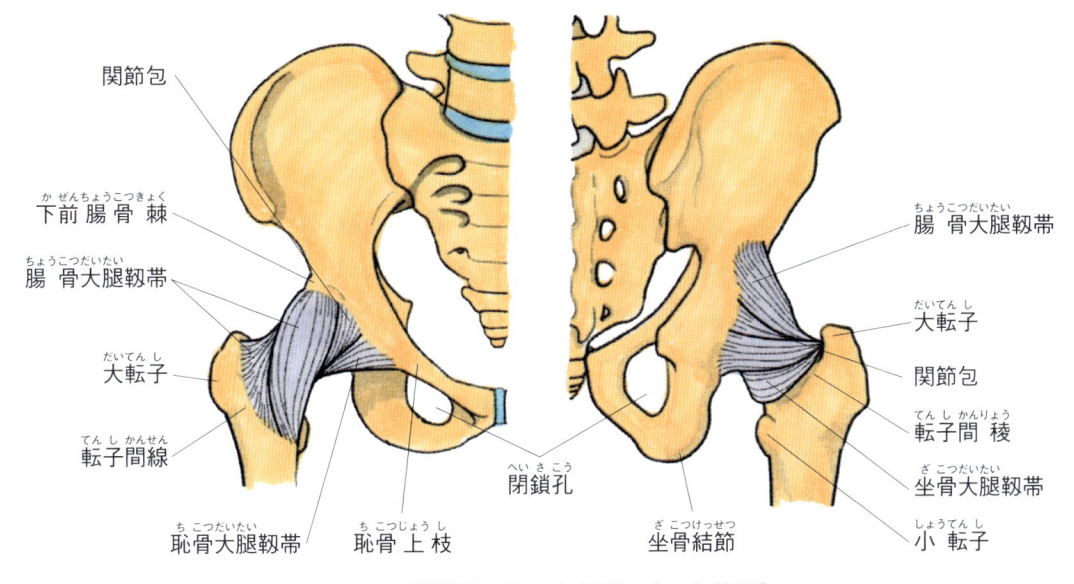

147-1　股関節（左：右前面，右：右後面）

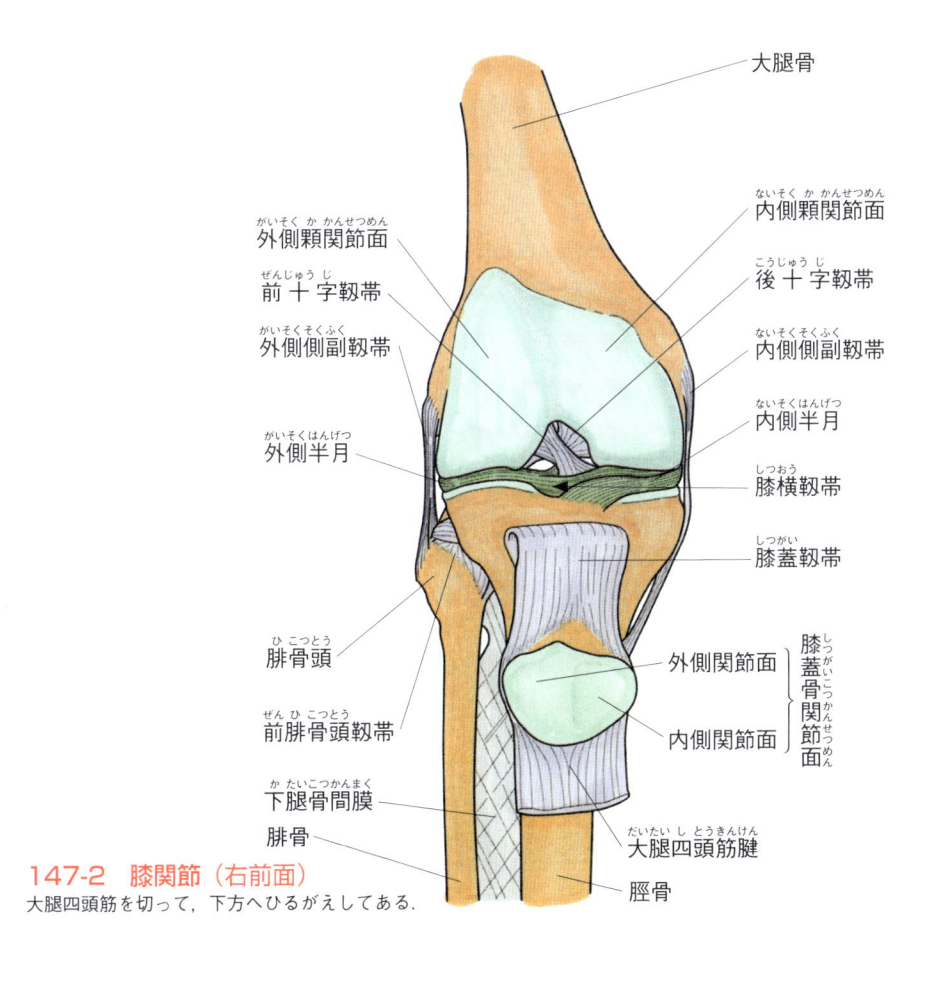

147-2　膝関節（右前面）
大腿四頭筋を切って，下方へひるがえしてある．

148 脛腓関節・足の関節

1 脛骨と腓骨は関節と靱帯結合で連結している．

1. 脛腓関節は，（①　　　）関節に分類されている．
2. 脛骨と腓骨は，骨幹部では線維性連結に属す（②　　　）膜で連結している．
3. 腓骨の外果関節面は足根骨の（③　　　）骨と関節面する．

2 足関節は多数の靱帯によって補強されている．

4. 距腿関節は（④　　　）関節に分類されている．
5. 距腿関節の内側靱帯は（⑤　　　）靱帯ともいわれる．
6. 前距腓靱帯は（⑥　　　）靱帯の一部である．
7. 距腿関節では，背屈と（⑦　　　）が可能である．
8. 距骨下関節では，内がえしと（⑧　　　）が可能である．
9. 横足根関節を（⑨　　　）関節ともいう．

解説

1. 脛腓関節（上脛腓関節）は，脛骨外側顆にある腓骨関節面と，腓骨頭にある腓骨頭関節面との間の平面関節である．関節包は，前面で前腓骨頭靱帯に，後面で後腓骨頭靱帯に補強され強靱なものになっている．
2. 下腿骨間膜は脛骨と腓骨の骨幹部を連結する靱帯結合の一種である．骨間膜の上部には前脛骨動静脈を通す孔があり，下端にも腓骨動静脈を通す孔がある．
3. 腓骨の外果関節面は足根骨の距骨との関節面で，脛骨に対する関節面ではないことに注意する．脛腓靱帯結合（下脛腓関節ともいわれる）を作るのは脛骨の腓骨切痕と腓骨外果関節面の上部にある粗面である．
4. 距腿関節は脛骨と腓骨が作る関節窩（足関節天蓋）に距骨がはまり込んでできる蝶番関節（ラセン関節）である．
5. 脛骨内果から下方へ向かって三角形に放散するのでこの名がある．部位によって，前脛距部（距骨の前部に着く），脛舟部（舟状骨に着く），脛踵部（踵骨の載距突起に着く），後脛距部（距骨の後部に着く）に分けられる．
6. 外側靱帯は，腓骨から3つの分れた靱帯（前距腓靱帯，後距腓靱帯，踵腓靱帯）からなる．
7. 距腿関節は蝶番関節で，背屈（伸展）と底屈（屈曲）のみが可能である．

答　①平面　②下腿骨間　③距　④蝶番（ラセン）
　　　⑤三角　⑥外側　⑦底屈　⑧外がえし（外反）　⑨ショパール

8. 距骨下関節（正しくは距踵舟関節も含めて），内がえし（内反）と外がえし（外反）ができる．一般に足関節という場合，距腿関節と距骨下関節を合わせていう場合が多い．
9. 横足根関節（ショパール関節）や足根中足関節（リスフラン関節）は足を切断する関節として使われる．

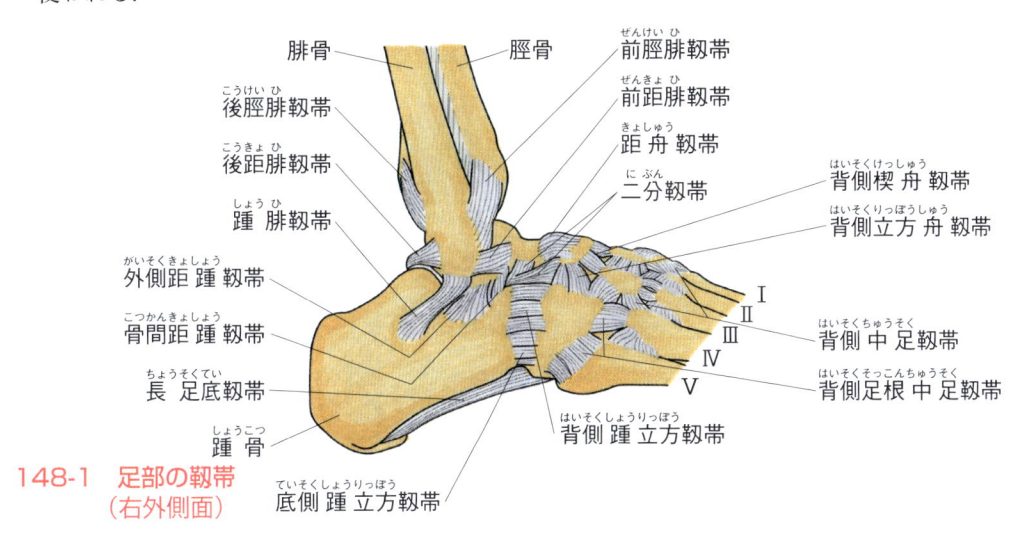

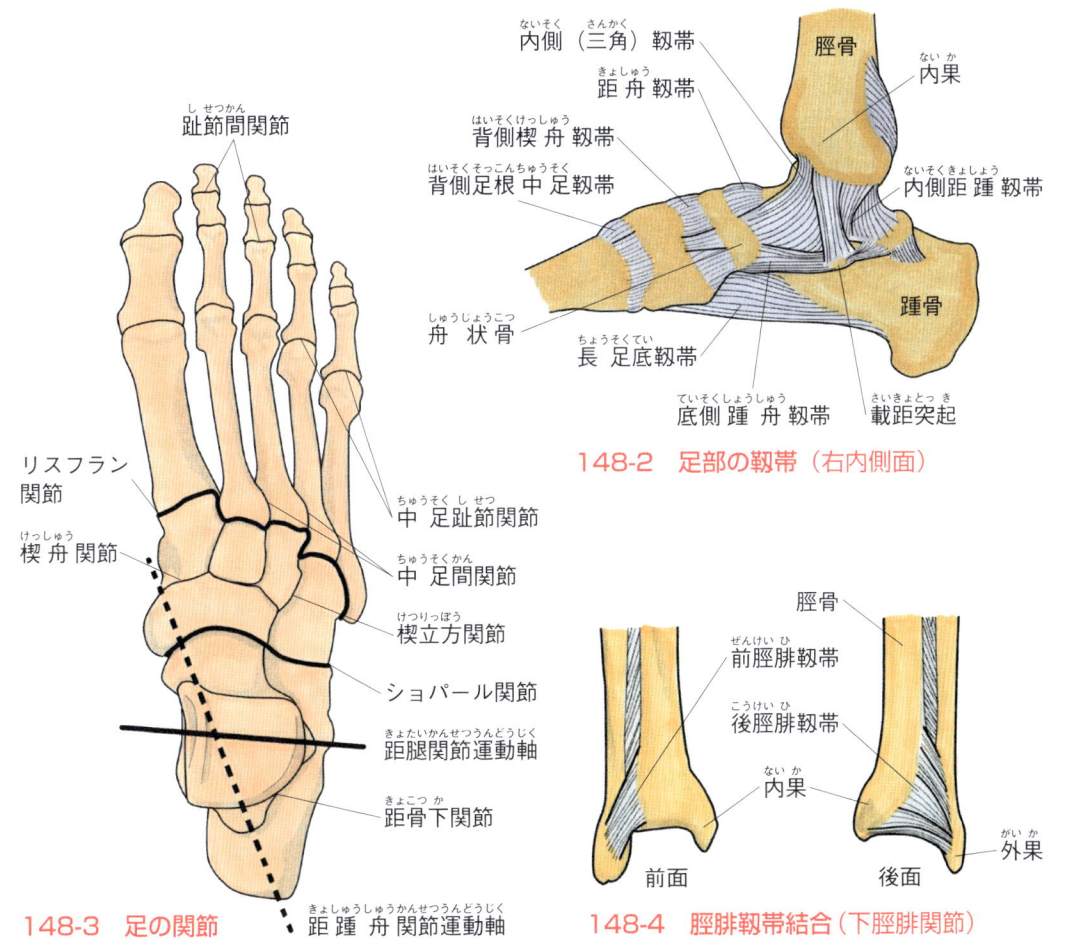

148-1 足部の靱帯（右外側面）

148-2 足部の靱帯（右内側面）

148-3 足の関節

148-4 脛腓靱帯結合（下脛腓関節）

149 筋系 総論

1 骨格筋は横紋筋で，かつ随意筋である．

1. 筋には，組織的に見て横紋筋と（①　　　）筋がある．
2. 筋には運動神経で支配されている随意筋と（②　　　）神経で支配されている不随意筋がある．
3. 骨格筋は中央部の膨らんだ（③　　　）と両端の筋頭，筋尾に区分される．
4. 骨格筋は（④　　　）や腱膜を介して骨と付着する．
5. 骨格筋の付着には起始と（⑤　　　）がある．

2 1つの関節に対して互いに反対の働きをする筋を拮抗筋という．

6. 1つの関節運動に対して主に働く筋を（⑥　　　）筋という．
7. 1つの関節に対して同じ運動をする複数の筋を（⑦　　　）筋という．
8. 筋の形は様々で，筋頭が2つあるのを二頭筋，4つ以上あるのを（⑧　　　）筋という．

解説

1. 筋 muscle は，組織学的に横紋筋と平滑筋に分けられる．横紋筋は顕微鏡で観察した場合，縞紋様があることから，この名がある．平滑筋には縞模様は見られない．なお，横紋筋には骨格筋と心筋がある．
2. 筋は機能的に，運動神経で支配されている随意筋と自律神経で支配されている不随意筋に分けられる．随意筋とは，意識的に収縮させられる筋という意味である．
3. 筋の形はさまざまであるが，基本形として紡錘形を考える．筋の中央部を筋腹といい，筋の両端は腱となって，多くの場合，骨に付着している．上肢や下肢の筋では，体幹（胴体）に近い筋の端を筋頭といい，遠い端を筋尾という．
4. 筋の端は結合組織である腱や腱膜を介して骨，軟骨，関節包，皮膚，筋膜や他の筋の腱などに付着する．
5. ある筋を収縮させるとき，固定されて動かない付着部を起始と呼び，逆に動くほうの付着部を停止という．ただし，これは普通の運動を行ったときについて考えるべきで，例えば，鉄棒にぶら下がり，懸垂運動をするような特別な運動を基礎にして名付けられた名称ではない．四肢の筋では近位（胴体に近いほう）の付着が起始であり，遠位が停止となる．体幹の筋では一般に，骨盤に近い方の付着が起始で，頭に近い方の付着が停止となっている．

答 ①平滑　②自律　③筋腹　④腱　⑤停止　⑥主動（作）　⑦協力（共同）　⑧鋸

6. 目的とする運動をするとき，基本となる1つあるいはいくつかの筋を主動筋（主動作筋）という（例：肘を曲げるときは，上腕筋が主動筋である）．
7. 1つの運動をするとき，主動筋の作用を助けるように働く筋，あるいは筋群を共同筋あるいは協力筋という（例：肘を曲げるとき，上腕二頭筋は上腕筋の共同筋である）．
8. 三頭筋や四頭筋はある．これ以上の筋頭を持つ筋をノコギリの歯状になっていることから鋸筋という．

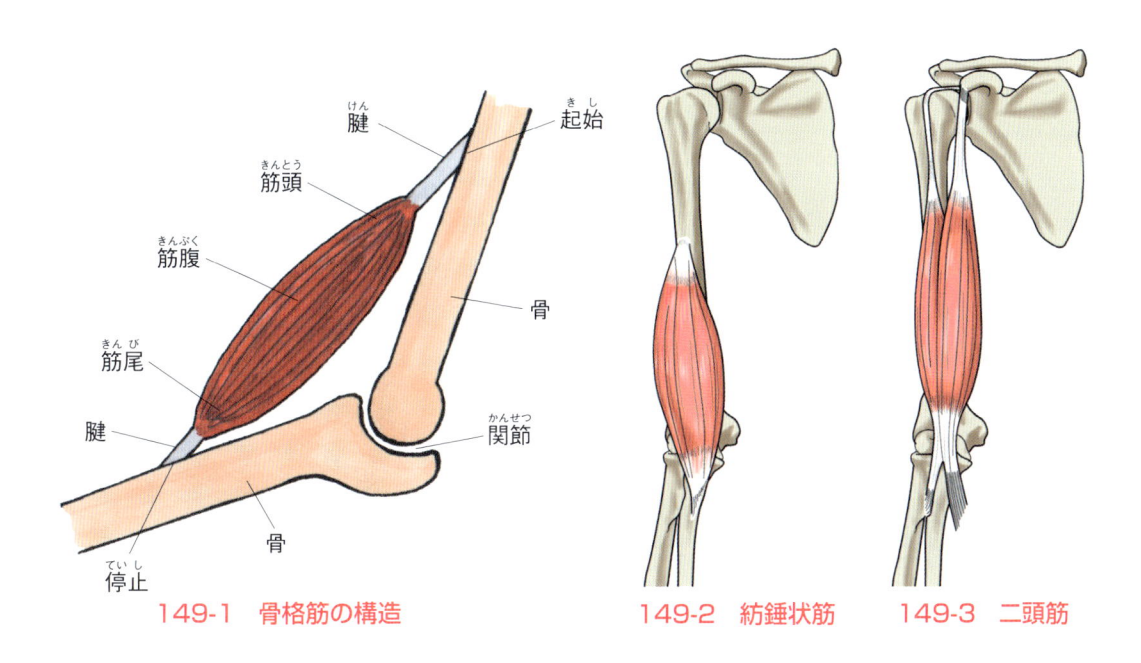

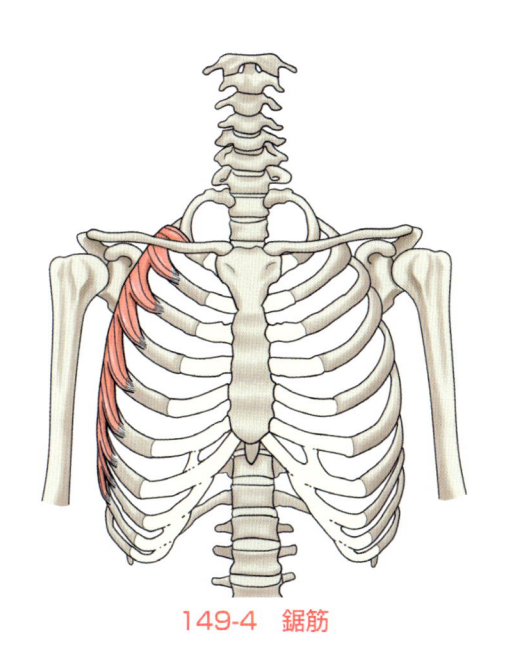

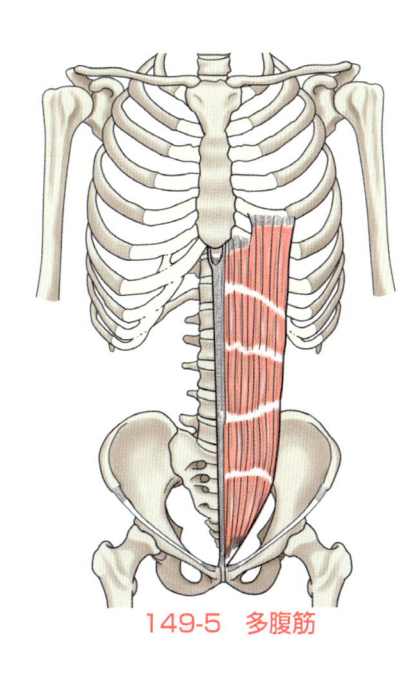

149-1 骨格筋の構造

149-2 紡錘状筋

149-3 二頭筋

149-4 鋸筋

149-5 多腹筋

筋系

150 頭部の筋：表情筋と咀嚼筋

1 表情筋は皮筋である．

1. 顔の筋は（①　　　）筋と呼ばれる．
2. 顔の筋は皮下組織内に存在し，皮膚に付着を持つ（②　　　）筋である．
3. 目の周囲にあるのは（③　　　）筋である．
4. 表情筋の支配神経は（④　　　）神経である．

2 咀嚼筋は下顎骨の運動に関与する．

5. 咀嚼筋は（⑤　　　）関節を動かす．
6. 下顎骨の筋突起に付着するのは（⑥　　　）筋である．
7. 四角形の筋で，下顎骨の下顎枝と筋突起の外側部を覆うのは（⑦　　　）筋である．
8. 顎関節の関節円板に付着を持ち，下顎骨を前に引くのは（⑧　　　）筋である．
9. 咀嚼筋の支配神経は（⑨　　　）神経である．

解説

1. 顔の筋は表情を作るので，表情筋と呼ばれる．
2. ほとんどの顔の筋は骨や筋膜から起こり，顔面の皮膚に付着する皮筋である．
3. 眼輪筋は括約筋であり，収縮すると目を閉じる．眼輪筋がすべて収縮すると眼は強く閉じられて，まわりの皮膚にしわができる．
4. すべての表情筋は，顔面神経（第7脳神経）により支配される．
5. 咀嚼筋は頭蓋骨から起こって，下顎骨に付着する筋で，側頭下顎関節（顎関節）を運動させる．
6. 側頭筋は広い扇状の筋で，側頭部を覆う強力な咀嚼筋である．起始は側頭窩および側頭筋膜で，停止は下顎骨の筋突起である．
7. 咬筋は，下顎骨を引き上げ，歯をくいしばり，下顎骨の前方への突出を補助する．起始は頬骨弓（下縁および内面）で，停止は下顎骨の下顎枝（外側面）と咬筋粗面である．
8. 外側翼突筋は顎関節の関節円板に付着を持ち，両側ともに働いて，下顎骨を前に引き，顎を下げる．交互に働いて，下顎骨を左右に動かす．
9. 咀嚼筋はすべて三叉神経第3枝である下顎神経の枝で支配される．

答
①表情 ②皮 ③眼輪 ④顔面
⑤側頭下顎（顎） ⑥側頭 ⑦咬 ⑧外側翼突 ⑨下顎

150-1 表情筋

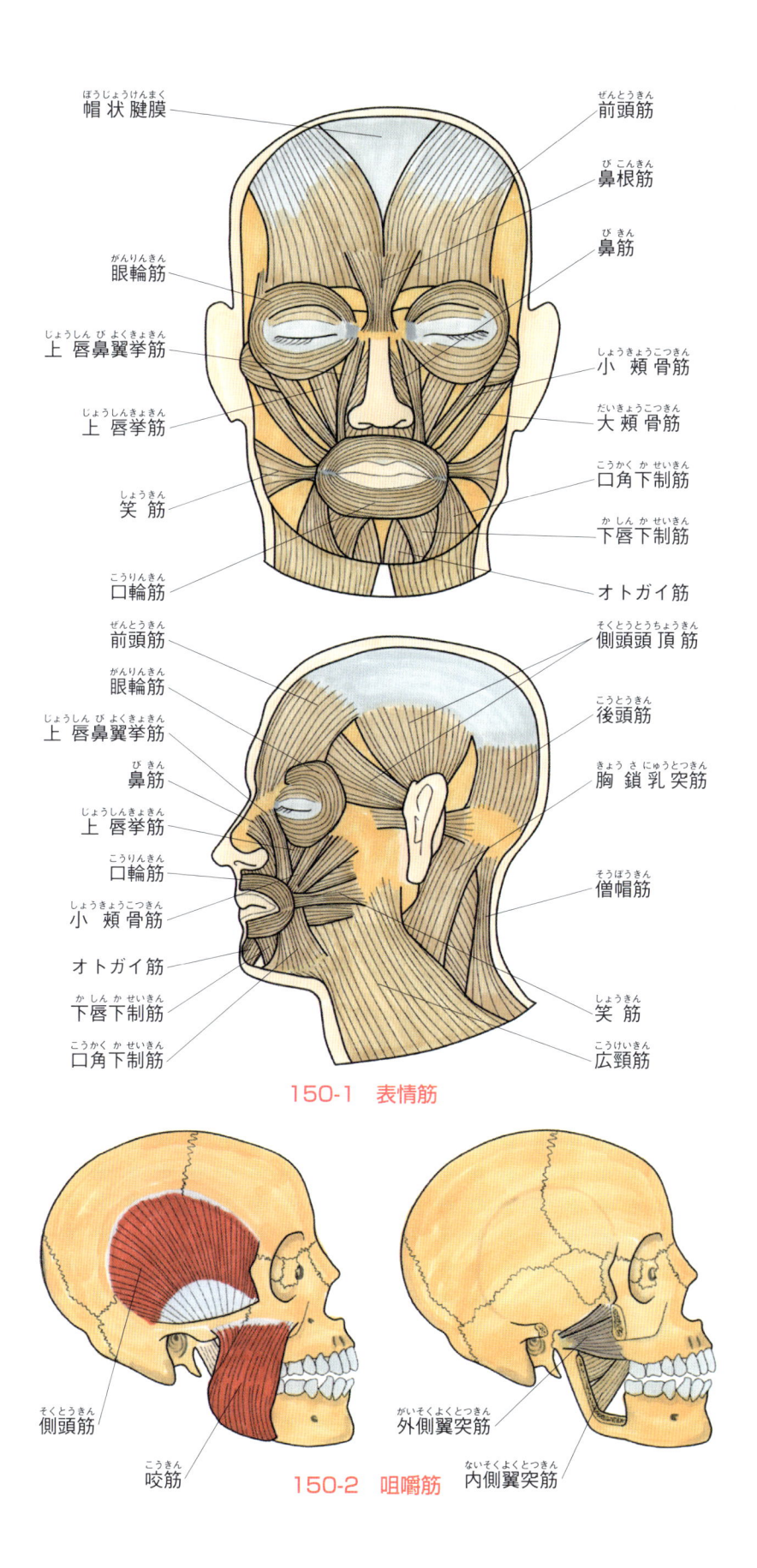

150-2 咀嚼筋

279

151 筋系 筋収縮 1

1 骨格筋の収縮には細胞内カルシウムが働く．

1. 筋原線維には太い（①　　）フィラメントと細いアクチンフィラメントが存在する．
2. 運動神経からの活動電位が伝達すると，筋細胞内で（②　　）イオン濃度が上昇する．
3. 筋細胞内で②イオン濃度が上昇すると，（③　　）が分解されてエネルギーが発生し，筋収縮が生じる．
4. 筋細胞内の（④　　）は，クレアチンとリン酸に分解されATPを産生する．
5. 酸素があると筋細胞内のブドウ糖が（⑤　　）で分解され，大量のATPを産生する．
6. 酸素不足では筋内に（⑥　　）やケトン体が蓄積して，筋は疲労する．

2 骨格筋線維には赤筋線維と白筋線維がある．

7. 骨格筋は持続性に優れた遅筋と，疲れやすい（⑦　　）筋に区別される．
8. 遅筋線維は酸素結合タンパクである（⑧　　）が多く存在するため赤色を呈している．

解説

1. アクチンフィラメントは，球状アクチンが二重らせん状に結合した線維状アクチンに，棒状タンパクのトロポミオシンとカルシウム結合タンパクであるトロポニンが結合している．
2. 筋細胞膜で発生した活動電位は，DHP受容体からフット構造を介して筋小胞体に伝わり，筋小胞体からカルシウムイオンが放出される．
3. 筋の直接のエネルギーは，ATP（アデノシン3リン酸）がADP（アデノシン2リン酸）とリン酸に分解される時に出る．筋細胞内で増加したカルシウムイオンがトロポニンに結合すると，ミオシンフィラメントに結合しているATPが分解され，筋が収縮する．
4. 筋細胞内にはクレアチンリン酸（CP）が蓄えられており，これがクレアチンとリン酸に分解されることで素早くATPを産生する．
5. クレアチンリン酸によるATPが枯渇すると，ブドウ糖を分解してエネルギーを得る．ブドウ糖の分解過程には嫌気的解糖と好気的解糖の2様式がある．
6. 酸素不足の状態では嫌気的解糖のみが行われ，産生されたピルビン酸は乳酸へと変換されるため乳酸が蓄積する．
7. 骨格筋には収縮速度により遅筋と速筋の区別がある．遅筋は疲れにくく，速筋は疲れやすい．
8. 遅筋線維には酸素結合タンパクであるミオグロビンが存在するため赤い．

答

①ミオシン ②カルシウム ③ATP ④クレアチンリン酸
⑤ミトコンドリア ⑥乳酸 ⑦速 ⑧ミオグロビン

152 筋収縮 2

筋系

□ **筋収縮には等張性と等尺性がある．**

1. 筋に重りをつけて刺激を加えると筋長が短くなり，これを（①　　　）収縮という．
2. 筋長を固定した状態で刺激を加えると張力のみが発生し，これを（②　　　）収縮という．
3. 筋に連続して刺激を加えると収縮力が増大し，これを（③　　　）という．

解説

1. 荷物（負荷）が軽いと腕は自由に長さを変えられる．これを等張性収縮という．
2. 動かないほど荷物（負荷）が重いと，力をいれても腕の長さは変わらない．しかし，この時でも筋収縮が生じて張力のみが発生している．これを等尺性収縮という．
3. 筋に対する刺激の間隔をだんだん短くして何回も連続して与えると，筋が弛緩する前に収縮命令が来るため大きな収縮が刺激時間中持続され，これを強縮と呼ぶ．骨格筋の通常の収縮は強縮である．

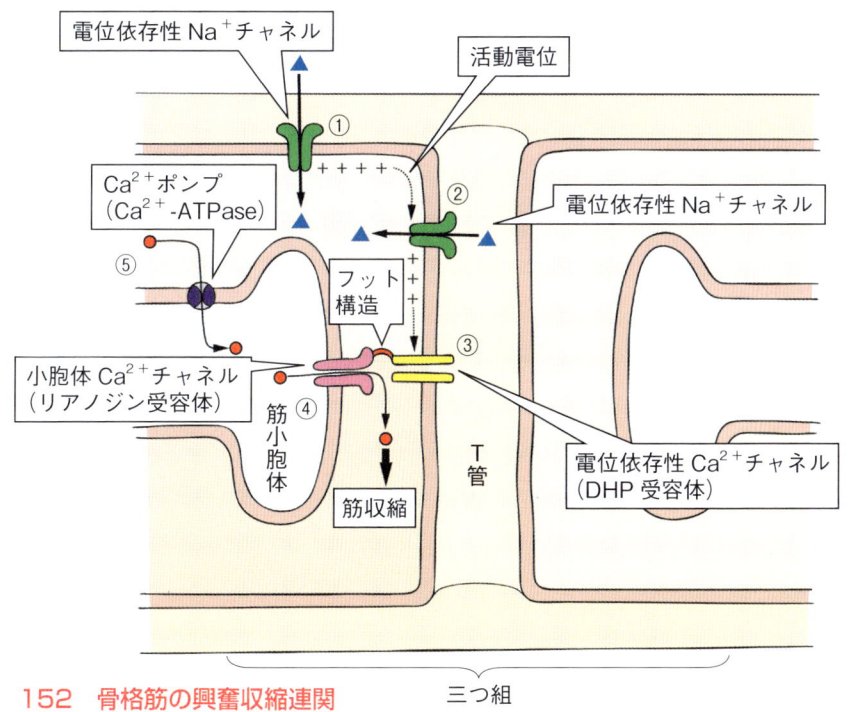

152　骨格筋の興奮収縮連関

答　①等張性　②等尺性　③強縮

153 筋系 頸部の筋

1 頸部の筋は浅頸筋，外側頸筋，舌骨筋，椎前筋，斜角筋に分類される．

1. 浅頸筋である広頸筋は皮膚に付着を持つ（①　　）筋である．
2. 外側頸筋である胸鎖乳突筋の支配神経は（②　　）神経である．
3. 舌骨筋は舌骨上筋と（③　　）筋に分けられる．
4. 斜角筋は頸椎の（④　　）突起と第1，2肋骨の間にある．
5. 頭長筋や頸長筋などの椎前筋は，頭部や頸部を（⑤　　）する働きがある．
6. 前斜角筋と中斜角筋の間を（⑥　　）隙という．

2 舌骨上筋は舌骨を頭蓋骨や下顎骨に結びつける．

7. 顎二腹筋の前腹と後腹の間には（⑦　　）腱がある．
8. 顎二腹筋の前腹の支配神経は（⑧　　）神経である．
9. 舌骨下筋はすべて（⑨　　）で支配されている．
10. 舌骨下筋群は嚥下や声を出すときに舌骨や（⑩　　）を引き下げる．

解説

1. 皮筋は皮下組織の中に存在する骨格筋で，皮膚に付着し，収縮すると皮膚を引っ張る作用がある．ほとんどは顔面と前頸部に存在し，様々な表情を作るので，表情筋と呼ばれる．表情筋の支配神経は顔面神経である．表情筋ではない皮筋としては手の小指球の表面にある短掌筋がある．
2. 胸鎖乳突筋の支配神経（運動線維）は第11脳神経の副神経．感覚線維は第2および第3頸神経の前枝から来る．
3. 舌骨筋（群）は舌骨より上で，頭蓋骨との間にある舌骨上筋と，舌骨より下で甲状軟骨や胸骨，肩甲骨との間にある舌骨下筋に分けられる．
4. 斜角筋には前斜角筋，中斜角筋，後斜角筋がある．いずれも頸椎の横突起から起り，前斜角筋と中斜角筋は第1肋骨に，後斜角筋は第2肋骨に停止する．
5. これら以外の椎前筋としては前頭直筋や外側頭直筋がある．
6. 前斜角筋と中斜角筋の間を斜角筋隙と呼び，この中を，鎖骨下動脈と腕神経叢の根が通過する．
7. 二腹筋は筋腹が2つある筋で，2つの筋腹の間は腱で結ばれている．この中間腱が筋滑車の中を通ることで，筋の作用方向が変えられる．

答 ①皮 ②副(第11脳) ③舌骨下 ④横 ⑤前屈(屈曲) ⑥斜角筋 ⑦中間 ⑧三叉(下顎) ⑨頸神経ワナ ⑩喉頭

8. 顎二腹筋の前腹は，三叉神経第3枝の下顎神経の支配を受ける．後腹は顔面神経の支配を受ける．
9. 舌骨下筋の支配神経はいずれも頸神経叢から出る頸神経ワナである．頸神経ワナはループ状をしており，そのループからそれぞれの筋に行く神経が枝分かれしている．
10. 舌骨下筋群は，物を飲み込む運動（嚥下）や会話中に舌骨，喉頭を引き下げる．

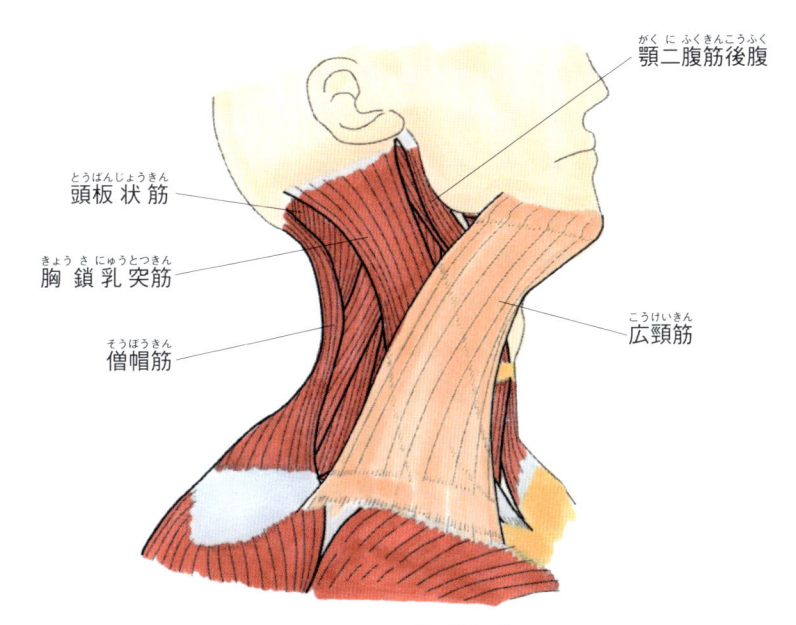

153-1　頸部の筋（側面）

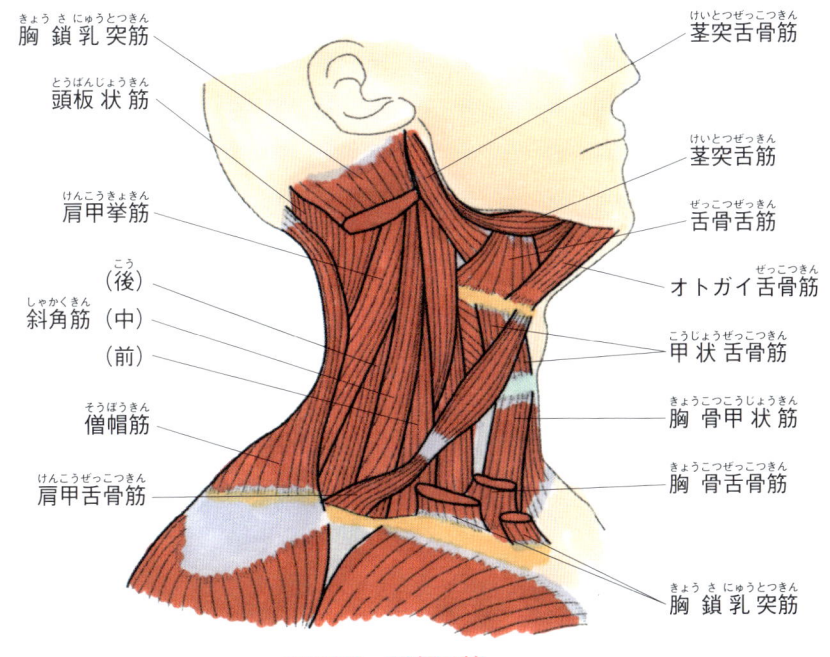

153-2　頸部の筋

154 筋系 背部の筋

1 背部の筋は，浅層筋と深層筋に分けられる．

1. 背部の浅層には，僧帽筋，広背筋，菱形筋と（①　　　）筋がある．
2. 僧帽筋の支配神経は第11脳神経の（②　　　）神経である．
3. 大胸筋は腋窩の前壁を，広背筋は腋窩の（③　　　）を形成する．
4. 菱形筋は肩甲骨を（④　　　）転する．

2 背部深層の筋をまとめて固有背筋という．

5. 固有背筋は骨盤後面と（⑤　　　）後面との間にある．
6. 固有背筋のうち，頸部の表層には板状筋があり，他の部位の表層には（⑥　　　）筋がある．
7. 固有背筋の腰部と胸部は（⑦　　　）膜で覆われている．
8. 固有背筋は脊髄神経の（⑧　　　）枝によって支配されている．

解説

1. 肩甲挙筋は頸椎の横突起から起り，肩甲骨の上角に停止する．支配神経は腕神経叢から出る肩甲背神経である．
2. 僧帽筋は背部浅層にある菱形をした大きな筋で，この筋の疲労がいわゆる「肩コリ」である．支配神経は第11脳神経である副神経である．
3. 広背筋は背中の下半分を覆う広い扇形の筋である．腋窩（脇の下）に親指を入れ，後ろをつまむと触れられる．支配神経は胸背神経である．
4. 肩甲骨の動きは，関節運動ではなく，一つの骨の動きである．左右の肩甲骨同士を近づける運動を，肩甲骨の内転といい，反対の運動を外転という．肩甲骨の上腕骨との関節面を上に向ける運動を，肩甲骨の上方回旋という．
5. 固有背筋は椎骨の棘突起の左右で，骨盤後面から頭蓋の後面にむかって，長短多くの筋が集まって，全体として柱のように存在する．
6. 固有背筋は長短多くの筋が集まっており，長い筋はより表層（浅層）にあり，短い筋ほど深部にある．脊柱起立筋は骨盤から頭蓋にかけて垂直に走る大きく長い筋である．脊柱起立筋は3つの大きな柱に分かれ，外側から内側に向かって腸肋筋，最長筋，棘筋と名付けられている．
7. 固有背筋を一まとめにして包む筋膜のうち，胸と腰の部分は特に厚く，胸腰筋膜と呼ばれる．

答　①肩甲挙筋　②副　③後壁　④内転　⑤頭蓋（骨）　⑥脊柱起立　⑦胸腰筋　⑧後

8. 固有背筋の支配神経は脊髄神経後枝である．脊髄神経後枝は，背部深層の筋（固有背筋）と背中の皮膚感覚を司る．

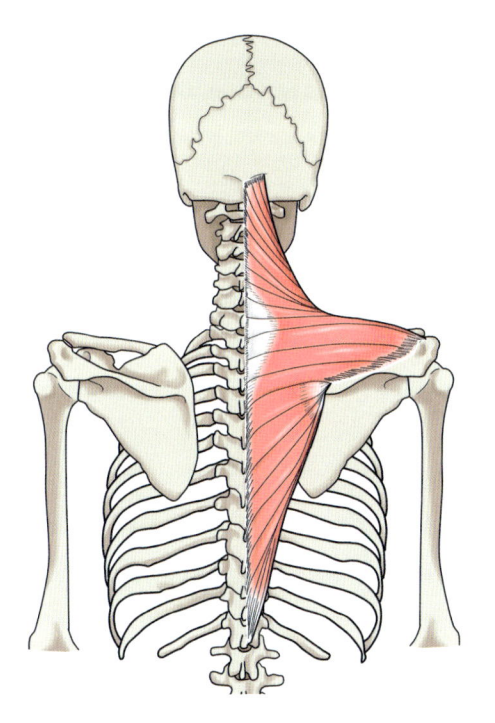

154-1 僧帽筋

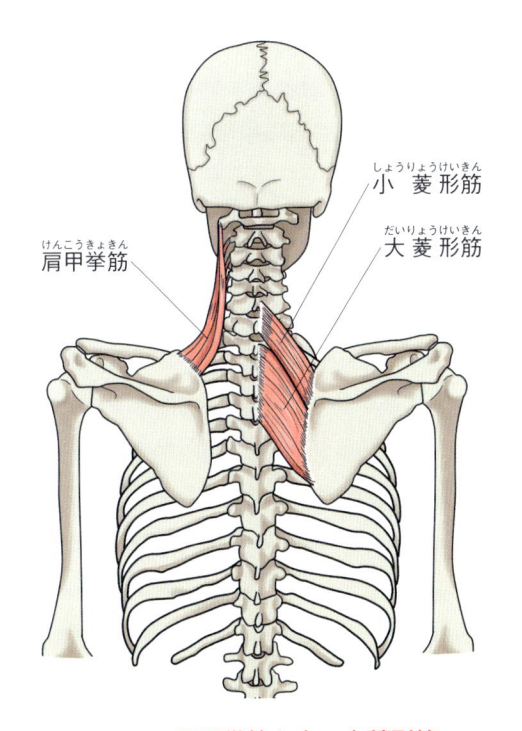

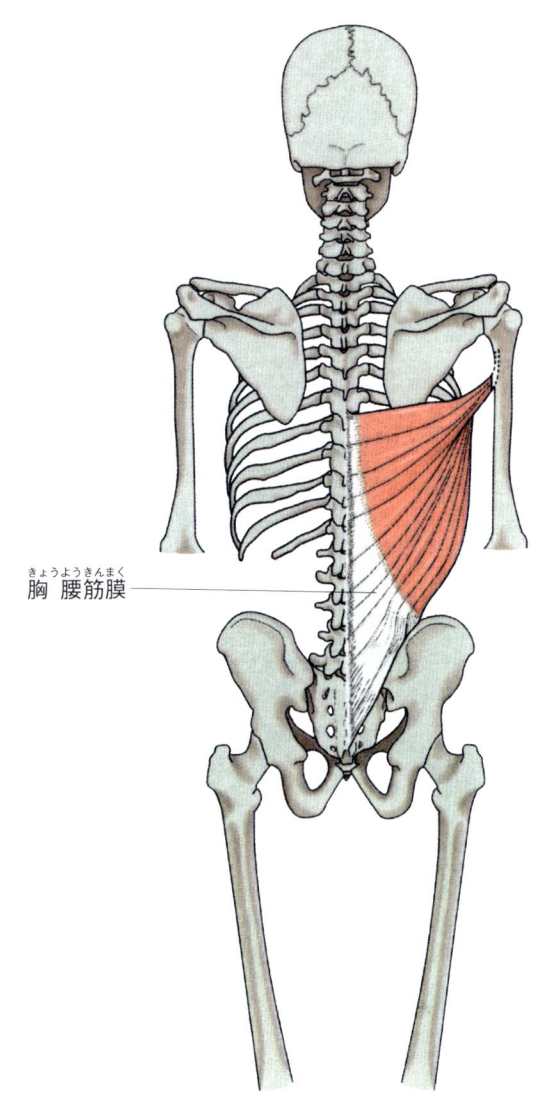

胸腰筋膜

154-3 広背筋

小菱形筋
大菱形筋
肩甲挙筋

154-2 肩甲挙筋と大・小菱形筋

155 筋系 横隔膜

1 横隔膜は胸腔と腹腔を分ける膜状の筋である．

1. 横隔膜は胸腔と（①　　　）腔を分けるドーム型の薄い筋と腱でできた膜である．
2. ドーム状をした横隔膜の天井部分を（②　　　）中心という．
3. 横隔膜は，呼吸筋であり，収縮すると（③　　　）気が起こる．
4. 横隔膜の支配神経は（④　　　）神経である．

2 横隔膜は，胸腔と腹腔を連絡する開口部が3つある．

5. 横隔膜の大動脈裂孔には大動脈と（⑤　　　）管が通る．
6. 横隔膜の食道裂孔には食道と（⑥　　　）神経が通る．
7. 下大静脈を通すのは（⑦　　　）である．
8. 横隔膜の右下方には（⑧　　　）がある．
9. 横隔膜の腱中心の上は，心臓を包む（⑨　　　）膜が付着している．

解説

1. 胸腔と腹腔を分けるドーム型の薄い筋と腱でできた膜である．ドームは胸腔に向かって凸であり，胸腔の底になっている．
2. 横隔膜の起始は胸骨，肋骨，腰椎で，停止は横隔膜の腱中心である．
3. 横隔膜が収縮すると横隔膜は起始部に近づくため，全体として下方に下がるので胸腔の容積が大きくなり，肺の中に空気が取り入れられる（吸気）．横隔膜は呼吸運動に関与する筋で，横隔膜による呼吸運動を腹式呼吸という．また，横隔膜を腹部の筋とともに収縮させると腹圧が上がり，排便や排尿を助ける．
4. 横隔膜の支配神経は頸神経叢から出る左右の横隔神経である．横隔神経の運動線維は大部分C4から起こる．
5. 胸管はリンパ本管で，腹腔内の乳ビ槽から始まり，横隔膜の大動脈裂孔を通過して，左の静脈角に注ぐ．
6. 横隔膜には2つの裂孔と1つの孔がある．食道裂孔には食道と第10脳神経である迷走神経が通る．大静脈孔は下大静脈を通す．
7. 大静脈孔であり，裂孔ではないことに注意する．
8. 右下にある肝臓と横隔膜とは一部，直接接している所があり，それを肝臓の無漿膜野という．

答　①腹　②腱　③吸　④横隔　⑤胸　⑥迷走　⑦大静脈孔　⑧肝臓　⑨線維性心

従って，大きく息を吸うと，横隔膜が下方に下がることで，肝臓も下方に異動し，右の肋骨弓の所に肝臓を触知することができる．

9. 心臓を包む線維性心膜（心嚢の外層）は横隔膜の腱中心とつながっている．

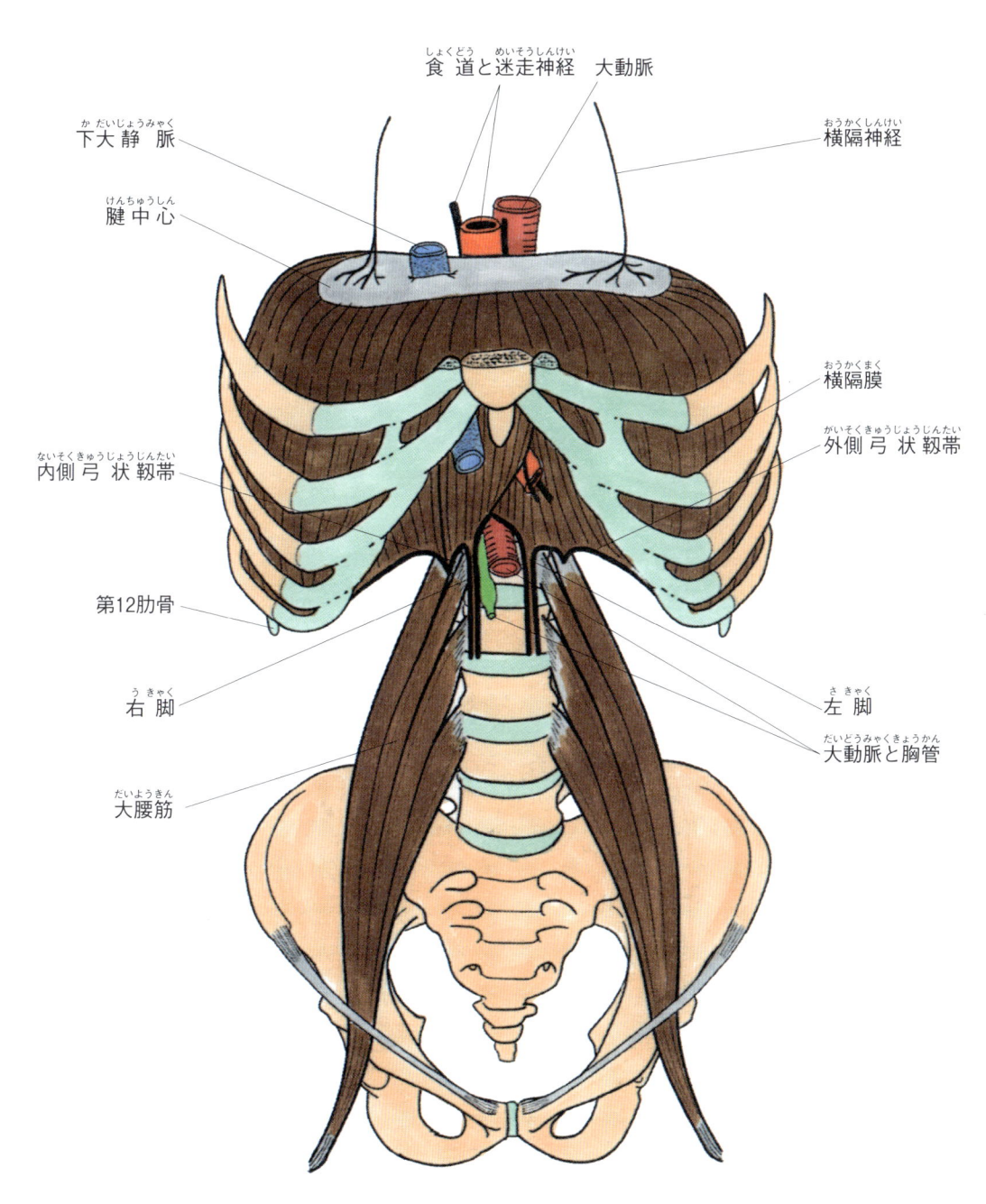

155　横隔膜

156 筋系 胸部の筋

1 胸部の筋は浅いところにある浅胸筋と深部の深胸筋に分けられる．

1. 胸部の前壁の浅層には大・小（①　　）筋がある．
2. 大胸筋全体が働くと，上腕骨の（②　　）と内旋が起る．
3. 前鋸筋は上位の肋骨から起り，（③　　）骨の内側縁の前面に停止する．
4. 鎖骨下筋は第1肋骨から起り，鎖骨に停止する筋で，鎖骨を（④　　）関節に引きつける作用がある．

2 深胸筋は肋骨の間にあり，胸式呼吸に働く．

5. 隣り合う肋骨の間にある筋を（⑤　　）筋という．
6. 上の肋骨から下の肋骨へ斜め前下方に走るのは（⑥　　）筋である．
7. 肋間筋の支配神経は（⑦　　）神経である．
8. 肋間筋は肋骨の動きに関係するので，（⑧　　）運動と関連する．
9. 外肋間筋が収縮すると肋骨は引き上げられ（⑨　　）気が起る．

解説

1. 大胸筋と，大胸筋の深部にある小胸筋が胸部の前部浅層にある．
2. 筋の全部が同時に働くと，上腕骨の内転と内旋が起こる．上腕骨の内転とは，すなわち肩関節の内転で，身体の側方に上げた（外転した）上肢を，体側に下ろす運動である．
3. 前鋸筋は肋骨と肩甲骨前面（肋骨面）の間にある．
4. 鎖骨下筋は胸鎖関節の関節円板に鎖骨を引きつけることにより，肩関節運動中の鎖骨を固定する．
5. 片側で12本の肋骨があるので，肋骨と肋骨の間（肋間隙）は11である．肋間隙には外から内方に向かって，外肋間筋，内肋間筋，最内肋間筋と3層に並んでいる．
6. 外肋間筋は11対あり，上の肋骨から下の肋骨へ斜め前下方に走っている．
7. 肋間隙は11であるので，肋間隙を走行する肋間神経は第1肋間神経から第11肋間神経の11対である．肋間神経は第1胸神経の前枝から第11胸神経の前枝に付けられた名前である．第12胸神経の前枝は第12肋骨の下方を走るので，肋下神経という．
8. 胸郭の筋はいずれも肋骨に付着を持っている．肋骨の動きは胸式呼吸に関与する．肋骨が引き上げられると胸腔の容積が大きくなり，肺の中に空気が取り入れられる（吸気）．肋骨が引

答 ①胸 ②内転 ③肩甲 ④胸鎖 ⑤肋間 ⑥外肋間 ⑦肋間 ⑧呼吸 ⑨吸

き下げられると呼気となる.
9. 肋骨を上下することで，胸式呼吸が行われる．肋骨は斜め下方に向かった位置から上に引き上げられると胸腔の容積が大きくなり，肺の中に空気が取り入れられる（吸気）．内肋間筋は外肋間筋とは反対に，肋骨を引き下げ，呼気を起こす.

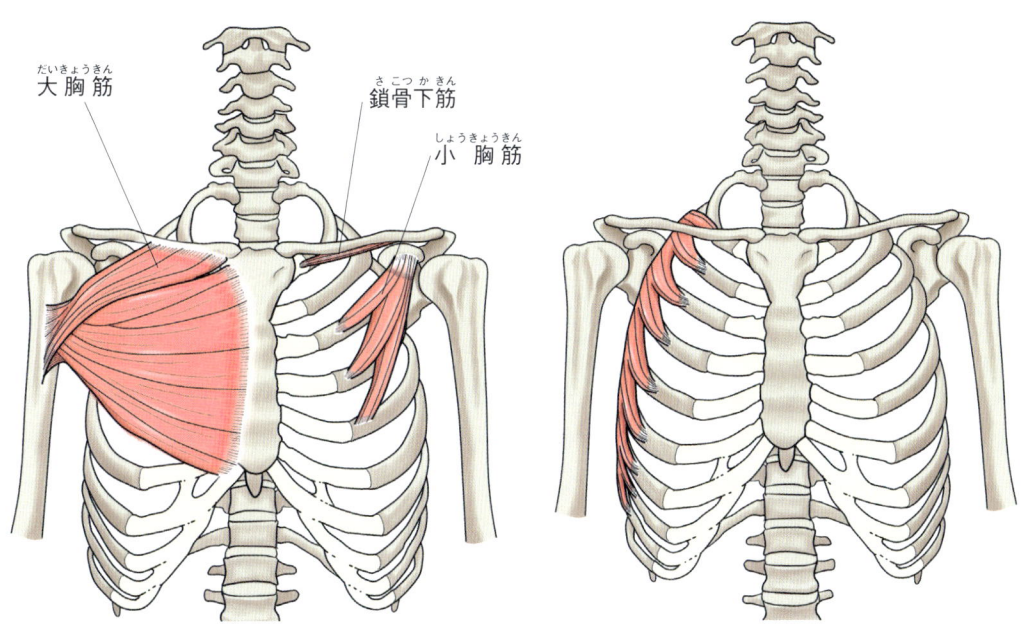

156-1　大胸筋，小胸筋，鎖骨下筋

156-2　前鋸筋

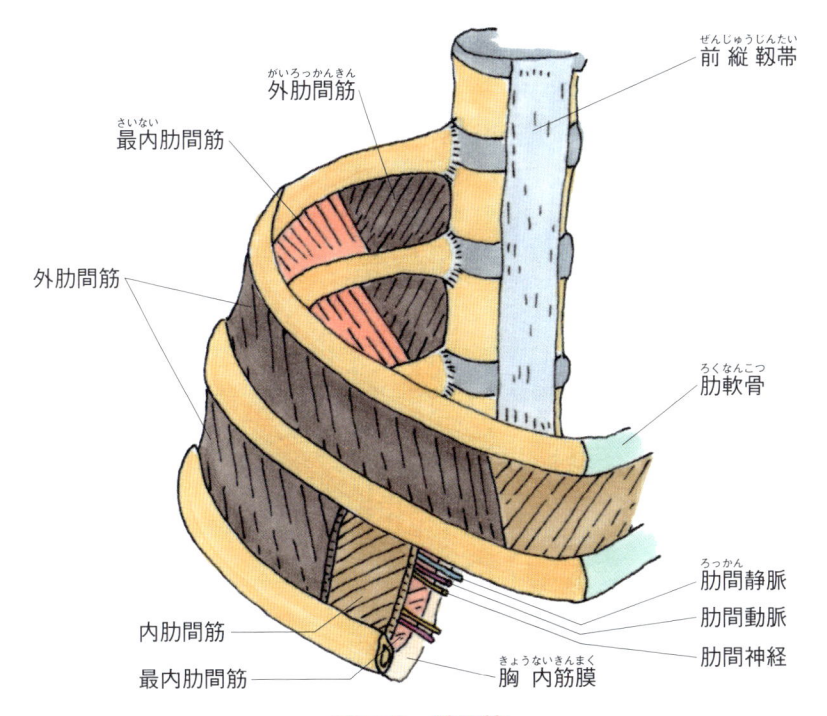

156-3　肋間筋

157 筋系 腹部と骨盤の筋

1 腹部は脊柱の部分を除いて，周囲を筋で囲まれている．

1. 腹直筋は筋腹がいくつかの（①　　）画によって分けられた多腹筋である．
2. 左右の腹直筋はそれぞれ（②　　）鞘で包まれている．
3. 腹部の側壁は外腹斜筋，内腹斜筋，（③　　）筋が3層に重なって作られている．
4. 左右の腹直筋鞘の間には（④　　）線がある．
5. 外腹斜筋の下端の腱膜は厚くなっており，（⑤　　）靱帯といわれる．
6. 鼠径管が外腹斜筋の腱膜を貫く開口部を（⑥　　）輪という．

2 骨盤の底は骨盤隔膜で閉じられている．

7. 骨盤腔の底を作る骨盤隔膜は，尾骨筋と（⑦　　）筋で形成されている．
8. 骨盤隔膜は下方に向かって，（⑧　　）腸が貫いている．

解説

1. 骨格筋はその形から分類される．基本形は紡錘状筋（中央が膨らんで，両側がしだいに細くなる形の筋）であるが，筋頭が2つあれば二頭筋という．同様に筋腹が2つあれば二腹筋，2つ以上あれば多腹筋という．多腹筋の筋腹は腱によって画されて（分けられて）いるので，この腱を腱画という．
2. 腹直筋を入れる鞘であるので腹直筋鞘という．腹直筋鞘は腹部の側壁を作る3枚の筋の腱膜で作られている．
3. 腰方形筋は第12肋骨を固定し，横隔膜が収縮する際に，横隔膜の起始を安定させる働きがある．
4. 白線は左右の腹直筋鞘を作る腱膜が正中部で合して作られるもので，白線の中央部やや下よりに臍帯が出ていた所である臍輪がある．
5. 鼠径靱帯というヒモ状の靱帯があるのではなく，外腹斜筋の下方にある腱膜の下端が厚くなった部分を鼠径靱帯という．上前腸骨棘と恥骨結節（恥骨結合ではない）の間に張っている．
6. 外腹斜筋，内腹斜筋，腹横筋を鼠径靱帯のすぐ上で貫くトンネルがある．これを鼠径管という．鼠径管の出口は外腹斜筋の腱膜を貫くところで，浅鼠径輪という．鼠径管を男性では精索が女性では子宮円索が通る．鼠径管を通って腸が飛び出すのを鼠径ヘルニアという．
7. 肛門挙筋と尾骨筋はそれぞれ左右のものが合わさり全体で骨盤の底を形成する骨盤隔膜をつ

答 ①腱 ②腹直筋 ③腹横 ④白
⑤鼠径 ⑥浅鼠径 ⑦肛門挙 ⑧直

くる．
8. 下方に向かっては直腸が通る．前方に向かっては男性では尿道が，女性では尿道と膣が通る．

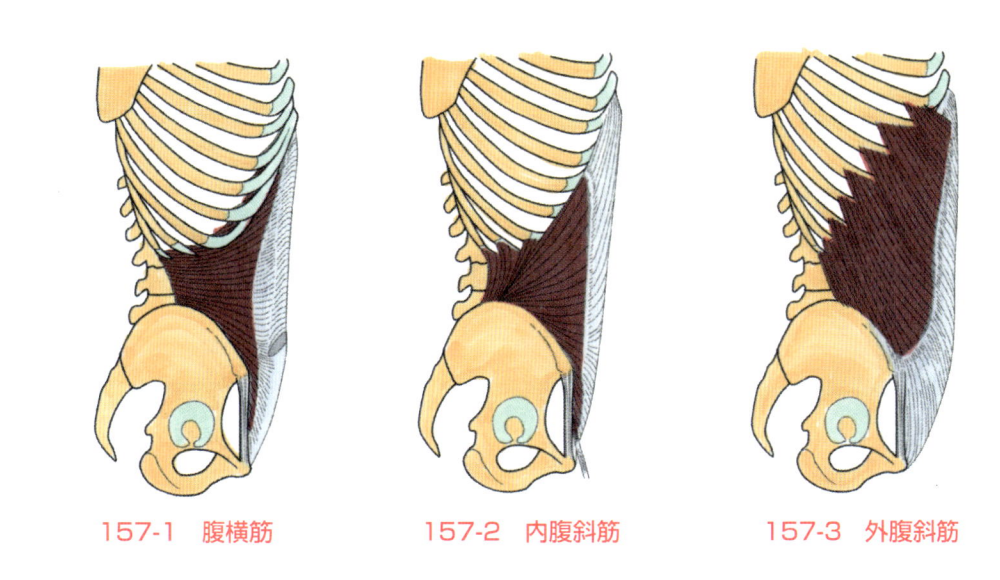

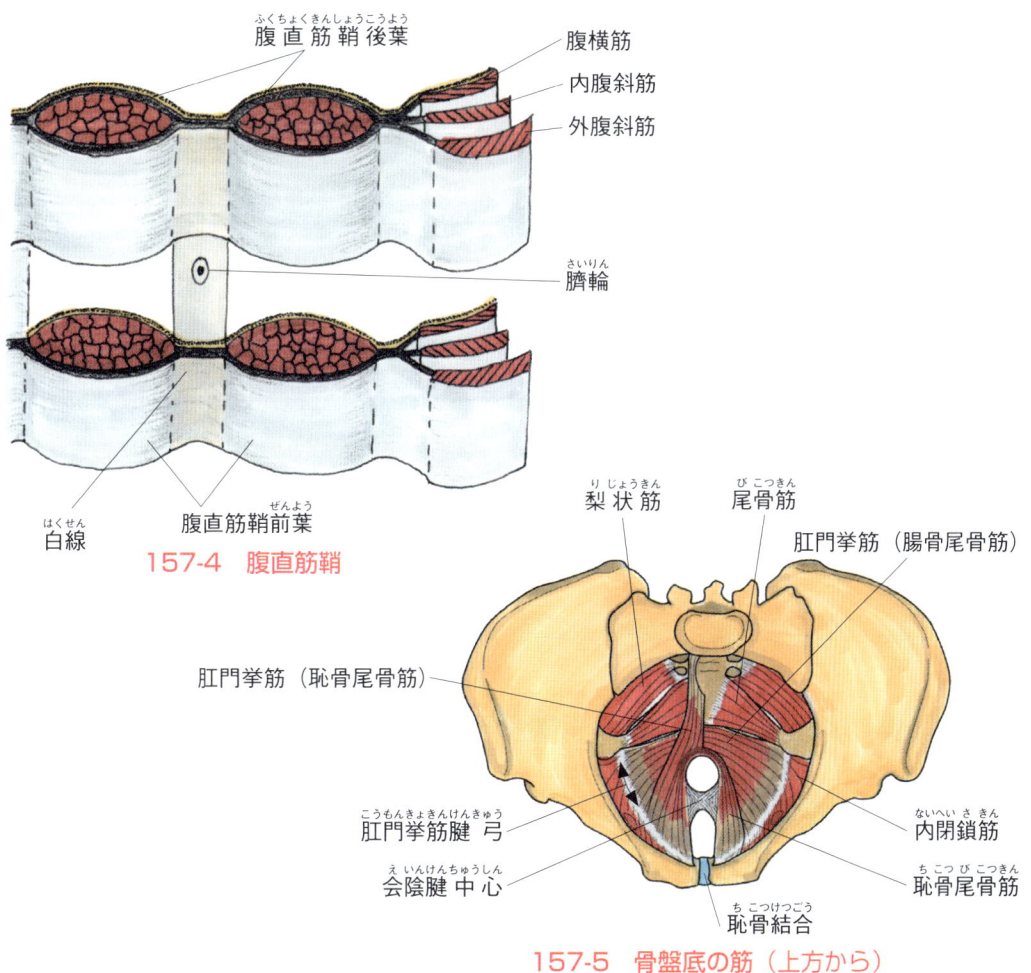

157-1　腹横筋

157-2　内腹斜筋

157-3　外腹斜筋

腹直筋鞘後葉（ふくちょくきんしょうこうよう）
腹横筋
内腹斜筋
外腹斜筋
臍輪（さいりん）
白線（はくせん）
腹直筋鞘前葉（ぜんよう）

157-4　腹直筋鞘

梨状筋（りじょうきん）
尾骨筋（びこつきん）
肛門挙筋（腸骨尾骨筋）
肛門挙筋（恥骨尾骨筋）
肛門挙筋腱弓（こうもんきょきんけんきゅう）
会陰腱中心（えいんけんちゅうしん）
恥骨結合（ちこつけつごう）
内閉鎖筋（ないへいさきん）
恥骨尾骨筋（ちこつびこつきん）

157-5　骨盤底の筋（上方から）

筋系

158 ローテータカフと大円筋，三角筋

1 棘上筋，棘下筋，小円筋，肩甲下筋の腱をまとめてローテータカフという．

1. 肩甲下筋は肩甲骨の肩甲下窩から起り，（①　　　）骨に停止する．
2. 棘上筋は肩関節を（②　　　）する．
3. 小円筋は（③　　　）筋の下方に位置し，上腕骨大結節に停止する．
4. 棘上筋，棘下筋，肩甲下筋と（④　　　）筋の腱はまとめて回旋筋腱板といわれる．

2 骨格筋はいろいろな部分がいろいろな強さで働く．

5. 大円筋は肩甲骨から起こり，（⑤　　　）骨に停止する．
6. 三角筋は鎖骨と肩甲骨から起り，上腕骨の（⑥　　　）粗面に停止する．
7. 三角筋は前部，（⑦　　　），後部に分けられる．
8. 三角筋の前部が働くと，上腕骨の（⑧　　　）が起こる．

解説

1. 肩甲下筋は肩甲骨の前面（肋骨に面する）の肩甲下窩から起り，肩関節の前方を通って上腕骨の小結節に着く．
2. 棘上筋は上腕骨を外転し，肩甲骨の関節窩に上腕骨頭を引きつける．
3. 小円筋は棘下筋の下方を，棘下筋に平行して走行し，停止も棘下筋の下である．作用もほぼ同じであるが，支配神経は棘下筋が肩甲上神経であるのに対して，小円筋は腋窩神経である．
4. 棘上筋，棘下筋，小円筋，肩甲下筋の腱は肩関節の回旋筋腱板（ローテータカフ）と呼ばれる．ローテータカフは，下縁を除いて肩関節を覆っており，肩関節を補強している．
5. 大円筋と小円筋はともに肩甲骨から起るが，大円筋は上腕骨の前面に，小円筋は上腕骨の後面に停止し，上腕骨を2つの筋が前後で挟むような形である．従って，両者は肩関節の回旋に関して互いに拮抗筋となる．
6. 三角筋の起始は鎖骨，肩甲骨の肩峰および肩甲棘である．停止は上腕骨の三角筋粗面である．
7. 三角筋は，厚くて強力な三角形の筋で肩関節を覆う．前部，中部，後部の3部に分けられる．
8. 三角筋の前部は上腕骨の強力な屈曲および内旋．後部は上腕骨の強力な伸展および外旋．上腕骨の伸展という表現と，肩関節の伸展というのは同じ意味である．従って，一つの筋であっても，収縮する部分が違えば，働き（作用）が正反対になることがある．なお，中部が収縮すると上腕骨を外転する．

答

① 上腕　② 外転　③ 棘下　④ 小円　⑤ 上腕
⑥ 三角筋　⑦ 中部　⑧ 屈曲（内旋）

158-1　肩甲下筋

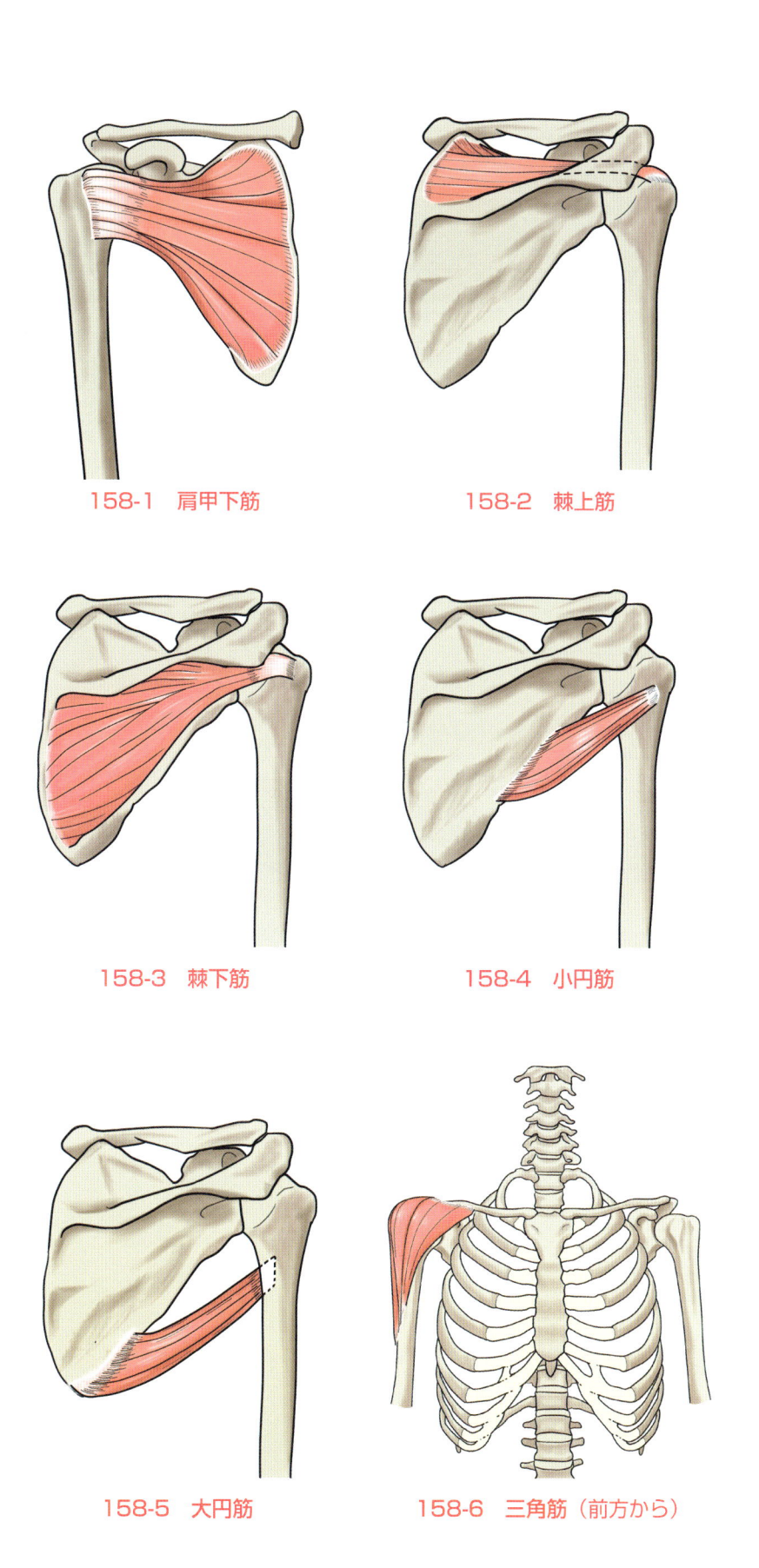

158-2　棘上筋

158-3　棘下筋

158-4　小円筋

158-5　大円筋

158-6　三角筋（前方から）

筋系

293

159 筋系 上腕の筋：上腕二頭筋, 烏口腕筋, 上腕筋, 上腕三頭筋

1 筋は超える関節のすべてに作用する．

1. 上腕二頭筋長頭は肩甲骨の（①　　　）から起こる．
2. 上腕二頭筋は橈骨の（②　　　）に停止する．
3. 上腕二頭筋は肩関節と（③　　　）関節を超える．
4. 上腕二頭筋は肘関節の屈曲と，前腕の強力な（④　　　）作用がある．

2 上腕二頭筋長頭の腱は，肩関節の関節包内を通過する．

5. 上腕二頭筋長頭の腱は（⑤　　　）溝を通り，肩関節の中に入っている．
6. 烏口腕筋は肩甲骨の（⑥　　　）から起こる．
7. 上腕筋の停止は尺骨の（⑦　　　）面である．
8. 上腕二頭筋, 烏口腕筋, 上腕筋の支配神経は（⑧　　　）神経である．
9. 上腕三頭筋外側頭と内側頭の間を（⑨　　　）神経が走る．
10. 上腕三頭筋は前腕（⑩　　　）の主動筋である．

解説

1. 長頭の起始は肩関節の内部に位置する肩甲骨の関節上結節である．
2. 腱の一部は薄く広い上腕二頭筋腱膜となり，前腕屈筋群の起始部を被う深筋膜と融合する．
3. 上腕二頭筋は肩関節，肘関節と上橈尺関節を超える．従って，これら3つの関節運動に関与する．
4. 上腕二頭筋は橈尺関節に作用する強力な回外筋である．また肘関節の屈曲を行うが，これは前腕が回外位にあるとき最も強く働く．肩関節の屈曲にもわずかに作用する．
5. 長頭の起始である関節上結節は肩関節の関節包内にあり，長頭腱の一部は関節唇と融合している．長頭腱は関節包内では滑膜で包まれている．この腱は上腕骨頭をまたぎ，上腕骨結節間溝を下行する．
6. 起始は肩甲骨の烏口突起で，上腕二頭筋の短頭と共同の腱として起こる．
7. 停止は尺骨鈎状突起の下方（遠位）にある尺骨粗面．
8. いずれも腕神経叢から出る筋皮神経によって支配されている．
9. 上腕三頭筋の外側頭と内側頭は，上腕骨後面の橈骨神経溝を挟んで付着している．橈骨神経とともに上腕深動脈も走る．

答 ①関節上結節 ②橈骨粗面 ③肘（上橈尺） ④回外 ⑤結節間 ⑥烏口突起 ⑦尺骨粗 ⑧筋皮 ⑨橈骨 ⑩伸展

10. 前腕の伸展は，肘関節の伸展というのと同じ意味である．この作用以外に，長頭は肩関節を横切っているので，上腕の伸展と内転の補助をする．

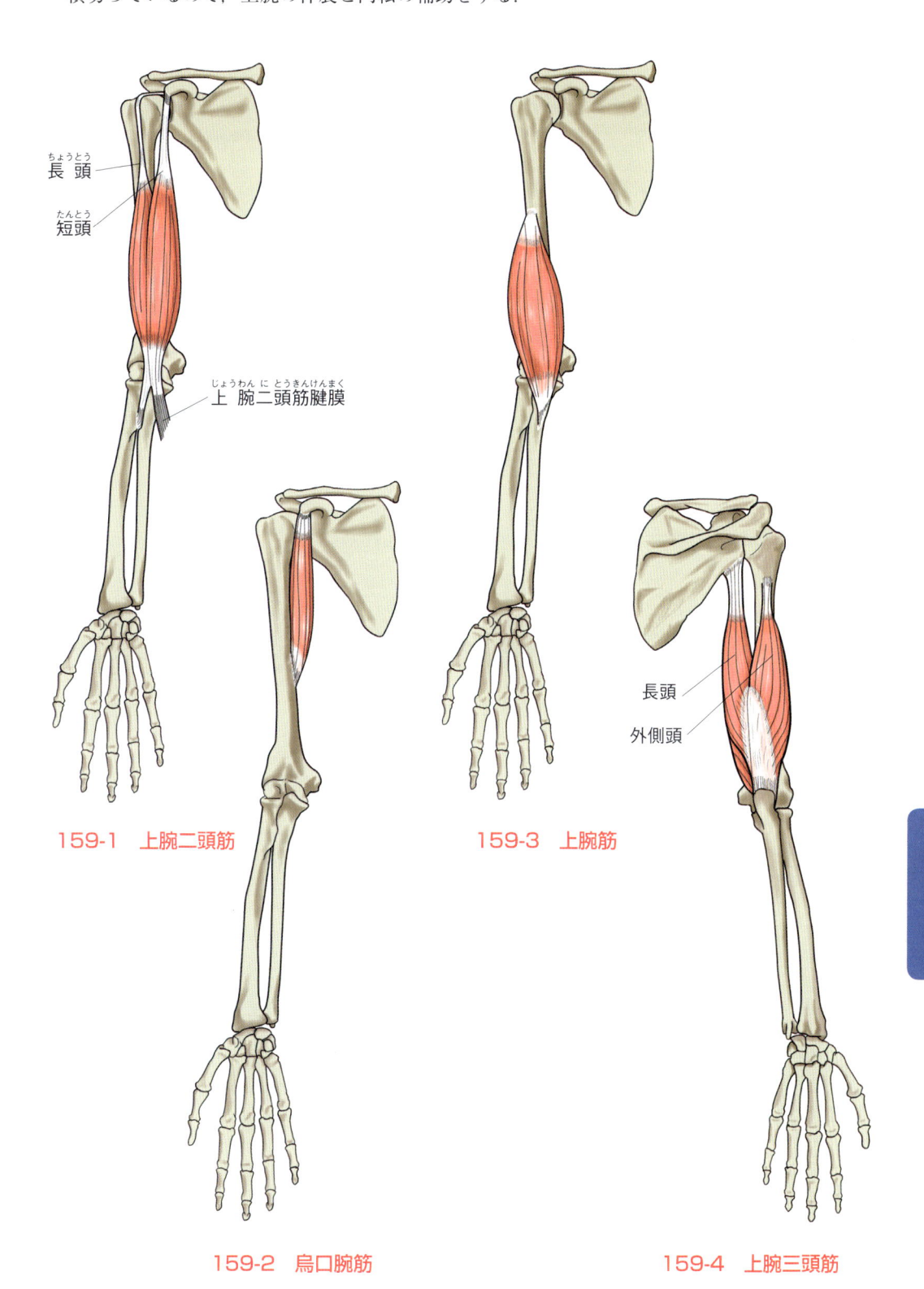

長頭
短頭
上腕二頭筋腱膜

長頭
外側頭

159-1　上腕二頭筋

159-3　上腕筋

159-2　烏口腕筋

159-4　上腕三頭筋

筋系

160 筋系 前腕の筋

1 前腕前面の筋は主として手首，手指の屈曲と回内運動に関与する．

1. 前腕浅層の筋は主として上腕骨の（①　　）顆から起こる．
2. 尺側手根屈筋の外側（橈側）に位置し，手掌腱膜を張るのは（②　　）筋である．
3. 第2〜5指の中節骨に停止するのは（③　　）筋である．
4. 内側4本の指の遠位指節間関節を屈曲する唯一の筋は（④　　）筋である．
5. 前腕の筋のうち尺骨神経で支配されるのは深指屈筋の内側部と（⑤　　）筋である．
6. 浅指屈筋，深指屈筋，長母指屈筋の腱は（⑥　　）管を通る．

2 前腕後面の筋は主として手首，手指の伸展と回外運動に関与する．

7. 腕橈骨筋は肘関節の（⑦　　）作用がある．
8. 母指と小指および（⑧　　）指には単独の伸筋がある．
9. 尺側手根屈筋と尺側手根伸筋が同時に働くと手関節を（⑨　　）転する．
10. 前腕後面の筋は，肘関節や手関節，手指を伸展し，前腕を（⑩　　）する作用がある．
11. 前腕後面の筋はすべて（⑪　　）神経で支配されている．

解説

1. 浅層筋は主に上腕骨内側上顆から共同腱によって起こる．深層筋は橈骨，尺骨および前腕骨間膜から起こる．
2. 長掌筋の腱は薄くて長く，母指と小指を対立させて少し力を加え，手首を屈曲すると腱がはっきりと浮かび上がる．この腱を目安にして外側に橈側手根屈筋の腱が，内側に尺側手根屈筋の腱が確認できる．
3. 浅指屈筋は前腕浅層筋に属すが，他の浅層筋群より深い位置にあり，浅層筋と深層筋の中間層を構成する．停止部でそれぞれの腱は2つに分かれ，その間を深指屈筋の腱が貫く．
4. 深指屈筋は4つの腱となり，第2〜5指の末節骨底に停止する．
5. 前腕の筋は原則，正中神経支配で，例外として深指屈筋の内側部と尺側手根屈筋と覚えると良い．
6. 手根管の中を浅指屈筋の腱，深指屈筋の腱，長母指屈筋の腱および正中神経が通る．屈筋支帯は外側で二葉に分れており，その間を橈側手根屈筋の腱が通る．尺骨動脈と尺骨神経，および正中神経の皮枝は手根管の外を通る．

答 ①内側上　②長掌　③浅指屈　④深指屈　⑤尺側手根屈
　　　⑥手根　⑦屈曲　⑧示　⑨内　⑩回外　⑪橈骨

7. 腕橈骨筋は，前腕後面すなわち伸側の筋に分類されているが，これは前腕後面の筋は全て橈骨神経支配とするためである．腕橈骨筋は，肘関節の伸展ではなく屈曲に作用する．
8. 総指伸筋が第2〜5指の中節骨底と末節骨底に付く．しかし，設問の3指にはそれぞれ独立した伸筋がある．
9. 手関節の屈曲と伸展に関しては，両筋は拮抗筋であるが，内転に関しては互いに協力筋となる．
10. 前腕の前面にある円回内筋と方形回内筋は前腕を回内する．後面にある回外筋は前腕を回外する．
11. 手の背面には筋がなく，上腕と前腕の後面（伸側）の筋の支配神経は全て橈骨神経である．

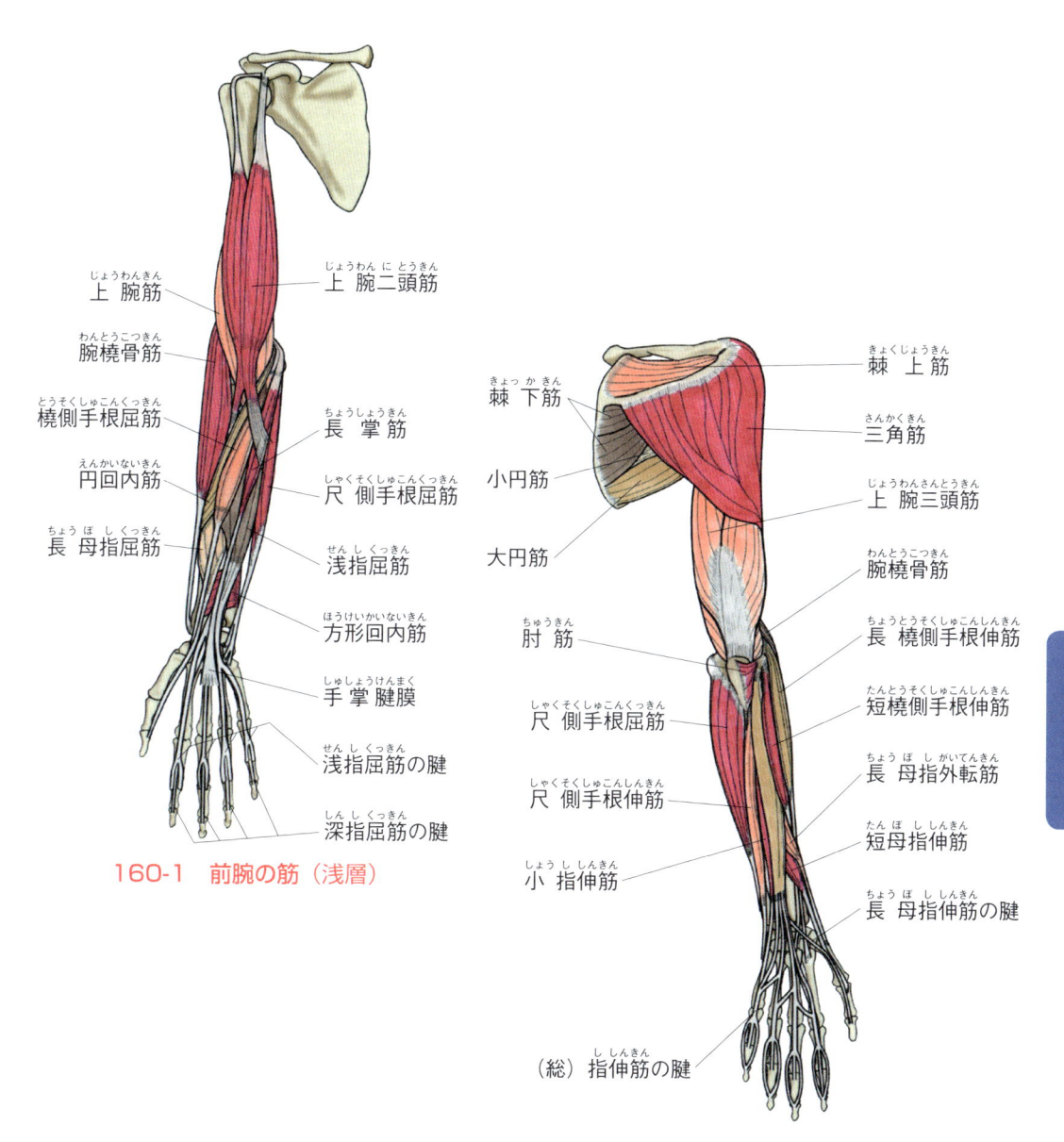

160-1 前腕の筋（浅層）

160-2 前腕の筋（中層）

161 筋系 手の筋

1 手の筋は手の中から起こって手の中に着く小さな筋群である．

1. 手の筋は母指球筋，小指球筋および（①　　）筋に分けられる．
2. 母指球の最も表層にあるのは（②　　）筋である．
3. 短母指屈筋の深頭は（③　　）神経支配である．
4. 母指対立筋は母指の中手骨を（④　　）関節で外転，屈曲し，かつ内旋する．
5. 虫様筋は（⑤　　）筋の腱から起こり，指背腱膜に停止する．

2 小指球の筋および骨間筋の支配神経はすべて尺骨神経である．

6. 掌側骨間筋は第2，第4，第5指を（⑥　　）転する．
7. 短掌筋は皮膚に付着を持つ（⑦　　）筋である．
8. 第5中手指節関節で小指の屈曲をするのは（⑧　　）筋である．
9. 小指外転筋の支配神経は（⑨　　）神経である．

解説

1. 手掌で，母指の付け根には，母指を動かすための小さな筋群でできた膨らみがある．これを母指球という．同様に，小指の付け根の膨らみを小指球という．中手筋には骨間筋と虫様筋がある．
2. 薄く比較的扁平な筋で，母指球の最表層にあり，前外側部を構成する．この筋は母指の手根中手関節での外転（掌側外転）作用がある．この運動は，母指を手掌側に持ち上げる運動である．
3. 手の筋の多くは，尺骨神経で支配される．一部の手の筋，短母指外転筋，母指対立筋，短母指屈筋の浅頭，第1および第2虫様筋が正中神経支配である．
4. 母指対立筋は，母指の中手骨を手根中手関節で外転，屈曲し，かつ内旋する．これらの動きを合わせて対立と呼ぶ．この運動で母指の指先を他の指と合わせられる．
5. 虫様筋は第2から第5指の中手指節関節（MP関節）で手指を屈曲させつつ，近位と遠位の指節間関節（IP関節）を伸展する．
6. 手の指は母指を除いてMP関節で内転・外転できる．その基準は第3指の中央を通る線で，この線から遠ざかる運動を外転，近づく運動を内転という．この他，骨間筋は虫様筋の補助をする．
7. 小さな薄い筋で小指球を覆う．この筋は皮筋（皮膚に付着を持つ筋）である．手掌尺側の皮

答　①中手　②短母指外転　③尺骨　④手根中手　⑤深指屈
　　　⑥内　⑦皮　⑧短小指屈　⑨尺骨

膚にシワを作り，手掌の椀形を深くすることで物を握ることを補助する．
8. 短小指屈筋は有鉤骨鉤および屈筋支帯から起こり，小指の基節骨底に停止する筋で小指外転筋の母指側にある．
9. 尺骨神経は手掌に入ると浅枝と深枝に分かれ，深枝は短掌筋を除く全ての小指球筋を支配する．

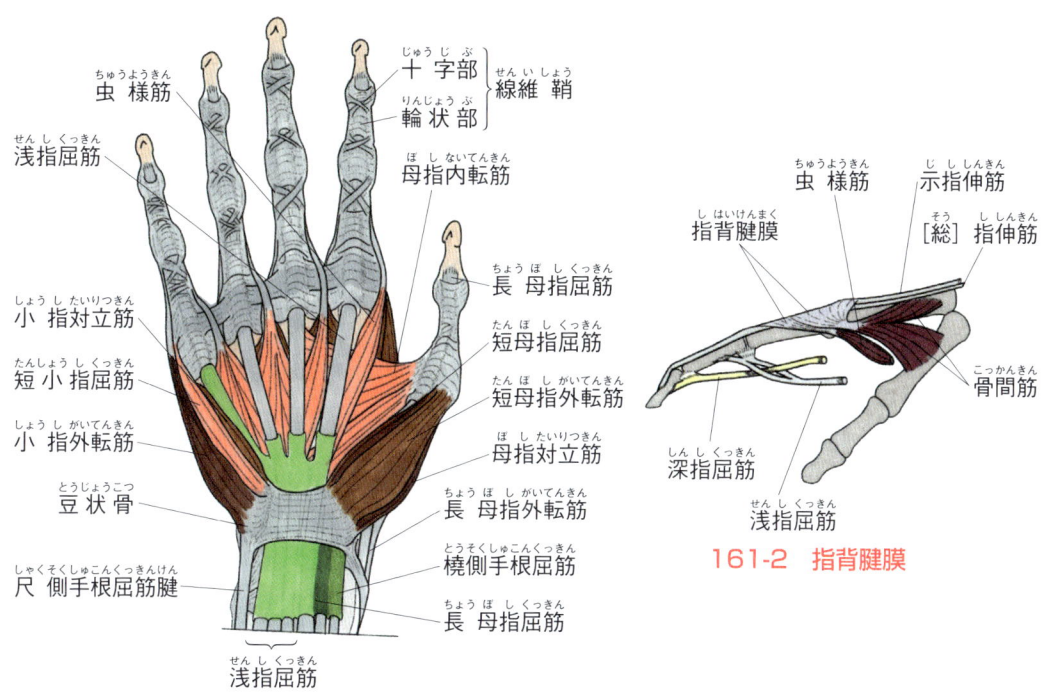

161-1 手の筋（掌側面）

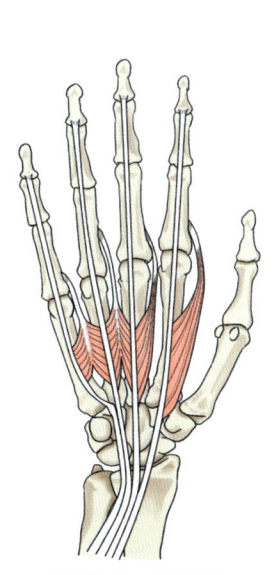

161-2 指背腱膜

161-3 虫様筋

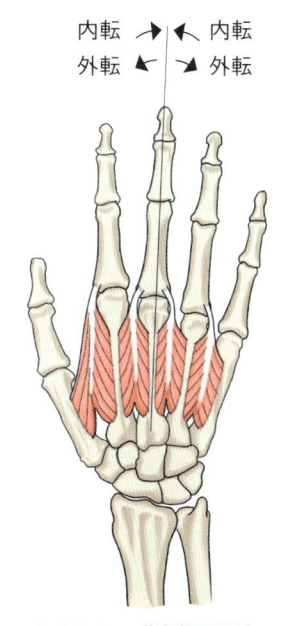

161-4 背側骨間筋

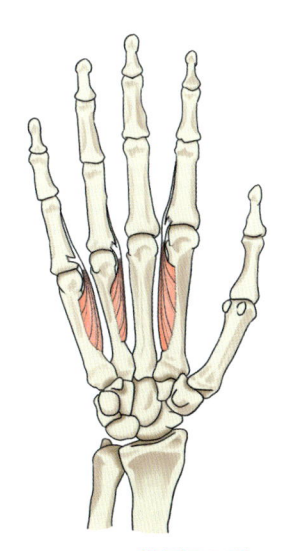

161-5 掌側骨間筋

162 筋系 殿部および股関節の筋

1 「殿部および股関節の筋」は「下肢帯の筋」あるいは「寛骨筋」ともいわれる.

1. 大殿筋は腸脛靱帯と大腿骨の（①　　　）に停止する.
2. 大殿筋は股関節伸展および（②　　　）の主動筋である.
3. 中殿筋の前部は大腿を内旋するが後部は（③　　　）する.
4. 大腿筋膜張筋の支配神経は（④　　　）神経である.

2 大腿の深部には股関節の外旋6筋がある.

5. 外旋6筋のうち外閉鎖筋だけは（⑤　　　）神経で支配されている.
6. 大坐骨孔には仙骨の前面から起こる（⑥　　　）筋が通る.
7. 上双子筋と下双子筋の間には（⑦　　　）筋の腱がある.
8. 大腰筋は鼠径靱帯の下を通過して大腿骨の（⑧　　　）に停止する.
9. 大腰筋と腸骨筋は下部で混じり合い，同じ作用を持つため，まとめて（⑨　　　）筋と呼ばれる.

解説

1. 大腿の筋は大腿筋膜で包まれている．大腿の外側部では，この筋膜が厚くなっており，腸脛靱帯と呼ばれる．腸脛靱帯の下方は脛骨外側顆に付着している．大殿筋は大腿を伸展する主動筋であるが，腸脛靱帯を緊張させることで膝関節を固定する働きもある．
2. 主動筋とは，ある運動をするときに，主として働く筋のこと．主動筋の働きを助ける筋を協力筋（共同筋）という．
3. 中殿筋の主作用は筋全体が収縮することによる大腿の外転である．しかし，筋の前部だけや後部だけが働くと違う運動を引き起こす．
4. 中殿筋，小殿筋，大腿筋膜張筋の支配神経は仙骨神経叢から出る上殿神経である．
5. 梨状筋，内閉鎖筋，上双子筋，下双子筋，大腿方形筋，外閉鎖筋を合わせて外旋6筋という．腰神経叢から出る閉鎖神経で支配される外閉鎖筋以外は仙骨神経叢からの枝（特に名前はない）で支配されている．
6. 梨状筋は仙骨の前面から起こって大坐骨孔を通り，大腿骨の大転子に着く．この筋により大坐骨孔は梨状筋より上の梨状筋上孔と下の梨状筋下孔に二分される．

答　①殿筋粗面　②外旋　③外旋　④上殿　⑤閉鎖　⑥梨状　⑦内閉鎖　⑧小転子　⑨腸腰

7. 上双子筋と下双子筋はそれぞれ小坐骨切痕の上下近くから起こっているが，内閉鎖筋は小坐骨孔を通り2つの筋の間を走って大腿骨の大転子（内側面）に停止する．
8. 大腰筋は腸骨筋とともに，鼠径靱帯の下，筋裂孔を通り，小転子に着く．股関節の強力な屈筋である．
9. 大腰筋と腸骨筋は共通の停止腱を持ち，同じ作用をするので腸腰筋と呼ばれることが多い．

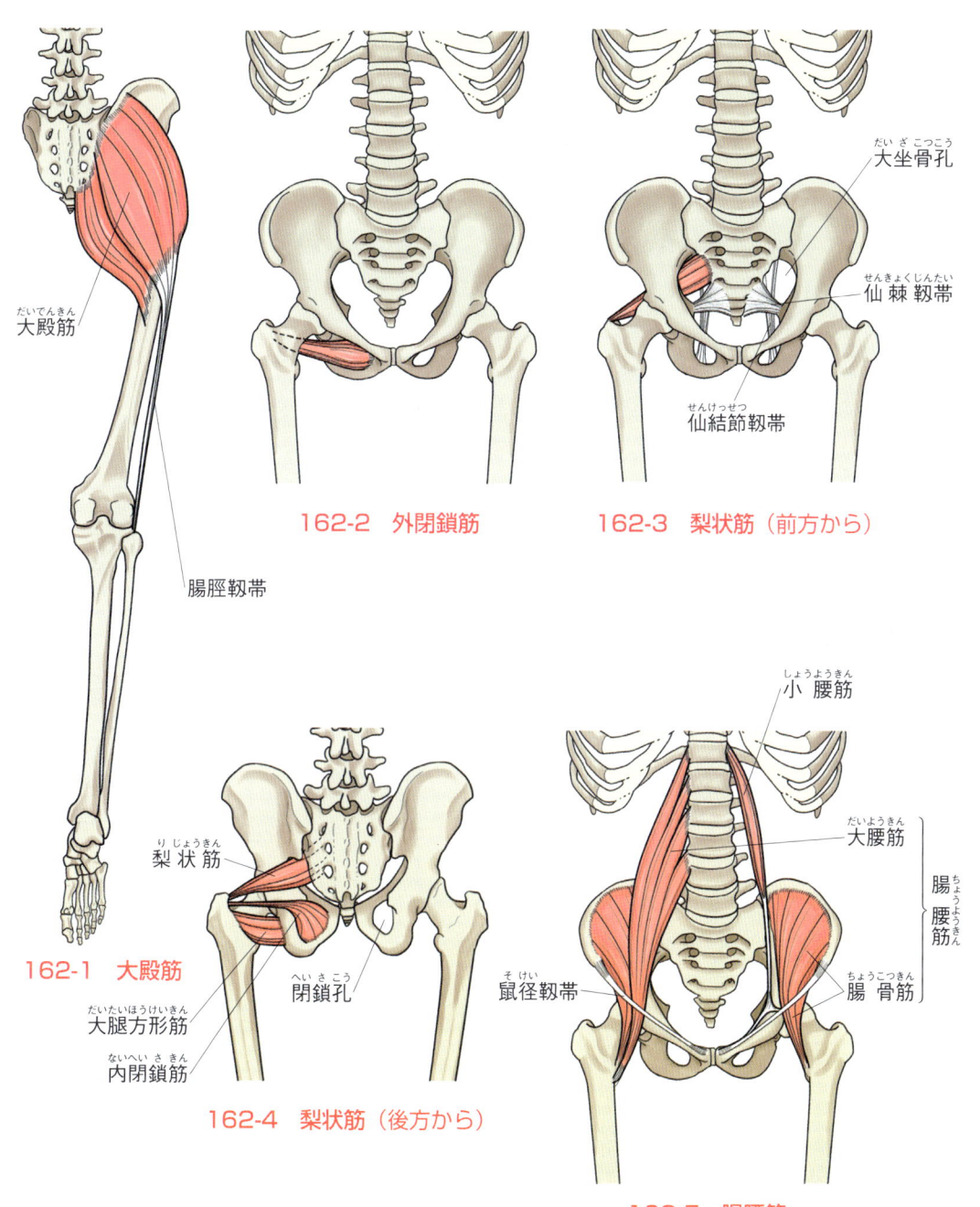

162-2 外閉鎖筋

162-3 梨状筋（前方から）

162-1 大殿筋

162-4 梨状筋（後方から）

162-5 腸腰筋

163 筋系 大腿と下腿の筋

1 大腿の筋は筋間中隔によって前面の筋，後面の筋，内側の筋に区分される．

1. 大腿前面の筋は（①　　）神経によって支配されている．
2. 大腿四頭筋のうち股関節屈曲作用を持つのは（②　　）筋である．
3. 大腿内側の筋の主な作用は股関節の（③　　）である．
4. 大腿三角を構成するのは鼠径靱帯，縫工筋と（④　　）筋である．

2 大腿後面の筋を総称してハムストリングスという．

5. 半膜様筋は（⑤　　）筋の深部にある．
6. 縫工筋，薄筋，半腱様筋の腱は停止部近くで合し，（⑥　　）を作る．
7. 下腿の筋は（⑦　　）膜と，2つの筋間中隔によって前面，外側，後面の3群に分けられる．
8. 下腿前面の筋は（⑧　　）神経で支配される．
9. 前脛骨筋は足の背屈と（⑨　　）をする．

解説

1. 原則として大腿前面の筋は大腿神経，後面の筋は坐骨神経，内側の筋は閉鎖神経支配である．例外には注意すること．
2. 大腿四頭筋は3つの広筋と1つの直筋からなるが，3つの広筋は何れも大腿骨から起こるのに対して，大腿直筋は寛骨（下前腸骨棘）から起こるため，股関節にも作用する．
3. 大腿内側の筋の主な働きは，大腿の内転である．それゆえ，大腿内転筋群と呼ばれる．
4. 縫工筋，鼠径靱帯，長内転筋で囲まれた三角．スカルパ三角ともいう．このなかに大腿静脈，大腿動脈，大腿神経が内側より外側の順に並んで位置している．大腿三角の頂点は内転筋管に続く．
5. 半膜様筋は大腿後面中央に位置する筋で，半腱様筋に覆われている．
6. 縫工筋，薄筋，半腱様筋の腱は脛骨内側顆の停止部近くで合し，一部は下腿の筋群を包む下腿筋膜に放散する．この状態を鵞足と呼ぶ．半膜様筋の腱を加える場合もある．
7. 下腿骨間膜は，脛骨と腓骨の間に張る膜で，2つの骨を連結する働きがある．この働きとともに，骨間膜はいくつかの筋群をグループ分けする働きもある．下腿骨間膜の前面の筋は，足

答　①大腿　②大腿直　③内転　④長内転　⑤半腱様　⑥鵞足　⑦（下腿）骨間　⑧深腓骨　⑨内返し（内反）

を背屈する働きがあり，後面の筋は底屈する働きがある．
8．下腿前面の筋は深腓骨神経，外側の筋は浅腓骨神経，後面の筋は脛骨神経で支配されている．
9．前脛骨筋は脛骨の外側顆および脛骨体外側面から起こり，内側楔状骨と第1中足骨底に付着する筋で足の背屈と内がえしをする．

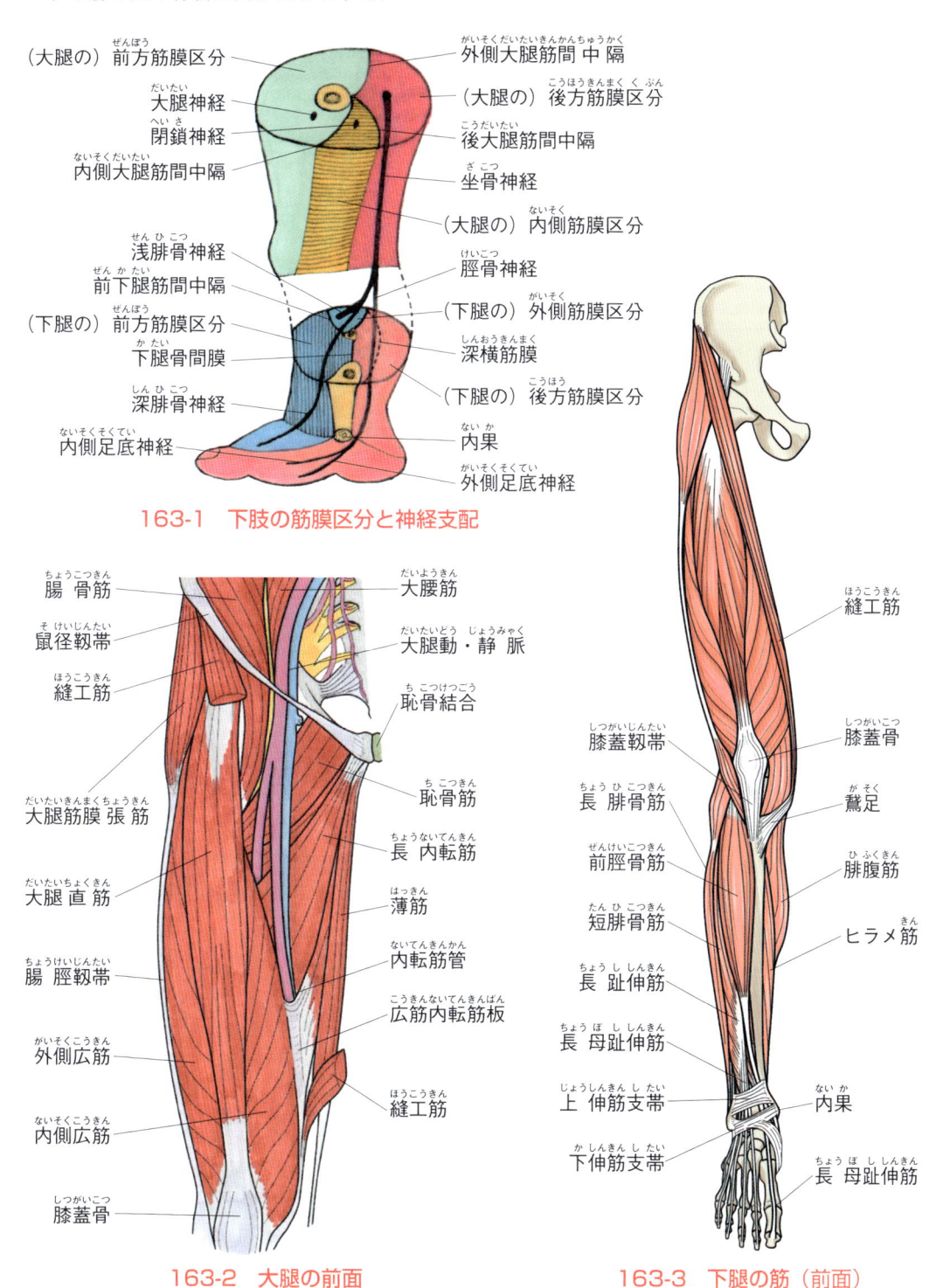

163-1　下肢の筋膜区分と神経支配

163-2　大腿の前面

163-3　下腿の筋（前面）

164 筋系 下腿の筋と足の筋

1 下腿後面の筋は，浅層筋と深層筋に分けられる．

1. 下腿後面浅層の筋はいずれも（①　　　）に停止する．
2. 下腿後面の最も浅いところにあるのは（②　　　）筋である．
3. 下腿後面の筋は（③　　　）神経で支配されている．
4. 下腿外側の筋である（④　　　）筋の腱は第1中足骨と内側楔状骨に付く．

2 手背には筋がないが，足背には筋がある．

5. 足背には足趾を伸ばす働きをする（⑤　　　）筋がある．
6. 足底の筋は母趾球筋，中足筋，（⑥　　　）筋に分けられる．
7. 足底を覆う筋膜の中央部は非常に厚く，（⑦　　　）膜と呼ばれる．
8. 短母趾屈筋の停止腱の中には（⑧　　　）骨がある．

解説

1. 浅層筋は腓腹筋，ヒラメ筋，足底筋で，腓腹筋とヒラメ筋の腱は合してアキレス腱（踵骨腱）となり，踵骨隆起に付く．足底筋の腱はアキレス腱に混じる．
2. 下腿後面浅層の筋は，下腿三頭筋であるが，下腿三頭筋は浅いところにある腓腹筋と，腓腹筋に覆われたヒラメ筋よりなる．
3. 下腿後面の筋の支配神経は，坐骨神経から分かれた脛骨神経である．
4. 長腓骨筋の腱は長く，外果の後部で曲がり，上腓骨筋支帯の下を通過する．外果は滑車のように利用される．ここから前方に向かい，踵骨外側面の長腓骨筋腱溝を通る．さらに足底を斜めに横切り，第1中足骨底および内側楔状骨に付着する．足の底屈と外がえしをする．
5. 短趾伸筋は足背の外側面に位置する筋で，足趾を伸ばす働きがある．短趾伸筋のうち，母趾にいく筋を別にして短母趾伸筋と呼ぶことがある．深腓骨神経で支配されている．
6. 手の筋が母指球筋，中手筋，小指球筋に分けられたのと同じである．
7. 足底の筋を覆う深筋膜（足底筋膜）は，手掌と同じように中央部が非常に厚く，足底腱膜と呼ばれる．足底の皮膚と腱膜全体が強固に結合している．足底腱膜は，足の縦足弓（縦アーチ）の支持にも役立っている．
8. 短母趾屈筋は内側部と外側部に分かれている．それぞれの腱の停止部には種子骨が含まれている．この種子骨は足のレントゲン写真で，骨片と間違えられることがあるので注意が必要である．

答　①踵骨隆起　②腓腹　③脛骨　④長腓骨　⑤短指伸　⑥小趾球　⑦足底腱　⑧種子

164-1 下腿の筋（後面）

- 半膜様筋
- 半腱様筋
- 大腿二頭筋
- 足底筋
- 膝窩動・静脈
- 脛骨神経
- ヒラメ腱弓
- 膝窩筋
- ヒラメ筋
- 足底筋の腱
- 腓腹筋
- 長趾屈筋
- 短腓骨筋
- 足底筋の腱
- 長腓骨筋
- 屈筋支帯
- 上伸筋支帯
- 踵骨隆起
- アキレス腱

164-2 短趾伸筋

- （短母趾伸筋）

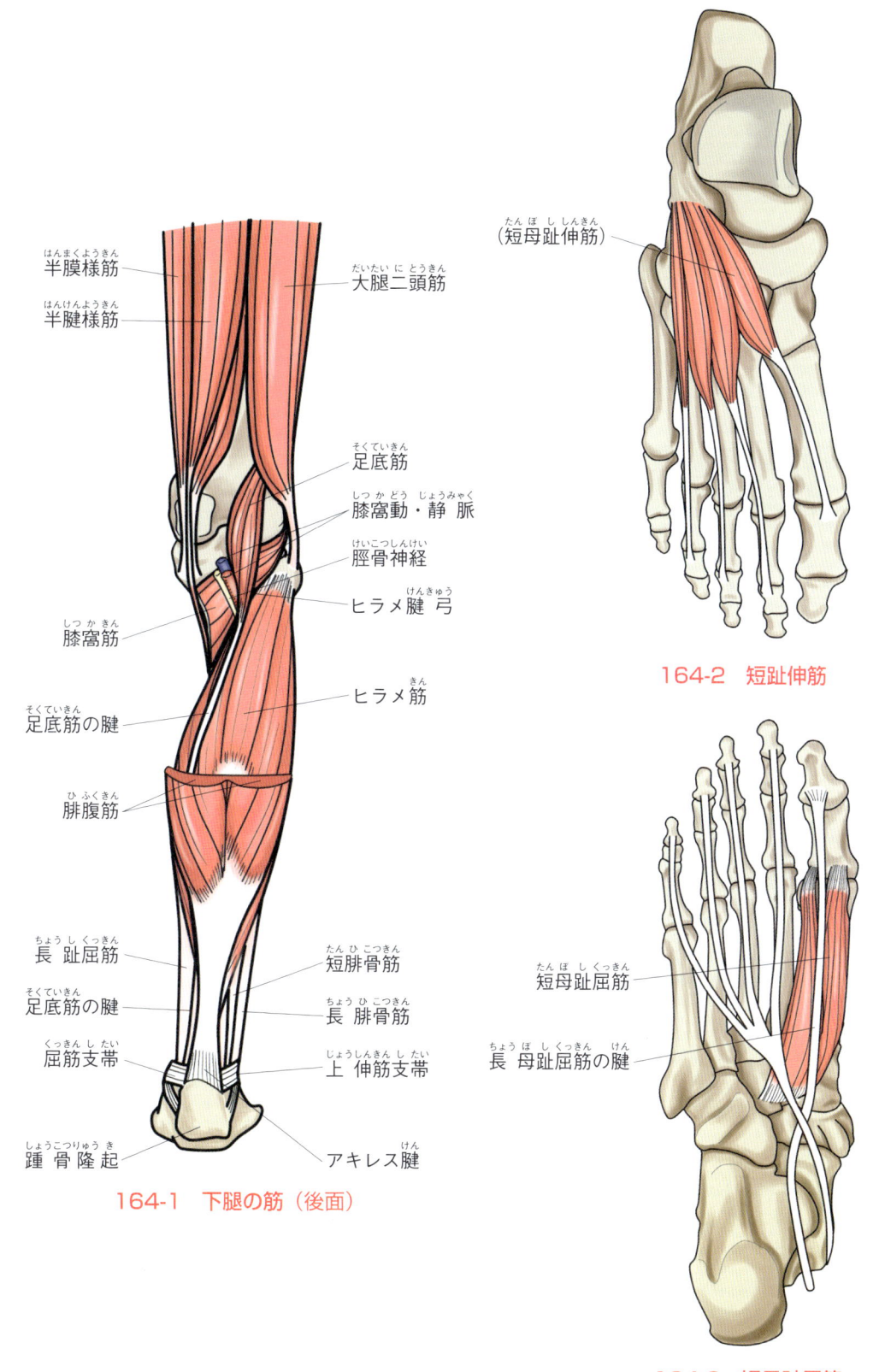

164-3 短母趾屈筋

- 短母趾屈筋
- 長母趾屈筋の腱

筋系

305

参考書物

【解剖学】
Drews, U.（著） 塩田浩平（訳） 発生学アトラス．文光堂　1997
Netter, F. H.（著） 相磯貞和（訳） ネッター解剖学アトラス　原書第5版．南江堂　2011
Moore, K. L., Dally, A. F.（著） 佐藤達夫, 坂井建雄（監訳） 臨床のための解剖学．メディカル・サイエンス・インターナショナル　2008
坂井建雄, 河原克雅（総編集） カラー図解　人体の正常構造と機能．日本医事新報社　2012
坂井建雄（監訳） プロメテウス解剖学コアアトラス．医学書院　2010
Snell, R. S.（著） 山内昭雄（訳） スネル臨床解剖学　第3版．メディカル・サイエンス・インターナショナル　2002
Standring, S. (Editor-in-Chief)　Gray's Anatomy, 40th ed. Churchil Livingstone　2009
Stevens, A., Lowe, J. S.（著） 内山安男, 相磯貞和（監訳） 人体組織学．南江堂　1999
Tortora, G. J., Nielsen, M. T.（著） 小澤一史, 千田隆夫, 高田邦明（監訳） トートラ解剖学．丸善出版　2010
渡辺正仁（監修） PT・OT・STのための解剖学．廣川書店　2013

【生理学】
Barrett, K. E. et al.（著）岡田泰伸（監訳） ギャノング生理学　原書23版．丸善出版　2011
Berne, R. M., Levy, M. N.（編） 板東武彦, 小山省三（監訳） バーン・レヴィ　カラー基本生理学．西村書院　2003
Guyton, A. C., Hall, J. E.（著） 早川弘一（監訳） ガイトン臨床生理学．医学書院　1999
貴邑冨久子, 根来英雄（著） シンプル生理学．南江堂　2008
河野公一（編集代表） 医療・福祉系学生のための専門基礎科目　改訂2版．金芳堂　2007
奈良勲, 鎌倉矩子（シリーズ監修） 石澤光郎, 冨永淳（執筆）《標準理学療法学・作業療法学専門基礎分野》生理学．医学書院　2007
大地陸男著　生理学テキスト．文光堂　2010
小澤瀞司, 福田康一郎（総編集） 本間研一, 大森治紀, 大橋俊夫（編集） 標準生理学．第7版　医学書院　2009
Pocock, G., Richards, C. D.（著） 岡野栄之, 植村慶一（監訳） オックスフォード・生理学　原書3版．丸善出版　2009

【図版一覧表】

図版番号	頁	図版名
1	3	方向用語
2-1	5	身体の部位の名称
2-2	5	頭頸部の部位の名称
3-1	7	体腔
3-2	7	頭蓋骨と眼窩
4	9	細胞
5-1	11	神経組織
5-2	11	上皮組織
6	13	上皮組織
7-1	15	疎性結合組織（コラーゲン線維の配列）
7-2	15	軟骨組織
8-1	17	海綿骨と緻密骨
8-2	17	骨の構造
9	19	血球
12	23	免疫機構の概要
15-1	27	さまざまなニューロン
15-2	27	神経細胞（ニューロン）
16-1	29	活動電位に関わるイオン流
16-2	29	神経軸索での興奮伝導
16-3	29	シナプスの構造と伝導機構
17-1	31	筋の種類
17-2	31	筋線維（筋細胞）
18-1	33	血管の構造
18-2	33	血液循環の模式図
19-1	35	心膜
19-2	35	心臓の内腔
20-1	37	心臓の弁（心室収縮時）
20-2	37	心臓の弁(心室拡張時)
21-1	39	心臓（前面）
21-2	39	心臓（後面）
22-1	41	大動脈
22-2	41	大動脈から出る主な枝
23-1	43	大脳動脈輪の位置
23-2	43	大脳動脈輪
24-1	45	前大脳動脈と後大脳動脈の分布領域
24-2	45	中大脳動脈の分布領域
24-3	45	脳の動脈分布（内側面）
25-1	47	浅大脳静脈系
25-2	47	深大脳静脈系
26-1	49	顔面に分布する動脈
26-2	49	頸部の動脈
27	51	上肢帯と自由上肢に分布する動脈
28	53	大動脈から出る主な枝
29	55	奇静脈系
30	57	腹大動脈の枝
31-1	59	肝門脈
31-2	59	肝門脈と側副循環路
32	61	総腸骨動脈の枝
33	63	下肢に分布する動脈（前面）
34-1	65	上肢の皮静脈
34-2	65	下肢の皮静脈
35	67	胎児循環
36-1	69	リンパ系
36-2	69	リンパ節
39-1	73	心筋の興奮と心電図

図版番号	頁	図版名
39-2	73	圧受容反射（動脈系）
40-1	75	頭頸部の正中断面
40-2	75	呼吸器系
41-1	77	喉頭前面
41-2	77	喉頭後面
42-1	79	気管と気管支
42-2	79	細気管支と肺胞
43-1	81	肺（外側面）
43-2	81	肺（内側面）
44-1	83	肺胸膜
44-2	83	縦隔
45	85	呼吸の神経性調節
46-1	87	肺容量区分
46-2	87	異常呼吸パターン
47	89	消化器系
48	91	口腔
49-1	93	舌
49-2	93	唾液腺
50-1	95	消化管の基本構造
50-2	95	胃
51-1	97	腹部消化管
51-2	97	胆汁の流れ
52-1	99	回盲部と結腸
52-2	99	肛門
53-1	101	肝臓
53-2	101	肝小葉
54-1	103	十二指腸と膵臓
54-2	103	膵臓
55	105	腹膜（女性）
56-1	107	小腸の運動
56-2	107	排便反射
58	109	膵液分泌機序
61	113	糖質の消化
62	115	タンパクの消化
63	117	脂質の消化
64	119	ビタミンの種類とその役割
65-1	121	外分泌腺と内分泌腺
65-2	121	内分泌系
66-1	123	下垂体と松果体
66-2	123	視床下部と下垂体
67-1	125	甲状腺と上皮小体（背側から見た図）
67-2	125	甲状腺の顕微鏡写真
68-1	127	副腎
68-2	127	膵臓（顕微鏡写真）
69-1	129	卵胞の発育
69-2	129	精巣（顕微鏡写真）
70-1	131	ホルモンの作用1（膜受容体）
70-2	131	ホルモンの作用2（細胞内受容体・核内受容体）
75-1	137	視床下部ホルモンと下垂体ホルモンとの関係
75-2	137	ホルモンの概要
76-1	139	泌尿器系
76-2	139	腎臓（断面）
77-1	141	腎臓（模式図）

図版番号	頁	図版名
77-2	141	腎臓の構造
78-1	143	腎杯と腎盤
78-2	143	尿管・膀胱・尿道
81	147	排尿反射の経路
82-1	149	男性生殖器
82-2	149	精巣と精巣上体
83-1	151	精嚢と前立腺（膀胱の後面）
83-2	151	陰茎
84-1	153	女性生殖器（1）
84-2	153	女性生殖器（2）
85-1	155	会陰
85-2	155	女性外陰部
86-1	157	精子による性の決定
86-2	157	受精から胚盤形成まで
86-3	157	胚葉の分化
87	159	中枢神経と末梢神経
88-1	161	クモ膜
88-2	161	脳硬膜と硬膜静脈洞
89	163	脳室と髄液の流れ
90-1	165	白質と灰白質
90-2	165	自律神経
91-1	167	脊髄と脊髄神経（1）
91-2	167	脊髄と脊髄神経（2）
92-1	169	脳（左外側面）
92-2	169	脳の正中断面
93-1	171	大脳（左外側面）
93-2	171	島
93-3	171	大脳内側面と辺縁葉
93-4	171	海馬
94-1	173	脳の前額断面（1）
94-2	173	脳の前額断面（2）
94-3	173	脳の前額断面（3）
95-1	175	間脳
95-2	175	中脳の断面
96-1	177	脳幹の背側面
96-2	177	脳幹の腹側面
96-3	177	小脳の組織：髄鞘染色
96-4	177	小脳の区分
99	181	脊髄髄節と脊髄神経
100-1	183	脊髄と脊髄神経
100-2	183	脊髄神経
101-1	185	頭頸部の皮膚支配
101-2	185	頸神経叢
102	187	腕神経叢
103	189	腰神経叢（下半分は仙骨神経叢）
104	191	仙骨神経叢（上半分は腰神経叢）
105-1	193	自律神経
105-2	193	交感神経
106	195	自律神経の分布
107	197	主なカテコールアミン受容体とアセチルコリン受容体
108-1	199	嗅上皮
108-2	199	嗅覚の伝導路
109-1	201	視神経と視覚の伝導路
109-2	201	対光反射
110-1	203	脳神経
110-2	203	眼筋（上面）

図版番号	頁	図版名
111	205	三叉神経
112-1	207	頭頸部の皮膚支配
112-2	207	側頭筋と咬筋
112-3	207	内側翼突筋と外側翼突筋
113	209	顔面神経
114-1	211	蝸牛神経と聴覚の伝導路
114-2	211	前庭神経と伝導路
115-1	213	舌咽神経
115-2	213	味覚の伝導路
116	215	迷走神経
117-1	217	副神経
117-2	217	脳神経の運動核（右半分）
120-1	221	外側脊髄視床路（痛覚と温度覚）
120-2	221	後索‐内側毛帯路
121-1	223	前脊髄視床路（粗大触覚と圧覚）
121-2	223	後脊髄小脳路（下半身の固有感覚）
121-3	223	前脊髄小脳路（下半身の固有感覚）
121-4	223	副楔状束核小脳路（上半身の固有感覚）
122-1	225	皮質脊髄路
122-2	225	皮質核路（皮質延髄路）
123-1	227	錐体外路（1）
123-2	227	錐体外路（2）
124	229	外皮
125-1	231	眼球
125-2	231	眼球前半部
125-3	231	涙器
126	233	平衡聴覚器
129	237	軸骨格と付属骨格
130-1	239	骨の成長
130-2	239	骨芽細胞（上）と破骨細胞（下）
131	241	血中カルシウム濃度調節
132-1	243	脊柱（左側面）
132-2	243	椎骨の基本構造
133-1	245	頸椎（後面）
133-2	245	胸椎
133-3	245	典型的な頸椎
133-4	245	仙骨（前面）
134	247	上肢の骨
135-1	249	手の骨（1）（左手掌面）
135-2	249	手の骨（2）（右背面）
136-1	251	骨盤前面
136-2	251	骨盤後面
136-3	251	寛骨（右内面）
136-4	251	寛骨（右外面）
137-1	253	下肢の骨
137-2	253	足の骨（右背面）
138	255	胸郭
139	257	頭蓋前面
140	259	内頭蓋底
141-1	261	頭蓋の側面
141-2	261	顎関節
142-1	263	連結の分類
142-2	263	関節の一般構造
143	265	関節の分類（関節の面の形態による分類）
144-1	267	環軸関節
144-2	267	骨盤前面

図版番号	頁	図版名
144-3	267	骨盤内面
145-1	269	胸鎖関節
145-2	269	肩関節前面
145-3	269	肘関節前面
145-4	269	橈尺関節の動き（右）
146-1	271	手根の関節（断面）
146-2	271	手の関節（右手背面）
147-1	273	股関節（左：右前面，右：右後面）
147-2	273	膝関節（右前面）
148-1	275	足部の靱帯（右外側面）
148-2	275	足部の靱帯（右内側面）
148-3	275	足の関節
148-4	275	脛腓靱帯結合（下脛腓関節）
149-1	277	骨格筋の構造
149-2	277	紡錘状筋
149-3	277	二頭筋
149-4	277	鋸筋
149-5	277	多腹筋
150-1	279	表情筋
150-2	279	咀嚼筋
152	281	骨格筋の興奮収縮連関
153-1	283	頸部の筋（側面）
153-2	283	頸部の筋
154-1	285	僧帽筋
154-2	285	肩甲拳筋と大・小菱形筋
154-3	285	広背筋
155	287	横隔膜
156-1	289	大胸筋，小胸筋，鎖骨下筋
156-2	289	前鋸筋
156-3	289	肋間筋
157-1	291	腹横筋
157-2	291	内腹斜筋
157-3	291	外腹斜筋
157-4	291	腹直筋鞘
157-5	291	骨盤底の筋（上方から）
158-1	293	肩甲下筋
158-2	293	棘上筋
158-3	293	棘下筋
158-4	293	小円筋
158-5	293	大円筋
158-6	293	三角筋（前方から）
159-1	295	上腕二頭筋
159-2	295	烏口腕筋
159-3	295	上腕筋
159-4	295	上腕三頭筋
160-1	297	前腕の筋（浅層）
160-2	297	前腕の筋（中層）
161-1	299	手の筋（掌側面）
161-2	299	指背腱膜
161-3	299	虫様筋
161-4	299	背側骨間筋
161-5	299	掌側骨間筋
162-1	301	大殿筋
162-2	301	外閉鎖筋
162-3	301	梨状筋（前方から）
162-4	301	梨状筋（後方から）
162-5	301	腸腰筋

図版番号	頁	図版名
163-1	303	下肢の筋膜区分と神経支配
163-2	303	大腿の前面
163-3	303	下腿の筋（前面）
164-1	305	下腿の筋（後面）
164-2	305	短趾伸筋
164-3	305	短母趾屈筋

索引

あ

アイオドプシン	235
I 細胞	109
IgE	21, 24
IgA	21, 24, 110
IgM	21
IgG	21, 24
IgD	21
I 帯	30
IP 関節	248, 271
（アウエルバッハ）筋間神経叢	95
アキレス腱	253, 304
悪性貧血	111
アクチン	30
アクチンフィラメント	280
アジソン病	134
アシドーシス	20
アストログリア	11, 26
アセチルコリン	196
アセチルコリン受容体	196
圧覚	228
アドレナリン	134
アブミ骨	232
アブミ骨筋	232
アブミ骨筋神経	208
アポクリン汗腺	12
アミノ酸	114
アミノペプチダーゼ	114
アミロース	113
アミロペクチン	113
アランチウス管	66
アルカローシス	20
アルドステロン	134, 145
α-アミラーゼ	110
α 運動ニューロン	218
α-限界デキストリン	112
α 受容体	196
鞍関節	265
アンギオテンシノーゲン	145
アンギオテンシン-II	145
アンドロゲン	126, 135
胃	88
移行上皮	13
胃酸	110
胃十二指腸動脈	56
胃小窩	110
イソマルターゼ	112
胃-大腸反射	106
Ia 群線維	218
一次運動野	179
1 次感覚ニューロン	158, 165, 182
一軸性関節	264
一次視覚中枢	174
一次視覚野	235
一次聴覚中枢	174
Ib 群線維	218
一回換気量	86
胃底腺	110
遺伝子	8
伊東細胞	100
陰核	151, 154
陰茎	148
陰茎海綿体	150
インスリン	127, 134
インターロイキン	23, 24
咽頭	74, 88
咽頭扁桃	90
咽頭輪	90
陰嚢	148
陰部神経	98, 147, 191
陰部大腿神経	189
ウイリス動脈輪	43, 44
ウィルソン管	102
右脚	70
烏口肩峰靱帯	246, 269
烏口鎖骨靱帯	246, 268
烏口突起	246, 294
烏口腕筋	294
臼状関節	272
内がえし	275
運動軸	264, 268
運動神経	158
運動前野	179, 224
永久歯	90, 260
H 帯	30
栄養血管	80
栄養膜	157
会陰	154
会陰腱中心	154, 291
会陰体	154
ACTH	131, 132
ACTH 放出ホルモン	130
A 帯	30
ATP	280
腋窩静脈	64
腋窩神経	187, 292
腋窩動脈	50
液性免疫	19, 21, 24
エクリン汗腺	12
S 細胞	109
S 状結腸動脈	57
S 状静脈洞	46, 160
ST 時間	71
エステロン	135
エストラジオール	135
エストリオール	135
エストロゲン	128, 135
エディンガー・ウエストファル核	200
MP 関節	270
エリスロポエチン	136
LH サージ	135
遠位	2
遠位尿細管	145
円回内筋	297
嚥下	90, 106
塩酸	95
遠心性神経	158
延髄	72, 168, 174, 176
円錐靱帯	269
横隔胸膜	83
横隔神経	185, 286
横隔膜	286
横静脈洞	46, 160
横足根関節	275
横側頭回	210
黄体	128, 135
黄体形成ホルモン	132, 135
黄体ホルモン	128, 135, 136
横突起	242
横突孔	42, 244
黄斑	230
横紋筋	30, 276
オキシトシン	123, 131, 132, 135
オステオン	16
オッディ括約筋	96
オトガイ孔	260
オトガイ神経	206, 260
オトガイ動脈	49
オトガイ部	4
オプソニン作用	24
親知らず	90
オリゴデンドログリア	11
オリゴペプチド	114
温受容器	234

温度覚‥‥‥‥‥‥‥‥‥‥‥‥ 234

か

外因系凝固‥‥‥‥‥‥‥‥‥‥ 25
下位運動ニューロン‥‥‥‥ 182, 224
外果‥‥‥‥‥‥‥‥‥‥‥‥ 252
回外‥‥‥‥‥‥‥‥‥‥‥‥ 269
回外筋‥‥‥‥‥‥‥‥‥‥‥ 297
外顆粒層‥‥‥‥‥‥‥‥‥‥ 170
外眼筋‥‥‥‥‥‥‥‥‥‥‥ 202
外頸動脈‥‥‥‥‥‥‥‥‥‥ 48
回結腸動脈‥‥‥‥‥‥‥‥‥ 57
壊血病‥‥‥‥‥‥‥‥‥‥‥ 119
外後頭隆起‥‥‥‥‥‥‥‥‥ 261
外肛門括約筋‥‥‥‥‥‥ 98, 190
外耳‥‥‥‥‥‥‥‥‥‥‥‥ 232
外錐体細胞層‥‥‥‥‥‥‥‥ 170
回旋筋腱板‥‥‥‥‥‥‥‥‥ 292
回旋枝‥‥‥‥‥‥‥‥‥‥‥ 38
外旋6筋‥‥‥‥‥‥‥‥‥‥ 300
外側腋窩隙‥‥‥‥‥‥‥ 50, 187
外側胸筋神経‥‥‥‥‥‥‥‥ 187
外側胸動脈‥‥‥‥‥‥‥‥‥ 50
外側溝‥‥‥‥‥‥‥‥‥‥‥ 170
外側膝状体‥‥‥‥‥‥‥ 174, 200
外側上顆‥‥‥‥‥‥‥‥‥‥ 246
外側神経束‥‥‥‥‥‥‥‥‥ 187
外側脊髄視床路‥‥‥‥‥‥‥ 220
外側線条体動脈‥‥‥‥‥‥‥ 43
外側足底動脈‥‥‥‥‥‥‥‥ 63
外側大腿皮神経‥‥‥‥‥‥‥ 189
外側皮質脊髄路‥‥‥‥‥ 219, 224
外側毛帯‥‥‥‥‥‥‥‥‥‥ 210
外側網様体脊髄路‥‥‥‥‥‥ 226
外側翼突筋‥‥‥‥‥‥‥‥‥ 278
回腸‥‥‥‥‥‥‥‥‥‥‥‥ 96
外腸骨動脈‥‥‥‥‥‥‥ 60, 62
外転神経‥‥‥‥‥‥‥‥‥‥ 202
外転神経核‥‥‥‥‥‥‥‥‥ 217
回内‥‥‥‥‥‥‥‥‥‥‥‥ 269
外尿道括約筋‥‥‥‥‥‥‥‥ 146
外尿道口‥‥‥‥‥‥‥ 142, 151, 154
下位脳‥‥‥‥‥‥‥‥‥‥‥ 168
海馬‥‥‥‥‥‥‥‥‥‥ 170, 172
外胚葉‥‥‥‥‥‥‥‥‥‥‥ 156
灰白交通枝‥‥‥‥‥‥‥‥‥ 192
灰白質‥‥‥‥‥‥‥‥‥‥‥ 164
海馬采‥‥‥‥‥‥‥‥‥‥‥ 172
海馬傍回‥‥‥‥‥‥‥‥ 171, 172
外反‥‥‥‥‥‥‥‥‥‥‥‥ 275
外皮‥‥‥‥‥‥‥‥‥‥‥‥ 228

外腹斜筋‥‥‥‥‥‥‥‥‥‥ 290
外分泌腺‥‥‥‥‥‥‥‥ 12, 120
外閉鎖筋‥‥‥‥‥‥‥‥‥‥ 300
外包‥‥‥‥‥‥‥‥‥‥‥‥ 172
解剖学的姿勢‥‥‥‥‥‥‥‥ 2
海綿骨‥‥‥‥‥‥‥‥‥‥‥ 16
海綿静脈洞‥‥‥‥‥‥‥ 46, 161
回盲弁‥‥‥‥‥‥‥‥‥‥‥ 99
外リンパ‥‥‥‥‥‥‥‥‥‥ 232
外肋間筋‥‥‥‥‥‥‥‥‥‥ 288
カウパー腺‥‥‥‥‥‥‥‥‥ 150
下横隔動脈‥‥‥‥‥‥‥‥‥ 41
下顎角‥‥‥‥‥‥‥‥‥‥‥ 261
下顎管‥‥‥‥‥‥‥‥‥ 206, 260
下顎骨‥‥‥‥‥‥‥‥‥ 256, 260
下顎神経‥‥‥‥‥‥ 204, 206, 258, 278
下眼窩裂‥‥‥‥‥‥‥‥‥‥ 258
下関節突起‥‥‥‥‥‥‥‥‥ 242
顆間隆起‥‥‥‥‥‥‥‥‥‥ 252
下気道‥‥‥‥‥‥‥‥‥‥‥ 74
下丘‥‥‥‥‥‥‥‥‥‥ 175, 210
蝸牛‥‥‥‥‥‥‥‥‥‥‥‥ 235
蝸牛管‥‥‥‥‥‥‥‥‥‥‥ 232
蝸牛神経‥‥‥‥‥‥‥‥ 174, 210
蝸牛神経核‥‥‥‥‥‥‥‥‥ 174
核‥‥‥‥‥‥‥‥‥‥‥ 8, 164
顎下神経節‥‥‥‥‥‥‥‥‥ 209
顎下腺‥‥‥‥‥‥‥‥‥‥‥ 209
顎関節‥‥‥‥‥‥‥‥‥ 260, 278
顎舌骨筋神経‥‥‥‥‥‥‥‥ 206
顎動脈‥‥‥‥‥‥‥‥‥‥‥ 48
角膜‥‥‥‥‥‥‥‥‥‥‥‥ 230
下肩甲下神経‥‥‥‥‥‥‥‥ 187
下甲状腺動脈‥‥‥‥‥‥ 48, 125
下行大動脈‥‥‥‥‥‥‥‥‥ 40
下喉頭神経‥‥‥‥‥‥‥‥‥ 214
下喉頭動脈‥‥‥‥‥‥‥‥‥ 48
下肢骨‥‥‥‥‥‥‥‥‥‥‥ 236
下矢状静脈洞‥‥‥‥‥‥‥‥ 161
下歯槽神経‥‥‥‥‥‥‥ 206, 260
下歯槽動脈‥‥‥‥‥‥‥‥‥ 260
下肢帯‥‥‥‥‥‥‥‥‥‥‥ 4
下肢帯骨‥‥‥‥‥‥‥‥ 236, 250
下縦隔‥‥‥‥‥‥‥‥‥‥‥ 82
顆状関節‥‥‥‥‥‥‥‥ 265, 270
下小脳脚‥‥‥‥‥‥‥‥‥‥ 176
下心臓神経‥‥‥‥‥‥‥‥‥ 194
下唇動脈‥‥‥‥‥‥‥‥‥‥ 49
下垂腎‥‥‥‥‥‥‥‥‥‥‥ 138
下垂体‥‥‥‥‥‥‥‥‥‥‥ 122
下垂体窩‥‥‥‥‥‥‥‥ 122, 259

下垂体前葉‥‥‥‥‥‥‥‥‥ 132
下垂体門脈‥‥‥‥‥‥‥ 122, 130
下垂体漏斗‥‥‥‥‥‥‥ 122, 174
ガストリン‥‥‥‥‥‥‥‥‥ 111
鵞足‥‥‥‥‥‥‥‥‥‥‥‥ 302
下腿骨間膜‥‥‥‥‥‥‥‥‥ 302
下腿三頭筋‥‥‥‥‥‥‥‥‥ 304
下大静脈‥‥‥‥‥‥‥‥‥‥ 286
下大脳静脈‥‥‥‥‥‥‥‥‥ 46
下腸間膜動脈‥‥‥‥‥‥‥‥ 41
下腸間膜動脈神経節‥‥‥‥‥ 194
下直腸静脈‥‥‥‥‥‥‥‥‥ 59
滑液‥‥‥‥‥‥‥‥‥‥‥‥ 263
顎下神経節‥‥‥‥‥‥‥‥‥ 195
顎下腺‥‥‥‥‥‥‥‥‥‥‥ 92
脚気‥‥‥‥‥‥‥‥‥‥‥‥ 118
滑車神経‥‥‥‥‥‥‥‥‥‥ 202
滑車神経核‥‥‥‥‥‥‥‥‥ 217
ガッセル神経節‥‥‥‥‥‥‥ 204
活動電位‥‥‥‥‥‥‥‥ 28, 71
滑膜‥‥‥‥‥‥‥‥‥‥‥‥ 263
滑膜性連結‥‥‥‥‥‥‥‥‥ 262
滑面小胞体‥‥‥‥‥‥‥‥‥ 9
括約筋‥‥‥‥‥‥‥‥‥ 98, 278
カテコールアミン‥‥‥‥‥‥ 197
カテコールアミン受容体‥‥‥ 196
下殿神経‥‥‥‥‥‥‥‥‥‥ 191
下殿動脈‥‥‥‥‥‥‥‥‥‥ 60
果糖‥‥‥‥‥‥‥‥‥‥‥‥ 112
可動関節‥‥‥‥‥‥‥‥‥‥ 245
下橈尺関節‥‥‥‥‥‥‥‥‥ 269
下鼻甲介‥‥‥‥‥‥‥‥ 74, 256
下鼻道‥‥‥‥‥‥‥‥ 74, 230, 258
下腹神経‥‥‥‥‥‥‥‥‥‥ 146
下腹壁動脈‥‥‥‥‥‥‥‥‥ 62
下双子筋‥‥‥‥‥‥‥‥‥‥ 300
下吻合静脈‥‥‥‥‥‥‥‥‥ 46
ガラクトース‥‥‥‥‥‥‥‥ 112
顆粒細胞層‥‥‥‥‥‥‥‥‥ 176
顆粒白血球‥‥‥‥‥‥‥‥‥ 18
カルシウムイオン‥‥‥‥‥‥ 280
カルシトニン‥‥‥‥‥ 124, 133, 240
カルボキシペプチダーゼ‥‥‥ 114
ガレンの静脈‥‥‥‥‥‥‥‥ 46
肝円索‥‥‥‥‥‥‥‥‥ 66, 101
眼窩‥‥‥‥‥‥‥‥‥‥ 6, 256
眼窩下神経‥‥‥‥‥‥‥‥‥ 204
感覚‥‥‥‥‥‥‥‥‥‥‥‥ 220
感覚神経‥‥‥‥‥‥‥‥‥‥ 158
感覚神経節‥‥‥‥‥‥‥‥‥ 165
眼窩前頭皮質‥‥‥‥‥‥‥‥ 198

311

肝鎌状間膜	100	
含気骨	74, 238	
眼筋	230	
眼瞼	230	
寛骨	236, 250	
寛骨臼	250	
寛骨臼窩	250	
寛骨筋	300	
間細胞	121, 129, 149	
肝細胞索	100	
環軸関節	266	
冠状静脈洞	38	
冠状動脈	36, 38, 40	
冠状縫合	261	
肝静脈	59, 100	
肝小葉	100	
眼神経	204	
幹神経節	193	
関節円板	14, 260, 265, 268	
関節窩	262	
間接経路	179	
関節腔	263	
関節上結節	294	
関節頭	262	
関節突起	260	
関節軟骨	263	
関節半月	265, 272	
関節包	263	
汗腺	12	
肝臓	88, 100, 108	
杆体細胞	200, 235	
環椎	244	
環椎後頭関節	266	
貫通動脈	62	
眼動脈	48	
管内消化	112	
間脳	168, 174	
γ運動ニューロン	218, 227, 228	
γループ	226	
顔面神経	194, 208	
顔面神経核	217	
顔面神経管	208, 259	
顔面頭蓋	256	
顔面動脈	48	
肝門	100	
肝門脈	54, 58	
眼輪筋	278	
関連痛	234	
機械的侵害受容器	234	
疑核	216, 224	
器官	8	

気管	74, 78	
気管カリーナ	78	
気管筋	78	
気管支	74, 78	
気管支動脈	41, 52, 80	
気管腺	79	
気管軟骨	78	
起始	276	
起始円錐	26	
奇静脈	54	
基節骨	249	
キーゼルバッハ部位	74	
基礎体温	135	
偽単極性ニューロン	182	
拮抗筋	292	
亀頭	151	
気道	74	
希突起膠細胞	11, 26	
キヌタ骨	232	
機能血管	80, 100	
機能的残気量	87	
キモトリプシン	114	
QRS波	71	
球関節	265	
吸気	286, 288	
嗅球	198, 258	
球形囊	210, 235	
嗅細胞	74, 198	
嗅索	198	
嗅糸	198	
弓状核	123	
弓状線	254	
球状帯	126, 134	
弓状動脈	139	
嗅上皮	74, 198	
弓状隆起	259	
嗅神経	198, 258	
求心性神経	158	
吸息中枢	84	
球体ろ過量	144	
QT時間	71	
嗅脳	170	
橋	168, 174, 176	
胸郭	244, 254	
胸郭上口	82, 254	
胸管	68, 286	
胸肩峰動脈	50	
胸腔	6, 82	
頰骨	256	
胸骨角	254	
胸骨柄	254	

胸鎖関節	268, 288	
胸鎖乳突筋	216, 282	
胸式呼吸	288	
強縮	281	
橋小脳	178	
胸神経	181	
胸髄	180	
胸腺	120	
胸大動脈	40, 52	
強直性筋痙攣	133	
胸椎	242	
共同筋	277, 300	
橋動脈	43	
胸背神経	187, 284	
胸膜	82	
強膜	230	
胸膜液	82	
胸膜腔	82	
強膜静脈洞	231	
胸膜洞	82	
胸腰筋膜	284	
協力筋	277, 300	
巨核球	18, 25	
鋸筋	277	
棘下窩	246	
棘下筋	292	
棘筋	284	
棘上窩	246	
棘上筋	292	
棘突起	242	
距骨	252	
巨人症	132	
距腿関節	274	
近位	2	
近位尿細管	144	
筋滑車	282	
筋原線維	30, 280	
筋枝	184	
筋小胞体	31, 280	
筋性動脈	32	
筋組織	10, 30	
緊張性頸反射	219	
緊張性伸張反射	218	
緊張性迷路反射	219	
筋頭	276	
筋突起	260	
筋尾	276	
筋皮神経	187, 294	
筋腹	276	
筋紡錘	218, 227, 228	
筋裂孔	267	

区域気管支	78	月状骨	248	交感神経幹	194
空腸	96	楔状束	221	交感神経節	164
屈筋支帯	296	楔状束核	176	好気的解糖	280
クッシング症候群	134	楔状束結節	176	後距腓靱帯	274
クッパー細胞	108	血小板	18, 25	咬筋	278
クッパー星細胞	100	月状面	250	咬筋神経	206
クモ膜	160	血清	18	口腔	88, 90
クモ膜下腔	160, 162	結節間溝	246	口腔前庭	90
クモ膜下槽	160	結腸	98	広頸筋	282
クモ膜顆粒	162	結腸ヒモ	97, 99	後脛骨動脈	62
クラーク核	223	結腸膨起	98	後頸三角	5
クララ細胞	81	血餅	25	抗原抗体反応	24
グリア細胞	10, 26	結膜	230, 231	膠原線維	14
クリアランス	144	血友病	25	硬口蓋	90
グリコーゲン	108, 112	ケトン体	280	後骨間動脈	50
グリセリン	116	腱	276	後根	182
グリソン鞘	100	腱画	290	後根神経節	182, 220
グルカゴン	127, 134	肩関節	268	虹彩	230
クレアチンリン酸	280	腱器官	229	後索	166
クレチン病	133	嫌気的解糖	280	後索路	219
グレーブス病	133	肩甲下筋	292	好酸球	21
クローム親性細胞	126	肩甲下動脈	50	後枝	183
頸横神経	184	肩甲挙筋	284	後視床穿通動脈	43
鶏冠	259	肩甲棘	246	後斜角筋	282
脛骨	252	肩甲骨	246	後縦隔	82
脛骨神経	191, 303, 304	肩甲上神経	187, 292	後十字靱帯	252
脛骨粗面	252	肩甲帯	4, 236	甲状頸動脈	48
形質細胞	21, 24	肩甲背神経	187, 284	甲状腺	120, 124
茎状突起	248, 259	肩鎖関節	268	甲状腺機能低下症	240
頸静脈孔	46, 160, 212, 216, 258	腱索	36	甲状腺刺激ホルモン	124, 131, 133
頸神経	180	犬歯	90	甲状腺ホルモン	124, 131, 133
頸神経節	194	剣状突起	254	甲状腺濾胞	124
頸神経叢	184	原小脳	177, 178	鉤状突起	247
頸神経ワナ	185, 283	原始卵胞	128	甲状軟骨	76
頸髄	180	腱中心	286	後上腕回旋動脈	50
頸椎	242	原尿	140, 144	後神経束	187
頸動脈管	42	肩峰	246	後脊髄小脳路	176, 222
頸動脈サイフォン	42	腱膜	276	後仙骨孔	182
頸動脈小体	72, 84, 212	鉤	171, 172	後泉門	261
頸動脈洞	49, 72, 212	好塩基球	18, 21	抗体	21, 24
茎突咽頭筋	212	口蓋咽頭弓	90	後大腿皮神経	191
茎乳突孔	208, 259	口蓋骨	256	後大脳動脈	43, 44
脛腓関節	274	口蓋垂	91	後柱	166
脛腓靱帯結合	274	口蓋舌弓	90	好中球	18, 21
頸膨大	166	口蓋扁桃	91	喉頭	74, 76
血液	18	後顆間区	252	喉頭蓋軟骨	76
血液凝固因子	25	後角	166	喉頭下腔	76
血管裂孔	267	岬角	245, 254	後頭下神経	184
結合組織	10, 14	後下小脳動脈	43	喉頭口	76
血漿	18	睾丸	148	後頭骨	256
楔状骨	252	交感神経	38, 158, 192, 196	喉頭室	76

313

喉頭小囊	77	骨端線	239	細胞性免疫	19, 21, 22
喉頭前庭	76	骨端軟骨	240	細胞内消化	115
喉頭前庭裂	76	骨端板	239	細胞内小器官	8
後頭動脈	49	骨内膜	16	細胞膜	8
後頭葉	170	骨盤	236	サイモシン	121
喉頭隆起	76	骨盤隔膜	154, 290	サイモポエチン	121
広背筋	284	骨盤腔	6, 255	臍輪	290
興奮性シナプス	29	骨盤上口	255	サイロキシン	124, 133
興奮伝導の三原則	28	骨盤神経	146	サイログロブリン	124
硬膜静脈洞	160	骨盤内臓神経	106, 194	杯細胞	79
後毛様体動脈	231	ゴナドトロピン	128, 132	左脚	70
肛門	88	ゴナドトロピン放出ホルモン	135	鎖骨	246
肛門管	99	コバラミン	118	坐骨	250
肛門挙筋	290	古皮質	170	鎖骨下筋	288
肛門三角	154	鼓膜	232, 235	鎖骨下筋神経	187
抗利尿ホルモン	145	鼓膜張筋	206, 232	鎖骨下動脈	40, 50
口輪筋	279	固有胃腺	95, 110	坐骨結節	251
交連線維	171	固有感覚	220, 222, 228	鎖骨上神経	185
股関節	272	固有肝動脈	56, 100	坐骨神経	191
呼吸運動	286	固有口腔	90	坐骨直腸窩	60, 190
呼吸細気管支	78	固有背筋	284	左心室後静脈	39
呼吸数	84	コラーゲン線維	14	嗄声	77
呼吸性アシドーシス	20, 87	孤立リンパ小節	96	酸塩基平衡	20
呼吸性アルカローシス	20, 86	ゴル核	176	三角筋	292
呼吸中枢	84	ゴルジ装置	9	三角骨	248
呼吸調節中枢	84	ゴルジ腱器官	218	産科的真結合線	255
黒質	175, 179	コルチ器	210, 232	残気量	86, 87
黒質線条体路	175	コルチ器官	235	三叉神経	204
鼓索神経	92, 195, 206, 209	コルチゾル	126, 131, 132, 134, 241	三叉神経圧痕	259
鼓室	7, 232, 259	コロイド	124	三叉神経節	204, 220
鼓室階	232	混合神経	182	三次気管支	78
鼓室神経	195, 212	混合腺	12	三尖弁	36
古小脳	177, 178, 223			散瞳	197
孤束核	72, 209, 213	**さ**		サントリーニ管	102
呼息中枢	84	サーファクタント	81	三半規管	210, 232
骨格	236	細気管支	78	CRH	130
骨格筋	30, 276	最上胸動脈	50	GH	132
骨芽細胞	16, 240	臍静脈	66	CSF	162
骨幹	238	最大吸気量	86	GABA	179
骨間筋	298	臍帯動脈	60	GFR	144
骨間膜	274	最長筋	284	CM 関節	270
骨基質	16	臍動脈	60	G 細胞	111
骨吸収	133, 240	臍動脈索	60	CCK-PZ	109
骨細管	17	サイトカイン	24	視蓋	174
骨細胞	17	サイトトキシック T 細胞	21, 22	耳介	232
骨小腔	17	最内肋間筋	288	視蓋脊髄路	175, 200
骨新生	240	細胞	8	視蓋前核	200
骨髄腔	239	細胞外液	68	耳介側頭神経	206, 212
骨組織	10, 16	細胞間液	68	四角隙	50
骨粗鬆症	240	細胞間質	14	視覚前野	235
骨端	238	臍傍静脈	59	耳下腺	92, 212

耳下腺管	93
耳下腺乳頭	93
耳管	74, 232
耳管咽頭口	74, 232
耳管扁桃	90
子宮	152
子宮円索	152, 290
四丘体	174
糸球体	140, 144
子宮動脈	153
子宮内膜	135
軸骨格	236
軸索	26
軸索小丘	26
軸椎	244
刺激	28
刺激伝導系	70
視交叉	200
指骨	248
篩骨	256, 258
篩骨洞	74
視細胞	230, 235
視索	174, 200
視索上核	123, 145
支持組織	10, 14
脂質	116
視床	174, 179
歯状回	171, 172
視床下核	179
歯状核	178
視床下部	122, 136, 172, 174, 198
耳小骨	235, 236
糸状乳頭	90, 92
茸状乳頭	90, 92
矢状面	3
耳状面	250, 266
視神経	174, 200
耳神経節	195, 212
耳石	232
耳石器	219, 235
指節間関節	248, 271
歯槽	260
膝蓋腱反射	218
膝蓋骨	248, 250
膝窩静脈	64
膝蓋靱帯	252
膝窩動脈	62
室間孔	162
膝関節	272
失禁	190
実質臓器	9

櫛状筋	34
膝神経節	208
室ヒダ	76
室傍核	123
歯突起	244
シナプス	27, 28
シナプス間隙	29
シナプス後膜	28
篩板	258
視物質	118
ジペプチダーゼ	114
ジペプチド	114
視放線	174, 200
視野	235
斜角筋	282
斜角筋隙	186, 282
尺骨静脈	64
尺側	64
尺側手根屈筋	296
尺側皮静脈	64
車軸関節	265
射精管	148, 151
斜走筋	94
斜台	259
尺屈	270
尺骨	246, 248
尺骨神経	187, 296
尺骨粗面	294
尺骨動脈	50, 296
シャピー線維	16
斜裂	80
縦隔	82
縦隔胸膜	83
縦隔中部	82
自由下肢骨	236
集合管	140, 145
集合リンパ小節	96
終糸	166
終室	166
舟状骨	248, 252
自由上肢骨	236
縦走筋	94
重層扁平上皮	13
十二指腺	111
十二指腸	88, 96
十二指腸空腸曲	96
十二指腸堤筋	96
終脳	168, 170
終板	28
終末細気管支	78
終末消化	112

終末槽	31
手関節	270
主気管支	78
縮瞳	197
手根管	296
手根骨	248
手根中手関節	270
主細胞	95, 110
種子骨	238, 248, 304
樹状突起	26
主動筋	277, 300
シュレム管	231
シュワン細胞	27
循環中枢	72
順応	234
上衣細胞	11
上位脳	168
小陰唇	154
漿液細胞	12
漿液腺	12, 93
小円筋	292
上外側上腕皮神経	187
消化管	88
上顎骨	256
上顎神経	204, 258
上顎洞	74, 256
松果体	120, 136
上眼窩裂	202
上眼瞼挙筋	202
上関節突起	242
上気道	74
上丘	174
小臼歯	90
小胸筋	288
小頬骨筋	279
笑筋	279
掌屈	270
上頸神経節	194
上・下唾液核	110
上肩甲下神経	187
上行咽頭動脈	48
小膠細胞	11, 26
上甲状腺動脈	48, 125
上行大動脈	40
小後頭神経	184
上喉頭神経	214
上喉頭動脈	48
上行腰静脈	54
踵骨	252
踵骨腱	253, 304
小骨盤	255

315

踵骨隆起	252
精細触圧覚	220
小坐骨孔	60, 190
小鎖骨上窩	4
小指外転筋	298
小指球筋	298
小趾球筋	304
上肢骨	236
上矢状静脈洞	46, 161
上歯槽神経	204
硝子体	230
上肢帯	4, 236
上肢帯骨	236, 246
小指対立筋	299
硝子軟骨	14
上縦隔	82
小十二指腸乳頭	96
小循環	32
上小脳脚	174, 176
上小脳動脈	43, 44
上心臓神経	194
上唇動脈	49
小膵管	96
上錐体静脈洞	161
小錐体神経	195, 212
脂溶性ビタミン	118
小節	177
常染色体	156
上前腸骨棘	290
小泉門	261
上大脳静脈	46
上唾液核	209
小唾液腺	92
小腸	88, 96
上腸間膜動脈	41, 57, 102
上腸間膜動脈神経節	194
上直腸動脈	57
小殿筋	300
小転子	251
上殿神経	191, 300
上殿動脈	60
上橈尺関節	269
小内臓神経	195
小脳	168, 176
小脳核	177
小脳髄質	164
小脳テント	160, 176
小脳半球	176
小脳皮質	164, 176
上鼻甲介	75, 257
上皮小体	120, 133
上皮小体ホルモン	240
踵腓靱帯	274
上皮組織	10
小伏在静脈	64
上双子筋	300
上吻合静脈	46
上方回旋	284
漿膜	104
静脈	32
静脈角	68
静脈管	66
静脈血	32, 80
静脈弁	64
小網	104
小菱形骨	248
上腕筋	294
上腕三頭筋	294
上腕静脈	64
上腕深動脈	50, 294
上腕二頭筋	294
上腕二頭筋腱膜	294
触・圧覚	234
食道	88, 94
食道静脈	59
食道動脈	41, 52
食道裂孔	94, 215, 286
徐呼吸	87
鋤骨	256
女性ホルモン	135
触覚	228
蔗糖	112
ショパール関節	275
自律神経	158, 192, 196
自律神経節	164, 192
自律性膀胱	147
視力	235
シルビウス溝	170
歯列弓	90
腎盂	139, 140
深会陰横筋	150, 154
侵害刺激	227
心外膜	34
心筋	30, 276
心筋収縮力	72
神経	158
神経管	164
神経膠細胞	10, 26
神経細胞	26
神経性下垂体	122
神経節	164
神経節細胞	200
神経線維	26
神経叢	185
神経組織	10, 26
神経堤	164
神経伝達物質	28
神経頭蓋	256
神経突起	26
神経内分泌	122, 130, 132
心耳	34
深指屈筋	296
心室	34
心室中隔	38
人字縫合	261
腎小体	140
腎上体	120
深掌動脈弓	50
新小脳	177, 178
深静脈	64
腎静脈	58
腎錐体	140
心臓	34
腎臓	138, 144, 145
心臓中枢	72
深側頭神経	206
靱帯	264
靱帯結合	274
深大脳静脈	46
腎単位	140
腎柱	140
深腸骨回旋動脈	62
伸張反射	218, 226
心電図	71
振動覚	234
腎動脈	41, 138
腎乳頭	140
心嚢	34
腎杯	140
心拍数	72
腎盤	139, 140
真皮	228
深腓骨神経	303
新皮質	170
深部感覚	220, 228
心房	34
心房圧受容器	72
心膜	34
心膜液	34
腎門	138
随意筋	30, 276
膵液	109
髄液	162

錘外筋線維……………………218	成長軟骨……………………239	線維性心膜……………………287
水解小体………………………9	成長ホルモン………………132	線維性連結……………………262
錘外線維………………………228	精嚢……………………………148	線維軟骨…………………14, 272
髄核……………………………262	精母細胞………………………128	線維軟骨結合…………………262
髄腔………………………………17	声門………………………………76	前顆間区………………………252
髄鞘………………………… 26, 28	声門裂……………………………76	前角……………………………166
水晶体…………………………230	赤核……………………… 175, 226	前額面……………………………3
髄節……………………………180	赤核脊髄路……………… 219, 226	前下行枝…………………………38
膵臓………………………… 88, 102	脊髄……………………………166	前下小脳動脈………………43, 44
錐体……………………175, 176, 224	脊髄円錐………………………166	前眼房…………………………231
錐体外路…………179, 219, 224, 226	脊髄視床路……………………219	前鋸筋…………………………288
錐体外路系……………………175	脊髄小脳………………………178	仙棘靱帯………………………250
錐体交叉………………… 176, 224	脊髄小脳路……………………219	前距腓靱帯……………………274
錐体細胞……………200, 230, 235	脊髄神経……………………158, 180	前脛骨筋………………………303
錐体静脈洞……………………… 46	脊髄神経後枝…………………285	前脛骨動脈………………………62
錐体路……………175, 179, 219, 224	脊髄神経節……………165, 182, 220	前交通動脈………………………43
膵島……………………………126	脊髄反射………………………218	仙骨……………………………242
錘内筋線維……………………218	赤体……………………………128	前骨間動脈………………………50
錘内線維………………………228	脊柱……………………………242	仙骨神経………………………181
水平裂……………………………80	脊柱管……………… 6, 158, 166, 242	仙骨神経叢……………………190
水溶性ビタミン………………118	脊柱起立筋……………………284	前根……………………………182
頭蓋冠…………………………260	赤脾髄……………………………68	前索……………………………167
頭蓋腔……………………………6	セクレチン……………………109	前枝……………………………182
スカルパ三角…………………302	舌…………………………… 90, 92	浅指屈筋………………………296
スクラーゼ……………………112	舌咽神経……72, 92, 194, 206, 212, 258	前室間枝…………………………38
ステロイドホルモン…………126	舌下神経………………………212	前斜角筋………………………282
正円孔……………………… 204, 258	舌下神経核……………………217	前十字靱帯………………… 252, 272
精管……………………………148	舌下神経管……………………259	前障……………………………172
精管膨大部……………………148	舌下腺…………………………92, 209	線条体………………172, 175, 179
精細管……………………… 129, 148	赤筋線維………………………280	浅掌動脈弓………………………50
精索……………………… 150, 290	赤血球………………………18, 68	前上腕回旋動脈…………………50
精子……………………………128	節後線維………………………192	染色質……………………………8
静止膜電位………………………28	舌骨……………………………256	染色体…………………………156
星状膠細胞………………… 11, 26	舌骨下筋………………………282	仙髄……………………………180
星状神経節……………………194	舌骨筋…………………………282	腺性下垂体……………………122
精上皮……………………… 128, 148	舌骨上筋………………………282	前脊髄視床路…………………222
性腺刺激ホルモン……………132	節後ニューロン………… 165, 192	前脊髄動脈………………………43
性染色体………………………156	舌根……………………………… 92	前仙骨孔………………………182
精巣……………………………120	切歯……………………………… 90	前泉門…………………………261
精巣挙筋………………………188	舌神経…………………………206	浅側頭動脈………………………48
精巣上体………………………148	舌尖……………………………… 92	浅鼠径輪………………… 150, 290
精巣静脈…………………… 55, 150	舌腺……………………………209	浅大脳静脈………………………46
精巣小葉………………………148	節前線維………………………192	前大脳動脈…………………43, 44
精巣動脈………………………41, 56	節前ニューロン………… 165, 192	前柱……………………………166
精祖細胞………………………128	舌動脈……………………………48	浅中大脳静脈……………………46
声帯靱帯………………………… 77	Z線………………………………30	仙腸関節……………245, 250, 266
声帯ヒダ………………… 75, 76, 214	舌背……………………………… 92	仙椎……………………………242
正中環軸関節…………… 244, 266	舌扁桃……………………………90	前庭階…………………………232
正中神経………………… 187, 296	セルトリ細胞…………………149	前庭蝸牛神経…………………210
正中線……………………………2	線維状アクチン………………280	前庭核…………………………219
正中断……………………………2	線維性結合組織…………………14	前庭器官………………………219

317

前庭小脳	178, 210
前庭小脳路	177, 210
前庭神経	210
前庭神経核	210, 226
前庭脊髄路	210
前庭動眼反射	178, 219
前庭ヒダ	75, 76
蠕動運動	106
前頭骨	256
前頭神経	204
前頭洞	74
前頭面	3
前頭葉	170
全肺気量	87
浅腓骨神経	303
前皮質脊髄路	225
前脈絡叢動脈	43
線毛	12, 79
前網様体脊髄路	226
前毛様体動脈	231
線溶	25
前立腺	142, 148, 150
総肝管	97
総肝動脈	41, 56, 102
双極細胞	200
総頚動脈	40, 42, 48
総指伸筋	297
総胆管	96
総腸骨動脈	40
相動性伸張反射	218
総腓骨神経	191
僧帽筋	216, 284
僧帽細胞	198
僧帽弁	36
足関節天蓋	274
速呼吸	87
足根管	191
足根骨	252
足根中足関節	275
側索	167
速順応型受容器	234
束状帯	126, 134
足底筋	304
足底動脈弓	63
側頭下窩	206
側頭下顎関節	278
側頭筋	278
側頭骨錐体	259
足背動脈	62
側副三角	171
側副靭帯	273

鼠径管	148, 150, 188, 290
鼠径靭帯	267, 290, 302
鼠径ヘルニア	290
組織	8, 10
組織液	68
咀嚼	106
咀嚼筋	206, 278
粗振動覚	234
疎性結合組織	14
粗大触圧覚	222
速筋	280
外がえし	275, 304
ソマトスタチン	127
粗面小胞体	9

た

大陰唇	154
体液浸透圧	145
大円筋	292
体温	136
胎芽期	156
大臼歯	90
大胸筋	288
大頬骨筋	279
体腔	6
台形体	210
大孔	258
大後頭孔	258
大後頭神経	184
対光反射	200
大骨盤	255
大坐骨孔	190, 250
大鎖骨上窩	5
大坐骨切痕	250
第3脳室	162
大耳介神経	184
胎児期	156
胎児循環	66
代謝性アシドーシス	20
代謝性アルカローシス	20
大十二指腸乳頭	96
帯状回	170, 172
大静脈孔	286
大食細胞	68
大心静脈	39
大膵管	96
大錐体神経	195, 208
体性感覚	220, 228
大前庭腺	150, 155
大蠕動	107
大泉門	260

大腿回旋動脈	62
大腿筋膜	300
大腿筋膜張筋	300
大腿脛骨関節	272
大腿骨頭靭帯	60, 272, 250
大腿三角	62, 302
大腿膝蓋関節	272
大腿静脈	64
大腿神経	189
大腿深動脈	62
大腿直筋	302
大腿動脈	62
大大脳静脈	46
大腿方形筋	300
大腿四頭筋	218, 302
大唾液腺	92
大腸	88, 98
大殿筋	300
大転子	250
大動脈	40
大動脈弓	40, 72
大動脈小体	84
大動脈弁	36
大動脈裂孔	52, 286
大内臓神経	195
体内時計	120, 136
大脳	168, 170
大脳横裂	176
大脳鎌	160
大脳基底核	172, 179
大脳脚	175, 224
大脳縦裂	160
大脳髄質	164, 170
大脳動脈輪	43, 44
大脳半球	168
大脳皮質	164, 170
胎盤	66
体反射	200
大伏在静脈	64
大網	104
第4脳室	162
大菱形骨	248
唾液	110
唾液腺	12, 88
楕円関節	265
多核細胞	8
ダグラス窩	105, 152
多形細胞層	170
多軸性関節	264
立ち直り反射	219
脱分極	28

318

多腹筋	277, 290
多様式侵害受容器	234
多列線毛上皮	79
単球	18, 21
短骨	238
短趾伸筋	304
胆汁	96, 116
胆汁酸	116
短掌筋	282, 298
短小指屈筋	299
弾性線維	14
弾性動脈	32
弾性軟骨	14
男性ホルモン	135
単層円柱上皮	12
淡蒼球	172, 179
単層扁平上皮	12
単層立方上皮	12
胆嚢	96, 100
胆嚢管	96
胆嚢動脈	56
タンパク質	114
短母指外転筋	298
短母指屈筋	298, 304
短母趾伸筋	304
チェーンストークス呼吸	86
知覚神経	158
知覚神経節	165
恥丘	154
遅筋	280
恥骨	250
恥骨下角	255
恥骨間円板	266
恥骨弓	255
恥骨結節	290
遅順応型受容器	234
腟	152
腟口	154
腟前庭	142, 154
緻密骨	16
中間腱	282
中間消化	112
中空臓器	9, 94
中硬膜動脈	48
中耳	232
中斜角筋	282
中縦隔	82
中手筋	298
中手骨	248
中手指節関節	270
中小脳脚	176

中心窩	230
中心管	162, 166
中心溝	170
中心静脈	39, 100
中心前回	224
中心臓神経	194
虫垂	98
虫垂動脈	57
中枢神経系	158
中枢性化学受容器	84
中性脂肪	116
肘正中皮静脈	64
中節骨	249
中足筋	304
中大脳動脈	43, 44
中殿筋	300
肘頭	247
中脳	168, 174
中脳蓋	174
中脳水道	162
中胚葉	156
中皮	10
中鼻甲介	75, 257
中膜	32
虫様筋	298
腸液	111
聴覚	235
腸間膜	96, 104
鳥距	171
長胸神経	187
鳥距溝	200
腸クロム親和性細胞	110
蝶形骨	256
蝶形骨洞	74
腸脛靱帯	300
腸骨	250
長骨	238
腸骨下腹神経	189
腸骨鼠径神経	189
長掌筋	296
聴神経	174, 210
腸腺	111
長内転筋	302
蝶番関節	265
長腓骨筋	304
聴放線	174, 210
長母指屈筋	296
長母趾屈筋	305
跳躍伝導	29
腸腰筋	301
腸リンパ本幹	69

腸肋筋	284
直静脈洞	47, 161
直接経路	179
直腸	98
直腸子宮窩	105, 152
チン氏帯	230
椎間円板	262
椎間関節	266
椎間板	14
椎弓	242
椎孔	242
椎骨	242
椎骨動脈	42, 45
椎前筋	282
椎前神経節	194
椎体	242
痛覚	234
ツチ骨	232
DIC	25
DIP 関節	249
TRH	130
DHP 受容体	280
TSH	131
TSH 放出ホルモン	130
DNA	8
T 細管	31
T 細胞	21, 121
T 波	71
停止	276
ディッセ腔	100
停留睾丸	129
T リンパ球	19
デオキシリボ核酸	8
テストステロン	135, 149
テタニー	125, 133
電解質コルチコイド	126, 134
伝導	28
デンプン	112
島	170
頭蓋冠	260
頭蓋腔	6
動眼神経	194, 202
動眼神経核	217
動眼神経副核	200
橈屈	270
瞳孔	230
瞳孔括約筋	197, 202, 230
瞳孔散大筋	197, 202, 230
橈骨	246, 248
橈骨手根関節	270
橈骨静脈	64

319

橈骨神経 187, 294	内耳神経 208, 210, 259	乳頭筋 36
橈骨神経溝 294	内耳道 208	乳頭体 172
橈骨粗面 294	内耳道底 208	乳ビ槽 69
橈骨動脈 50	内錐体細胞層 170	乳様突起 258
糖質コルチコイド 126, 134	内臓感覚 220	ニューロン 26
等尺性収縮 281	内臓頭蓋 256	尿意 146
投射線維 171	内側胸筋神経 187	尿管 138, 142
豆状骨 248	内側膝状体 174, 210	尿管口 142
橈側手根屈筋 296	内側縦束 174, 200, 210, 226	尿細管 140
橈側皮静脈 64	内側上顆 246	尿生殖隔膜 142, 150, 154
頭頂後頭溝 170	内側上腕皮神経 187	尿生殖三角 154
頭頂骨 256	内側神経束 187	尿素回路 108
等張性収縮 281	内側線条体動脈 43	尿道 142, 151
頭頂葉 170	内側前腕皮神経 187	尿道海綿体 142, 150
糖尿病 134	内側足底動脈 63	尿道括約筋 146, 150, 154, 190
洞房結節 38, 70	内側毛帯 176, 221	尿道球腺 148
動脈 32	内側翼突筋 279	尿崩症 132
動脈管 66	内大脳静脈 46	ネフロン 140
動脈管索 67	内腸骨動脈 60	粘液細胞 12
動脈血 32, 80	内転筋管 62, 302	粘液腺 12
動脈弁 36	内尿道括約筋 146	粘膜 10
洞様毛細血管 32, 100	内尿道口 142	脳幹 168, 174
特異的防御機構 22	内胚葉 156	脳弓 171, 172
特殊感覚 220, 228	内反 275	脳砂 120
特殊心筋 70	内皮 10	脳室 162
トコフェロール 118	内皮細胞 32	脳神経 158
ドーパミン 179	内腹斜筋 290	脳頭蓋 256
トライツ靱帯 96	内分泌腺 12, 120	脳脊髄液 160, 162
トリグリセリド 116	内閉鎖筋 300	脳脊髄神経 158
トリプシン 114	内包 171, 224	脳卒中動脈 44
トリペプチド 114	内リンパ 232	脳底静脈 47
トリヨードサイロニン 124, 133	内肋間筋 288	脳底動脈 42, 45
トルコ鞍 122	ナトリウムチャネル 29	脳梁 171
トロポニン 280	軟口蓋 90	脳梁膨大 171
トロポミオシン 280	軟骨基質 14	のど仏 76
	軟骨結合 262	ノルアドレナリン 196

な

内因系凝固 25	軟骨性連結 262	
内因子 95, 110, 111, 118	軟骨組織 10, 14	### は
内陰部動脈 56, 60	軟骨内骨化 238, 260	
内果 252	軟膜 160	肺 80
内顆粒層 170	Ⅱ群線維 218	背核 223
内眼筋 202	ニコチン性アセチルコリン受容体 197	肺活量 86
内弓状線維 221	二次気管支 78	肺胸膜 82
内胸動脈 49, 53	二次性徴 129	背屈 270
内頸静脈 46, 160	二頭筋 290	肺根 80
内頸動脈 42	二腹筋 282, 290	肺循環 32
内肛門括約筋 98, 106	二分靱帯 275	肺小葉 80
内細胞塊 157	乳化 116	肺尖 80
内耳 232, 235	乳酸 280	肺動脈弁 36
内耳孔 208, 259	乳歯 90	排尿 286
	乳糖 112	排尿筋 146
		排尿中枢 147

320

排尿反射	146	PIP 関節	249	皮膚感覚	220
胚盤	156	PRH	132	腓腹筋	304
排便	286	PRL 放出ホルモン	132	表在感覚	220
排便中枢	107	ビオー呼吸	86	表情筋	278
排便反射	106	被殻	172	標的器官	120
肺胞	79, 81	皮下組織	14, 64, 228	表皮	228
肺胞管	78	PQ 間隔	71	ヒラメ筋	304
肺胞嚢	78	皮筋	228, 278, 282, 298	鼻涙管	74, 231, 258
肺門	78, 80	鼻腔	74	Bリンパ球	19
排卵	135	腓骨	252	披裂軟骨	76
パイロジェン	137	尾骨	242	頻呼吸	86
バウヒン弁	99	鼻骨	256	ファーター乳頭	96
パーキンソン病	179	尾骨筋	290	フィブリノーゲン	25
麦芽糖	112	尾骨神経	181	フィブリン	25
白交通枝	193	腓骨動脈	63	フォスフォリパーゼ A$_2$	116
白質	164	B 細胞	21	フォルクマン管	17
白線	290	皮枝	184	フォン・ビルブラント因子	25
薄束	221	皮質延髄路	175	不規則骨	238
薄束核	176	皮質核路	175, 224	腹横筋	290
薄束結節	176	皮質橋核路	176	複関節	264
白体	135	皮質橋小脳路	176	腹腔	6, 104
白脾髄	68	皮質視蓋路	226	腹腔神経節	194
破骨細胞	16, 125, 239, 240	皮質脊髄路	175, 179, 224	腹腔動脈	41, 56
播種性血管内凝固	25	皮質網様体脊髄路	226	副楔状束核小脳路	223
バセドウ病	133	皮質網様体路	226	副交感神経	38, 158, 192, 196
バソプレッシン	123, 131, 132, 145	皮静脈	64, 228	副交感神経節	164
パチニ小体	228, 234	尾状葉	100	副甲状腺	120
薄筋	302	皮神経	184, 228	副甲状腺ホルモン	133
白筋線維	280	尾髄	180	伏在神経	189
白血球	18, 21	ヒス束	70	副細胞	95, 110
ハバース管	16	ヒストン	8	伏在裂孔	64
ハバース系	16	鼻前庭	75	腹式呼吸	286
馬尾	167	脾臓	68, 103	副腎	120, 126
ハムストリングス	302	ビタミン	118	副腎機能不全症	134
パラソルモン	124, 133, 240	ビタミン A	100	副神経	216, 258, 284
バルトリン腺	150, 155	ビタミン D	240	副腎髄質	134
破裂孔	259	ビタミン B$_{12}$	111	副腎動脈	126
反回神経	214	左胃静脈	58	副腎皮質	134
反回動脈	43	左胃大網動脈	56	副腎皮質刺激ホルモン	131, 132
半関節	245, 266	左胃動脈	41, 56	副膵管	102
半規管	235	左結腸動脈	57	腹大動脈	40, 56
半奇静脈	54	左鎖骨下動脈	41	腹直筋	290
半月神経節	204, 220	左総頸動脈	41	副半奇静脈	54
半月ヒダ	98	鼻中隔	74, 256	副鼻腔	74, 257
半月弁	36	尾椎	242	腹膜	104
半腱様筋	302	PTH	133	腹膜腔	104
半交叉	200	尾骶骨	242	腹膜後器官	102, 104, 138
反射性膀胱	147	脾動脈	41, 56, 102	腹膜垂	99
板状筋	284	非特異的防御機構	22	不随意筋	30, 276
ハンチントン舞踏病	179	P 波	71	付属骨格	236
半膜様筋	302	皮膚	228	ブチアリン	110

321

付着	276	
フット構造	280	
不動関節	245	
ブドウ糖	112	
舞踏病	179	
ブドウ膜	230	
負のフィードバック	130	
不飽和脂肪酸	116	
プラスミン	25	
振子運動	106	
プルキンエ細胞	176	
プルキンエ線維	70	
ブルダッハ核	176	
ブルンネル腺	111	
プロゲステロン	128, 135	
プロスタグランディン	136	
プロテオグリカン	14	
プロトロンビン	118	
プロラクチン	132, 135	
分界溝	92	
分界線	254	
吻合	54	
分子層	170, 176	
分節運動	106	
分節的神経支配	184	
分回し運動	270	
噴門	94	
噴門腺	110	
平滑筋	30, 276	
平衡覚	177, 235	
平衡砂	232	
平衡砂膜	232	
平衡斑	210, 232	
閉鎖管	60, 188	
閉鎖孔	251	
閉鎖神経	189	
閉鎖動脈	60, 62	
閉鎖膜	267	
平面関節	265	
ベインブリッジ反射	72	
壁細胞	95, 110	
β受容体	196	
ベッツ細胞	179	
ペプシノーゲン	95, 110	
ペプシン	111, 114	
ペプチド	114	
ペプトン	109, 114	
ヘマトクリット値	20	
ヘモグロビン	18, 20	
ペラグラ	118	
ヘーリングブロイアー反射	84	

ヘルパーT細胞	21, 22, 24	
ベル・マジャンディーの法則	182	
辺縁葉	172	
弁蓋	170	
扁桃	90	
扁桃腺	91	
扁桃体	172, 198	
扁平骨	238	
片葉	177	
片葉小節葉	177, 178	
ヘンレ係蹄	140	
方形回内筋	297	
方形葉	100	
縫合	256, 262	
膀胱	142	
膀胱括約筋	146	
縫工筋	302	
膀胱三角	142	
膀胱子宮窩	152	
縫合靱帯	262	
膀胱排尿筋	146	
傍糸球体装置	145	
房室結節	38, 70	
房室口	36	
房室弁	36	
放出ホルモン	130	
胞状卵胞	128	
膨大部稜	210, 232	
ボウマン嚢	140	
母指球筋	298	
母指主動脈	51	
母指対立筋	298	
母指内転筋	299	
補足運動野	179	
補体	24	
ボタロー管	66	
ポリペプチド	114	
ホルモン	130	

ま

（マイスナー）粘膜下神経叢	95	
マイスネル小体	228, 234	
マイボーム腺	231	
膜消化	112, 115	
膜性骨化	238, 260	
膜迷路	232	
マクロファージ	18, 21, 22, 24, 68	
マジャンディー孔	162	
末梢血	18	
末節骨	249	
末端肥大症	132	

マルターゼ	112	
マルピーギ小体	140	
ミオグロビン	280	
ミオシン	30	
ミオシンフィラメント	280	
ミオフィラメント	30	
味覚	212	
右胃大網動脈	57	
右胃動脈	57	
右結腸動脈	57	
右リンパ本幹	68	
ミクログリア	11	
味細胞	92	
ミセル	116	
密性結合組織	14	
ミトコンドリア	9	
脈絡叢	162	
脈絡膜	230	
味蕾	90, 92	
無顆膜野	286	
無髄神経	28	
ムスカリン性アセチルコリン受容体	197	
迷走神経	72, 77, 194, 214, 258, 286	
迷走神経背側核	72	
メズサの頭	58	
メラトニン	120, 136	
メルケル触板	234	
メルケル盤	228	
免疫	22	
毛細血管	32	
網状帯	126, 134	
毛帯交叉	176, 221	
盲腸	98	
盲点	235	
網内系	25	
網膜	230	
網膜中心動脈	231	
毛様体	230	
毛様体筋	230	
毛様体小帯	230	
毛様体神経節	195, 202	
モノグリセリド	116	
門静脈	58	
門脈	100	
モンロー孔	162	

や

ヤコビー線	244	
夜盲症	118	
有郭乳頭	90, 92	

有鈎骨	248	
有髄神経	28	
遊走腎	138	
有頭骨	248	
有毛細胞	232	
幽門	94	
幽門括約筋	94	
幽門腺	110	
輸出リンパ管	68	
輸入細動脈	145	
輸入リンパ管	69	
葉気管支	78	
葉状乳頭	90, 92	
腰静脈	54	
腰神経	181	
腰神経叢	188	
腰髄	180	
腰仙骨神経幹	190	
腰椎	242	
腰動脈	41, 56	
腰方形筋	290	
腰膨大	166	
腰リンパ本幹	69	
翼口蓋窩	204, 258	
翼口蓋神経節	195, 208	
抑制性シナプス	29	
抑制ホルモン	130	
翼突筋神経	206	
予備吸気量	86	

ら

ライソゾーム	9
ライディッヒ細胞	121, 129, 149
ラクターゼ	112
ラムダ縫合	261
卵円窩	67
卵円孔	66, 206, 258

卵円孔弁	67
卵管	152
卵管釆	152
卵管膨大部	152
卵管漏斗	152
卵形嚢	210, 235
ランゲルハンス島	102, 126, 134
卵巣	120, 152
卵巣静脈	152, 153
卵巣堤索	153
卵巣動脈	41, 56, 153
卵胞	128
卵胞刺激ホルモン	132
卵胞ホルモン	128, 135
梨状筋	300
梨状筋下孔	60, 190, 300
梨状筋上孔	60, 300
梨状口	257
梨状野	198
リスフラン関節	275
リゾチーム	22, 110
立方骨	252
立毛筋	30
リパーゼ	116
リーベルキューン腺	111
隆椎	244
菱形筋	284
菱形靱帯	269
稜上平面	244
輪状溝	171
輪状甲状動脈	48
輪状軟骨	76
輪走筋	94
リンパ球	18, 21
リンパ節	68
ルイ角	254
涙骨	256

頬骨	16
類脂肪	116
涙小管	230
涙腺	208, 258
涙点	230
類洞	100
涙嚢	230
ルシュカ孔	162
ルテイン細胞	128
ルフィニ終末	234
冷受容器	234
レニン	136, 145
レニン-アンギオテンシン-アルドステロン系	145
連合線維	171
レンズ核	172
レンズ核線条体動脈	43, 44
肋間隙	288
肋頸動脈	52
肋軟骨	254, 262
肋下神経	288
肋下動脈	52, 53
肋間静脈	54
肋間神経	288
肋間動脈	41, 52
肋骨弓	254
肋骨胸膜	83
ローテータカフ	292
ロドプシン	118, 235
ローランド溝	170

わ

腕神経叢	186
腕橈骨筋	297
腕頭静脈	46
腕頭動脈	40, 42

【著者略歴】

渡辺　正仁（わたなべ　まさひと）

現在の所属
学校法人玉手山学園　関西福祉科学大学保健医療学部リハビリテーション学科
教授・学部長

大阪医科大学解剖学教室助手，講師，准教授を経て，平成21年大阪保健医療大学教授．平成23年より関西福祉科学大学保健医療学部教授．この間，英国シェフィールド大学客員研究員，京都大学医学部，香川医科大学，大阪府立大学大学院総合リハビリテーション学科などの非常勤講師を歴任．学位は医学博士．教育の専門は「解剖学」，研究の専門は細胞生物学．日本解剖学会評議員，日本組織細胞化学学会評議員，日本神経科学会会員，保健医療学学会会長．主な著書に『PT・OT・STのための解剖学（廣川書店）』，『理学療法士・作業療法士・言語聴覚士のための生理学（廣川書店）』，『PT・OT自己学習　解剖学（金芳堂）』，『医療・福祉系学生のための専門基礎科目（金芳堂）』など．

森　禎章（もり　よしあき）

現在の所属
学校法人玉手山学園　関西福祉科学大学保健医療学部リハビリテーション学科
教授

平成元年兵庫医科大学卒業．医師．平成5年大阪医科大学大学院医学研究科（生理学専攻）を修了（医学博士）．大阪医科大学生理学教室助手，講師，准教授を経て，平成23年より関西福祉科学大学保健医療学部教授．この間徳島大学医学部，大阪医科大学附属看護専門学校，関西医療技術専門学校などの非常勤講師を歴任．現在，大阪医科大学耳鼻咽喉科学教室非常勤講師．教育の専門は「生理学」．研究の専門は細胞生物学，腎臓生理学，内耳電気生理学．日本生理学会評議員，日本耳科学会会員，保健医療学学会編集委員．主な著書に『医療・福祉系学生のための専門基礎科目（金芳堂）』など．

【イラストレーター】

目崎　聖子（めさき　せいこ）

平成16年関西医療技術専門学校卒業．作業療法士．同年，医療法人嘉誠会山本医院リハビリテーションセンターに勤務し，脳卒中や認知症の方の生活支援を経験する．学生時代から医学関係のイラスト提供を続け，平成24年，フリーのメディカルイラストレーターとして独立．現在，三重県志摩市の訪問看護ステーション「きずな」で訪問リハビリテーションに携わりながら，解剖学や難病のテキストを中心にイラストを提供中．

超カラー図解 看護自己学習
解剖生理学

2013年6月10日　第1版第1刷発行

著　者	渡辺正仁　WATANABE, Masahito
	森　禎章　MORI Yoshiaki
発行者	市井輝和
発行所	株式会社金芳堂
	〒606-8425 京都市左京区鹿ヶ谷西寺ノ前町34番地
	振替　01030-1-15605
	電話　075-751-1111（代）
	http://www.kinpodo-pub.co.jp/
制　作	株式会社見聞社
印　刷	株式会社サンエムカラー
製　本	新日本製本株式会社

ⓒ渡辺正仁，森禎章，2013
落丁・乱丁本は弊社へお送り下さい．お取り替え致します．

Printed in Japan
ISBN978-4-7653-1572-2

JCOPY <(社)出版者著作権管理機構　委託出版物>

本書の無断複写は著作権法上での例外を除き禁じられています．複写される場合は，そのつど事前に，(社)出版者著作権管理機構（電話 03-3513-6969，FAX 03-3513-6979, e-mail: info@jcopy.or.jp）の許諾を得てください．

●本書のコピー，スキャン，デジタル化等の無断複製は著作権法上での例外を除き禁じられています．本書を代行業者等の第三者に依頼してスキャンやデジタル化することは，たとえ個人や家庭内の利用でも著作権法違反です．